W0095775

Basic Fitness

Alles, was man braucht, um schnell & mit Spaß topfit zu sein

Jennifer Wade   Dr. med. Gudrun Starringer

Basic Fitness

Inhalt

Know-how

Practicing

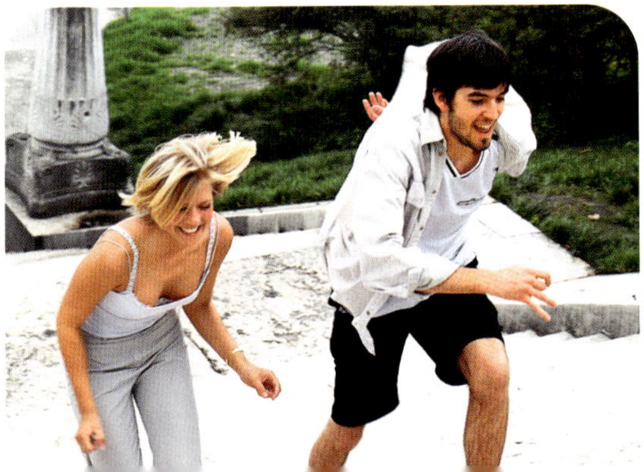

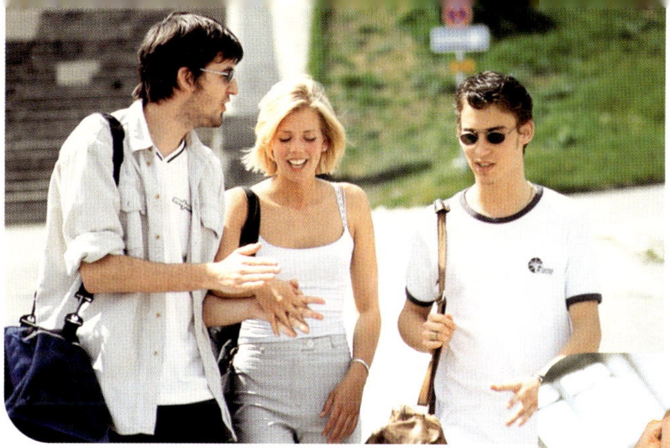

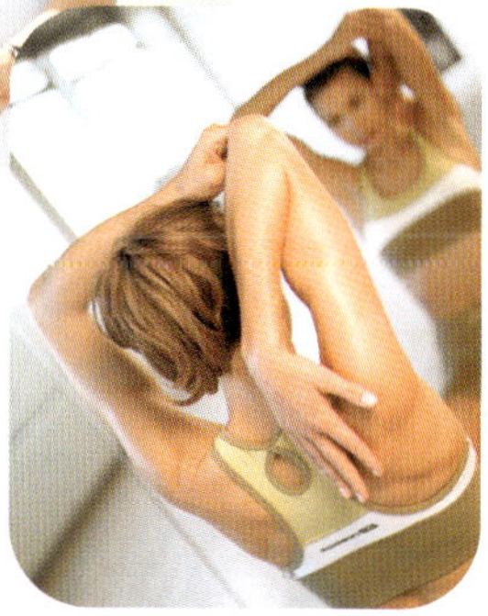

Fitness macht Spaß!

Basic Fitness

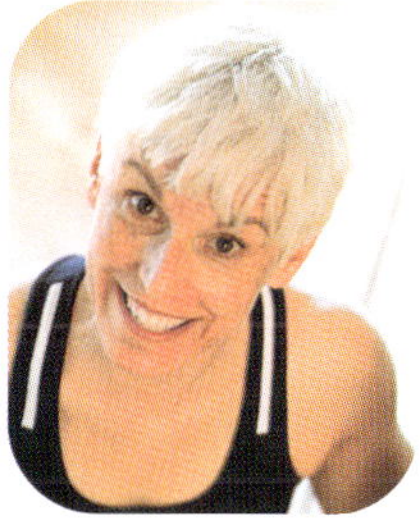

Jennifer Wade

„Sprudeln vor Energie, Kraft haben! Sich begehrenswert fühlen, gesund und selbstbewusst sein. Diese Basics fürs Leben wünscht sich jeder – und kann sie haben: mit Basic Fitness! Meine Erfahrung als Personal Trainerin ist, dass man für die eigene Fitness nur wenig mitbringen muss: Lust auf neues Körper-Feeling und Neugierde, was Fitness aus mir macht. Endlich kann man (wieder) lernen, sich über seinen Körper auszudrücken und wird bald seine neue Vitalität genießen. Und das jeden Tag, denn Fitness kann mit diesem Buch zum wunderbaren Alltagsbegleiter werden. Deshalb erfährt man hier fürs neue Fitness-Leben die echten Basic-Übungen, ob fürs Büro, für zu Hause oder im Fitness-Studio. Übungen, die jedem gut tun – ob Einsteigern oder aktiven Fitness-Fans. Und dann nicht husch husch, sondern endlich mal gründlich erklärt! Fitness bringt nämlich nur was, wenn man sie richtig macht. Viel Spaß mit Basic Fitness! “

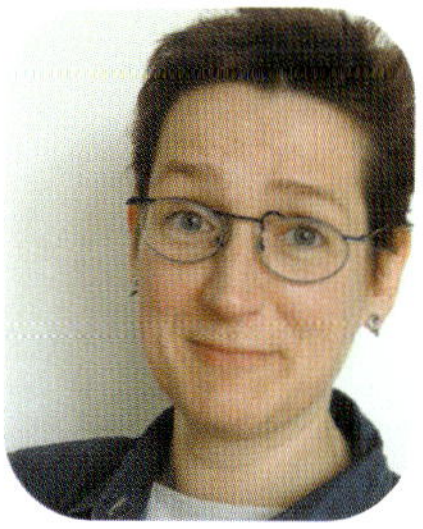

Dr. med. Gudrun Starringer

„Basic Fitness – und endlich wissen, wie der eigene Körper funktioniert. Was er will und braucht. Denn nur mit dem richtigen Know-how kann man nachhaltig ein neues Körperbewusstsein entwickeln. Etwas möchte ich den Lesern mitgeben: Experimentierfreude, Neugier und Spaß – das sind die drei Super-Basics auf dem Weg zur Fitness. Klar hat Fitness auch ‚Pflichtanteile'. Aber die Belohnung winkt: fit sein und bleiben, Bewegungen genießen, im eigenen Körper zu Hause sein. Fitness ist etwas Individuelles. Genau wie der Mensch, der sie betreibt. Und der Erfolg stellt sich mit Basic Fitness bald ein. Spielerisch. So macht Fitness Spaß!"

Know

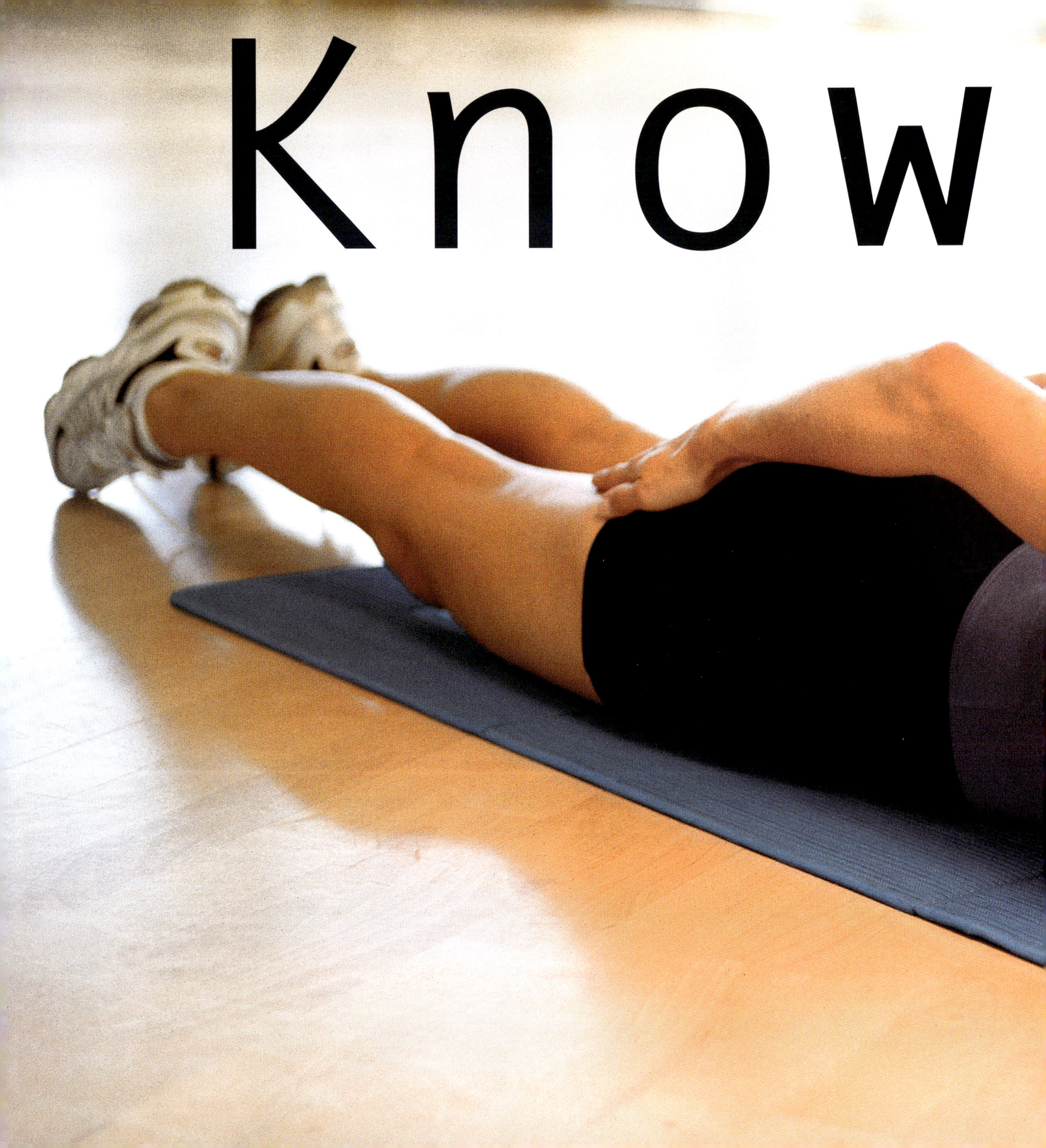

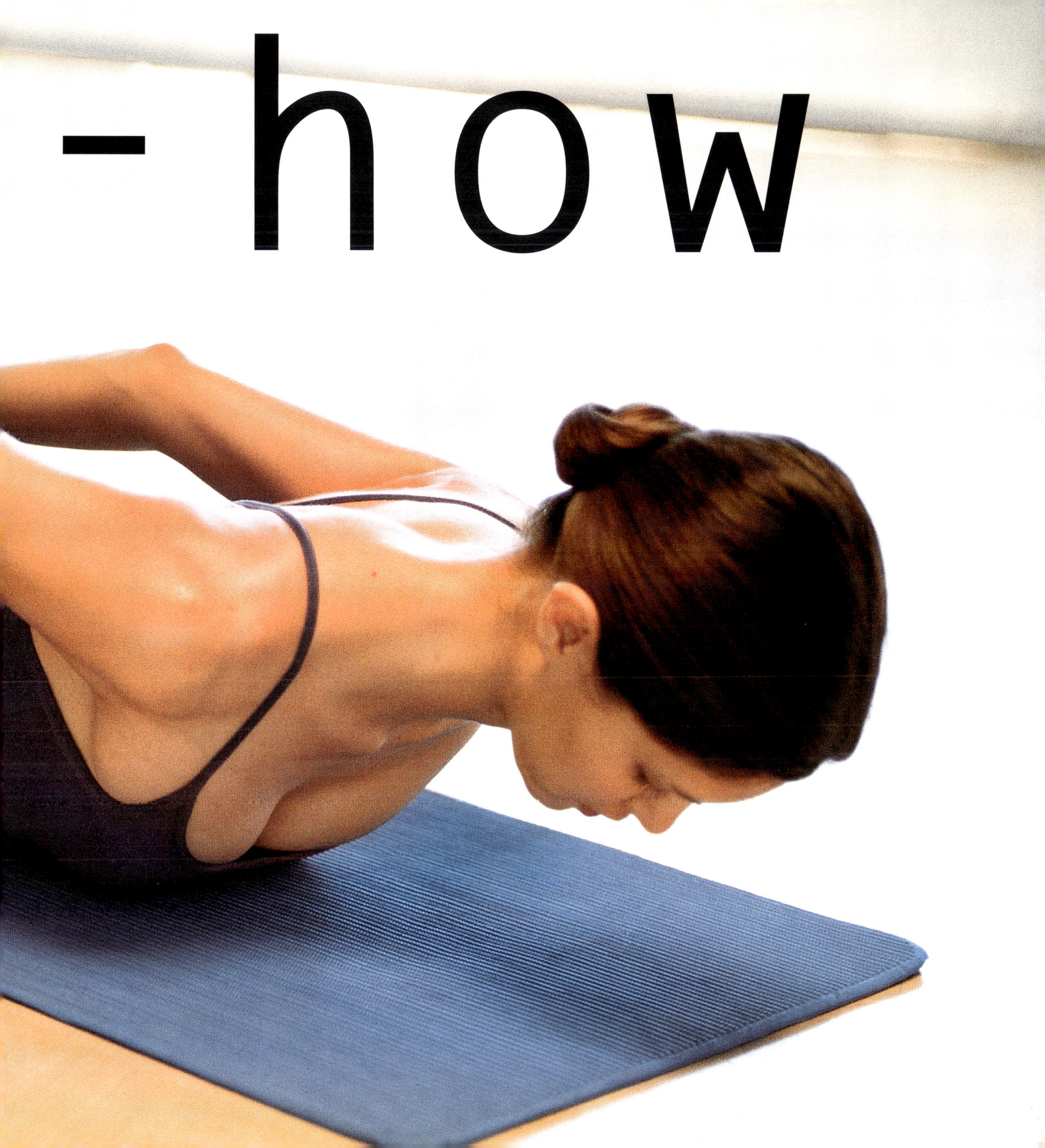
- how

Wo stehe ich? Wo will ich hin?

Fitness bringt nur was, wenn man sie mit Spaß und Verstand angeht! Bitte erst überlegen: Wie finde ich überhaupt heraus, was gut für mich ist? Wie fit bin ich? Wie fit möchte ich werden? Und, ganz wichtig: Was ist realistisch?

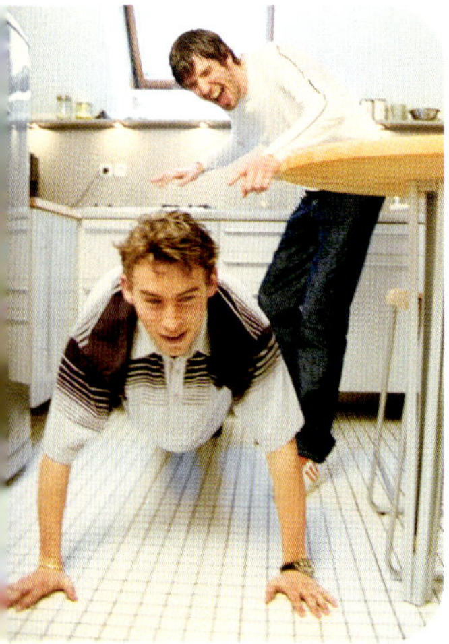

Ohne Spaß läuft nichts

Bevor wir richtig einsteigen: Bitte zuerst noch einmal kurz überlegen, was einem am eigenen Körper gefällt und was man besonders gut kann. Und erst dann darüber nachdenken, welche Problemzonen noch Nachhilfe bräuchten! Natürlich soll man selbstkritisch sein. Aber oft übersehen wir dabei das Positive. Fit werden wir aber nur **mit** unserem Körper, nicht gegen ihn. Deshalb ist es wichtig, ihn auch jetzt schon zu mögen. Wenigstens ein bisschen!
Zum Glück hat Fitness-Training mehr zu bieten als nur die Möglichkeit, seinen Körper zu verschönern: Spaß! Beim Fitness-Training bewusst auf Spaß aus zu sein, verstärkt die Trainingswirkung. Wer aus purer Freude an der Bewegung trainiert und nicht um xy Kilos abzunehmen, dessen Gesundheit profitiert am meisten. Das ist wissenschaftlich erwiesen! Teilnehmerinnen einer Studie, die ihr Fitness-Training ausschließlich darauf ausgerichtet hatten, Gewicht zu verlieren, konnten ihren BMI (Body Mass Index, ⇢ Seite 30) weniger deutlich senken als die Vergleichsgruppe. Diese Frauen hatten nämlich nach Lust und Laune die verschiedensten Fitness-Aktivitäten ausprobiert, von Walking bis Bauchtanz. Auf diese Weise hatten sie mehr Gewicht verloren und eine bessere Herz-Kreislauf-Fitness aufgebaut. Das Leben ist sowieso oft unlustig genug. Da kann man beim Training prima für Ausgleich sorgen!

Sich selbst besser kennen

Wenn man auf die Straße ginge und zehn Leute fragte, was sie sich wünschen, so würden vermutlich neun von ihnen sagen: „Abnehmen." Und wenn man sie fragte, wie, würden sie sicherlich antworten: „Durch Jogging, oder?" Aber sechs von ihnen hätten einfach keine Lust auf Jogging, wegen der Knie oder ganz generell. Fazit: Die meisten wissen einfach nicht, was für tolle Möglichkeiten es gibt, fit zu werden. Und sie haben zu wenig Know-how über die grundlegenden Fitness-Komponenten, aus denen sich jedes Trainingsprogramm zusammensetzt: Muskelkraft, Ausdauer und Flexibilität (Mehr dazu auf ⇢ Seite 10).
Welche Ziele für mich erreichbar sind, hängt von meinen körperlichen und mentalen Voraussetzungen ab. Seinen Körper kann man sich – auch wenn manche Schönheitschirurgen das anders sehen – nun mal nicht aussuchen. Ob ich 1,85 groß bin oder 1,65, darauf habe ich keinen Einfluss. Ob ich dazu neige, Fettpölsterchen anzusetzen, ist genetisch festgelegt. Das ist jedoch keine Ausrede, um über die Jahre immer mehr zuzulegen. Ein vernünftiges Körpergewicht zu halten, ist mit ausreichend Bewegung und bewusster Ernährung für jeden machbar. Aber manche Menschen haben es mit der Gewichtskontrolle einfacher als andere. Und wie mit dem Gewicht, so ist es auch mit Kraft, Beweglichkeit oder Ausdauer. Manchen fällt Krafttraining leicht, und sie bauen schnell Muskulatur auf. Andere tun sich dabei schwer, genießen dafür aber besonders die Dehnübungen ihres Fitnessprogramms. Mit der Ausdauer ist es nicht anders: Der eine erreicht locker ein gutes Ausdauer-Niveau; der andere erzielt mit demselben Training nur kleine Fortschritte und muss sich dafür um so stärker motivieren.

Welcher Body-Typ bin ich?

Wie finde ich denn nun heraus, was mein Körper braucht und was er besser oder schlechter kann? Hier kann unsere Statur schon eine erste Orientierung geben. Mein Körpertyp gibt mir – zusammen mit meinem Lebensstil – einen Fahrplan vor: Er verrät mir, wo ich Muskeln kräftigen und wo ich dehnen muss und wie ich meine Ausdauer trainieren sollte.
Wir unterscheiden drei grundsätzliche Body-Typen, die in der Praxis oft vorkommen: „Gazelle", „Kompakte" und

„Sportive“. Sie können für die erste Selbsteinschätzung durchaus nützlich sein.
Natürlich spielt hier auch der Lebensstil eine Rolle: Sitze ich viel? Dann wähle ich Übungen aus, die das ausgleichen (Programme z.B. für Büromenschen auf ⇢ Seite 38).

Typ „Gazelle“: Dieser Typ ist schlank und schmal gebaut. Arme und Beine sind eher lang, Gelenke zierlich, Schultern und Brustkasten schmal. Er kann viel essen und hat wenig Probleme, sein Gewicht zu kontrollieren, ist vielleicht sogar zu dünn. Obwohl er als Leichtgewicht gute Voraussetzungen dafür hätte, ist seine Ausdauer nicht so gut entwickelt. Dafür ist er reaktionsschnell und ziemlich zäh. Die Muskeln haben nicht übermäßig viel Kraft. Wenn dieser Typ zunimmt, kann er Pech haben und das Gewicht verteilt sich ungleichmäßig: kräftiger Rumpf auf schlank gebliebenen Beinen.
Tipps: Dieser Typ sollte für seine Muskeln (⇢ Seiten 20 - 25) mehr tun, bei schmalen Schultern z.B. eine entsprechende Übung in sein Programm einbauen. Dabei das Training langsam angehen lassen und Pausen zur Erholung einlegen. Sitzt er beruflich viel, werden Dehnungen seinen Beinen gut tun.
Viele Gazellen denken, weil sie so schlank sind, hätten sie Ausdauertraining nicht nötig. Irrtum! Ausdauertraining braucht jeder, da es gesund für Herz und Kreislauf ist (⇢ Seite 26). Sie sollten es aber ihrer zierlichen Gelenke wegen langsam angehen lassen (⇢ Seiten 28 - 29).

Typ „Kompakt“: Der Oberkörper ist breit und kurz, die Hüften sind kräftig, Arme und Beine eher kurz. Die Muskulatur ist recht kräftig, aber man sieht sie nicht so gut. Das Problem ist das Körpergewicht: Manchmal hat dieser Typ das Gefühl, er braucht ein Stück Torte nur anzuschauen ... Wenn er sich aufrafft, kann er ganz schön ausdauernd sein. Und über Kraft verfügt er auch.
Tipps: Erste Priorität hat hier das Ausdauertraining im Fatburning-Bereich (⇢ Seiten 32 - 33), das wegen des Gewichts gelenkschonend sein sollte. Dabei wird der Energieverbrauch angekurbelt. Es hilft dem „Kompakten“, sein Gewicht zu halten oder vernünftig zu reduzieren.
Bei diesem Typ sollte am Anfang des Trainings keinesfalls mehr Muskelmasse aufgebaut werden. Stattdessen ist Muskeldefinition unser Ziel, also das gezielte Formen des Körpers. Wichtiger ist die Mobilisation der Muskeln und Stabilisation der Gelenke, damit sie der Belastung durch das Ausdauertraining gewachsen sind (⇢ Seite 12).

Typ „Sportiv“: Auch wenn dieser Typ keinen Sport treibt, sieht er sportlich aus. Glückspilz! Breite Schultern, kräftiger Brustkasten, langer Oberkörper, oft auch schmale Hüften. Die Muskulatur ist gut ausgebildet. Sein Körper ist für Sport wie geschaffen. Die Muskeln sprechen auf Training relativ schnell an und auch mit der Ausdauer hat er kein Problem. Allerdings hapert es an der Beweglichkeit. Gewichtsprobleme bekommt er eigentlich nur, wenn er längere Zeit über die Stränge schlägt.
Tipps: Sein Körper verlangt förmlich nach Training! Er will ständig neu gefordert werden. Am besten ist eine Kombination verschiedener Trainingsarten, also ein „Cross-Training“, bei dem alles gleichermaßen angesprochen wird. Muskeltraining braucht der Sportive weniger intensiv als die anderen Typen, was nicht heißt, dass er es vernachlässigen soll. Zweimal in der Woche Training für den ganzen Körper ist ein guter Anfang. Vor allem Dehnungen für alle Regionen (ab ⇢ Seite 112) dürfen hier nicht zu kurz kommen.

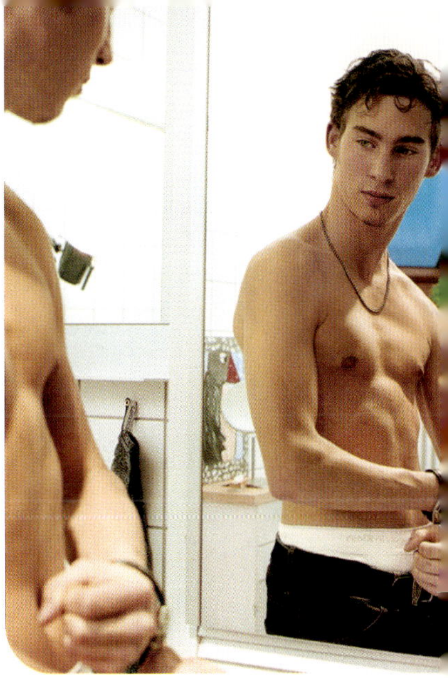

„Misch-Typ“: Natürlich sind Menschen so verschieden, dass kaum jemand exakt in eine Kategorie passen wird. Die meisten sind in irgendeiner Form „Misch-Typen“, z.B. obenherum „Gazelle“, im Unterkörperbereich eher „kompakt“.
Tipps: Als „Misch-Typ“ kann und soll man Körperbereiche gezielt trainieren! In diesem Beispiel also zum einen die Schultern aufbauen und zum anderen ein gelenkschonendes Ausdauerprogramm absolvieren.

Wie sieht mein Ziel aus?

Natürlich kann man sich vornehmen, „die eigene Fitness grundsätzlich zu verbessern“. Aber damit kommt man nicht weit – ich brauche die konkrete Definition dessen, was ich erreichen will. Und ein konkretes Ziel besteht immer aus:
• Inhalt – Ich möchte z.B. meine Ausdauer steigern.
• Umfang – In welchem Umfang möchte ich meine Ausdauer verbessern? Das könnte heißen: „Ich möchte es schaffen, eine halbe Stunde am Stück zu joggen.“
• Zeit: Ich nehme mir vor, mein Ziel innerhalb eines halben Jahres zu erreichen.
Das genaue Ziel heißt dann also: Ich möchte es schaffen, meine Ausdauer so zu steigern, dass ich innerhalb von sechs Monaten eine halbe Stunde am Stück joggen kann!
Damit man nicht gleich kapituliert, sind realistische Ziele entscheidend! In ein paar Monaten vom Gelegenheits-Jogger zum Marathonläufer plus 20 Kilogramm Gewichtsverlust? Klingt gut, ist aber unrealistisch. Besser: ehrlich zu sich selbst sein! Dreimal pro Woche je eine halbe Stunde laufen oder fünf Kilogramm in einem halben Jahr abnehmen – das ist machbar. Da hat man dann auch Luft für ein paar Durchhänger. Etappenweise zu größeren Zielen, lautet die Devise. Ist auch viel besser fürs Ego!

Brain an Body: Hallo, ich höre!

Unser Alltag ist extrem kopfgesteuert. Wir überlegen intensiv, denken logisch und entscheiden dann vernünftig. Dagegen ist nichts einzuwenden. Nur dass dabei die Kommunikation mit dem eigenen Körper oft zu kurz kommt. – Fragen wir ihn doch einfach mal, was er braucht und wozu er Lust hätte!

Es ist erstaunlich, wie Menschen oft über ihren Körper sprechen – als seien Gehirn und Körper zwei getrennte Dinge. Viele spüren ihre eigenen Bedürfnisse nicht einmal mehr oder sind nicht in der Lage, ihre eigenen Muskeln gezielt zu bewegen – weil die Kommunikation zwischen Kopf und Muskeln unterbrochen ist.
Dabei sagt uns unser Körper genau, was er braucht! Einzige Bedingung: Wir müssen hinhören. Jennifer Wade benutzt dafür seit Jahren eine Methode, die sie „Bodylistening" nennt. Dabei macht man sich seine körperlichen Gewohnheiten bewusst: Man spürt plötzlich, dass man seine Schultern ständig bis zu den Ohren hochzieht! Oder dass der Rücken ganz rund ist. Durch regelmäßige Schulung kann die Körperwahrnehmung verbessert und der Kommunikationsstau wieder aufgelöst werden.

Bevor man also überstürzt mit irgendeinem Sport anfängt, sollte man sich mit seinem Körper „unterhalten". Vielleicht kann er nicht gleich so einsteigen, wie der Kopf das will? Möglich, dass sich z.B. an den Gelenken Abnützungserscheinungen bemerkbar machen. Dann kläre ich zuerst mit meinem Arzt, ob ich beim Sport mit irgendetwas vorsichtig sein soll. Mit Kniebeugen etwa oder mit Gewichten.

Virtuelle Körper-Reise

Vieles von dem, was mein Körper schon durchgemacht hat, ist mit der Zeit in Vergessenheit geraten. Gut, wenn ich mich daran erinnere. Kann ja sein, dass mir bei einer virtuellen Reise durch meinen Körper was auffällt. Und das geht am besten im Liegen. Also: auf den Rücken legen, Arme neben den Körper, Handrücken zeigen nach oben. Dann alles locker lassen, die Augen schließen und die Umwelt ausblenden. Jetzt zählt nur noch mein Gesprächspartner, der Körper. Und dann von oben nach unten entdecken, genau hinfühlen und nachspüren.

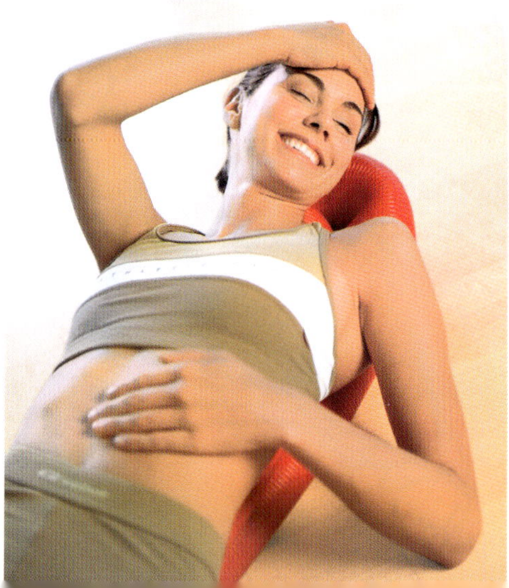

Los geht's beim Kopf: Genießt er die Auszeit? Oder spüre ich jetzt erst recht, wie sich ein enger Reif um den Kopf spannt, wie meine Augen brennen? Zeit, etwas gegen Stress zu unternehmen!

Nacken: Total verspannt! Machen sich da die Stunden am Schreibtisch und/oder vor dem Computer bemerkbar?

Schultern: Wo sind die gerade? Nach oben gezogen, als wollten sie den Ohren Guten Tag sagen. Ich ziehe sie nach unten und spüre, wie mein Hals lang wird. Tut gut!

Ellbogen, Arme, Hände: Macht sich die Tastatur-Haltung schmerzhaft bemerkbar, wenn ich meine Finger kräftig zur Faust balle? Sind Unterarme, Handgelenke und Hände locker, oder fühlen sie sich überanstrengt an? War da mal eine Verstauchung?

Nacken und mittlerer Rücken: Der muss durch das viele Sitzen im Auto oder auf der Couch ganz schön viel aushalten. Wie weit sind die Schulterblätter auseinander? Kann ich sie näher zusammenbringen? Und wenn ich dabei den Hals lang mache? Ja, das ist angenehm. Ob ich nicht auch so sitzen könnte? Den Rücken mal probehalber durchstrecken (sieht auch besser aus).

Wirbelsäule: Jetzt geht's am Rücken entlang weiter abwärts: Dabei Stück für Stück in Gedanken die Wirbelsäule abtasten. Da unten im Kreuz ist die Stelle, die öfter weh tut – die merke ich mir aber jetzt. Nun ziehe ich meine Knie hoch zur Brust und mache meinen Rücken ganz rund: Ist das einfach? Oder zieht es irgendwo?

Bauch: Ist das üppige Essen von gestern schon verdaut? Gibt es Narben von Operationen? Wie lange ist das her? Kannst du dich daran noch erinnern, Bauch? Jetzt lege ich die Hand auf den Bauch und spüre zehn Atemzüge lang, wie er sich hebt und senkt.

Hüften: Der Hula-Hoop-Reifen soll ja wieder in Mode kommen. Könnt ich auch mal probieren. Oder fühlen sich meine Hüften dafür schon zu steif an? Vielleicht sollte ich meinem Orthopäden mal wieder einen Besuch abstatten.

Knie: Beim Treppensteigen spür ich meine Gelenke manchmal. Und nach längerem Autofahren. Wie fühlen sie sich in diesem Moment an? Wäre beruhigend, wenn mein Orthopäde sie gleich mit ansehen würde. Dann weiß ich, bei welchen Belastungen ich vorsichtig sein muss.

Füße: Ja, ich weiß, ihr habt das schlechtere Ende erwischt. Und kümmern tu ich mich selten genug um euch! Entschuldigung. Aber es ist nun mal so: Manchmal findet man erst Gehör, wenn man klagt. Als Kind hatte ich mal Einlagen. Keine Ahnung, ob das damals was gebracht hat. Auch danach könnte ich mal einen Arzt fragen. Und was mir die Sprunggelenke zu sagen haben. Ich weiß, das Umknicken von neulich hat ziemlich weh getan. Soll nicht wieder vorkommen, denn jetzt kauf ich zum Joggen richtige Laufschuhe.

Mit meinem Körper zu reden, war eigentlich ganz angenehm. Wir hatten doch eine Menge zu besprechen. Schließlich haben wir schon viel miteinander erlebt. Ich werde mir merken, was er mir erzählt hat. Und mich daran erinnern, wenn ich trainiere – bevor es weh tut. Bestimmt kann ich was für ihn tun. So ein Bodylistening kann man eigentlich auch öfter machen.

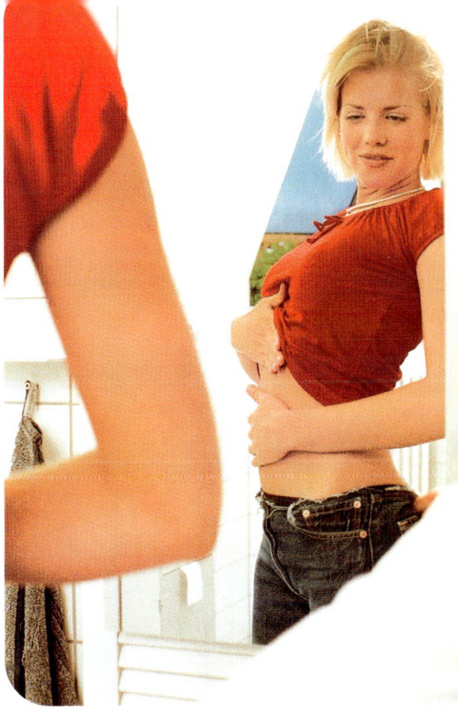

Gesundheits-Check

Bevor man mit dem Fitness-Training loslegt, ist ein Rundum-Check beim Arzt angebracht!

Ich bin älter als 35: Dann nichts wie hin zum Arzt und ran ans Fitness-Training!

Ich habe länger als fünf Jahre keinen Sport getrieben: Dann gratulieren wir zum Entschluss, jetzt wieder damit anzufangen. Noch vernünftiger wird der Vorsatz mit dem O.K. vom Arzt.

Ich habe eine chronische Erkrankung der Atemwege und/oder der Lunge: Training bringt die Atemwege in Schwung und fordert sie. Beim Arzt klären, wie stark die Belastung sein darf.

Mein Blutdruck ist zu hoch: Das spürt man leider nicht. Deshalb unbedingt von Zeit zu Zeit messen lassen. Beim Arzt oder in der Apotheke. Wenn er zu hoch ist: Ausdauertraining senkt den Blutdruck (allerdings nur, wenn man's regelmäßig macht). Unbedingt vorher Rücksprache mit dem Arzt, denn: Beim Trainieren steigt der Blutdruck automatisch – das ist zwar normal, für Menschen mit Bluthochdruck aber nicht immer bekömmlich.

Ich habe Diabetes mellitus (Zuckerkrankheit): Das ist kein Hinderungsgrund. Im Gegenteil. Vorher jedoch unbedingt mit dem Arzt sprechen. Von wegen Anpassung der Medikamente.

Mit meinem Herz stimmt was nicht (Ich spüre es oft stolpern oder rasen): Dann ist hoffentlich eine neue Liebe daran schuld – der einzige Grund, den wir auch ohne Arztbesuch durchgehen lassen.

Ich muss regelmäßig Medikamente nehmen: Da verschafft nur ein Arztbesuch Klarheit. Es gibt nämlich Medikamente, die Auswirkungen aufs Training haben. Betablocker (werden z. B. bei Hochdruck oder Herzstolpern verschrieben) verlangsamen den Herzschlag – in Ruhe und unter Belastung. Unbedingt mit dem Arzt besprechen, wie man sich vor Überlastung schützen kann.

Ich habe Gelenkprobleme: Dann ist gelenkschonendes Training angesagt. Besser vorab beim Orthopäden Rat holen.

Und für Frauen: Ich bin schwanger. Kein Grund zur körperlichen Untätigkeit. Aber was, wie lange und wie eine Schwangere trainieren darf, ist individuell verschieden. In jedem Fall mit dem Frauenarzt sprechen!

Die fitten 5

Wie liest man dieses Buch? Die Antwort ist denkbar einfach: von vorne nach hinten. Klar wäre das verlockend: sich schnell mal hier, mal da eine Übung rausgreifen, husch husch nachmachen und auf ein Wunder warten. Sorry – so hat es wenig Sinn. Nur wer die fünf Trainings-Basics kennt und weiß, was er tut, trainiert optimal.

Seit über 15 Jahren trainiert Jennifer Wade Leute, die fit werden wollen. Was sie hier weitergibt, ist die Quintessenz ihrer Arbeit. Und jeder, der dieses Buch richtig benutzt, kann davon profitieren. Das Ganze ist logisch aufgebaut: Erst kommt das Know-how, im zweiten, großen Praxisteil gibt es dann die Übungen.

Zuerst: Know-how-Teil lesen! Wer seine Ziele erreichen möchte, muss ein paar Theorie-Basics verinnerlicht haben. Dann versteht man besser, worauf es bei der Ausführung ankommt. Wer bloß nachturnt, was er abgebildet sieht, kann viel falsch machen. Stattdessen: wissen, warum man es macht. Und zwar möglichst effektiv.

Persönliches Training entwickeln: Jeder kann sich sein eigenes, optimales Training aus immer neuen Elementen kombinieren. Wichtig: Alle wichtigen motorischen Grundfähigkeiten (von denen gleich ausführlich die Rede sein wird) müssen drin enthalten sein. Wer's nicht selbst machen will, wird bei den Trainingsprogrammen für bestimmte Bedürfnisse (z.B wenig Zeit oder Job, in dem man viel sitzen muss) fündig (→ Seiten 38 - 39).

Stabilisation beachten: Die richtige Haltung ist für den Alltag wie für die Fitness unentbehrlich!!! Ohne diese auf den → Seiten 12 - 13 beschriebenen Ausgangspositionen ist keine Übung effektiv. Bei fast allen Übungen in diesem Buch wird auf diese Stabilisations-Positionen verwiesen!

Verschiedene Startpositionen nutzen: Durch diese unterschiedlichen Ausgangspositionen ergibt sich eine Vielfalt an Variationsmöglichkeiten, so dass das Training gar nicht langweilig werden kann.

Control-Tipps beachten: Durch falsche Fitness sind schon viele gesundheitliche Probleme entstanden – deswegen warnen die Control-Tipps im Übungsteil vor den häufigsten Fehlern. Wie? Ganz einfach: Indem sie zeigen, wie man's nicht macht. Erkennbar am „No"-Logo.

Was zum optimalen Training gehört

Fünf ist Trümpf – dichtete die Deutsche Bundespost zur Einführung der fünfstelligen Postleitzahlen. Passt aber auch auf die Fitness. Sportwissenschaftler unterscheiden nämlich fünf so genannte motorische Grundfähigkeiten: Ausdauer, Kraft, Schnelligkeit, Beweglichkeit, Koordination. Diese Eigenschaften sind uns allen in die Wiege gelegt. Wie sie sich im Laufe des Lebens entwickeln, hängt neben der Veranlagung oder Begabung natürlich wesentlich von ihrem Gebrauch oder eben Nicht-Gebrauch ab. Sprich: vom Training.
Fit heißt für den einen: gesund sein. Der nächste will vor allem gut aussehen. Für einen Profi-Handballer beispielsweise ist es wichtig, dass er sowohl Kraft in den Armen hat als auch, dass er mit den Armen schnell ist. Er wird also schnelle Würfe trainieren.
Für jeden von uns ist es von Vorteil, kräftige Arme zu haben. Aber dass wir damit wahnsinnig schnell sind, ist für den Alltag wohl weniger wichtig. Schnelligkeit müssen wir also nicht gesondert trainieren.

Ein wirklich effektives Programm deckt alle wichtigen Fitness-Aspekte ab: Kraft, Ausdauer, Beweglichkeit, Koordination. Nur so kann ich ganzheitlich fit werden. Eine sinnvolle Trainingseinheit enthält deshalb folgende Elemente:

1. Warm-up: Info an Körper und Geist: Hallo, jetzt geht's los! Aktiviert, stimmt auf die kommende Bewegung ein, beugt Verletzungen vor. Mehr dazu → Seiten 16 - 17.
2. Dehnen: Macht Gelenke und Muskeln startklar, also flexibler, belastbarer. Details: → Seiten 18 - 19.
3. Krafttraining: Gibt den Muskeln Power. Großes Muskel-Kennenlernen ab → Seite 20.
4. Ausdauertraining: Steigert das Durchhaltevermögen von Körper und Psyche.
5. Cool-down: Signal an Körper und Geist: Wir haben's gleich geschafft!
6. Dehnen: Fördert die Beweglichkeit, bereitet die Regeneration vor.

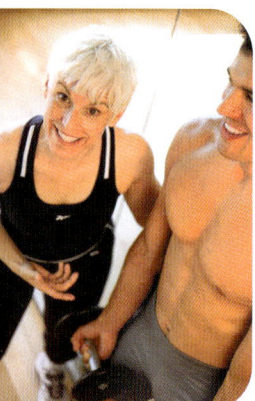

7. Regeneration: Auszeit. Pause. Zeit für die Superkompensation (ein körperlicher Vorgang, in dessen Verlauf sich der Körper nicht nur regeneriert, sondern sogar stärker wird als vorher; deshalb „super").

In genau dieser Reihenfolge sind auch die Kapitel des Know-how-Teils geordnet. Beginnend mit der richtigen Haltung und Atmung, geht's dann weiter mit Sinn und Zweck von Dehnübungen. Gefolgt von einer Vorstellung der wichtigsten Muskeln. Schließlich erfahre ich, warum ich meine Ausdauer trainieren sollte. Und natürlich, wie das am besten funktioniert.
Jeder Teil des Trainings hat seinen eigenen Sinn, ist ein Puzzlesteinchen, aus dem sich das Bild „Fitness" zusammensetzt. Zweimal die Woche ganzheitlich zu trainieren genügt für den Anfang. Später öfter.

Kraft: Power im Alltag

Kraft ist eine Eigenschaft, die wir tagtäglich brauchen: kein Gehen, Stehen und Heben ohne Power in den Muskeln. Krafttraining (ab ⇢ Seite 52) ist also nicht nur was für Muskelmänner. Auch ganz normale Leute profitieren davon: Der Bewegungsapparat funktioniert mit mehr Kraft besser. Und er sieht damit besser aus, denn Muskulatur ist straffer als Fett. Wer seine Muskeln entwickelt, verjüngt sich und glättet seine Haut. Muskeltraining wurde durch unzählige Kurse in Body Shaping oder Body Styling salonfähig – auch für Frauen, denen Krafttraining früher als unweiblich galt.

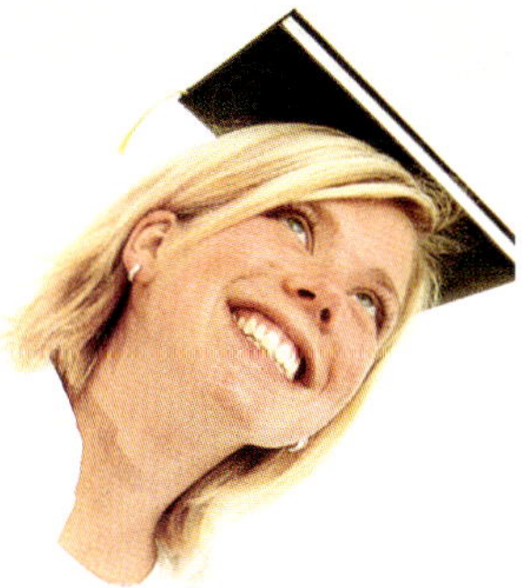

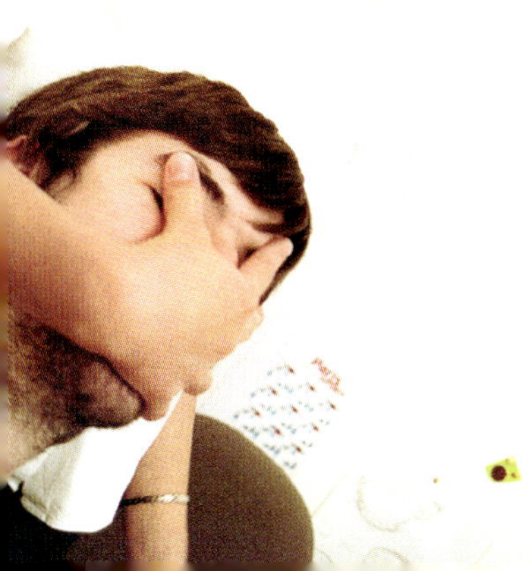

Muskeltraining funktioniert nach den folgenden klassischen Prinzipien:

- Wer die Muskeln straffen, aber keine große Masse aufbauen möchte, trainiert mit vielen Wiederholungen und wenig Gewicht.
- Wer Muskelmasse aufbauen möchte, trainiert mit weniger Wiederholungen, dafür aber mit mehr Sätzen und mehr Gewicht. Ein Satz besteht dabei aus mehreren Wiederholungen und Pausen dazwischen.

Wie man welche Muskeln clever trainiert, steht auf den ⇢ Seiten 24 - 25.

Noch etwas zur Reihenfolge: Oben haben wir angegeben, dass beim idealen Trainingsaufbau erst die Kraft und dann die Ausdauer trainiert werden sollte. Dieses klassische Trainingsprinzip ergibt sich daraus, dass extensives Ausdauertraining die Muskeln ermüdet und ihre Energiespeicher leert. Die Folge: Nach dem Ausdauertraining sind die Muskeln erschöpft, es fehlt ihnen die nötige Koordination und Energie, um Kraft zu entwickeln.
Allerdings: Das gilt wirklich nur für Leute, die intensiv trainieren und sich beim Ausdauer-Training richtig verausgaben, für Profi-Sportler etwa. Deswegen sagt Jennifer Wade aus langjähriger Erfahrung: In der Praxis kann man ruhig auch mal sein Ausdauertraining zuerst absolvieren (natürlich nur nach dem obligatorischen Warm-up!), etwa, wenn die Geräte im Fitness-Studio alle besetzt sind. Wirklich wichtig ist, dass man beide Elemente – Ausdauer und Kraft – ausgewogen trainiert.

Tolles Trio: Ausdauer, Balance, Beweglichkeit

- Worauf es bei der Ausdauer ankommt, verraten die ⇢ Seiten 26 - 29. Damit in der Praxis keine Langeweile aufkommt, bieten die ⇢ Seiten 146 - 165 massenhaft Inspirationen für abwechslungsreiches Ausdauertraining.
- Balance oder Koordination ist, wenn Nerven und Muskeln zum Zweck einer gezielten Bewegung zusammenarbeiten. Dass sie das oft nicht auf Anhieb tun, merkt man, wenn man einen neuen Bewegungsablauf lernt. Dann heißt es: üben, üben, üben. Koordination steckt fast überall mit drin. Im Krafttraining brauche ich Koordination, um die Übungen korrekt auszuführen. Beim Ausdauertraining hilft sie mir, meine Bewegungsabläufe zu optimieren und möglichst lange durchzuhalten.
- Dehnen ist Training für mehr Beweglichkeit; mehr dazu erfährt man auf den ⇢ Seiten 18 - 19. Die entsprechenden Übungen gibt es auf den ⇢ Seiten 114 - 141.

Die Belohnung: Relax!

Nach dem Training sind regenerative Maßnahmen angesagt: Dusche, Sauna, Massage. Pause eben. Die Trainingsbelastung hat den Körper ermüdet und seine Energien vermindert. Während der Regeneration pendelt sich das wieder ein. Und das Tollste: Danach sind wir leistungsfähiger als vor dem Training! Ist das nicht super? Deswegen heißt das Phänomen ja auch Superkompensation. Trainiere ich erneut, kann ich die Leistungsfähigkeit langsam, aber sicher steigern. Ohne Training sinkt sie wieder. Fitness ist also kein Zustand, den man einmal erreicht und dann, ohne einen Finger zu rühren, beibehält. Fitness muss man sich ständig erarbeiten. Aber es lohnt sich!

Gute Haltung, gutes Gefühl

Das wichtigste Basic überhaupt, für alle Übungen: die richtige Startposition beherrschen! Sonst funktioniert das Ganze nicht. Das heißt: erst mal richtig stehen und eine selbstbewusste Haltung einnehmen können.

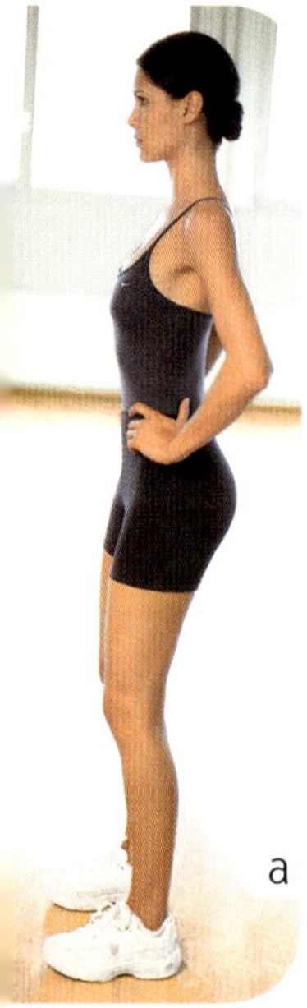
a

Wir sitzen zu viel, bewegen uns zu wenig und stehen meist rum wie Fragezeichen. Schlechte Haltung ist Energievergeudung und belastet die Muskeln! Ständig müssen die sich anspannen, um Teile unseres Körpers zu stützen, die nicht im Lot sind. Die Folge: Man wirkt dicker, träger, lustloser, als man in Wirklichkeit ist. Das sieht aber nicht nur unvorteilhaft aus. Kopf-, Nacken- oder Rückenschmerzen kann man sich so einhandeln. Und wenn man auch sein Training in dieser schlechten Körperhaltung absolviert – dann macht man mehr kaputt, als man aufbaut. Denn das Training verstärkt diese Fehlhaltungen nicht nur, sondern verursacht neue!
Darum hier unser Super-Basic: vor jeder Übung äußerst sorgfältig die Startposition einnehmen! Immer wieder überprüfen: Bin ich noch in der richtigen Haltung – oder stehe ich schon wieder krumm da? Je gründlicher man sich die Startposition einprägt und sie immer wieder einübt, desto besser. Und nicht nur für die Fitness – sondern fürs ganze Leben! Denn eine gute Haltung kommt immer gut!

Stabilisation heißt das Zauberwort! Besonders wichtig für eine tadellose Haltung sind Wirbelsäule, Nacken und Bauch. Dort setzt das Stabilisations- oder Core-Training (Core = Körperkern) an. Für alle, egal ob dick, dünn, sportlich oder träge, sind die folgenden Startpositionen eine unentbehrliche Grundlage. Auf der Stabilisation basiert im Grunde das ganze Fitnessprogramm. Deshalb: tief Luft holen und sofort von der positiven Ausstrahlung einer besseren Haltung profitieren!

„Neutrale Körperhaltung“

Diese Grundhaltung im Stehen wird in den Übungen ständig gebraucht. Um diese Haltung zu finden, pendeln wir zuerst zwischen den beiden Extrem-Haltungen, die unsere Lendenwirbelsäule einnehmen kann: dem Hohlkreuz und dem Flachrücken (mit vorgeschobenem Becken). Für die Grundhaltung die Hände auf die Hüften legen, die Füße parallel und etwa schulterbreit auseinander aufstellen. Die Knie bleiben locker. Dann das Becken mit den Händen vor- und zurückkippen. Achtung! Oberkörper und Knie bleiben ruhig, jetzt ist wirklich nur das Becken dran. Erst bringen wir ein wunderbares Hohlkreuz zustande. Erinnert von der Seite an den perfekten Entenpo! Dann fallen wir ins andere Extrem. Dazu schieben wir unser Schambein nach vorne und leicht nach oben – das Hohlkreuz verschwindet. Die gewünschte neutrale Haltung liegt in der Mitte zwischen diesen beiden Extremen. Einfach ausprobieren und im Spiegel kontrollieren. Dann mit geschlossenen Augen versuchen, sich das Körpergefühl der richtigen Haltung einzuprägen.

„Doppelkinn machen“

Wann immer wir uns gestresst fühlen, vor dem Computer oder im Auto sitzen, ziehen wir die Schultern hoch und spannen den Nacken an. Optisch erinnert das an einen neugierigen Vogel. Doch wenn der Kopf nicht direkt über

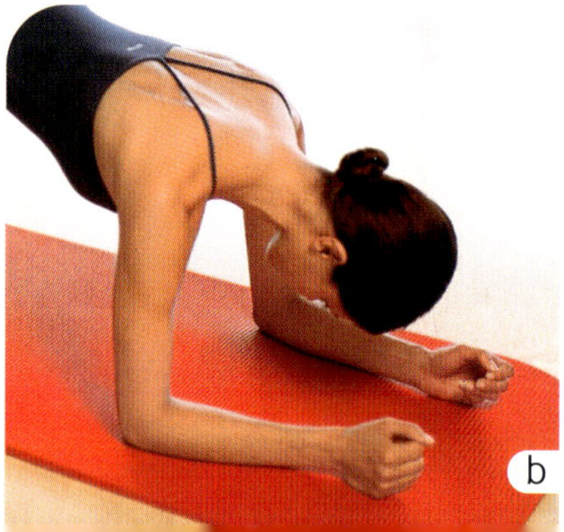
b

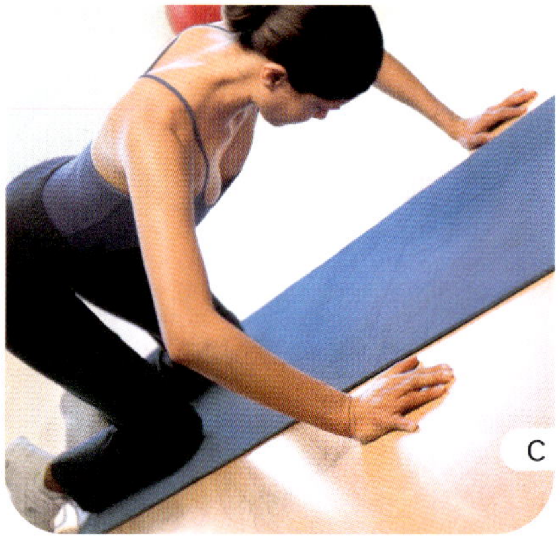
c

dem Rumpf steht, muss der Nacken das ausbaden: Er schmerzt und verspannt sich. Dagegen hilft die „Doppelkinn-Haltung", die ebenfalls fester Bestandteil der Startpositionen in den Übungen ist: Dazu die neutrale Stellung von vorhin einnehmen. Zusätzlich ziehen wir den Nacken in die Länge, indem wir unser Kinn etwas senken und nach hinten schieben. So, als wollten wir absichtlich ein leichtes Doppelkinn produzieren. Es hilft auch, sich dabei vorzustellen, ein unsichtbarer Faden am Hinterkopf zöge einen nach oben. Macht man es richtig, stellt sich ein Ziehen im Nacken ein. Diese Position zwei bis vier Sekunden halten. Täglich so oft wie möglich wiederholen!

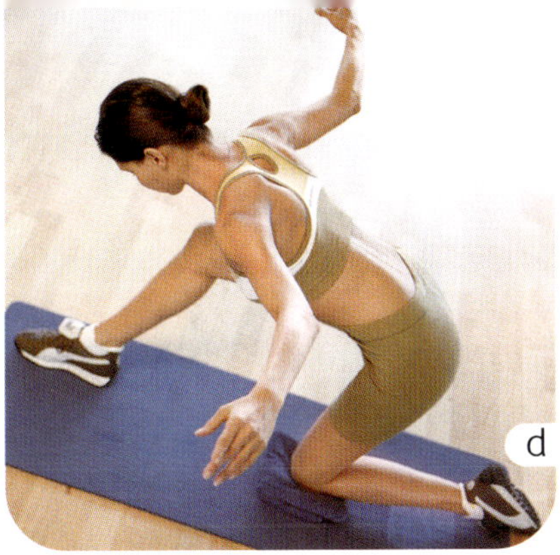
d

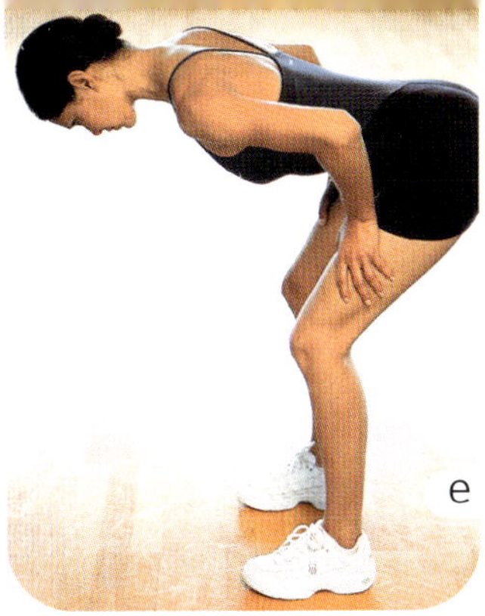
e

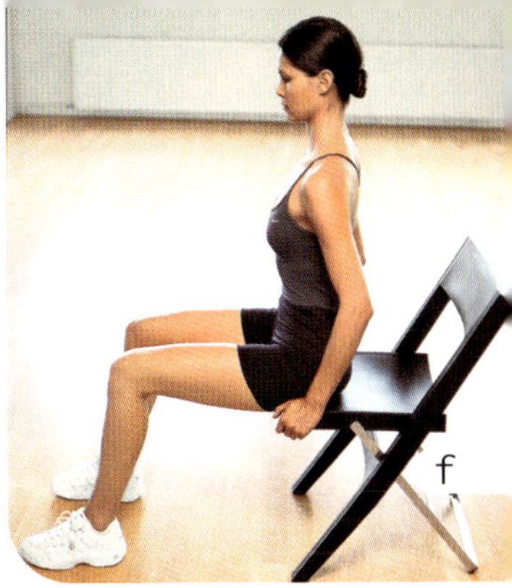
f

„Schulterblätter unten und innen"

Die meisten Tätigkeiten verrichten wir **vor** dem Körper. Fast automatisch fallen dabei die Schultern nach vorne und machen den Rücken rund. Die Muskulatur gewöhnt sich daran: Die Brustmuskulatur verkürzt sich, die Muskeln der Brustwirbelsäule werden schwach. Die Muskeln, die die Schulterblätter zusammen- und nach unten ziehen, treten in einen Bummelstreik. Um so stärker machen sich die Muskeln bemerkbar, die die Schulterblätter nach oben ziehen. Umprogrammieren ist angesagt!
Egal in welcher Startposition, im Sitzen, Stehen oder Liegen – die Schulterblätter werden tief nach unten in Richtung Gesäß gezogen und dort gehalten. Dann die untersten Enden der Schulterblätter nach innen zusammenziehen. Das wiederholen wir, so oft es nur irgend geht, mehrmals täglich. Am Anfang mag es stechen und ziehen, aber nach einer Weile wird es zum Bedürfnis – man braucht es dann wie eine kleine, angenehme Massage.

„Bauch nach innen ziehen"

Wer träumt nicht von einem schönen Bauch? Eine gut trainierte Bauchmuskulatur ist aber nicht nur attraktiv anzusehen, sondern stützt auch den Rücken und die inneren Organe und fördert eine gesunde Verdauung.
Wir stellen uns in der Neutralhaltung hin, machen dann ein leichtes Doppelkinn und ziehen die Schulterblätter nach unten. Kennen wir schon. Aber das ist jetzt neu: eine Hand auf den Bauch legen und diesen mit Muskelkraft – nicht mit Hilfe der Atmung! – nach außen wölben. Spüren, wie sich das anfühlt. Wie stark hebt sich die Hand? Dann die Gegenbewegung: den Bauch mit Muskelkraft nach Innen ziehen. Und ihn dann dort halten, als wäre der Bauchnabel mit einem Druckknopf an der Wirbelsäule befestigt. Jetzt wird's schwierig: ausprobieren, ob man es schafft, eine Minute lang zu sprechen, zu singen, aber auf alle Fälle zu atmen und den Bauch eingezogen zu halten. Das sollte man ebenfalls mehrmals täglich üben.

Welche Startposition ist die richtige für mich?

Für die Übungen gibt es unterschiedliche Startpositionen: Man kann z.B. im Stehen aufrecht (→ Bild a), vornübergebeugt (→ Bild e) oder Sitzen (→ Bild f), kniend (→ Bild d) oder im Liegen beginnen, außerdem im Vierfüßlerstand auf den Händen (→ Bild c) oder auf den Unterarmen (→ Bild b). Manchmal sind diese Positionen auch variiert durch Hinzunahme eines Stuhls oder einer Bank. Natürlich achtet man in jeder Position auf die Stabilisation: Doppelkinn, Schulterblätter unten und innen, Bauch eingezogen.
Aus welcher Startposition heraus man eine Übung am besten durchführt, hängt von mehreren Faktoren ab. Zum Beispiel davon, wie gut man die Stabilisation schon beherrscht. Wem das noch schwer fällt, der beginnt am besten in den Positionen im Liegen oder im Sitzen, denn hier ist es am einfachsten, in der Stabilisation zu bleiben. So kann man zudem seine Energie in den Bewegungsablauf stecken, statt ständig mit seiner Position zu kämpfen.
• Eine Rolle spielt auch, welchen Körperbau man hat. So kann es durchaus sein, dass z.B. jemand mit langem Oberkörper eine vornübergebeugte Position einfach nicht korrekt einnehmen kann.
• Ebenfalls wichtig sind Beeinträchtigungen, z.B. Verkürzungen. Wer z.B. im hinteren Oberschenkel verkürzt ist, dem fällt die vornübergebeugte Startposition schwer – er wird sofort einen krummen Rücken machen, um diese Verkürzungen auszugleichen.
Deshalb: Immer die Startposition wählen, in der man sich spürbar am besten auf die eigentliche Aufgabe und den zu bewegenden Muskel – sei es zum Dehnen oder Kräftigen – konzentrieren kann.

Luft holen mal ganz anders

Erst die Atmung macht mein Fitnessprogramm effektiv. Der erste und wichtigste Schritt dahin ist – bitte mal tief Luft holen! – genau: die bewusste Atmung.

Körperliche Anstrengung konfrontiert mich zwangsläufig mit meiner Atmung. Plötzlich ist Ein- und Ausatmen nicht mehr selbstverständlich. „Was mach ich jetzt bloß? Luft anhalten und durch, wird schon vorbei gehen?“ Oder: „Kurz und heftig atmen, sonst krieg ich nicht genug Luft ab?“ Beides muss ich früher oder später büßen, etwa mit Seitenstechen. Besser: die richtige Atemtechnik einsetzen!

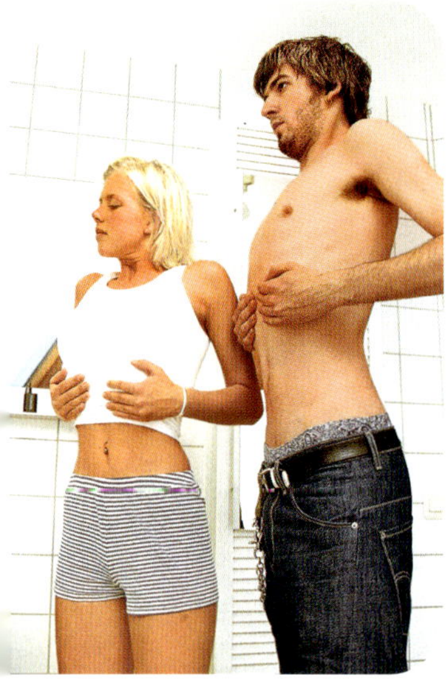

Gerade beim Krafttraining hat Atmen eine wichtige Funktion. Vor allem das bewusste Ausatmen. Es hilft den Muskeln, noch mehr Kraft zu erzeugen. Ausatmen sollte man also in dem Moment, in dem man die Kraft der Muskeln dringend braucht. Zum Beispiel, um ein Gewicht zu heben oder Tubings zu ziehen.

Beim Ausdauertraining spielt sich der Atemrhythmus oft von selbst ein. Bei Sportarten wie zum Beispiel Schwimmen, Rudern oder Eisschnelllauf sollte man versuchen, die Einatmung mit den Bewegungen zu koordinieren, die den Brustkorb weiter machen. Das wäre das Aufrichten des Rumpfes, das Heben der Arme oder das Strecken der Beine. Zeit zum Ausatmen ist dagegen bei Bewegungen, die den Brustraum verengen (etwa Rumpfbeugen, Heranführen der Arme, Beugen der Beine).

Läufer können die Atmung nach einem festen Schema dem Laufrhythmus anpassen: einatmen bei den Schritten 1, 2 und 3, ausatmen bei den Schritten 4, 5 und 6. Letztlich muss man hier die eigenen Atembedürfnisse durch Ausprobieren herausfinden.

Beim Dehnen sollte man versuchen, so normal wie möglich weiterzuatmen. Am Anfang ist das schwierig. Weil man sich so intensiv auf die richtige Position konzentrieren muss. Darüber vergisst man oft das Atmen total und hält die Luft an. Das Ausatmen hilft aber, eine Dehnposition einzunehmen oder sie zu verstärken.

Konkrete Tipps fürs Atmen bei bestimmten Übungen gibt's im Kapitel Dehnung ab → Seite 116.

Atmung und Entspannung gehören zusammen. Wenn ich hektisch hechle, kann ich mich unmöglich entspannen. Allein schon, sich auf die eigene Atmung zu konzentrieren, hat entspannende Wirkung. Zum Relaxen eignet sich vor allem die Bauchatmung. Was das ist? Dazu gleich mehr.

Bewusst atmen

So kann man sich bewusst machen, was es eigentlich heißt, ein- und auszuatmen: Wir sitzen bequem auf einem Stuhl, aber stabilisiert (→ Seiten 12 - 13). Die Beine bilden im Hüft- und Kniegelenk jeweils einen rechten Winkel. Die Fußsohlen liegen flach am Boden. Der Bauch ist entspannt. Jetzt mit dem rechten Daumen das rechte Nasenloch verschließen und langsam durch das linke Nasenloch einatmen. Kurze Atempause. Zum Ausatmen das linke Nasenloch mit dem Ringfinger verschließen und durch das rechte Nasenloch langsam ausatmen. Nun umgekehrt: Durch das rechte Nasenloch einatmen, durch das linke aus.

Balsam für die Seele: Bauchatmung

Bei der Bauchatmung spürt man deutlich, wie sich der Bauch beim Einatmen hebt und beim Ausatmen senkt. Die Bauchatmung gilt als effektiv, weil sie besonders das Zwerchfell aktiviert und große Teile der Lunge (vor allem die unteren Partien) mit Luft versorgt. Gleichzeitig massiert das Zwerchfell bei seiner Bewegung die Bauchorgane. Auch das ist gut. Bauchatmung ist die beruhigendste Atemtechnik und eignet sich prima für Entspannungsübungen. Übrigens: Säuglinge atmen nur so. Weil ihre Rippen noch zu horizontal stehen, um den Brustkorb wirklich effektiv erweitern zu können.

Probieren wir's aus: Wenn wir das Atmen durch jeweils ein Nasenloch beherrschen, legen wir die freie Hand auf den Bauch. Und jetzt mit Konzentration: beim Einatmen den Bauch nach außen blähen und mit Luft füllen, beim Ausatmen wieder nach innen sinken lassen. Das ist jetzt Bauchatmung in Reinkultur! Viermal wiederholen und dem Atem nachspüren. Bei Bedarf noch ein paar Atemzüge mehr mit dem Bauch machen.

Aktiviert und spendet Energie: Brustatmung

Die Flankenatmung erkennt man daran, dass sich beim Einatmen vor allem die unteren Rippen ausdehnen und gleichzeitig ein wenig heben. Beim Ausatmen verengt sich der untere Brustkorb wieder. Auch die Flankenatmung ist sehr effektiv, denn wie die Bauchatmung bringt sie Luft in die unteren Lungenabschnitte. Noch effektiver wird es, wenn man die Flanken- mit der Brustkorbatmung kombiniert. Zusätzlicher Vorteil: Die Wirbelsäule richtet sich auf. Im Gegensatz zur Bauchatmung wirkt die Brustatmung aktivierend. Selbstversuch gefällig? Dann vor der nächsten kritischen Situation (Gespräch mit dem Chef, schwieriges Telefonat) einen Spiegel suchen. Sich davor aufrichten, einatmen und dabei den Brustkorb aufblasen – die unteren Anteile nicht vergessen. Kleine Pause, ausatmen. Nach drei Atemzügen ist man fit für die Höhle jedes Löwen.

Jetzt probieren wir die Brust- und Flankenatmung aus: die Hand auf die untersten Rippen legen. Den Bauch nach innen ziehen und dort halten. Beim Einatmen erst die unteren Rippen ausdehnen und die Luft in die unteren Lungenpartien pumpen. Dann den mittleren Teil des Brustkorbs weiten und schließlich auch den oberen Teil bis zum Brustbein. Achtung: Die Schultern bleiben dabei tief und der Bauch innen! Auch viermal wiederholen. Diese Übung kann man sehr gut in der Rückenlage machen. Idealer Zeitpunkt: vor dem Aufstehen.

Alles klar? Dann sollten wir jetzt mal versuchen, so viel Luft wie möglich in die Lungen zu kriegen. Damit wir wissen, wie sich das anfühlt. Es geht darum, Brustkorb, Flanken und Bauch nacheinander in die Atmung einzubeziehen. Ganz kontrolliert. Für den Alltag ist so eine kombinierte Atmung natürlich nicht praktikabel. Die Übung sensibilisiert uns jedoch. Und sie hilft uns, im Alltag oder beim Training die passende Atmung zu finden.

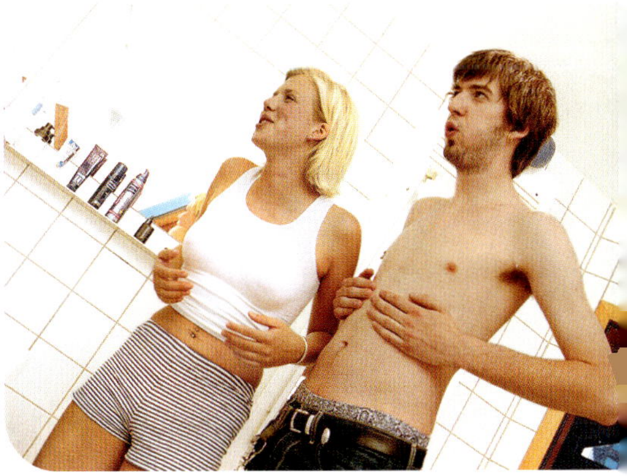

Wohltuend: Die Welle

Wir liegen auf dem Rücken und schieben uns ein Kissen oder ein zusammengerolltes Handtuch unter den Hinterkopf. Eine Hand unterhalb des Bauchnabels platzieren, eine auf dem Brustkorb. Augen schließen. Zuerst tief in den Bauch hinein atmen und dabei spüren, wie er sich nach außen dehnt. Mit demselben Atemzug erst die unteren Rippen, also die Flanken, weiten, dann die mittleren. Zum Schluss Luft in den oberen Brustkorb blasen. Kleine Pause. Und jetzt kommt's: kontrolliert ausatmen! Erst die Luft aus den oberen Lungenpartien rauslassen, danach die unteren Rippen wieder senken und erst ganz zum Schluss den Bauch wieder einziehen. Vor der nächsten Welle kurze Zeit normal atmen.
Viermal täglich wiederholen, am besten vor dem Einschlafen. Geübte kriegen das auch im Sitzen hin. Die Wirkung? Beruhigend, wenn man gestresst ist. Besänftigend, wenn man vor Wut schäumt. Entspannend, wenn man unter Strom steht!

Derzeit herrscht ein Glaubenskrieg darum, welche Atmung die richtige ist und warum. Wir meinen: Man sollte alle Techniken beherrschen. Welche man dann bevorzugt anwendet, hängt von der Situation ab. Tänzer etwa arbeiten viel mit der Brustatmung. Sie müssen ihren Körper vollkommen stabilisieren (→ Seiten 12 - 13) und brauchen dazu unbedingt die Bauchmuskeln. Und um trotzdem genug Luft zu kriegen, müssen sie ihre Brust- und Flankenatmung perfektionieren.
Eines sollte man aber immer tun: bewusst atmen. Und es immer öfter genießen. Atemluft ist wie sonnengelbe Energie. Je effektiver ich sie tanke, desto mehr Power habe ich.

Halt mal die Luft an?

Willentlich ersticken? Das schaffen wir nicht. Zeitweise können wir den übermächtigen Drang nach Luft unterdrücken – Apnoe-Taucher (das sind solche ohne Flasche) schaffen das angeblich über sieben Minuten lang. Irgendwann aber wird das Verlangen nach Sauerstoff so stark, dass es uns selbst unter Wasser zum Luftholen zwingt. Diesen Impuls gibt das Atemzentrum.

Je nach den Bedürfnissen unseres Körpers atmen wir mal schneller, mal langsamer. Auf einer Liege eher langsam. Beim Sprint, um den Bus noch zu kriegen, schneller. Auch darum müssen wir uns nicht kümmern. Das macht unser Körper von allein. Denn er ist auf Überleben programmiert. Ohne Sauerstoff funktioniert er nur ganz kurze Zeit. Ohne Sauerstoff keine Energie. Ohne Energie kein Leben. So einfach ist das. Und: Das bisschen Sauerstoff, das der Körper im Blut gespeichert hat, reicht gerade mal für wenige Sekunden. Ohne Nachschub fangen die Organe innerhalb weniger Minuten an, nach Sauerstoff zu schreien. Am empfindlichsten ist das Gehirn: Allerhöchstens fünf Minuten überlebt es ohne sein wichtigstes Lebenselixier. Ausnahme: bei Kälte. Denn dann fährt es seine Aktivität so weit herunter, dass der Energieverbrauch deutlich sinkt.

Den Körper langsam auf Touren bringen

Von null auf hundert ist vielleicht für einen Sportwagen O.K. Für den Körper kann man das niemandem empfehlen. Das unerlässliche Warm-up vor jedem Training bereitet physisch und mental auf die bevorstehende Herausforderung vor. Im Zweifelsfall lieber den Übungsteil verkürzen, als aus Zeitmangel einen Kaltstart hinzulegen. Da freuen sich auch Gelenke und Bänder!

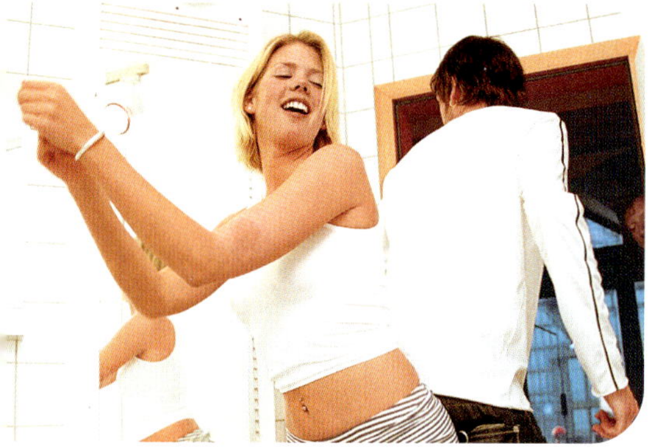

Die meisten Menschen brauchen morgens etwas Zeit, um in die Gänge zu kommen. Erst allmählich legt sich die Müdigkeit, die Stimmung steigt, und der Tag kann kommen. Holt man einen Morgenmuffel gewaltsam aus seinem Trott, dann kann man was erleben. Genauso ist es beim Sport, insbesondere beim Fitness-Training. Was tun Spitzensportler vor ihrem großen Moment? Sie vollführen eigenartige Bewegungen, recken und strecken sich wie schläfrige Großkatzen. Aufwärmen oder neudeutsch „Warm-up“ lautet die Bezeichnung für dieses merkwürdige Tun.

Langsames Aufheizen macht Körper und Geist aktiv!

Gut ist, sich mit allen Sinnen auf die kommende Herausforderung vorzubereiten: sich seelisch, geistig und körperlich auf den Sport einstimmen, den Alltag hinter sich lassen. Jeder braucht unterschiedlich lange, bis sein Körper in den richtigen Rhythmus kommt. Also gibt's fürs Warm-up keine exakten Zeitangaben. Und wer es schlau angeht, hat sogar Spaß dabei.

Um mich aufzuwärmen, habe ich viele Möglichkeiten. Ich kann mir eine CD mit meiner Lieblingsmusik auflegen und dazu tanzen – aber nicht zu wild, denn das Warm-up darf nicht zu anstrengend sein. Oder ich kann locker walken. Im Sommer draußen, im Winter drinnen, quer durchs Wohnzimmer oder einfach auf der Stelle. Ich kann mich auf den Fahrrad-Hometrainer setzen bzw. auf das Laufband stellen. Oder ich bringe meinen Körper mit leichter Gymnastik auf Touren. Fürs Aufwärmen eignet sich alles, bei dem ich möglichst viele Muskeln aktiviere – mindestens aber die Beine! Wichtig ist, dass ich es langsam angehen lasse. Nicht gleich wild rumhüpfen, sondern mit weicheren Bewegungen beginnen und Hüpfer – falls mir danach ist – für später aufsparen. Es reicht, wenn ich spüre, dass ich warm werde. Aber Achtung! Aufwärmen darf nicht schon die Power kosten, die man eigentlich für das nachfolgende Training braucht. Wie lange sollte ich mich also aufwärmen? Acht bis zwölf Minuten sind ein guter Zeitrahmen.

Und was bringt's? Aufwärmen reduziert nicht nur die Verletzungsanfälligkeit, es macht auch leistungsfähiger. Wer anständig aufgewärmt mit dem Training beginnt, der tut sich nachher viel leichter.

Schonend und entlastend

Auf die Gelenke kommen bei sportlicher Betätigung ganz schöne Belastungen zu. Da ist es nur fair, sie besonders gut darauf vorzubereiten. Weder die Gelenkknorpel noch die Bandscheiben der Wirbelsäule besitzen eigene Blutgefäße. Ihre Nährstoffe holen sie sich aus der Gelenkflüssigkeit. Bei kurzer Entlastung saugen sie die Flüssigkeit auf, unter Belastung geben sie diese wieder ab. Bewegt man ein Gelenk länger als fünf Minuten, produziert die zarte Innenhaut deutlich mehr Flüssigkeit. Mehr Flüssigkeit heißt: mehr Nährstoffe für den Knorpel. Gleichzeitig saugt der Knorpel beim Aufwärmen Wasser auf. Dadurch verbessert sich seine Stoßdämpfereigenschaft. Beim Aufquellen vergrößert sich außerdem seine Oberfläche. Die Belastung verteilt sich demnach besser und der Druck auf einzelne Stellen lässt nach.

Ähnlich wie den Knorpel stimmt das Aufwärmen auch Sehnen und Bänder auf die Belastung ein. Besonders gut für diese Effekte sind Bewegungen, die einen regelmäßigen Wechsel zwischen Be- und Entlastung mit sich bringen (wie Radfahren, Walking und Gymnastik).

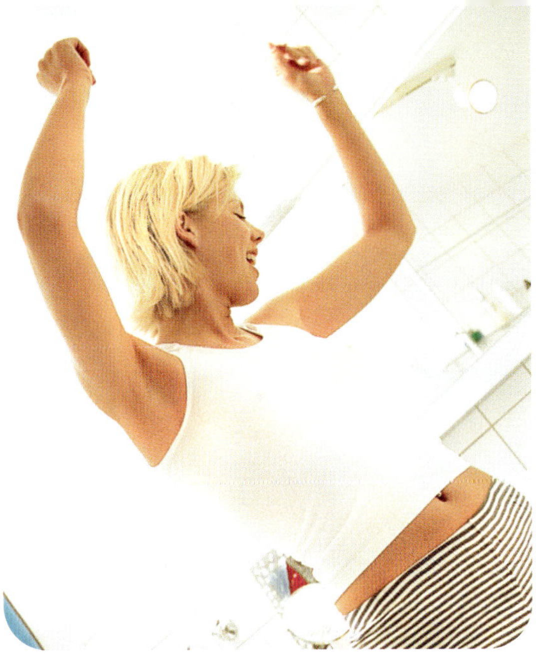

Das Warm-up erhöht – wie der Name schon vermuten lässt – die Körpertemperatur. Das hat nichts mit Fieber zu tun, sondern mit optimaler Betriebstemperatur. Bei einer Körpertemperatur um die 37° Celsius läuft unser Körper auf Sparflamme. Das reicht für den Alltag, aber nicht für sportliche Betätigung. Sport stellt nämlich höhere Anforderungen an den Stoffwechsel. Was war Stoffwechsel gleich wieder? Alle Auf-, Ab- und Umbauvorgänge in unserem Körper, beispielsweise Energiegewinnung und Fettverbrennung (mehr dazu ab ⇢ Seite 30). Ist ja auch klar, dass der Körper auf dem Laufband mehr Energie braucht als auf der Couch, oder? Der Organismus hat in kürzerer Zeit also mehr Energie zu erzeugen. Das fällt ihm bei etwas erhöhter Körpertemperatur verständlicherweise leichter.

Und wer erzeugt die Wärme? Ganz einfach: die arbeitende Muskulatur. Und damit sie das in ausreichendem Umfang tut, müssen wir zum Aufwärmen möglichst viele unserer Muskeln einsetzen. Einfach nur den Bizeps (Armbeuger) spielen zu lassen, genügt also nicht.

Nun muss die Wärme noch von den Muskeln in den Rest des Körpers gelangen. Für die Wärmeverteilung ist das Blut zuständig. Praktischerweise wirkt sich das Aufwärmen auch positiv auf das Herz-Kreislauf-System aus. Das Blutvolumen steigt. Weil der Körper es aus Bereichen abzweigt, in denen gerade nicht so viel davon gebraucht wird. Zum Beispiel aus den Verdauungsorganen. Ein Grund dafür, nicht mit vollem Magen zu trainieren. Am meisten profitieren die Muskeln von dem zusätzlichen Blut: Bis zu sechsmal mehr als im Ruhezustand kriegen sie ab. Mehr Blut heißt logischerweise mehr Sauerstoff und mehr Nährstoffe. Beste Voraussetzungen also für ordentliche Muskelarbeit.

Fazit: Aufwärmen macht Muskeln weniger anfällig für Verletzungen und gibt ihnen gleichzeitig Power.

Warm-up schärft alle Sinne!

Aufwärmen bringt mehr Sauerstoff in den Körper. Wir atmen schneller, aber auch tiefer. Mit jedem Atemzug pumpen wir mehr Sauerstoff in unsere Lungen. Haben wir den erst einmal aufgenommen, wird er nutzbringend verwertet.
Das Warm-up beschleunigt übrigens auch die Geschwindigkeit, mit der unsere Nerven Impulse weiterleiten. Es schärft also unsere Sinne. Wir können uns selbst und unsere Umwelt intensiver wahrnehmen und schneller reagieren. Aufwärmen macht wach. Gleichzeitig gibt es uns die Möglichkeit, uns auf das Kommende einzustimmen. Auf körperliche Bewegung, auf Spaß, auf mentale Entspannung und Stressabbau. Es gibt uns Gelegenheit, uns zu motivieren. Wir denken an unsere Möglichkeiten und Ziele und daran, wie wir sie verwirklichen wollen.

Cool-down: kontrolliert runterschalten

Nach dem eigentlichen Training sollte man nicht einfach den Stecker ziehen, sondern die Leistung analog zum Aufwärmen langsam runterfahren. Das Abwärmen soll schon Lust aufs nächste Training machen. Ich will meinem Körper damit sagen: Gut warst du! Und: Jetzt gibt's erst mal eine Pause zum Regenerieren!
Dafür kann man nach dem Laufen z.B. eine Runde walken, bis Puls und Atem wieder ganz ruhig sind (⇢ Seite 28). Nach Aerobic oder Tae Bo z.B. kann man stufenweise die Intensität herausnehmen, indem man die Arme locker hängen lässt und die Schritte verlangsamt.
Die langsame Abkühlung bringt den Körper wieder auf sein Ausgangsniveau zurück oder zumindest in die Nähe davon. Die Körpertemperatur sinkt, der Puls wird langsamer, der Atem ruhiger. Spannungsrückstände, die das Training in den Muskeln hinterlassen hat, gleichen sich aus. Die Muskulatur ist immer noch gut durchblutet. Das Blut schafft Zwischen- und Endprodukte der Muskelarbeit weg. Langsam, aber sicher schaltet der ganze Körper auf Entspannung um. Wir können stolz auf uns sein! Wir haben's geschafft, den inneren Schweinehund zu besiegen!
Übrigens: Abwärmen verkürzt nachweislich die Zeit, die der Körper braucht, um sich zu regenerieren. Fünf bis zehn Minuten kann man sich dafür doch allemal gönnen.

Wie man den Knoten wieder auflöst, verraten wir morgen

Dehnen verbessert die Beweglichkeit. Schön und gut. Dann kann man (wieder) mühelos einen Bleistift vom Boden aufheben. Dehnen hat aber noch andere Funktionen: Es hindert etwa manche Muskeln daran, sich ungefragt zu verkürzen. Deshalb vor und nach dem Training immer wenigstens eine kurze Dehn-Session einplanen!

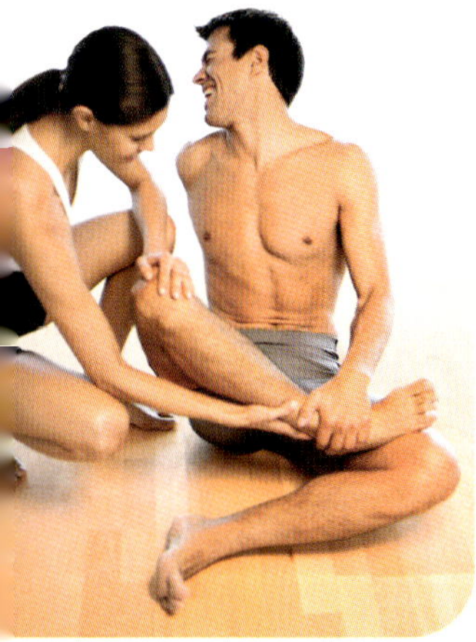

Schön, wenn man sich auch im hohen Alter noch wie einst auf der Wickelkommode den großen Zeh in den Mund stecken kann. Auch ein perfekter Spagat zur rechten Zeit am rechten Ort macht sicher Eindruck. Beweglichkeit ist aber nicht nur was zum Vormachen. Sie ist Voraussetzung dafür, dass unsere Gelenke optimal funktionieren. Ein Gelenk, das nicht voll einsatzbereit ist, wird ungleichmäßig belastet. Mögliche Folge: vorzeitiger Verschleiß, chronische Reizungen und dergleichen mehr. Ein weiterer Nachteil fehlender Gelenkigkeit: Es hakt beim Bewegungsablauf. Doch unser Körper ist ganz schön gerissen. Kann er eine Bewegung nicht so ausführen, wie er möchte, erfindet er sogleich eine Ausgleichsbewegung. Die sieht nur so ähnlich aus wie die gewünschte, belastet dabei aber oft andere Muskeln oder Bänder. Schlimmstenfalls schadet sie mehr, als sie nützt.

Geschmeidig sein, sich rundum wohl fühlen

Früh dehnt sich, wer seine Gelenke nicht vor der Zeit verschleißen will. Beweglichkeit muss man gezielt trainieren. Unbeweglich werden wir im Laufe der Zeit von ganz alleine.

Die Gründe: Erstens wird unser Bewegungsapparat mit den Jahren leider auch nicht jünger. Zweitens bewegen sich die meisten Menschen einfach zu wenig. Stundenlang unbewegt – Gänge zum Kühlschrank zählen da nicht – vor dem Bildschirm zu hocken, sorgt nun mal höchstens für geistige Beweglichkeit. Um einigermaßen gelenkig zu bleiben, kann man gar nicht früh genug anfangen mit regelmäßigem und systematischem Dehnen. Mit den normalen Bewegungen im Alltag ist es übrigens nicht getan. Denn den vollen Bewegungsumfang unserer Gelenke schöpfen wir dabei viel zu selten aus.
Halten wir also fest: Dehnen macht was her und bremst den Verschleiß. Und wo bleibt der Fitness-Aspekt? Bitteschön: Dehnen macht den Bewegungsapparat startklar fürs Training.

Genussvolle Dehn-Rituale schaffen!

Vor dem Sport dehnt sich, wer seine Durchblutung ankurbeln und seine Koordination verbessern will. Dehnübungen sensibilisieren uns auch für den eigenen Körper. Was wiederum bedeutet, dass sich neue Bewegungen leichter lernen lassen. Und, ganz wichtig: Es beugt Verletzungen vor. Nach dem Sport fördert Dehnen die Regeneration. Dem Muskelkater entkommt man mit Dehnen übrigens leider nicht.

Jetzt also noch mal langsam und zum Mitdenken: Wann sollte man dehnen? Vor dem Sport oder nach dem Sport? Sowohl als auch. Dehnen sollte seinen festen Platz nach dem Warm-up haben. Zunächst aktiviert man den Körper und sorgt mittels Muskelarbeit für Wärme. Das schafft die Voraussetzung für ein effektives Dehnen. Denn erst ab einer Gewebstemperatur von 39 bis 40° Celsius sind die Muskeln und Bänder optimal dehnbar. Dehnen und Aufwärmen ergänzen sich also. Doch Vorsicht! Das eine kann das andere nicht ersetzen. Nach dem Training ist dann noch mal Dehnen angesagt. Das fördert die Erholung der Muskulatur und die allgemeine Entspannung.

Wie Kraft und Dehnung sich ergänzen

Auf die Gelenke wirken Muskeln mit unterschiedlichen Funktionen. Man kann sie – vereinfacht – in Agonisten und Antagonisten einteilen. Diese Bezeichnung gilt aber immer nur bei der Bewegung, um die es gerade geht.

Ein Beispiel: Beuge ich den Oberarm im Ellbogengelenk, ist der Armbeuger auf der Vorderseite des Oberarms der Agonist. Er ist der Muskel, der die Bewegung bewerkstelligen muss. Antagonist, also sein Gegenspieler, ist der Armstrecker auf der Rückseite des Oberarms. Er ist dafür zuständig, den Ellenbogen zu strecken. Und er muss in diesem Fall nachgeben, wenn der Beuger arbeitet.

Jetzt kommt die Dehnung ins Spiel: Der Armbeuger kann den Arm nur effektiv beugen, wenn der Strecker dehnbar genug ist. Er muss die Bewegung quasi zulassen. – Dass der Armbeuger genug Kraft haben muss, um die Bewegung überhaupt auszuführen, versteht sich. Zu Problemen bei diesem Zusammenspiel kommt es, wenn zwischen beiden Muskeln deutliche Unterschiede in Dehnbarkeit und/oder Kraft bestehen. So ein Ungleichgewicht zwischen Agonist und Antagonist nennt man muskuläre Dysbalance. Sie kann Folge von Verletzungen, falschem Training, Fehl- oder Überbelastung sein. Längerfristige „Zwangshaltungen" wie beispielsweise zu langes Sitzen begünstigen solche Ungleichgewichte ebenfalls.

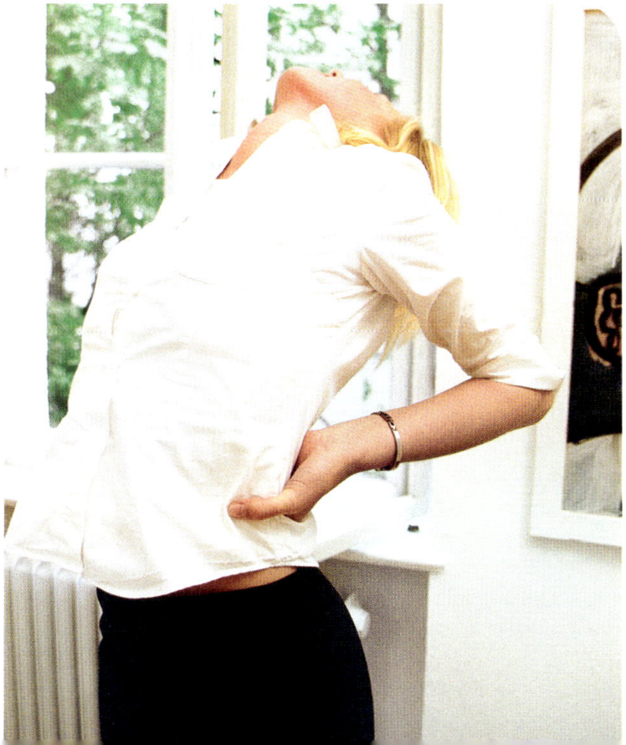

Auf Dauer können Muskeldysbalancen zu Haltungsschwächen und Muskelverspannungen führen. Belastbarkeit und Beweglichkeit des betroffenen Gelenks nehmen ab. Gegenmaßnahme: Dehnen, wo nötig, kräftigen, wo erforderlich.

Tipps für Dehnfreudige

Dehnen ist etwas sehr Individuelles. Wie und was man dehnt, hängt von der Sportart ab. Und den individuellen Stärken und Schwächen natürlich. Ideen und Übungen für die Praxis gibt's ab Seite 112. Vorab noch ein paar grundsätzliche Anmerkungen:

- Dehnübungen sollten wie Auf- und Abwärmen regelmäßiger Bestandteil des Trainings werden. Minimum für Dehnübungen: zweimal die Woche. Problemzonen täglich!
- Jeder Mensch hat Muskeln, die dazu neigen, sich zu verkürzen. Andere Muskeln werden eher schwächer. Erstere gehören vorwiegend gedehnt, letztere vor allem gekräftigt. Es gibt zwar Listen mit Muskeln, die zur Verkürzung bzw. zur Abschwächung neigen, doch ob das für jeden Menschen in gleichem Maße gilt, ist umstritten. Gelingt es nicht, die eigenen Stärken und Schwächen zu erkennen, sollte man sich an einen erfahrenen Trainer oder eine Physiotherapeutin wenden.
- Schon mal von Überbeweglichkeit gehört? Auch das gibt's, wenn auch eher selten. Meistens sind es Frauen, die z. B. den Ellbogen so stark strecken können, dass wieder ein Knick zwischen Ober- und Unterarm entsteht. Überbewegliche sollten Dehnübungen mit Vorsicht machen, weil ein überbewegliches Gelenk weniger stabil ist. Wichtig ist, Überstreckungen nicht zur Routine werden zu lassen. Im Zweifel: einen erfahrenen Trainer fragen!
- Fürs Dehnen braucht man Ruhe und Konzentration. Es ist eine gute Gelegenheit, mit dem Körper Zwiesprache zu halten. Diese Chance sollte man sich nicht entgehen lassen. Deshalb möglichst in ruhiger Umgebung dehnen. Manche Studios haben sogar einen eigenen Raum dafür.
- Die Atmung hilft mit: Beim Ausatmen immer noch etwas mehr in die Dehnung gehen. Aber Achtung: Dehnen darf ein Gefühl der Spannung, aber keine Schmerzen hervorrufen! Immer auch die eigenen Grenzen berücksichtigen. – Man ist ja schließlich kein Schlangenmensch!
- Beim Dehnen ganzheitlich denken: Antagonist und Agonist gehören zusammen. Daher immer im Wechsel dehnen. Wie das geht? Beispiele für Bizeps (Armbeuger) und Trizeps (Armstrecker) auf den → Seiten 122 und 123. Fürs Bein auf den → Seiten 128 und 129 (Quadrizeps, Dehnung) oder auf den → Seiten 130 und 131 (Beinbeuger oder Ischiokrurale Muskulatur, Dehnung).
- Weniger ist mehr! Besser als viele Übungen husch husch durchziehen: nur ein paar Lieblingsübungen auswählen, die aber dafür korrekt ausführen!

Muskeln machen schön!

Sie geben unserem Body die wohlgerundete Form. Zeit, sie näher kennenzulernen! Darum gibt's auf dieser und der nächsten Seite Steckbriefe zu den wichtigsten Muskeln. Fangen wir an mit dem Rücken- und Schulterbereich und den Armen.

Wir wissen meist blendend Bescheid über Dinge, die uns interessieren. Wer Tabellenführer der Bundesliga ist. Oder welche Modefarbe diese Jahr angesagt ist. Wie die Börsenkurse stehen und wer gerade den Oscar gewonnen hat. Aber wer uns dabei hilft, ein Buch aus dem obersten Regalfach zu angeln, oder wer dafür sorgt, dass wir unsere Freunde umarmen können, das schert uns herzlich wenig.

Eigentlich schade, oder? Je besser wir sie kennen, umso effektiver können wir etwas für sie tun. Und: Was wir in unsere Muskeln investieren, kriegen wir doppelt und dreifach zurück. Durch mehr Wohlbefinden und schöneres Aussehen. Das lohnt sich doch, oder?

Lernen wir sie also kennen, unsere Mobilitätsgarantie.

Rücken

Muskel	Was er kann	Wie man ihn fühlt	Warum trainieren
Musculus trapezius 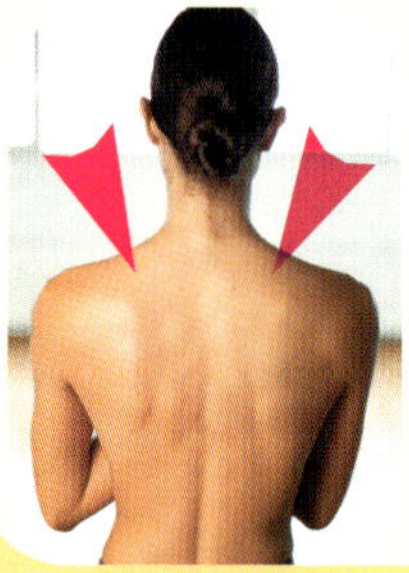	Der Trapezius, auch Kapuzenmuskel, dient der Stabilität, weil er das Schulterblatt hält. Er besteht aus drei Teilen: Der obere Teil zieht die Schultern nach oben, der mittlere querlaufende Teil zieht die Schulterblätter zusammen, der untere senkt die Schultern. Der Trapezius ist wesentlich an einer guten Haltung beteiligt!	Man spürt den oberen Teil, wenn man die Schultern hochzieht, den mittleren und unteren Teil, wenn man die Schulterblätter kräftig zusammenzieht. Wer oft am Schreibtisch sitzt, bei dem ist diese Muskelpartie häufig verspannt.	Wer ihn trainiert, tut was für Stabilisation und schöne Haltung. (Stichwort: BWS.) Übungen: Korsettübung, Backfly auf → Seite 56.
Latissimus dorsi 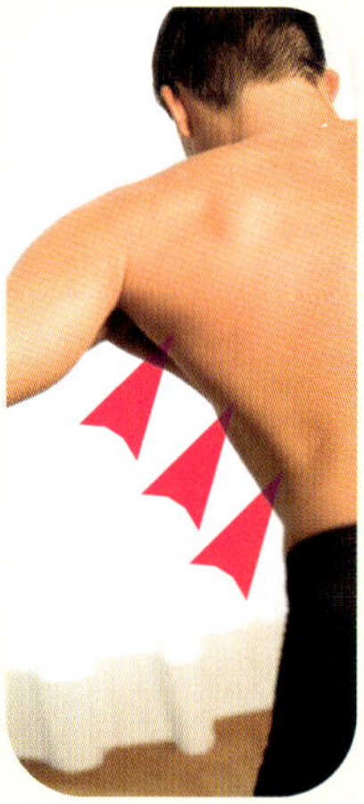	Der breite Rückenmuskel verleiht dem Rücken die dringend nötige Stabilität im Bereich der unteren Brustwirbel- und der Lendenwirbelsäule. Arbeiten die breiten Rückenmuskeln beider Seiten zusammen, ziehen sie die Schulterblätter nach hinten und unten. Damit schaffen sie die Voraussetzung für die aufrechte Haltung. Heben wir den Arm, senkt der große Rückenmuskel ihn wieder und führt ihn an den Körper heran. Man braucht ihn auch, um die Hände auf dem Rücken zu verschränken. Außerdem wirkt er beim Husten mit. Der größte Muskel, den wir haben!	Tasten kann man den Muskel am besten in der Achselhöhle, deren hintere Wand er bildet. So geht's: Linke Hand auf den Kopf legen, linken Ellbogen auf Augenhöhe anheben. Dann den ausgestreckten rechten Daumen in der linken Achselhöhle platzieren und mit den restlichen Fingern der rechten Hand auf dem Rücken gegentasten. Der Wulst, den man dann spürt, ist ein Teil des breiten Rückenmuskels.	Zur Stabilisation des Rückens und für eine schöne Haltung. Für Männer ist der Muskel aus optischen Gründen besonders interessant: Gut trainiert sorgt er für einen V-förmigen Rücken. (Stichwort: Lat.) Übungen: Einarmiges Rudern, Low Row, Lat-Zug auf den → Seiten 60 - 65.

	Muskel	Was er kann	Wie man ihn fühlt	Warum trainieren
Rücken	**Erector spinae** 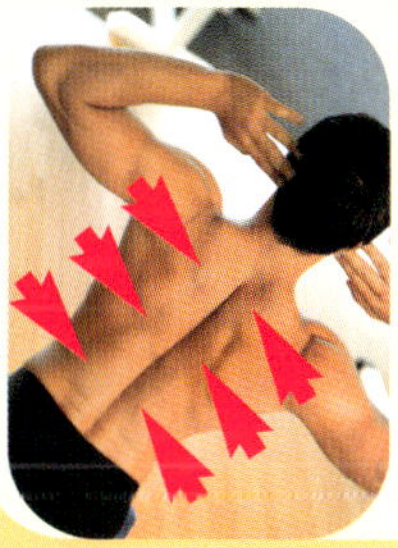	Der Rückenstrecker ist im Prinzip bei jeder Rumpfbewegung mit von der Partie. Etwa wenn uns ein Bleistift auf den Boden fällt, wir uns danach bücken und dann wieder aufrichten. Er spielt – außer wenn wir uns nach vorne beugen – bei allen Bewegungen der Wirbelsäule eine Rolle. Besonders gut ausgeprägt ist er im Lendenbereich.	Im Sitzen einen Katzenbuckel machen. Dann mit beiden Händen die harten Erhebungen der Wirbelsäule tasten. Im Bereich der letzten Wirbel lässt man dann die Fingerspitzen von der Wirbelsäule weg nach außen gleiten. Hier spürt man eine pralle, elastische Struktur – den Rückenstrecker.	Für Alltagstauglichkeit, Beweglichkeit und Stabilisation der Wirbelsäule, zum Vorbeugen von Rückenbeschwerden. (Stichwort: Rückenstrecker.) Diagonales Arm/Beinheben, Rumpfheben →. Übungen: → Seiten 66 - 67.
Schulter	**Musculus deltoideus** 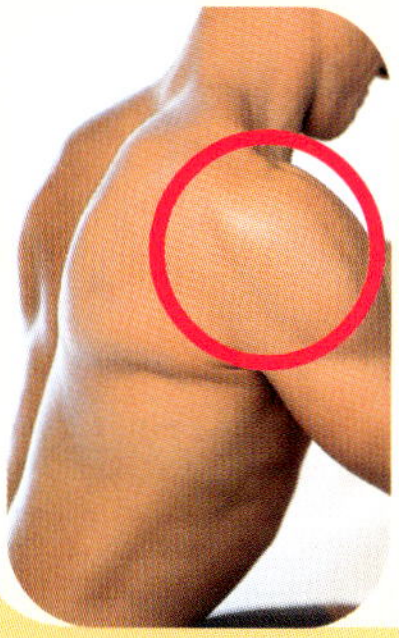	Ein echter Vielzweckmuskel. Besonders gut kann er den Arm vom Brustkorb wegführen – zur Seite, nach vorne oder nach hinten. Zudem kann er den Arm auch noch nach innen oder nach außen drehen – ganz wie's beliebt. Fazit: Es gibt kaum eine Armbewegung, bei der der Deltamuskel nicht mitmischt. Alltagstauglichkeitsfaktor: irre hoch. Und dazu auch noch optisch ansprechend! Was will man mehr?	Wer ihn spüren möchte (falls er doch nicht so gut sichtbar sein sollte): rechten Arm hängen lassen, linken Arm auf die rechte Schulter legen. Dann den rechten Arm langsam zur Seite heben. Jetzt arbeitet ein Muskel unter der linken Hand. Genau das ist er, der Deltoideus.	Schöne Schulterkonturen, Alltagstauglichkeit (Stichwort: Schulter.) Seitheben, nach hinten heben, Außenrotation (da wird er aber genau genommen „nur" mittrainiert, denn die Hauptarbeit machen kleinere Schultermuskeln zwischen Oberarm und Schulterblatt). Übungen: → Seiten 68 - 69.
Oberarm	**Musculus biceps brachii** 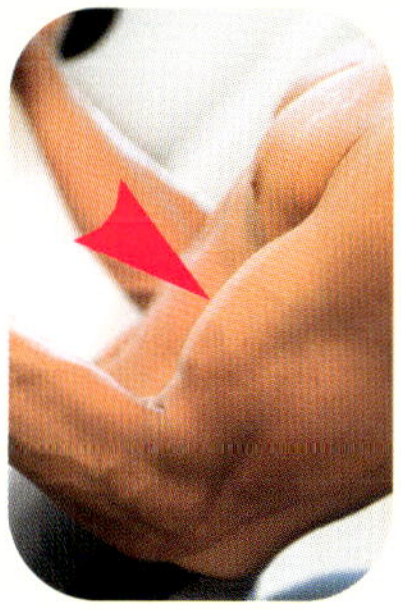	Der zweiköpfige Armbeuger beugt den Arm im Ellbogengelenk und dreht den Unterarm so, dass die Handinnenfläche nach oben zeigt.	Linke Faust ballen, Ellbogengelenk kräftig beugen, dann mit der rechten Hand an die Vorderseite des linken Oberarms greifen. Die pralle elastische Fläche ist der Bizeps.	Super für die Alltagstauglichkeit! Für eine straffe Optik des Oberarms sind beide Muskeln unverzichtbar: der Trizeps hinten, der Bizeps vorne. Einer alleine ist zu wenig! Wer in ärmellosen Shirts sein Alter nicht verraten möchte, tut gut daran, beide zu trainieren. (Stichwort Bizeps.) Übungen auf den → Seiten 72 -73.
Oberarm	**Musculus triceps brachii** 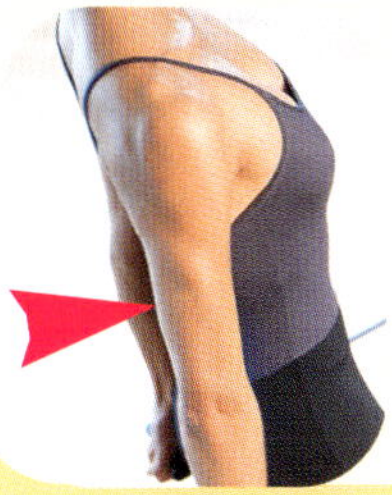	Der dreiköpfige Armstrecker streckt das Ellbogengelenk.	Linken Arm durchstrecken. Mit der rechten Hand auf der Rückseite des linken Oberarms entlang tasten und hoffentlich einen Muskel spüren.	Alltagstauglichkeit, Optik. Lust auf einen Test? Vor dem Spiegel winken, abrupt damit aufhören. Winkt die Oberarmrückseite weiter, ist es Zeit für ein Shaping vor allem des Trizeps. Übungen: auf den → Seiten 76 - 78.

Waschbrettbauch und knackiger Po

	Muskel	Was er kann	Wie man ihn fühlt	Warum trainieren
Brust	**Musculus pectoralis major** 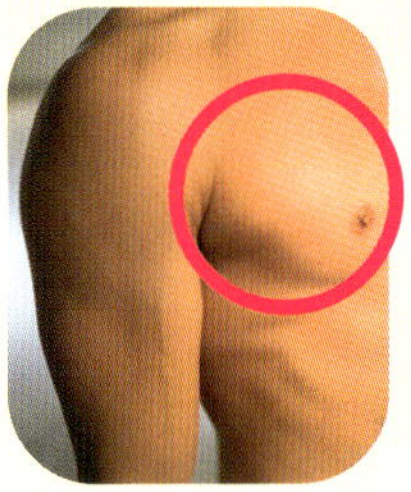	Er ist Gegenspieler des breiten Rückenmuskels und des Kapuzenmuskels. Während der breite Rückenmuskel und der Trapezius die Schultern nach hinten und unten ziehen und damit den Brustkorb weit machen, senkt er die Schultern nach vorne. Für viele Menschen ist das leider eine gewohnte Haltung – ob am Schreibtisch, beim Autofahren oder am Esstisch.	Ähnlich wie den → Latissimus dorsi. Nur, dass man nicht nach hinten, sondern nach vorne tastet. Er bildet nämlich die Vorderwand der Achselhöhle.	Damit die Fehlhaltung nicht zur Gewohnheit wird und der verkürzte Brustmuskel irgendwann keine andere mehr zulässt. Bei Männern formt er den oberen Brustbereich, bei Frauen bildet er die Unterlage für die Brüste. (Stichwort: Brust.) Übungen: Butterfly, Bankdrücken, Liegestützen → Seiten 80 - 83.
Bauch	**Musculus rectus abdominis, Musculus obliquus externus, Musculus obliquus internus abdominis, Musculus transversus abdominis** 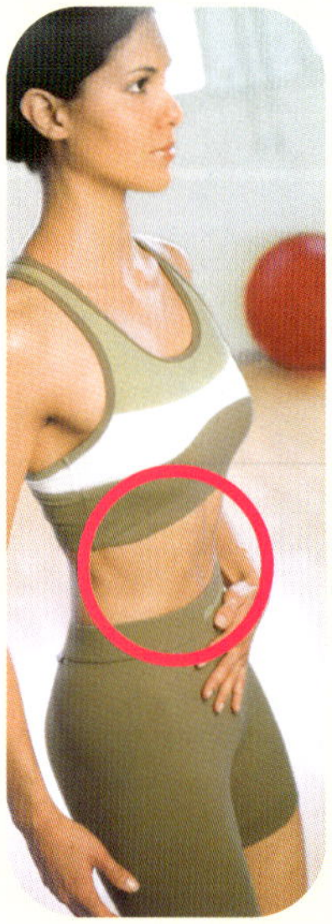	Formende Dessous kann man sich sparen! Wir besitzen nämlich bereits ein eingebautes, viel komfortableres Korsett, das uns Halt von innen gibt. Voraussetzung: Die dafür verantwortlichen Bauchmuskeln sind gut in Schuss. Die Bauchmuskeln funktionieren in einem komplexen Zusammenspiel. Welche Bewegung dabei herauskommt, hängt davon ab, welcher Körperteil gerade mobil ist: Beugt man den Rumpf, arbeiten im Wesentlichen die geraden Bauchmuskeln (M. rectus abdominis) beider Seiten. Unterstützung geben dabei alle vier schrägen Bauchmuskeln: Neigt man den Rumpf zur Seite, ziehen sich der äußere (M. obliquus externus) und der innere (M. obliquus internus abdominis) schräge Bauchmuskel derselben Seite zusammen (zudem der Rükkenstrecker). Seitdrehung heißt: Der innere schräge Bauchmuskel der Seite, zu der gedreht wird, und der äußere schräge Bauchmuskel der Gegenseite sind aktiv.	Hände auf den Bauch legen und versuchen, den Bauch hart werden zu lassen. Was man dabei unter den Händen arbeiten spürt, sind die Bauchmuskeln. Dann den Rumpf kräftig nach rechts und nach links beugen – dabei sind die schrägen Bauchmuskeln in Aktion.	Die Bauchmuskeln sind wie die Rückenmuskeln nicht nur Bewegungs-, sondern auch Stabilitätsmuskeln. Sie stabilisieren den Rumpf und verspannen die Wirbelsäule. Wie bei einem Segelschiff, dessen Masten nicht nur deswegen halten, weil sie im Boden des Schiffes fixiert sind. Zur Seite und nach vorne laufen stabile Drähte, die so genannten Wanten. Die Wanten der Wirbelsäule sind die Rücken- und die Bauchmuskeln. Die Rückenmuskeln stabilisieren hinten, die Bauchmuskeln vorne. Ohne kräftige Bauchmuskeln also keine stabile Wirbelsäule. (Stichwort: Bauch.) Übungen: Hohlbauch, Classic Crunch mit Ziehharmonikaeffekt, Reverse Curl, Reverse Crunch auf den → Seiten 84 - 87.

	Muskel	Was er kann	Wie man ihn fühlt	Warum trainieren
Po	**Musculi glutaei** 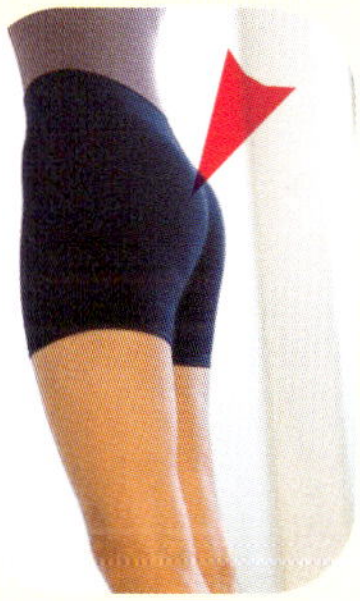	Einen knackigen Po macht vor allem der Glutaeus maximus, unterstützt vom medius und vom minimus. Auch im Alltag sind diese Gesäßmuskeln oft in Aktion – vorausgesetzt, wir lassen sie. Und sitzen nicht ständig drauf. Wenn wir aufstehen, Treppen steigen, immer dann also, wenn wir die Hüfte strecken, arbeiten sie. Den Gesäßmuskeln verdanken wir auch unseren aufrechten Gang.	In Aktion kann man die Gesäßmuskeln erleben, wenn man im Stand das ausgestreckte Bein langsam nach hinten führt. Dabei eine Hand auf den Po legen.	Alltagstauglichkeit, Optik (Stichwort: Hüfte und Po). Übungen: Beinheben nach hinten, Beinpresse, Abduktorenmaschine (trainiert vor allem den Glutaeus medius) auf den → Seiten 88 - 89.
Oberschenkel	**Musculus quadriceps femoris** 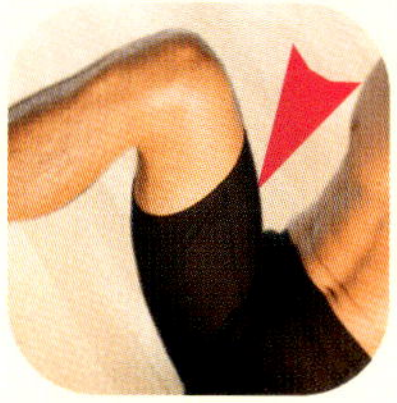	Der vierköpfige Schenkelstrecker. Wir brauchen ihn fast ständig: beim Stehen, beim Gehen, beim Hinsetzen und wieder Aufstehen. Macht schöne Beine! Wem es nicht um die Optik geht, der sollte ihn wegen seiner Funktion trainieren.	Im Sitzen beide Füße auf den Boden stellen. Linke Hand auf den rechten Oberschenkel legen. Dann das Bein im Kniegelenk strecken.	Alltagstauglichkeit, notwendig fürs Stehen und Gehen. Optik: schöne Kontur der Oberschenkelvorderseite (Stichwort Beine – Quads). Übungen: Squat mit Langhantel, Beinstrecker-Maschine, Beinpresse am Boden auf den → Seiten 90 - 91.
Unterschenkel	**Musculus tibialis anterior** 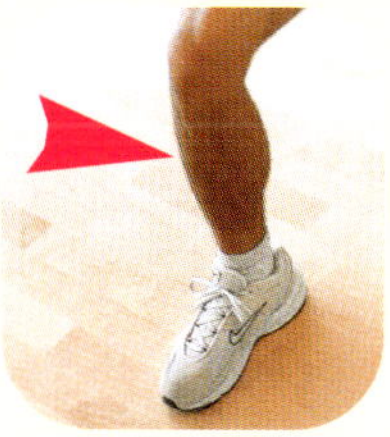	Der vordere Schienbeinmuskel. Man merkt, dass er arbeitet, wenn man den Fuß kräftig anhebt und die Zehenspitzen zur Decke zeigen lässt. Wir brauchen den vorderen Schienbeinmuskel übrigens bei jedem Schritt, wenn wir nicht ständig über unsere eigenen Füße fallen möchten.	Fuß kräftig anheben, Zehen zur Decke zeigen lassen. Mit der Hand unterhalb vom Knie seitlich neben das Schienbein greifen. Was sich da unter den Fingern wölbt, ist der vordere Schienbeinmuskel.	Altagstauglichkeit. Beim Gehen oder Walken immer kräftig die Zehen anheben. Walking: auf den → Seiten 148 - 149. Dehnung: auf → Seite 133.
	Triceps surae 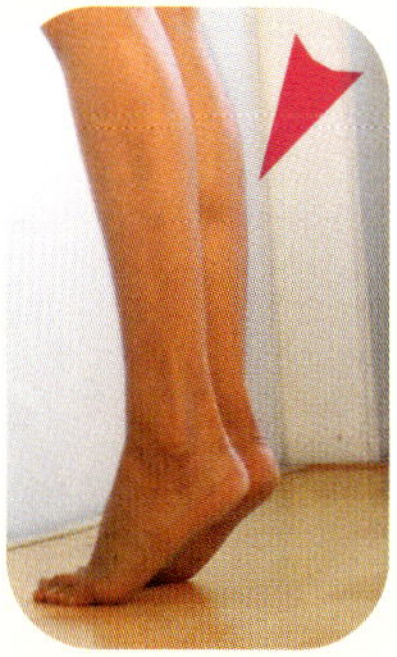	Der dreiköpfige Wadenmuskel hat ganz schön Kraft. Stellen wir uns auf die Zehenspitzen, muss er das Gewicht des Körpers abfangen. Und bei jedem Schritt die Abstoßbewegung des Zehenballens ausgleichen. Frauen traktieren ihn gerne mit hohen Absätzen. Und können dann, wenn sie es übertreiben, irgendwann mit flachen Schuhen nicht mehr laufen. Geschweige denn barfuß. Dehnen ist also angesagt (und ab und zu mal flache Absätze).	Einfach mal eine Zeit lang auf den Zehenspitzen laufen. Früher oder später machen sich da die Waden bemerkbar. Und das, was man dann spürt, ist der Triceps surae.	Alltagstauglichkeit, Optik (Stichwort: Wade). Übungen: Fersenheben (einbeinig, zweibeinig) auf → Seite 94 - 95. Dehnung: auf → Seite 132 - 133.

„M3“: Making Muscles Move

Clever trainieren

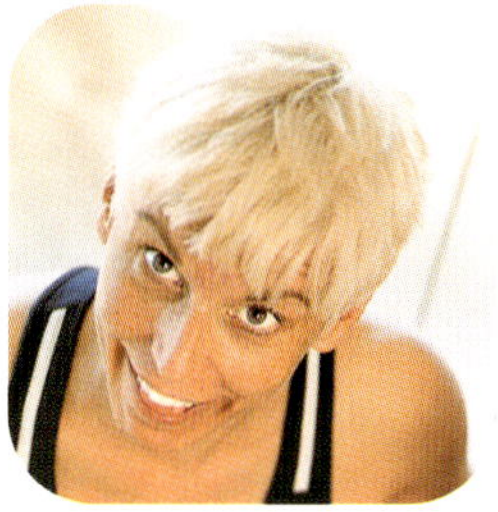

Muskeln aufbauen: Wer's noch nie getan hat, muss sich da erst reinfinden. Das Prinzip „mehr vom Gleichen“ ist dabei nicht immer das cleverste. Warum denn auf die harte Tour, wenn's auch einfacher geht? Mit „Jennifers Specials“ nämlich: ein paar Tricks, mit denen das Training effektiver wird – und viel mehr Spaß macht.

Wenn ich in eine Sache Energie investiere, dann möchte ich Ergebnisse sehen. Daran merke ich: Ich bin auf dem richtigen Weg. Und es motiviert mich, dranzubleiben. Denn machen wir uns nichts vor: Muskeltraining kostet Mühe. Und das Dumme: Das garantiert leider noch lange nicht seine Wirkung.

Viele Fitness-Begeisterte trainieren ihre Muskeln falsch! Die Übung wird nur „imitiert“, aber nicht wirklich verstanden – kein Wunder, weil sie den Muskel gar nicht richtig identifiziert haben und ihn darum auch nicht konsequent und umfassend bewegen können. Sie vollführen Übungen sozusagen in der „Sparversion“.
Was hilft? Man muss lernen, den Muskel wirklich vollständig zu aktivieren (sportwissenschaftlich heißt das „innervieren“).
Gute Ergebnisse sind eine Frage der Methode! „M3“ steht für ”Making Muscles Move“ und heißt übersetzt: Wie ich meine Muskeln in Bewegung setze. M3 ist Jennifer Wades Technik. Seit über 15 Jahren bewährt sie sich in der Praxis.

Erst einmal muss ich mir natürlich überlegen, welches Ziel ich habe. Schöne Schultern oder ein stärkerer Rücken – so könnte zum Beispiel mein erstes Trainingsziel lauten. Daraus leiten sich jetzt die folgenden Fragen ab. Und man lernt den eigenen Körper besser kennen. Man versteht besser, wie man seine Muskeln bewegen muss, damit eine Übung wirklich effektiv ist.

Checklist fürs Training

M1: Welchen Muskel muss ich trainieren, um mein Ziel zu erreichen?
Gut, wenn man sich mit Muskeln ein wenig auskennt! Oder in Basic Fitness nachschlagen kann. Für einen schönen Rücken beispielsweise ist vor allem der Latissimus (→ Seite 20) zuständig.

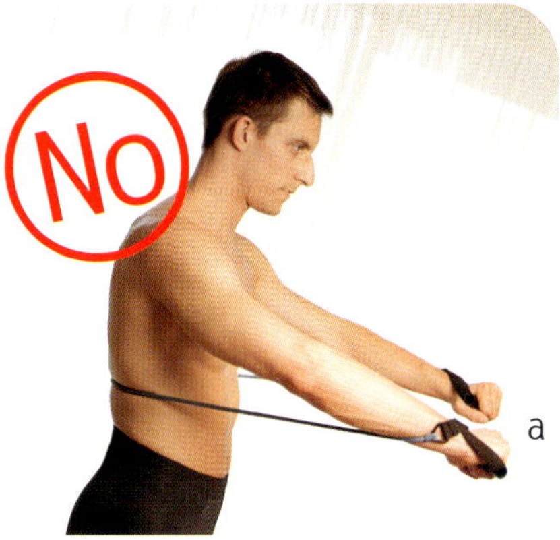

a

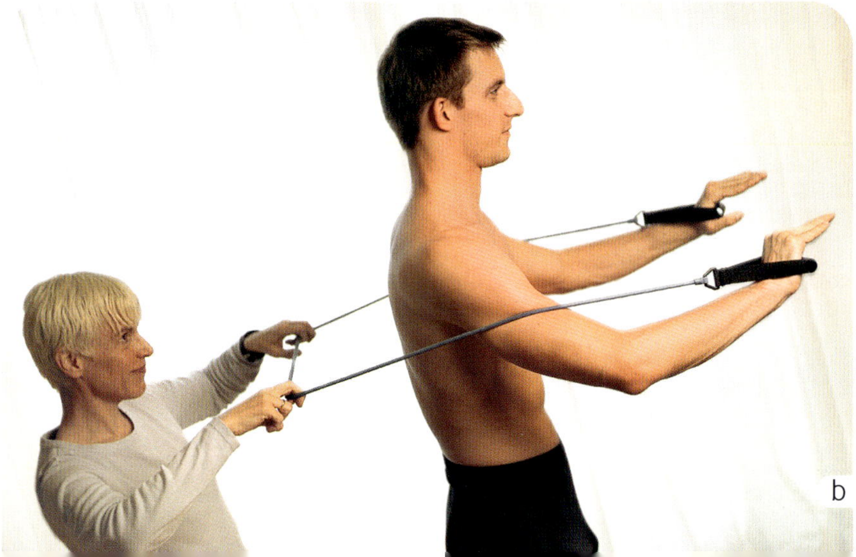

b

M2: Wo liegt der Muskel?
Er zieht sich fast über den ganzen Rücken. Der „Lat“, wie er auch heißt, fängt unter dem Oberarm an und erstreckt sich fast bis hinunter zu den Hüften.

M3: Was tut dieser Muskel?
Man spürt ihn am besten, wenn man die Schulterblätter ganz tief hinunter in Richtung Hüften zieht. Der Lat kann einen gehobenen Arm senken und einen herabhängenden Arm nach hinten und nach innen ziehen.

Diese drei Antworten sind von zentraler Bedeutung. Daraus leitet sich die weitere Vorgehensweise ab.

Welche Übung ist geeignet?
Als nächstes suche ich mir die geeignete Übung heraus und entscheide mich für eine Startposition (→ Seite 13).

Welche Art von Widerstand wähle ich?
Wenn ich mit dem Eigengewicht, Hanteln oder Langhantel trainiere, dann muss ich gegen die Schwerkraft arbeiten. Logisch. Wenn ich mit Maschinen arbeite, ist der Widerstand dort sozusagen eingebaut. Wenn ich mit Therabändern oder Tubings arbeite, muss ich das sogenannte „Line of pull“-Prinzip einsetzen.

Line of Pull – Die richtige Arbeitsebene
Hier muss der Widerstand in derselben Ebene liegen wie die Bewegung des Muskels, der trainiert werden soll.

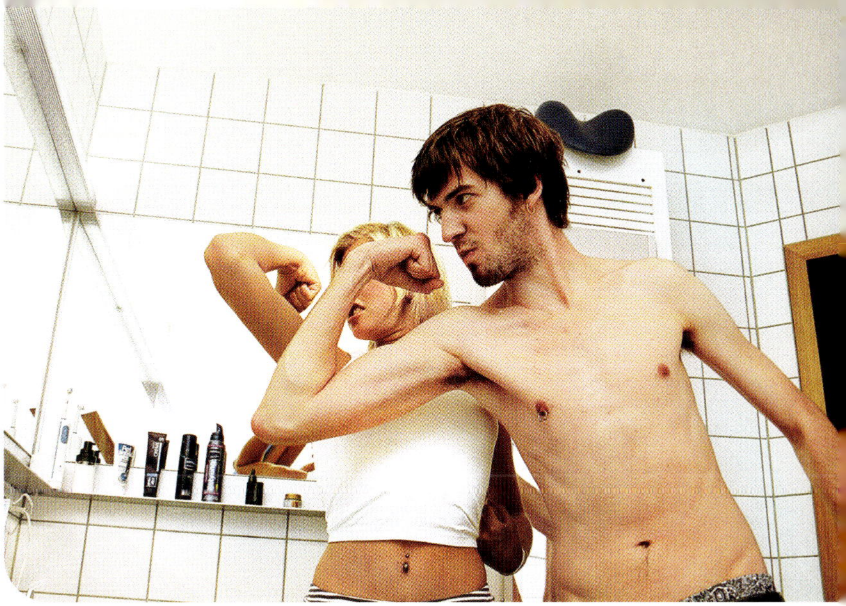

Natürlich in entgegengesetzter Richtung, damit der Muskel auf den richtigen Widerstand stößt. Diese Zugrichtung nennen wir Line of Pull. Auf sie muss ich achten, wenn ich die Bewegung durchführe. Und sie bestimmt auch, wo ich die Tubings befestige.
Der Widerstand muss immer exakt aus der Richtung kommen, die der Bewegung entgegengesetzt ist.

In Abbildung a sieht man, wie's nicht geht: Markus will eigentlich seine Brustmuskulatur trainieren (mit der Butterfly-Übung; → Seite 80). Dabei zieht sich die Brustmuskulatur vorne zusammen; deshalb muss der Widerstand von hinten kommen. Alles, was er tut, ist jedoch, das Tubing an seinen Armen entlang zu ziehen. Davon wird die Brustmuskulatur kaum etwas merken.
In Abbildung b hält Jennifer das Tubing mit den Händen etwas weiter weg, um zu illustrieren, wo die Fixpunkte liegen müssen.

Muskeln sind nicht dumm

Muskeln sind dumm. Heißt es. Weil Muskelmänner kein besonders intellektuelles Image haben. Und weil Muskeln nichts anderes können, als sich zusammenzuziehen und wieder zu entspannen.
Muskeln sind gar nicht dumm! Sagen wir. Sie sind sogar lernfähig. Wie anders könnte man erklären, dass sie durch Training mehr Kraft kriegen? Intramuskuläre Koordination, so lautet das Stichwort. Im Klartext geht es dabei darum, wie gut die einzelnen Muskelfasern zusammenarbeiten: Ein untrainierter Muskel wird bei Anspannung nur einen relativ geringen Prozentsatz seiner Muskelfasern aktivieren. Der andere Teil der Muskelfasern liegt faul rum. Das Training aktiviert die Faulpelze: Nach und nach raffen sie sich auf und arbeiten mit. Ist der Muskel trainiert, aktiviert er viel mehr Muskelfasern und bringt sie dazu, sich gleichzeitig zusammenzuziehen. Mehr arbeitende Muskelfasern heißt: mehr Kraft. Gar nicht so dumm, oder?

Die wichtigsten Basics für die Ausführung

- Erster Schritt: die Startposition.
- Nächster Schritt: Stabilisation. Also: Bauch nach innen, Schultern tief, leichtes Doppelkinn (→ Seite 12).
- Dann die Stellung der Gelenke checken. Ganz wichtig: diejenigen, die unter Belastung stehen. Was machen Handgelenke, Knie, die Wirbelsäule? Erst wenn das stimmt, kann ich anfangen.
- Die Bewegung selbst sehr sorgfältig, langsam und konzentriert ausführen.
- Und dabei auf den Bewegungsradius achten: Beim Seitheben ist auf Schulterhöhe Schluss.
  Die richtige Atmung nicht vergessen!

Ganz locker fit und glücklich

In grauer Vorzeit war Ausdauer eine wichtige Fähigkeit. Wir mussten unserer Nahrung hinterher jagen oder stundenlang nach Kräutern und Beeren suchen. Dabei waren diejenigen im Vorteil, die das möglichst lange durchhielten. Heute ist die Ausdauer etwas in Vergessenheit geraten. Dabei ist sie genauso wirkungsvoll wie früher. Nur eben in einem anderen Zusammenhang.

Ausdauer macht alltagstauglich

Also: Was bringt mir Ausdauertraining? Es erhöht meine Alltagstauglichkeit. Treppen steigen? Kein Problem! Dem Bus hinterher spurten? Aber locker! Es verschafft mir ein Super-Feeling: Ich will es – ich kann es. Ich habe meinen inneren Schweinehund besiegt. Ich bin fit.
Ausdauertraining hebt die Laune. Der Effekt stellt sich nicht nur kurzfristig während des Trainings ein, sondern er hält auch danach noch an. Diese Wirkung ist inzwischen nachgewiesen. Warum Ausdauertraining die Stimmung hebt, darüber diskutieren die Wissenschaftler noch.
Die Physiologen, die sich mit den Vorgängen im Körper befassen, sehen den Grund für die verbesserte Stimmung darin, dass alle Organe und vor allem das Gehirn mehr Sauerstoff abkriegen. Darauf könnte auch zurückzuführen sein, dass Ausdauertraining zusätzlich noch schlau macht. Mäuse jedenfalls, die regelmäßig laufen (müssen), sind besser auf Zack als ihre Artgenossen auf der Mäuse-Couch. Kein Wunder: Bewegung verbessert die Sauerstoffversorgung des Gehirns. Zudem schult sie Gleichgewichtssinn und Koordination.

Schlank, sexy und kerngesund

Richtig dosierter Sport greift dem Immunsystem unter die Arme. Beispielsweise steigt schon wenige Sekunden nach dem Start einer körperlichen Betätigung die Anzahl der natürlichen Killerzellen im Blut. Das hat Auswirkungen: Studien ergaben, dass Ausdauersportler viermal seltener an Krebs erkranken als Untrainierte.

Regelmäßige körperliche Betätigung sorgt auch für besseren Sex. Das jedenfalls versprechen amerikanische Anti-Aging-Mediziner. Eine Garantie dafür gibt es jedoch nicht. Wir meinen: Ausprobieren lohnt sich.

Und wenn man es richtig anstellt, hilft einem Ausdauertraining auch dabei, das Körperfett zu reduzieren. Davon profitiert wiederum die schlanke Linie. Mehr dazu beim Thema Fatburning (→ Seiten 30 - 31).

Die natürliche Antwort auf Stress

Stress rettet uns das Leben. Denn Stress entsteht, wenn das Lebenserhaltungssystem anspringt, das uns die Natur eingepflanzt hat. Plötzlich sind wir hellwach, unser Herz rast, die Muskeln sind angespannt, die Atemwege weit. Kurz: Wir sind bereit. Die Natur hat als Antwort auf Stress

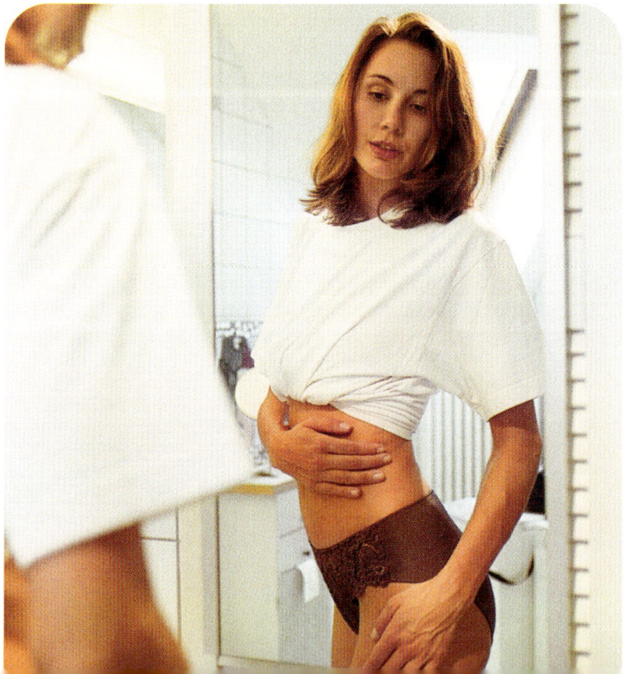

körperliche Aktivität vorgesehen. Zumindest bei unseren Vorfahren war das auch überaus sinnvoll. Wegrennen oder sich dem Kampf stellen! Das waren nun mal die Alternativen beim Anblick eines Säbelzahntigers.

In kritischen Situationen läuft in uns immer noch das alte Programm ab: Die Stresshormone Adrenalin und Noradrenalin schießen ins Blut, verursachen Herzklopfen, lassen die Hände zittern und machen uns den Mund trocken. Ein Neandertaler musste körperlich aktiv werden, um sich zu retten. Wir dagegen sind stolz darauf, uns vom Stress, der uns plagt, möglichst nichts anmerken zu lassen. Wo doch ein paar beherzte Schläge auf einen Punching Ball so gut täten! (Man muss ja nicht gleich jemand eins mit dem Faustkeil überziehen – außer in der Phantasie.) Ausdauertraining gibt uns Gelegenheit, uns kontrolliert körperlich abzureagieren. Danach fühlen wir uns besser. Toller Zusatzeffekt: Im Laufe der Zeit werden wir widerstandsfähiger gegen Stress. Aber – bitte nicht aufregen! – nur bei regelmäßigem Training.

Ausdauertraining hält uns jung

Regelmäßig absolviert erleichtert Ausdauertraining Herz und Kreislauf die Arbeit. Wozu das gut sein soll? Nur zur Info: Erkrankungen von Herz und Kreislauf sind in Deutschland nach wie vor Todesursache Nummer eins. Etwa jeder Zweite stirbt daran. Wenn wir alt werden und dabei noch einigermaßen gesund bleiben möchten, sollten wir also frühzeitig etwas tun. Ausdauertraining bringt unser Herz dazu, langsamer zu schlagen. Es lernt, bei einem Schlag einfach mehr Blut zu pumpen. Das ist energiesparend. Das Herz verbraucht dabei weniger Sauerstoff. Außerdem wird es kräftiger, größer und leistungsfähiger. Was die Gefäße vom Ausdauertraining haben? Es reguliert den Blutdruck und beugt Bluthochdruck vor, unter dem in Deutschland schon jeder Vierte bis Fünfte leidet. Weniger Druck in den Gefäßen heißt auch: weniger Verschleiß. Erfreulich sind auch die Wirkungen auf den Cholesterinspiegel im Blut.

Im Blut gibt es „gutes“ und „böses“ Cholesterin. Ausdauertraining senkt den Anteil des bösen und erhöht den des guten Cholesterins. Ausdauertraining schafft aber nicht nur überflüssiges Cholesterin aus dem Blut. Es sorgt auch dafür, dass das Blut schön flüssig bleibt.

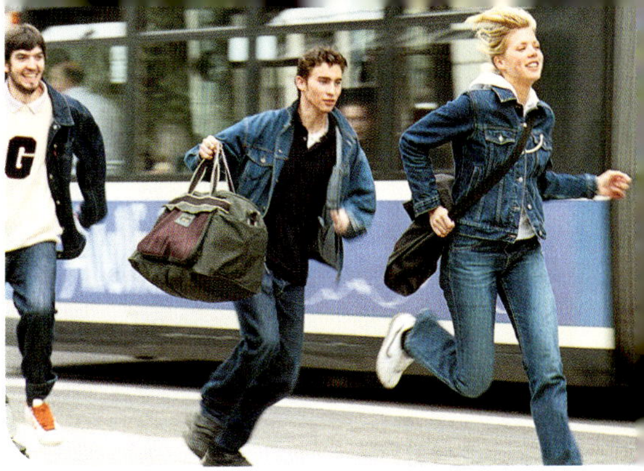

Mehr Luft zum Leben

Sauerstoff ist bekanntermaßen unser Lebenselixier. Ohne Sauerstoff kann kein Organ arbeiten, kein Gewebe überleben. Wie viel Sauerstoff in unseren Körper gelangt, hängt von verschiedenen Kriterien ab. Mit einem Zug atmen wir in Ruhe etwa einen halben Liter Luft ein. Pro Minute sind das bei 14 Atemzügen rund 7 Liter. Diese 7 Liter pro Minute heißen Atemminutenvolumen. Trainierte haben ein größeres Atemminutenvolumen. Untrainierte kommen unter Belastung auf 100 Liter pro Minute, Ausdauertrainierte auf bis zu 250 Liter. Beeindruckend, oder?

Ausdauertraining macht Spaß – wenn man's richtig macht

Wenn es so toll wirkt, dieses Ausdauertraining, warum machen es dann nicht mehr Leute? – Und zwar nicht nur einen kleinen Begeisterungsschub lang, sondern regelmäßig und auf Dauer? Berechtigte Fragen. Und hier die ernüchternde Antwort: Weil die meisten es verkehrt machen. Vor allem zu Beginn.

Typisch ist doch: Man setzt sich auf einen Hometrainer oder schnürt sich die Laufschuhe (oder was man dafür hält) und legt los. (An sich auch noch keine schlechte Idee!) Man denkt sich, viel hilft viel und überfordert sich maßlos. Akute Folgen: Man ist aus der Puste, hat einen roten Kopf und jede Menge Kreislaufbeschwerden. Folgen am nächsten Tag: Man ist schlapp, fühlt sich erschlagen und hat einen ausgewachsenen Muskelkater. Keine Spur von Wohlbefinden oder gar Lust auf Sex. Dann kommt einem Churchill in den Sinn: No sports. – Gar nicht so dumm, der Mann, oder? Doch dumm, denn: Ausdauertraining wirkt und macht Spaß, wenn man es richtig macht. Versprochen. Wie man die richtige Ausdauersportart für sich findet und mit einer Pulsuhr umgeht, steht auf den → Seiten 28 - 29. Anregungen zu den diversen Ausdauersportarten findet man Praxisteil ab → Seite 146.

Wie man Ausdauer trainiert

Mit Lust und Laune

Durchhalten mit zusammengebissenen Zähnen? Gegen schmerzende Muskeln und ohne Puste? Das fällt vielen zum Thema Ausdauertraining ein. Dabei geht es auch anders. Ganz anders. Nämlich mit viel Abwechslung und Spaß!

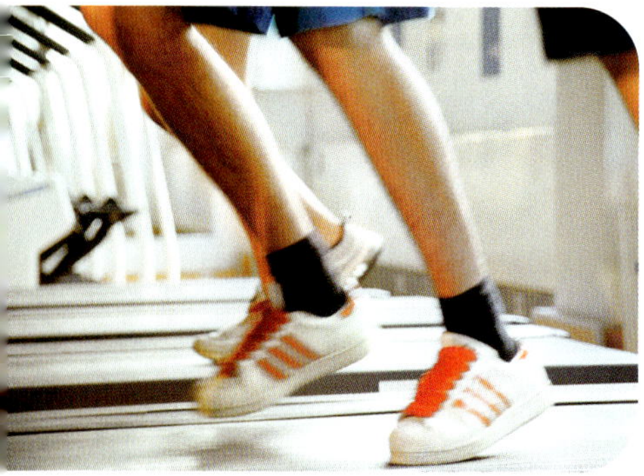

Ausdauersport ist ... was ich dazu mache! Dafür eignen sich alle Sportarten, die den Körper einer andauernden Belastung aussetzen. Voraussetzung: Man muss die Belastung dosieren und der persönlichen Leistungsfähigkeit anpassen können. Ideal sind beispielweise Laufen, Walken, Radfahren, Schwimmen, Skilanglaufen und Inline-Skaten. Um herauszufinden, was einem liegt, gibt es nur eine Möglichkeit – ausprobieren. Das Beste an Outdoor-Ausdauertrainings: Endlich hat man mal Zeit, sich mit der Umgebung zu beschäftigen und zu spüren, man ist ein Teil davon.
Bei Indoor-Sport kann man sich dafür nicht aufs Wetter rausreden ... Am besten mache ich mich im Fitness-Studio mit den Ausdauer- oder Cardio-Geräten (Geräten zum Herz-Kreislauf-Training) vertraut. Empfehlenswert für Einsteiger ist vor allem das Fahrrad-Ergometer – denn wie man strampelt, weiß jeder. Die natürliche Neugier wird einem dann früher oder später auch Lust auf andere Ausdauergeräte machen (→ Seiten 44 - 45 und 164 - 165).
Wer lieber zu Hause bleibt, für den wird vielleicht der Fahrrad-Hometrainer zum besten Fitness-Freund. Börsennachrichten vor der Glotze sind eigentlich erst auf dem Fahrrad so richtig spannend (→ Seiten 162 - 163). Mit guter Technik und etwas Erfahrung kann man den Körper arbeiten und die Gedanken schweifen lassen. Aha-Effekte garantiert. Da fallen einem Lösungen ein, für die man noch gar keine Probleme kennt.

Immer nur mit Uhr!

Egal, welches Training: Wichtigster Ausrüstungsgegenstand ist eine Pulsuhr. Denn das Maß aller Dinge beim Ausdauertraining ist die Geschwindigkeit des Herzschlags. Sie zeigt an, ob ich mich zu wenig, zu stark oder gerade richtig belaste. Die meisten guten Vorsätze wie „ab Morgen gehe ich jeden Tag laufen“ scheitern nach wenigen Tagen an der falschen Belastung. Wenn ich mich zu sehr belaste, ist das nämlich ausgesprochen unangenehm: Mein Herz schlägt wie wild, ich kriege einen roten Kopf, vielleicht wird mir sogar schlecht und früher oder später muss ich abbrechen, weil ich das nicht aushalte.
Also: Vor dem Ausdauertraining den Brustgurt umlegen! Er gehört zur Pulsuhr dazu und fängt die elektrischen Signale des Herzens auf. Die gibt er an die Pulsuhr weiter. So kann man sich während des Trainings laufend über die Herzfrequenz informieren und entweder einen Zahn zulegen oder einen Tick langsamer tun.

Wieso die Herzfrequenz ein Maß für die richtige Belastung ist? Für jede Bewegung braucht der Körper Energie. Die zieht er aus Stoffen, die die Körperzellen vorrätig haben oder sich relativ leicht beschaffen können. Meistens aus Kohlenhydraten oder Fetten, zur Not auch aus Eiweiß. Knackpunkt ist der Sauerstoff. Denn für Dauerbelastungen muss der Körper auf eine Form der Energiegewinnung zurückgreifen, für die er unbedingt Sauerstoff braucht. Man bezeichnet diese Energiebereitstellung auch als aerob (→ Seiten 32 - 33). Die Energie für kurze, schnelle Belastungen, etwa einen 100-Meter-Sprint, kann der Körper auch ohne die Hilfe von Sauerstoff, also anaerob, gewinnen. Doch dabei entsteht Lactat (Milchsäure). Es häuft sich im Muskel an, übersäuert ihn und hindert ihn daran, zu arbeiten. Der Muskel brennt oder wird schwer wie Blei. Ziel beim Ausdauertraining ist also, dass möglichst wenig Lactat entsteht. Dazu müssen wir die Belastung so wählen, dass dem Körper genügend Sauerstoff für die Energiegewinnung zur Verfügung steht.

Pulsfrequenzen fürs Ausdauertraining

Prozent der maximalen Herzfrequenz (Faustregel: 220 minus Lebensalter)	Trainingseffekt
50 bis 60 %	Warm-up, Cool-down
60 bis 70 %	Fatburning
70 bis 80 %	Herz-Kreislauf-Training

Ein einfacher Gradmesser für die ideale Belastung ist die Pulsfrequenz. Körperliche Anstrengung und Geschwindigkeit des Herzschlags stehen in Zusammenhang: je stärker die Belastung, desto höher der Puls. Je nach Ziel des Ausdauertrainings ist die anzustrebende Pulsfrequenz unterschiedlich: Um zum Beispiel Herz und Kreislauf zu trainieren, brauche ich den Bereich zwischen 70 und 80 Prozent meiner maximalen Herzfrequenz. Die Faustformel für diesen Maximalwert lautet: Maximale Herzfrequenz = 220 minus Lebensalter. Mit zwanzig liegt dieser Wert also bei 200, mit dreißig bei 190, mit vierzig bei 180 usw.
Natürlich ist klar, dass so eine Faustformel nicht der Weisheit letzter Schluss sein kann. Und die Höhe der Pulsfrequenz hat auch etwas mit der Kondition zu tun: Trainiertere haben einen niedrigeren Ruhepuls. Auf der anderen Seite halten sie es aber auch durch, mit höheren Pulsfrequenzen zu trainieren. Außerdem ist die maximale Herzfrequenz sowieso individuell sehr unterschiedlich.

So kann's gehen:

Nehmen wir mal an, ich bin dreißig und möchte meinem Herz-Kreislauf-System etwas Gutes tun. Weil ich mich in Walking verguckt habe, beginne ich am nächsten schönen Tag mit dem Training. Eine gute halbe Stunde habe ich mir vorgenommen. Inklusive Warm-up und Cool-down, versteht sich. Hallo, sage ich zu meinem Körper, jetzt geht's los. Zuerst machen wir ein schönes Warm-up (→ Seiten 18 - 19). Dafür reichen 50 bis 60 Prozent der maximalen Pulsfrequenz. In meinem Alter liegt die bei 190, folglich sind 50 bis 60 Prozent davon 95 bis 114 Schläge pro Minute. In diesem Bereich tummle ich mich etwa 10 Minuten lang.

Anfangs, solange mein Körper Energie auf die Schnelle braucht, wird er sie anaerob gewinnen und dabei Lactat produzieren. Das ist der Grund, warum es zu Beginn etwas mühsam sein kann. Ganz allmählich stellt er jedoch auf aerobe Energiegewinnung um. Um die Lactat-Produktion zu kontrollieren, habe ich meine Pulsuhr im Auge. Auf mein Gefühl kann ich mich in diesem Fall nicht verlassen. Das tun nicht mal durchtrainierte und mit ihren körperlichen Reaktionen vertraute Marathonläufer.

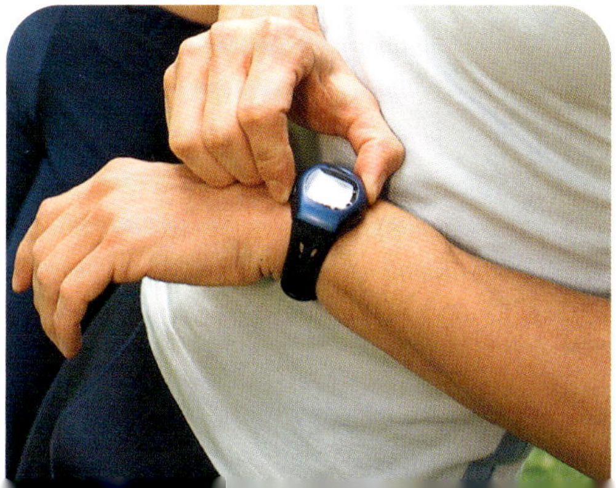

Schlaue Uhren

Erst rechnen und sich dann ständig selbst den Puls fühlen – das ist umständlich und lästig. Exakter und komfortabler sind Pulsuhren (→ Seiten 34 - 37). Wer's mag, bekommt auch Uhren mit gewissen Extras. Die rechnen aufgrund der vorher eingegebenen Daten z. B. den individuellen Trainingsbereich aus und warnen bei Über- und Unterschreiten der errechneten Pulsfrequenz mit Blinken oder Piepsen. Ganz besonders schlaue Modelle ermitteln zu Beginn des Trainings sogar meine für den jeweiligen Tag gültigen, höchstpersönlichen Bereiche, die „Own Zone®" (nur von der Firma Polar). Ich trainiere also nicht mit starren Tabellenvorgaben, sondern so, wie es mein Körper hier und heute braucht. Diese Uhr hat übigrens auch einen pädagogischen Touch: Sie mahnt einen, wenn man längere Zeit nicht trainiert hat. Zum Beispiel mit einem flotten Spruch, der übers Display läuft. Es gibt sogar Own-Zone®-Modelle, die aus dem Puls nach einer gewissen Ruhezeit – also ohne vorheriges Training! – auf die persönliche Fitness rückschließen können. Die Daten der Fitness-Sessions werden gespeichert, so erfahre ich etwa, wie viele Kalorien ich verbraucht habe und welchen Anteil die Fettverbrennung daran hatte.
Versteht sich, dass man, um das alles hinzukriegen, die Bedienungsanleitung studieren oder sich im Geschäft gut beraten lassen muss!

Das Warm-up neigt sich dem Ende zu: Jetzt muss ich meinen Puls in den Trainingsbereich von 70 bis 80 Prozent meiner maximalen Herzfrequenz kriegen. Langsam, aber stetig strebe ich 133 bis 152 Schläge an. Zu Beginn wähle ich eher den unteren Bereich. Erfahrungsgemäß steigt nämlich die Herzfrequenz im Laufe des Trainings an. Das passiert auch, ohne dass ich die Belastung ändere, weil man allmählich müde wird. In diesem Bereich bleibe ich ca. 10 bis 15 Minuten. Etwa 10 Minuten vor Ende meines Trainings bremse ich mich wieder in den Warm-up-Bereich runter und mache ein Cool-down (→ Seiten 18 - 19).

Und wie oft sollte ich diesem Ausdauertraining frönen? Ideal: Dreimal die Woche 30 oder noch besser: 45 Minuten. Wer den Ausdauerkick täglich braucht, der soll ihn sich ruhig holen! Bei richtiger Belastung spricht nichts dagegen. Für den Anfang gilt: Immer mit der Ruhe. Und lieber mal einen Tag Pause einlegen. Ist gut für den Body (der braucht vor allem am Anfang regelmäßig Zeit zum Regenerieren) und für die Motivation.

Mein persönlicher Super-Body

Eine tolle Figur zu haben, davon träumt wohl jeder. Und keiner will mehr ein Gramm Fett zu viel mit sich herumtragen. Falsch! Unser Körperfett ist wichtig und gesund – im richtigen Verhältnis natürlich. Hier die Methoden, wie man's messen kann.

Der größte Terrorist im Badezimmer ist nicht der Spiegel, sondern die Waage! Für viele hängt der gute oder schlechte Start in den Tag davon ab, was die Waage sagt – und dann beginnen sie die x-te Diät. Keine kluge Ernährungsform! Vernünftig abnehmen gelingt nur, wenn man die Ernährung auf Dauer umstellt. Aus der Überfülle der Nahrungsmittel die richtigen auswählen, das ist die Kunst. Und immer wieder mit sich selbst ausmachen, worauf man Lust hat, ob das sinnvoll ist oder nicht. Denn nicht jeder Anflug von Appetit heißt, dass mein Körper etwas zu essen braucht. Möglicherweise will er bloß eine Pause. Dazu muss ich mit meinem Körper Kontakt aufnehmen. Ihn immer nur zu füttern ist lieblos.
Ihn hungern zu lassen aber auch! Es ist paradox: Auf der einen Seite ist unser Schönheitsideal der Magersucht nahe, andererseits haben immer mehr Menschen Übergewicht. Die Ideale suggerieren: Nur wer superschlank ist, ist erfolgreich, begehrenswert und wird geliebt. Vor allem Frauen spüren diesen Druck. Wunsch und Wirklichkeit klaffen auseinander: Nur acht Prozent aller Frauen passen in Kleidergröße 38. Kein Wunder, dass Ess-Störungen zunehmen. Neun von zehn Betroffenen starteten mit einer Diät in die Ess-Störung, und immer öfter sind Männer darunter. Wer Normalgewicht hat, der sollte lieber seinen Lebensstil optimieren: Gesünder essen, sich mehr bewegen. Und den automatischen Gewichtsverlust als angenehmen Nebeneffekt betrachten.

Meinen BMI ausrechnen

Natürlich soll man sich mit seinem Gewicht auseinandersetzen. Aber: mit Vernunft und Know-how! Ein Messinstrument ist der Body Mass Index (BMI): Er gibt Auskunft, ob man Über- oder Untergewicht hat oder vielleicht gerade richtig ist. Dazu multipliziert man die eigene Körpergröße in Metern mit sich selbst, also zum Beispiel 1,75 Meter mal 1,75. Ergibt 3,06. Dann das Körpergewicht durch diese Zahl teilen. Bin ich 1,75 Meter groß und wiege 75 Kilogramm, macht das einen BMI von 24,5, bei 70 Kilogramm einen BMI von 22,9 und bei 65 Kilogramm einen BMI von 21,2.

Achtung: Mit einer gut trainierten Muskulatur kann man einen höheren BMI erzielen und dennoch nicht übergewichtig sein. Muskeln sind nämlich schwerer als Fett. Hier hilft einem die Körperfettmessung weiter. Wie viel Körperfett ideal ist, hängt vom Lebensalter ab. Für Frauen unter 30 liegt ein „guter" bis „mittlerer" Körperfettgehalt etwa zwischen 22 und 25 Prozent, für Männer etwa zwischen 15 und 20 Prozent. Mit steigendem Lebensalter darf's dann ein bisschen mehr sein.

Das Gewicht ist nur die halbe Wahrheit!

Das Gewicht ist aber nicht das einzige Kriterium, das etwas über meinen Körper aussagt. Wichtig ist auch, wie viel Fett ich mit mir rumschleppe und wo es angesiedelt ist. Früher dachten die Wissenschaftler, Fett sei eine träge, inaktive Masse. Heute weiß man, dass Körperfett Auswirkungen auf den Körper hat. Fett kann zum Beispiel Hormone herstellen. Damit Frauen einen regelmäßigen Zyklus haben, brauchen sie eine gewisse Mindestmenge Fett. Unter zwölf Prozent Körperfettanteil wird es schwierig mit der Periode. Biologisch ergibt das Sinn: Wieso sollte die Natur eine Frau schwanger werden lassen, deren Reserven nicht für Schwangerschaft und Stillzeit reichen würden?

Zu viel Körperfett kann gesundheitlich bedenklich werden, das gilt besonders für den Bierbauch. Den kriegen vor allem Männer, doch nicht nur die. Auch manche Frauen haben schlanke Beine und Hüften, aber einen voluminösen Rumpf. Das kommt nicht nur von Bier (schuld ist eher das, was man zum Bier dazu isst). Man weiß heute, dass diese Form des Übergewichts ein besonderes Risiko für Herz-Kreislauf-Erkrankungen, Zuckerkrankheit und Störungen der Fettwerte im Blut (Fettstoffwechselstörungen) darstellt.

Weniger bedenklich ist die typisch weibliche Form der Fettverteilung um Gesäß und Hüfte (gibt's auch bei Männern). Dort hat die Natur nun mal die Energiereserven für Schwangerschaft und Stillzeit vorgesehen.

Was man selbst für ein Fettverteilungstyp ist, kann man sehen. Oder messen: Man nimmt den Hüftumfang und teilt ihn durch den Taillenumfang. Ist das Ergebnis bei Männern größer als 1 und bei Frauen größer als 0,85, ist man ein männlicher Fettverteilungstyp. Unter diesen Werten eher ein weiblicher.

Es gibt verschiedene Methoden, das Körperfett zu messen. In der Praxis haben sie sich ganz gut bewährt.

• Für die einfachste wird nur eine Art zu groß geratene Kneifzange benötigt, ein Caliper. (Gibt's im Fitness-Studio, wo man sich von einem Trainer „vermessen" lassen sollte.) Nun wird an bestimmten Stellen (Frauen: Oberschenkel, Rückseite des Oberarms, Beckenkamm. Männer: über dem Brustmuskel, neben dem Bauchnabel, Oberschenkel) eine Hautfalte samt dem darunter liegenden Unterhautfett zwischen die „Zangen" des Calipers geklemmt. Die Dicke der drei Hautfalten addiert man und kann dann aus Tabellen den Körperfettgehalt ablesen. Dabei wird auch das Lebensalter berücksichtigt. Zum Schluss wird beurteilt, ob der Fettgehalt in Ordnung ist oder nicht. Ein wenig hängt das Ergebnis auch vom Untersucher und seiner „Kneif"-Technik ab. Tipp: Wiederholte Bestimmungen sollte möglichst immer dieselbe Person durchführen.

• Noch einfacher sind Fettwaagen fürs heimische Badezimmer (in Apotheken, Sanitätshäusern oder im Internet, ab ca. 80 Euro bzw. 160 Mark aufwärts). Die zeigen neben dem Körpergewicht auch den Fettgehalt an. Hier gilt aber bitte auch: sich nicht von der Waage tyrannisieren lassen und nicht öfter als einmal pro Woche draufsteigen!

• Aufwändiger ist die Bioimpedanzanalyse (kurz: BIA). Man kann sie in Arztpraxen oder Instituten machen lassen, die sich aufs Abnehmen spezialisiert haben.

Übrigens: Ein erfahrener Trainer kann den Körperfettgehalt mit bloßem Auge auf wenige Prozentpunkte genau abschätzen.

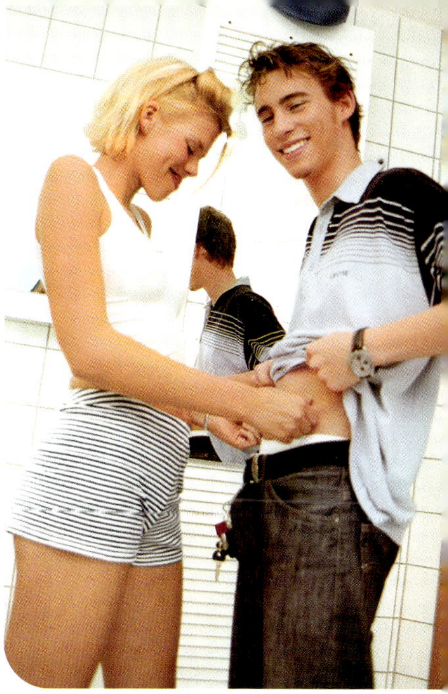

Welche Messmethode für wen?

Die Caliper-Methode gehört oft zum Service eines Fitness-Studios. Wenn ich mich lieber im stillen Kämmerlein laufend über meine Fortschritte informiere, dann ist eine Fettwaage für mich gut geeignet. Die BIA empfiehlt sich für Wissenschafts- und Apparate-Freaks, die keine Kosten und Mühen scheuen.

Und noch ein Tipp: Wer mit dem Training beginnt, sollte sich durch seinen Körperfettwert nicht demotivieren lassen. Interessanter sind sowieso die Veränderungen. Die Effekte eines regelmäßigen Ausdauertrainings beispielsweise. Oder die einer längerfristigen Ernährungsumstellung bei gleichzeitigem Muskelaufbau. Realistisch ist eine Verringerung des Körperfettgehaltes um 7 Prozent in sechs Monaten – bei regelmäßigem Training.

Wie hoch ist mein BMI? Was ist zu tun?

BMI	Ich habe ...	Ich sollte ...
unter 20	Untergewicht	nicht weiter abnehmen!
zwischen 20 und 25	Normalgewicht	mein Gewicht halten.
zwischen 25 und 27.5	leichtes Übergewicht	nicht weiter zunehmen. Noch besser: etwas abnehmen.
zwischen 27.5 und 30	mäßiges Übergewicht	eine Gewichtsabnahme von 5 - 10 Prozent in 3 - 6 Monaten anstreben. Vor allem, falls eine Erkrankung vorliegt, die mit dem Übergewicht zusammenhängt, oder ein Risikofaktor für Herz-Kreislauf-Erkrankungen (z. B. Zuckerkrankheit, Bluthochdruck).
zwischen 30 und 35	deutliches Übergewicht (medizinisch: Adipositas)	eine Gewichtsabnahme um 5 - 10 Prozent anstreben.
zwischen 35 und 40	ausgeprägtes Übergewicht	eine Gewichtsabnahme um mindestens 10 Prozent anstreben. Falls eine Erkrankung vorliegt, die mit dem Übergewicht zusammenhängt, oder ein Risikofaktor für Herz-Kreislauf-Erkrankungen (z. B. Zuckerkrankheit, Bluthochdruck), Gewichtsabnahme um bis zu 20 Prozent anstreben.
über 40	schweres Übergewicht (medizinisch: Obesitas)	Eine Gewichtsabnahme um 10 bis 30 Prozent unter ärztlicher Kontrolle anstreben.

Für einen straffen Body!

Ausdauer ist nicht nur gesund. Ausdauertraining macht auch schön! Und es hat diesen wunderbaren Nebeneffekt, dass mein Körper Fett verbrennt. Fatburning ist eine Frage der Ausdauer. Und die steigert sich langsam, aber sicher. Irgendwann überspringt man dann ganz von selbst die magische Grenze.

Fatburning hilft, wie der Name schon sagt, Fettpölsterchen abzubauen. An welchen Stellen der Körper das Fett abbaut, lässt er sich leider nicht vorschreiben. Auch nicht, welche Pölsterchen er zuerst angreift und welche später. Auf jeden Fall wird der Körper insgesamt straffer! Ideale Ergänzung dazu ist ein wohldosiertes Krafttraining, denn straffe Muskeln wirken wie ein Make-up unter der Haut. Und das sieht schon mal gut aus, auch wenn das eine oder andere Pölsterchen noch vorhanden ist.

Energie für den Notfall

Wie kommt der Körper eigentlich dazu, bei bestimmten Belastungen Fett zu verbrennen? Das ist einfach zu erklären: Aus dem Fett gewinnt er Energie, die er braucht, um die Belastung durchzuhalten. An seine Fettreserven geht der Körper jedoch nur unter ganz bestimmten Bedingungen. Denn Fett ist der Energiespeicher für den Notfall. In den Zeiten der Jäger und Sammler war dieser Notfall beispielsweise ein langer und harter Winter, in dem es nicht genug zu essen gab. Überleben konnte nur, wer vorher in den Zeiten des Überflusses genug Energie gespeichert – sprich: Fett angesetzt hatte.
Unser Problem heute ist jedoch, das wir immer noch Vorräte anlegen für Notfälle, die niemals eintreten. Und so füllen sich die Fettspeicher um Bauch, Taille, Hüfte und Po. Bis wir beschließen: Jetzt reicht's. Weg mit dem Fett. Und natürlich ziert sich der Körper zunächst mal, seine Fettreserven anzugreifen.

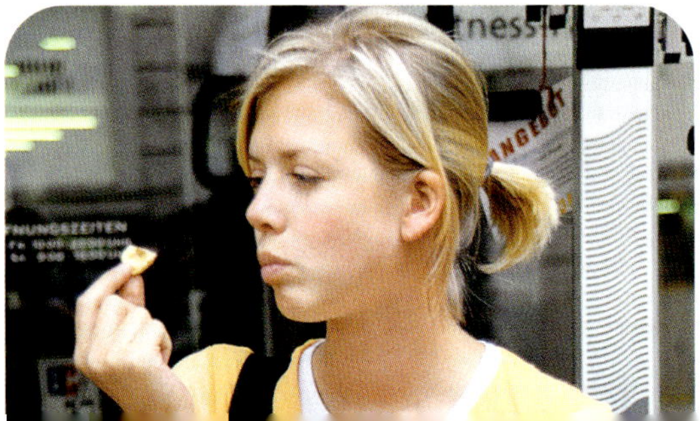

Das Programm der Evolution
- Iss, wenn was zu essen da ist – wer weiß, wann es wieder was gibt.
- Iss möglichst energiereich, d.h. Fettes und Süßes – so sorgst du für Hungerzeiten vor.
- Körperfett ist deine Lebensversicherung für Notzeiten.
- Spare Energie – bewege dich möglichst wenig.

Die Anforderungen der modernen westlichen Welt
- Zügle dich – es gibt immer und überall was zu essen.
- Iss möglichst energiearm. Meide Fettes und Süßes. Hungerzeiten sind kein Thema.
- Körperfett ist überflüssiger Ballast.
- Verbrauche Energie – bewege dich regelmäßig.

Folglich müssen wir unsere Organismus überlisten. Schließlich hat die Evolution nicht nur unsere Energiespeicher, sondern auch unser Gehirn auf Höchstleistung getrimmt.

Die liebste Energiequelle

Die Lieblingsenergiequelle des Körpers sind die Kohlenhydrate. Er holt sie sich aus der Nahrung, aus Brot, Getreide, Früchten und Gemüse. Die verschiedenen Zuckerarten dieser Nahrungsmittel baut er zu Traubenzucker (Glukose) ab oder um. Was er nicht gleich braucht, speichert er in den Muskeln und in der Leber. Die Speicherform der Glukose heißt Glykogen. Sind diese Speicher voll, wandelt der Körper Glukose einfach in Fette um. Und wo die dann landen, ist ja bekannt.
Kohlenhydrate als Energiequelle haben für den Körper einen unschätzbaren Vorteil: Sie liefern viel Energie und sie liefern sie schnell. Vergleichbar mit Superbenzin.

Ran an den Speck!

Auf die Fettreserven greift der Körper zurück, wenn eine längerfristige Belastung nicht zu stark ist. Der Grund: Um aus Fett Energie zu gewinnen, ist unbedingt Sauerstoff notwendig. Aus gutem Grund heißt der Vorgang „Fettverbrennung". So wie eine Kerze unter einem umgestülpten Glas allmählich erlischt, so „endet" auch die Fettverbrennung, falls der Körper nicht genügend Sauerstoff ranschaffen kann. Das ist der Fall, wenn ich mich zu intensiv belaste, z. B. zu schnell laufe.
Die Fette sind wie Dieselkraftstoff: ergiebig, aber nicht so spritzig. Das heißt fürs Fatburning: Die Intensität muss stimmen. „Laufen ohne zu Schnaufen" ist ein alter Slogan fürs Joggen. Es ist Einiges dran an dieser Methode. Denn anteilsmäßig viel Fett verbrennt der Körper bei mäßiger Belastung. Der Grund: Die Energiegewinnung aus Fett läuft relativ langsam ab. Benötigt der Körper mehr Energie pro Zeiteinheit, kann die Fettverbrennung nicht mehr mithalten. Der Körper greift vermehrt auf Kohlenhydrate zurück. Je moderater man trainiert, desto mehr Energie schöpft er aus Fetten. Dennoch bedeutet das nicht, dass ich umso mehr Fett verbrenne, je moderater ich trainiere. Denn man muss auch den Gesamtenergieverbrauch berücksichtigen. Ein Beispiel: Ich trainiere 60 Minuten mit mäßiger Intensität und verbrauche dabei 500 Kalorien. 60 Prozent davon gehen auf das Konto von Fetten, das macht 300. Trainiere ich dagegen 60 Minuten lang mit höherer Intensität, dann verbrauche ich dabei 1000 Kalorien. Zwar stammen davon nur 40 Prozent aus Fetten, doch 40 Prozent von 1 000 sind 400 und damit mehr als bei geringerer Intensität. Will heißen: Fatburning ist ein relative Angelegenheit. Und: Auch ein Training mit einer höheren Intensität kann sich lohnen. Voraussetzung: Ich bin gut trainiert und halte es auch durch. Beginner dagegen sind mit einer mäßigen Trainingsintensität gut bedient.

Lebensalter	Herzfrequenz fürs Fatburning (pro Min.)
20	120 - 140
25	117 - 137
30	114 - 133
35	111 - 130
40	108 - 126
45	105 - 123
50	102 - 119
55	99 - 116

Besser als nichts

Oft hört man, die Fettverbrennung setze erst nach 30 Minuten ein und ein kürzeres Training lohne sich überhaupt nicht. Wahr ist: Auch 10 - 15 Minuten bringen schon was. Und besser als nichts sind sie allemal. Denn: Der Körper nutzt alle beschriebenen Arten der Energiegewinnung gleichzeitig. Fett verbrennt er zwar nicht von der allerersten Sekunde an, doch die Fettverbrennung setzt relativ flott ein. So richtig zur Sache geht es allerdings erst nach etwa einer halben Stunde. Dann kann man im Idealfall in nur 2 Minuten so viel Fett verbrennen wie in den ganzen ersten 10 - 15 Minuten des Trainings.

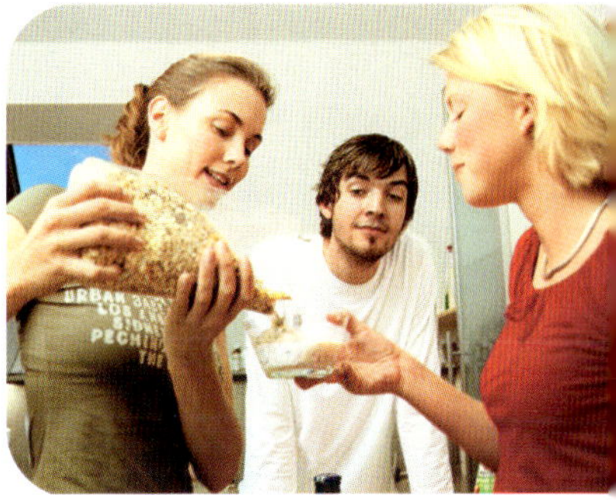

Die Intensität wählt man am besten so, dass man sich im Bereich von 60 bis 70 Prozent der maximalen Herzfrequenz tummelt.

Je besser man trainiert ist, desto schneller gelangt man übrigens in den optimalen Fettverbrennungsbereich. Der Grund: Der Körper passt sich an. Die Fettverbrennung funktioniert besser und der Weg dorthin wird einfacher. Bei gleicher Belastung greift der Körper schneller auf Fette als Energiequelle zurück. Dann darf man auch ruhig die Belastung etwas höher schrauben.
Wie oft sollte man sich ans Verbrennen machen? Hier gilt das Gleiche wie beim „normalen" Ausdauertraining: Dreimal 45 Minuten pro Woche sind für Einsteiger ideal. Macht aber auch nichts, wenn man es langsamer angehen lässt. Hauptsache dranbleiben. Ob ich gleich Morgens – vielleicht sogar noch vor dem Frühstück – ins Sportdress springe, ist reine Geschmackssache. Nachteulen dagegen bekriegen (und besiegen!) ihre Fettpölsterchen sicher lieber zu späterer Stunde, etwa mit einer abendlichen Laufrunde. Und sind dabei genauso effektiv.

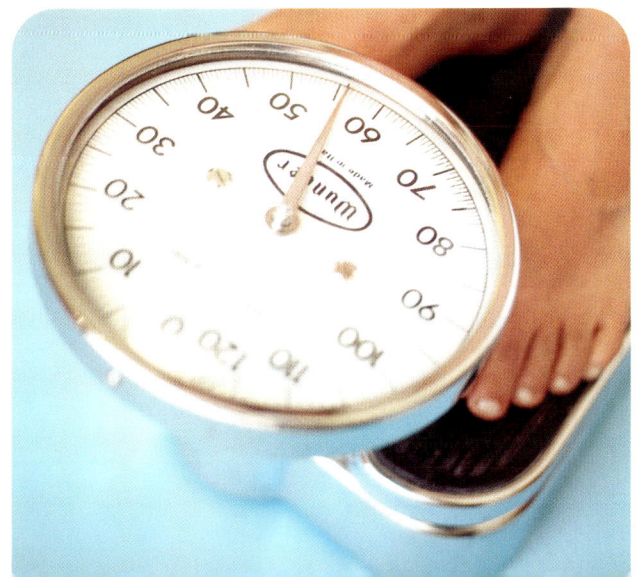

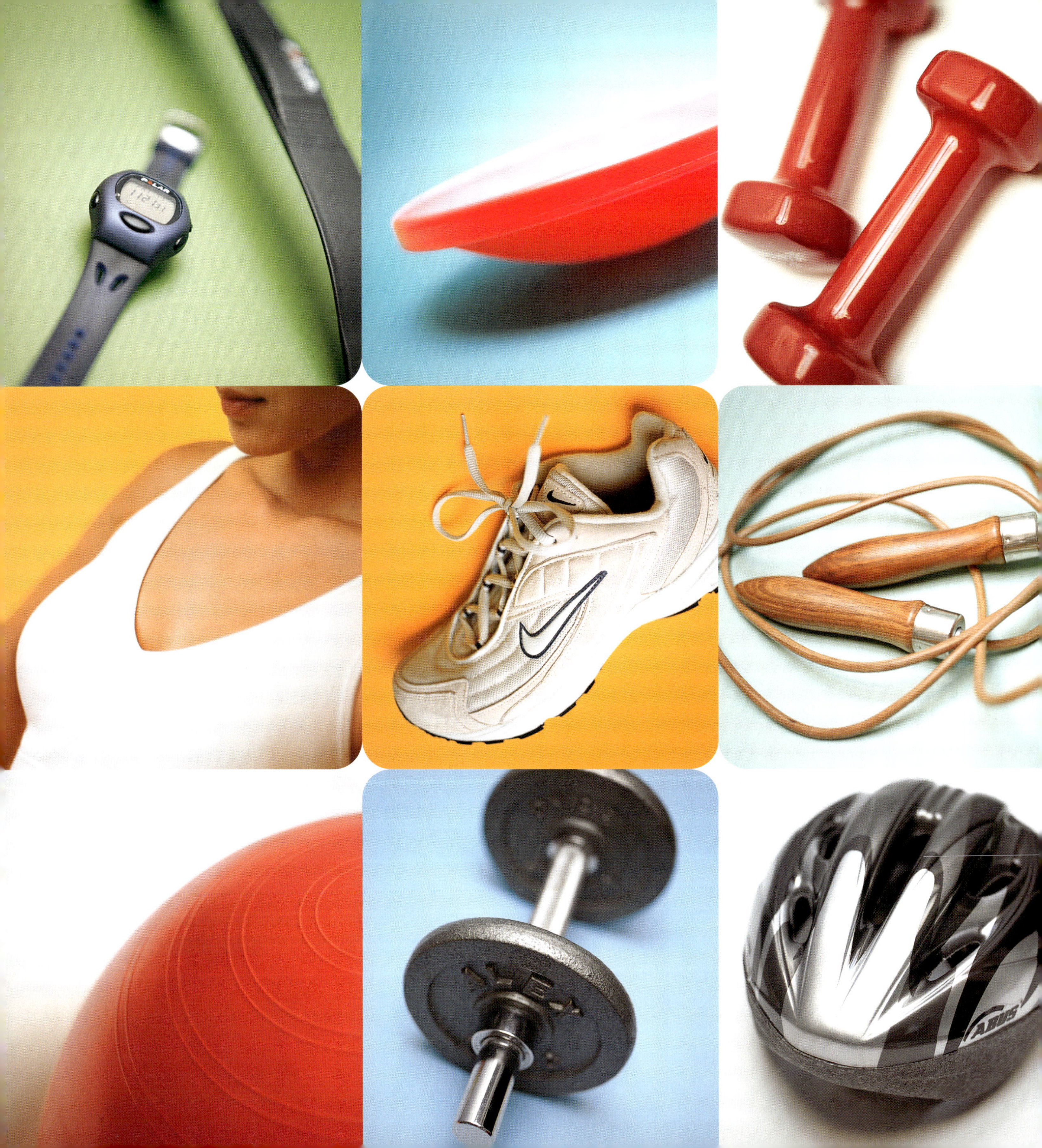
ABUS

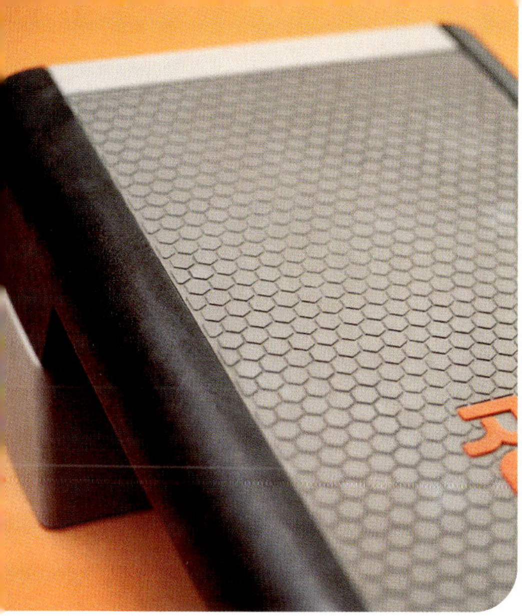
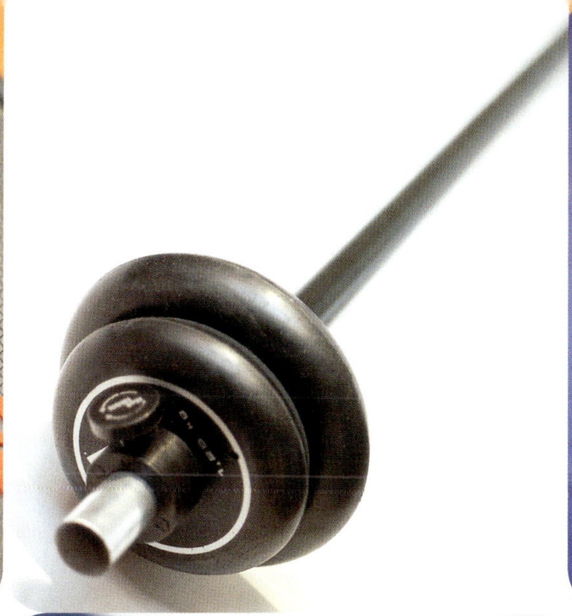
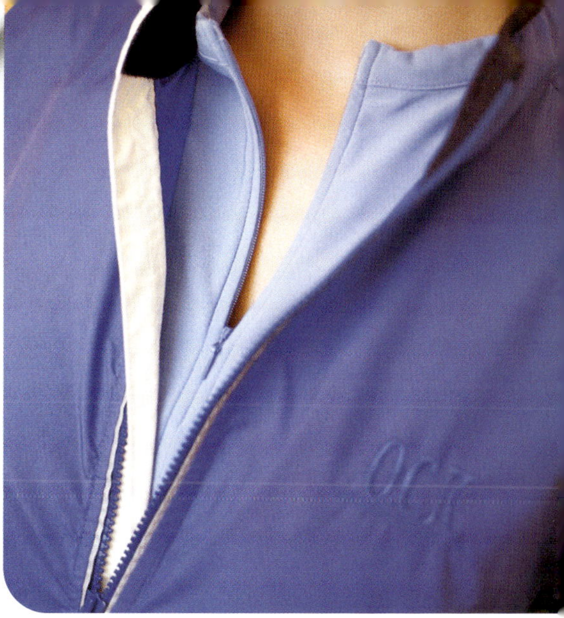
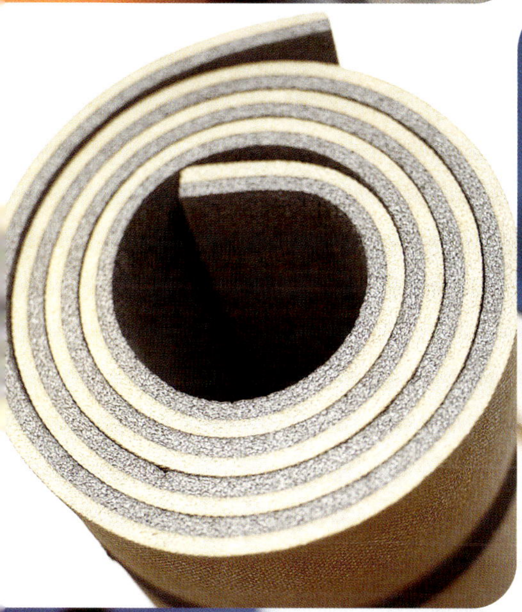
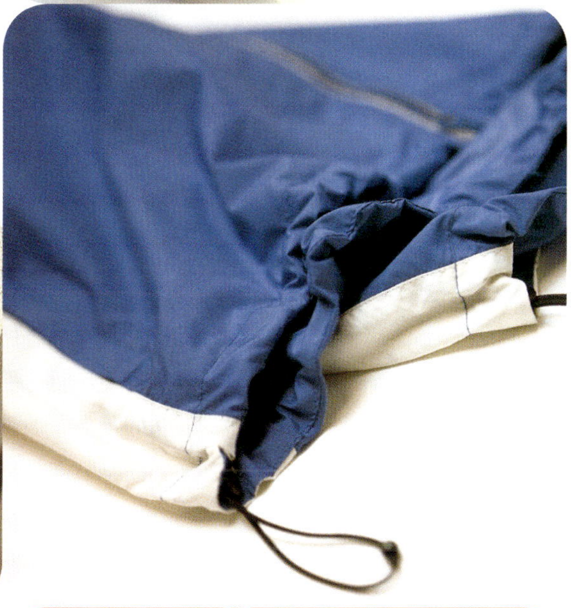

Die fitten 17

Alles,
was man braucht,
um schnell
& mit Spaß
topfit zu sein

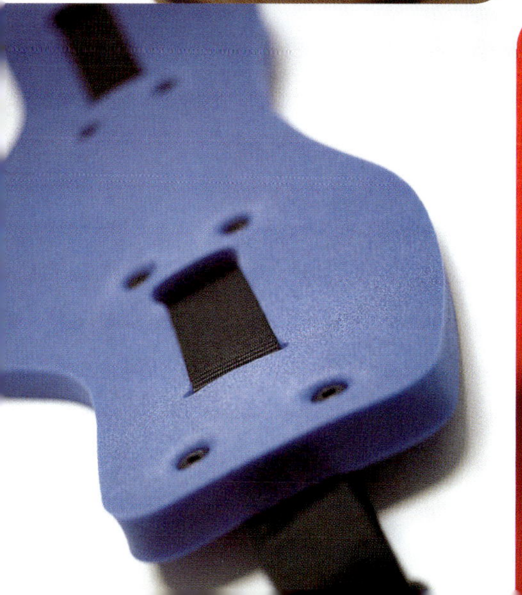
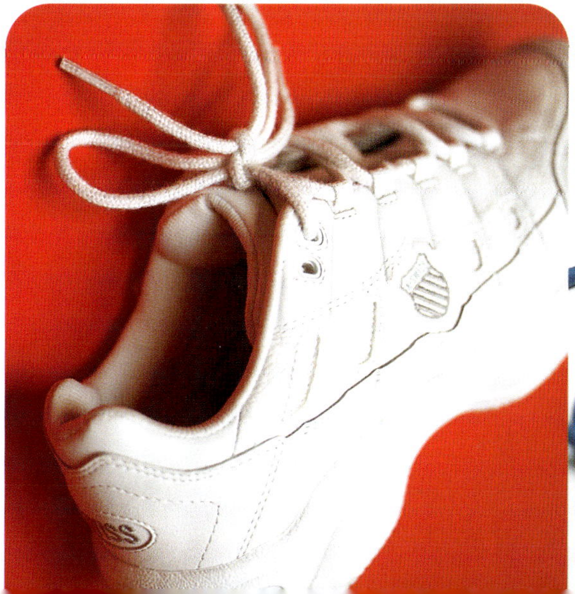
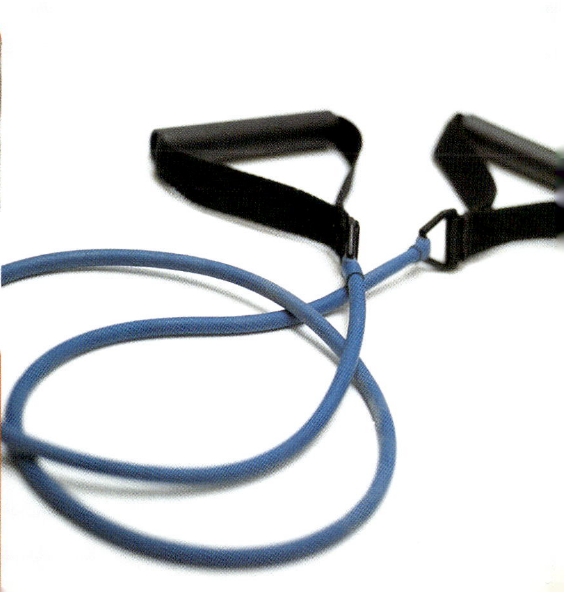

Herzfrequenz-Uhr

Dass das Herz das tut, was es soll, setzen wir mal voraus: schlagen nämlich. Im Training interessiert uns, wie schnell es schlägt. Denn danach richten wir die Trainingsintensität (→ Seiten 38 - 39). Puls tasten, mitzählen und sogar noch rechnen, ist umständlich. Leichter geht's mit Pulsuhr. Die zeigt kontinuierlich an, wie eilig es die Pumpe gerade hat. Pulsuhren gibt es in Form, Farbe und Design für jeden Geschmack. Einfache Uhren ab ca. 50 Euro (100 Mark), solche mit „Own Zone®" (s.a. Kasten „schlaue Uhren" → Seiten 28 - 29) ab ca. 125 Euro (250 Mark), z.B. von Polar. Zur Uhr gehört ein Brustgurt mit einem Sensor für den Herzschlag.

Therapiekreisel

Wer was für Balance und Stabilität (→ Seiten 14 - 15) tun möchte, muss beides erst einmal aufgeben. Und sich auf wackligen Untergrund wagen: auf einen Therapiekreisel. Das ist ein gutes Koordinations- und Gleichgewichtstraining und macht fit für den Alltag. Die einfachste Version sieht aus wie ein aufgeschnittener Medizinball mit einem Deckel drauf. Macht einen ganz harmlosen Eindruck – bis man draufsteht. Dann kann man die Propriozeption (Eigenwahrnehmung) und das Gleichgewichtsorgan voll in Aktion erleben. Am Anfang ringt man mühsam um Haltung. Allmählich wird man frecher. So ein Kreisel kostet ab 20 Euro (rund 40 Mark). Im Sanitätsfachhandel erhältlich.

Gymnastikhanteln

Hanteln? Die erinnern einen immer irgendwie an Hardcore-Bodybuilding. Nicht so Gymnastikhanteln. Die machen das Training bunt. Weil sie Farbe ins Spiel bringen. Für jedes Gewicht eine andere. Wie praktisch. Da muss man sich nicht merken, dass man das letzte Mal den Bizeps mit der 5-Kilo-Hantel herausgefordert hat. Es reicht zu wissen, es war die blaue. Natürlich steht auf der Hantel auch drauf, wie schwer sie ist. Damit die Zahlenmenschen unter uns nicht verzweifeln. Je nach Gewicht und Ausführung kostet der Spaß zwischen 10 und 45 Euro (20 und 90 Mark) pro Paar. Der Unterschied zu Profi-Hanteln ist erstens die Optik. Zweitens sind sie maximal 5 Kilogramm schwer.

Sport-BH

Absolutes Muss für jede Frau: Ein perfekt sitzender Sport-BH (ab ca. 25 Euro bzw. 50 Mark). Das Brustgewebe schätzt es nicht, haltlos auf und ab zu wippen. Vielleicht ungewohnt: Ein guter Sport-BH liegt relativ eng am Körper an. Aber: Er stützt, ohne unangenehm einzuengen oder abzuschnüren. Wichtige Details: Die Cups sollten die Brüste ganz umschließen. Breite Träger schneiden weniger ein. Verlaufen sie zwischen den Schulterblättern, haben die Schultern mehr Bewegungsfreiheit. Und die Träger neigen weniger zum Rutschen. Dass sie in ihrer Länge verstellbar sein müssen, versteht sich von selbst. Auf die Nähte achten: Möglichst flach sollten sie sein, damit sie nicht scheuern.

Fitness-Schuhe

Laufschuhe sind vor allem für Vorwärts-Bewegungen ausgelegt. Fitness-Schuhe dagegen müssen beim Aerobic auch Seit- und Rückwärtsbewegungen sicher führen. Dabei sollen sie den Füßen Halt geben, dürfen aber die Beweglichkeit nicht allzu sehr einschränken. Damit man nicht so schnell ermüdet, müssen sie zudem noch relativ leicht sein. Die Sohle darf nicht rutschen, andererseits aber auch nicht am Boden kleben. Neben einer Dämpfung im Rückfuß-Bereich ist vor allem auch die Dämpfung unter dem Vorfuß wichtig. Für den Kauf braucht man ausreichend Zeit und ca. 50 Euro (100 Mark).

Springseil

Seilhüpfen. So hieß das mal. Rope-Skipping. So heißt das jetzt. Ganz alt und doch brandneu. Falls man nie seilgehüpft ist. Keine Sorge, man lernt es schnell. Allerdings ist es extrem anstrengend!
Springseile gibt es heute in den unterschiedlichsten Varianten. Wichtig ist, dass es sich leicht schwingen lässt und nicht an den Griffen hakt. Fürs Ausdauertraining eignet sich eher ein leichteres Seil. Wer Oberkörper und Arme mittrainieren möchte, kann auch ein schwereres Seil (zwischen 100 und 200 Gramm) wählen. So stimmt die Länge: Stellt man sich auf das Seil, reichen die Griffe bis unter die Achseln. Ein preiswertes Vergnügen: Mit ca. 5 Euro (10 Mark) ist man dabei.

Gymnastik-Ball

Der Ball, der nicht nur unseren Spieltrieb anspricht. Sondern auch unseren Rücken beschäftigt, den Bauch – und viele andere Muskeln – trainiert, die Koordination auf Trab bringt und das Gleichgewicht schult. Kommt ganz darauf an, was man damit macht. Zwischendurch kann man ihn auch als Sitzgelegenheit nutzen. Es gibt Bälle in diversen Farben, sogar durchsichtige. Allerdings muss die Größe stimmen: Ein Ball mit einem Durchmesser von 65 Zentimetern eignet sich für alle, die bis zu 1,75 Meter groß sind und kostet ab ca. 15 Euro bzw. 30 Mark. Größere brauchen einen Ball mit 75 Zentimetern Durchmesser, der ab ca. 25 Euro bzw. 50 Mark zu haben ist.

Profi-Kurzhanteln

Kurzhanteln sind im Prinzip wie Langhanteln, nur kürzer. Alles klar? In der Regel gilt: eine Hand, eine Hantel. Damit die Verwirrung komplett ist: Bei manchen Übungen greift man auch eine Kurzhantel mit beiden Händen. Man sieht: Mit Kurzhanteln lässt sich allerhand anstellen. Vorteil: Man trainiert nicht nur die Muskulatur, sondern auch die Koordination. Hanteln gibt's in vielen Farben, aber auch in silbrig-glänzender Optik. Man kann sie mit festen Gewichten kaufen, aber auch mit auswechselbaren Scheiben. Mit festen Gewichten kosten solche Hanteln etwa 40 Euro (80 Mark), mit austauschbaren Gewichten als Set ca. 20 Euro (40 Mark).

Accessoires fürs Biken

Erstens: der Helm (ab ca. 45 Euro bzw. 90 Mark). Leicht sollte er sein, bequem und gut belüftet. Er muss passen, darf also nicht wackeln. Aufs GS- oder CE-Zeichen achten. Der Helm schützt aber nur, wenn man ihn auch trägt! Zweitens: die Handschuhe(ab ca. 25 Euro bzw. 50 Mark). Sie verhindern, dass man sich die Hände wund scheuert. Auch bei einem Sturz haben sie eine gewisse Schutzwirkung. Gut, wenn sie stabil gepolstert sind. Der Hygiene wegen sollte man sie waschen können. Drittens: die Sonnenbrille (ab ca. 50 Euro bzw. 100 Mark). Geeignete Gläser bieten Schutz vor UV-Strahlen und mindern Blendeffekte.

Step

Ein Step ist eigentlich nichts anderes als eine Stufe. – Aber was für eine. Eine, deren Höhe man verstellen und mit der man Step-Aerobic machen kann. Step-auf, Step-ab. Ausdauertraining mit Fun und Action. Außerdem gut für die Beine. Und die Koordination. Wenn man die Arme dazu nimmt. Einen Step kann man auch prima als Hilfsmittel beim Krafttraining nutzen. Und beim Dehnen. Ein Fitness-Allrounder. Muss man einfach haben. Stabil sollte er sein, am besten mit einer rutschfesten Oberfläche. Die Höhe sollte sich leicht verstellen lassen, ohne dass der Step an Stabilität einbüßt (vor dem Kauf ausprobieren). Empfehlenswert ist der Reebok Step, ab ca. 90 Euro (180 Mark).

Langhantel

Langhanteln haben ihren Namen nicht von ungefähr: Sie sind lang. Wer hätte das gedacht!? Im Unterschied zu Kurzhanteln ist ein einseitiges Training damit unmöglich. Kleiner Nachteil: Man kann von Armen, Schultern und Brustmuskulatur nur beide Seiten zusammen trainieren. Dabei hilft die stärkere Seite immer der schwächeren. Möchte man eine Seite gezielt aufbauen, sind Kurzhanteln besser. Am gängigsten sind solche mit auswechselbaren Gewichtsscheiben an jedem Ende. Ein Set mit verschiedenen Gewichtsscheiben kostet um die 70 bis 100 Euro (140 bis 200 Mark). Um eine Langhantel in Bewegung zu setzen, muss man mit beiden Händen zupacken.

Klamotten für den Winter

Da ist Zwiebellook angesagt. Damit man sich je nach Temperaturentwicklung kontrolliert entblättern kann. Verschiedene Schichten isolieren gut. Wegen der Luft dazwischen. Damit man nicht im eigenen Saft schwimmt, darf keine Schicht den Schweiß speichern. Jede muss ihn an die nächste weitergeben. Moderne Materialien können das. Die Anschaffung lohnt sich, denn nur wenn wir richtig temperiert sind, fühlen wir uns wohl. Für den Anfang: Zwei T-Shirts, ein wärmeres Sweat-Shirt, eine regendichte Jacke und eine wärmere Hose. Auch hier sind Preisangaben wegen der Angebotsvielfalt unmöglich.

Matte

Beim Fitness-Training geht man regelmäßig zu Boden. Und das auch noch freiwillig. Fürs Muskeltraining. Um sich beim Stretching lang zu machen. Um beim Relaxen durch den eigenen Körper zu reisen. Aber: Der Boden ist meist hart. Und kalt. Manchmal sogar rutschig. Die Lösung: eine Gymnastikmatte. Sie mindert die Härte, polstert den Body und schont die Gelenke (z. B. beim Knien). Gut, wenn sie noch wasserfest ist, schmutzabweisend und sich leicht reinigen lässt. Die Farbe der Matte kann man sich nach den persönlichen Vorlieben aussuchen. Grün wie die Hoffnung, rot wie der Ehrgeiz, blau wie die Entspannung. Sie sollte mindestens vom Kopf bis zum Po reichen. Solche Matten sind ab ca. 15 Euro (30 Mark) zu haben.

Klamotten für den Sommer

Fitness-Kleidung schillert in allen Farben und Formen. Unabhängig von der Optik muss sie funktionell sein. Baumwolle ist zu saugfreudig. Die Folge: T-Shirt oder Hose sind bei schweißtreibender Betätigung schnell nass. Fitness-Kleidung aus speziellen Kunstfasern nimmt Schweiß auf und gibt ihn über die Oberfläche ab. Angenehm: Wird sie doch einmal feucht, trocknet sie schnell wieder. Zudem ist sie leicht zu pflegen. Empfehlenswert für den Anfang: Eine kurze Hose, eine leichte lange Hose und zwei T-Shirts. Die Preise sind hier so unterschiedlich wie bei normaler Kleidung auch.

Die fitten 17

Alles, was man braucht, um schnell & mit Spaß topfit zu sein

Schwimmmweste und -flügel

Um in tieferem Wasser joggen zu können, braucht man Auftrieb. Den bieten Schwimmhilfen wie z. B. Schwimmflügel (jawohl, auch für Erwachsene, ab ca. 7 Euro bzw. 14 Mark pro Paar) oder Schwimmringe für die Oberarme ab ca. 30 Euro bzw. 60 Mark pro Paar). Alternative: ein Aqua-Jogging-Gürtel (ab ca. 30 Euro bzw. 60 Mark). Weitere Hilfsmittel: Die biegsame Poolnudel aus Kunststoff, etwa 8 Zentimeter dick und 1,60 Meter lang, außerdem verschiedene Paddel, Flossen bzw. Manschetten für Hände und/oder Füße.

Laufschuhe

Das Wichtigste: Der Laufschuh muss passen. Daher nicht zu klein kaufen. Zwischen 75 und 100 Euro (150 und 200 Mark) muss man in etwa ausgeben. Faustregel: Zwischen dem längsten Zeh und der Schuhspitze hat noch ein Daumenbreit Platz. Ein guter Laufschuh bietet dem Fuß ausreichend Stabilität und Führung. Trotzdem darf er nicht drücken. Dämpfung ist erwünscht, zu viel davon kann jedoch von Nachteil sein. (Mehr dazu auf den ⇢ Seiten 146 - 147.) Jeder Fuß stellt seine eigenen Anforderungen an einen Laufschuh. Zum Kauf sollte man sich daher Zeit nehmen und sich beraten lassen. Tipp: Am besten Nachmittags aussuchen, dann sind die Füße etwas größer als morgens.

Tubings

Geniale Idee: Einen Gummischlauch mit zwei Griffen versehen – fertig ist das Muskeltrainingsgerät. Sieht harmlos aus, sollte man jedoch nicht unterschätzen. Tubings sind genial, weil sie – im Gegensatz zu Hanteln – alle Muskeln trainieren können. Es gibt sie in verschiedenen Farben und mit verschiedenen Widerständen.

Tubings machen Muskeltraining ortsunabhängig: Zu Hause, am Arbeitsplatz, in freier Natur, im Urlaub, auf Dienstreise. Und sie bringen Abwechslung. Weiterer Vorteil: Sie sind relativ preisgünstig. Preis Ab ca. 15 Euro (30 Mark) Davon kann man sich sogar mehrere leisten.

Mein persönliches Trainingsprogramm

Typ	Trainingsziele	Warm up	Bauch	Brust	Schulter	BWS
Büro-Arbeiter -sitzende Tätigkeit	Kräftigung von Rücken und Bauch, Quads und Po. Verbesserung der Flexibilität für Ischios, Hüften und Nacken.	1 Minute lang vom Stuhl aufstehen und wieder hinsetzen. Schultern 10 x nach hinten kreisen.	„Hohlbauch im Sitzen" und „Hohlbauch im Stehen" → Seite 84. Mehrmals täglich.	„Brustdehnung" an der Wand, → Seite 124 - 125. Täglich.	„Außenrotation mit einem Arm" in der Seitenlage, → Seite 71. 3 x pro Woche. „Dehnung mit Arm vor dem Körper", → Seite 127. Täglich.	„Delfin", → Seite 110. Täglich. „Korsett", → Seite 56. 3 x pro Woche. „Nackendehnung im Sitzen", → Seite 120. Täglich.
Stehender Beruf	Verbesserung der Körperhaltung. Kräftigung von Bauch, Rücken, Oberschenkel, Waden und Füßen. Dehnung von Rücken, Waden, Brust.	1 Minute auf der Stelle gehen. Schultern 10 x nach hinten kreisen. 1 - 3 Minuten Treppe rauf- und runtergehen.	„Hohlbauch im Stand", → Seite 84. Mehrmals täglich. Für Geübte: „Reverse Curl", → Seite 86. 3 x pro Woche.	„Liegestütz", → Seite 82 - 83. 1 x pro Woche. „Dehnung an der Wand/Tür", → Seite 124 - 125. Täglich.	„Schulterheben nach hinten", → Seite 70. 3 x pro Woche.	„Delfin", → Seite 110. Täglich. „Korsett", → Seite 56. 3 x pro Woche. Für Geübte: „Backfly", → Seite 56 - 57. 3 x pro Woche.
Viel-beschäftigt, oft unterwegs, wenig Zeit	Kräftigung des gesamten Körpers, am besten mit Tubings. Aufgrund häufigen Autofahrens: Dehnung von Hüften, Rücken, Brust und Ischios.	Im Hotel: Laufband oder Rad, 10 Minuten. Oder Treppen rauf und runter 3 Minuten. Schultern 10 x nach hinten kreisen.	„Hohlbauch im Sitzen/Stehen/Liegen", → Seite 84. Täglich. „Reverse-Crunch" und „Reverse Curl", → Seite 86. „Crunch mit Tuch", → Seite 87. Alle im Wechsel 3 x pro Woche.	„Liegestütze", → Seiten 82 - 83. Od. „Butterfly-Maschine", → Seite 80 - 81. 1 - 2 x pro Woche im Wechsel. „Brustdehnungen" → Seiten 124 - 125. Täglich	„Seitheben/Tubing", → Seite 68. 1-2 x pro Woche. „Dehnung/Tür" oder „Arm vor dem Körper", → Seite 127. Im Wechsel 3 - 4 x pro Woche	„Delfin", → Seite 110. Täglich. „Korsett", → Seite 56. 3x pro Woche. „Nackendehnungen", → Seite 120 - 121. Täglich.
Couchpotatoe - viel fernsehen, no sports	Wer als Couchpotato mit dem Training beginnt, sollte es langsam angehen lassen und den Körper zuerst sanft kräftigen.	1 Minute lang von der Couch aufstehen und wieder hinsetzen. Schulter 10 x nach hinten kreisen.	„Hohlbauch im Sitzen", → Seite 84. Täglich bei jeder TV-Werbung 4 x wiederholen.	„Liegestütz im Vierfüßlerstand", → Seite 82. 2 x pro Woche. „Brustdehnungen Wand/Tür/zwischen zwei Stühlen", → Seite 124 - 125. Täglich.	„Seitlich mit Hanteln an der Wand", Variation im Sitzen und mit 2 Kg Gewicht. → Seite 69. 2 x pro Woche.	„Korsettübung", Variation auf der Couch. → Seite 56. 3 x pro Woche.
Übergewichtig	Langsam und in kleinen Etappen angehen. Wichtig: Stabilisation und Kräftigung ohne Hilfsmittel. Höchste Priorität: Ausdauer im Fatburning-Bereich.	30 Sekunden lang vom Stuhl aufstehen und wieder hinsetzen. Und/oder 1 Minute sanftes Walking auf der Stelle. Schulter 10 x nach hinten kreisen.	„Hohlbauch im Stand", → Seite 84. Mehrmals täglich.	„Brustdehnungen Wand/Tür", → Seite 124 - 125. Täglich.	„Schulterheben nach hinten", Variation mit Besenstiel. → Seite 70. 2 x pro Woche. „Außenrotation in der Seitenlage", → Seite 71. 3 x pro Woche.	„Korsettübung", → Seite 56. 3 x pro Woche. „Delfin", → Seite 110. Täglich.
Rücken-probleme	Kräftigung vor allem der Muskulatur, die die Wirbelsäule stützt: Rücken- und Bauchmuskeln. Stabilisation hat absolute Priorität!	1 Minute oder länger auf der Stelle gehen. Schulter 20 x nach hinten und nach vorne kreisen.	„Hohlbauch" in allen Lagen, → Seite 84. So oft es geht. Mehrmals täglich. Wenn das sitzt, mit „Reverse Curl" kombinieren. → Seite 86 - 87. 2 - 3 x pro Woche.	„Butterfly mit Hantel", (leichte Hanteln, nur 2 - 3 Kg), → Seite 80. 1 x pro Woche. „Brustdehnungen", → Seite 124 - 124. Täglich.	„Außenrotation mit einem Arm in der Seitenlage", → Seite 71. 2 - 3 x pro Woche. „Dehnung mit Arm vor dem Körper", → Seite 127. 3 - 4 x pro Woche.	„Delfin", →Seite 110 Täglich. „Korsett", → Seite 56 3x pro Woche. „Nackendehnungen" → Seite 120-121 Täglich

... fix und fertig zusammengestellt, vom Warm-up bis zu den Ausdauer-Tipps, ob für Couch Potatoes oder zum Abnehmen – für jeden ist ein Programm dabei, das ihn happy macht!
Der Schwerpunkt liegt auf der Muskelkräftigung. Natürlich kann man das Programm aber auch nach eigenen Vorlieben ausgestalten und die Übungen beliebig kombinieren. Anregungen für die Reihenfolge des Muskeltrainings: erst die größeren Muskel trainieren, dann die kleineren. Oder Ober- und Unterkörper-Übungen im Wechsel. Bauch-Training ist immer gut, egal wann und wo.

Wer Ausdauer mittrainieren will, schließt einfach das Ausdauer-Training an (alles darüber ab ---> Seite 144).

Lat und Rückenstrecker	Bizeps	Trizeps	Po/Hüfte	Ischios/Wade	Quads/ Schienbein	Ausdauer-Tipps
„Low Row mit Tubing", ---> Seite 62. 3 x pro Woche. „Lat-Stretch an einer Tür", ---> Seite 116. Täglich.	„Unterarmdehnung", ---> Seite 122. Täglich. „Dehnung mit Ball", - ---> Seite 122. 2 x pro Woche.	„Pull Backs im Stand", ---> Seite 79. 2 x pro Woche. „Trizepsdehnung im Sitzen", ---> Seite 123. 3 x pro Woche.	„Hüftenstrecker an der Wand" ---> Seite 88. Täglich. „Hüftbeugerdehnung im Ausfallschritt", ---> Seite 134. 3 x pro Woche.	„Ischios-Dehnung im Stand", ---> Seite 131. Täglich.	„Beinpresse", ---> Seite 90. Täglich. „Quad-Dehnung im Stand", ---> Seite 129. 2 - 3 x pro Woche.	10 Minuten Walking vor der Arbeit u. vor oder nach der Mittagspause (= insg. 20 Minuten). Ausdauersportarten: Walking, Jogging, Aqua, Schwimmen.
„Die Brücke", ---> Seite 111. 3 x pro Woche. „Arm u. Bein diagonal heben", ---> Seite 66. 3 x pro Woche. „Klappmesser" u. „Katzenbuckel", ---> Seite 119. Täglich.	„Concentration Curl", ---> Seite 72. 3 x pro Woche.	„Pull Downs mit Tubings", ---> Seite 78 - 79. 3 x pro Woche.	„Hüftenstrecker im Stand", ---> Seite 88. Täglich. „Balance a. d. Matte", ---> Seite 107. „Universaldehnung" ---> Seite 136. Beide 3 x pro Woche.	„Fersenheben", ---> Seite 94 - 95. 2 - 3 x pro Woche. „Ischios-Dehnung mit Tuch", ---> Seite 130. 3 x pro Woche. „Wadendehnungen", ---> Seiten 132 - 133. Täglich.	„Beinpresse", ---> Seite 90. Täglich. „Squat mit Kreisel", ---> Seite 104, „Zehentraining", ---> Seite 57. „Quad-Dehnung", ---> Seite 129. Alle je 3 x pro Woche.	Radfahren (in die Arbeit, wäre super!), Rudern, Schwimmen. Für Geübte Cross-Trainingsprogramm: Je 20 Minuten Walking/Jogging, Radfahren, Schwimmen (= insg. 60 Minuten)
„Lat-Zug einarmig", ---> Seite 65. Oder „Low-Row", ---> Seite 62 - 63. Im Wechsel 2-3 x pro Woche. „Rückenstrecker-Dehnungen", ---> Seiten 118 - 119. Täglich.	„Einarmige u. beidarmige Curls mit Tubing", ---> Seite 72 - 73. 3 x pro Woche. „Dehnung mit Ball", ---> Seite 122. 3 x pro Woche.	„Pull Backs im Stand", ---> Seite 79. 3 x pro Woche. „Trizepsdehnung mit Tuch", ---> Seite 123. 3 - 4 x pro Woche.	„Hüftenstrecker im Liegen", ---> Seite 88. 3 x pro Woche. „Hüftbeugerdehnung", ---> Seite 134, sowie „Abduktorendehnung", ---> Seite 135. 3 - 4 x pro Woche im Wechsel.	„Beinbeuger mit Tubing", ---> Seite 92. 2 - 3 x pro Woche. „Ischios-Dehnung mit Tuch",---> Seite 130. 3 x pro Woche.	„Beinpresse", ---> Seite 90. Täglich. „Beinstreckermaschine", ---> Seite 91. 1 - 3 x pro Woche. „Quad-Dehnungen", ---> Seite 128 - 129. 3 x pro Woche.	Auch unterwegs ist es möglich, im Hotel Ausdauergeräte vor dem Frühstück oder abends zu benutzen. 20 - 30 Minuten. Ansonsten Walking od. Laufen, wann immer es geht.
„Balancing im Liegen", ---> Seite 106, 3 x pro Woche. „Maikäferdehnung im Sitzen", ---> Seite 118. 3 x pro Woche.	„Concentration Curl", ---> Seite 72. 2 x pro Woche.	„Kickbacks auf einer Bank in der Bauchlage" mit Variation auf einem Tisch. ---> Seite 76. 3 x pro Woche.	„Hüftenstrecker in der Bauchlage", ---> Seite 88. 3 x pro Woche.	„Beinbeuger mit Tubing in der Bauchlage", Variation mit einer Fußmanschette. ---> Seite 92. 1 - 2 x pro Woche. „Ischios-Dehnung mit Tuch", ---> Seite 130. Täglich.	„Beinpresse", Variation auf der Couch, ---> Seite 90. Täglich. „Quad-Dehnung in der Seitenlage", ---> Seite 128. 2 - 3 x pro Woche.	Ein Fahrrad oder Laufband vor dem TV-Gerät, wenn man es sich leisten kann. Ansonsten in kleinen Etappen Walking oder Laufen jeweils 10 Minuten mehrmals täglich.
„Auf dem Ball sitzen", ---> Seite 108. „Diagonaler Rückenstrecker", ---> Seite 109. Beide täglich.	„Einarmige Curls mit Tubing" (leichte Tubings!), ---> Seite 73. 1 - 2 x pro Woche.	„Kickbacks auf einer Bank in der Bauchlage" (ohne Gewicht!), ---> Seite 76. 2 - 3 x pro Woche. „Trizepsdehnung mit Tuch", ---> Seite 123. 3 x pro Woche.	„Hüftbeugerdehnung im Ausfallschritt", ---> Seite 134 - 135. „Balancing auf der Matte", ---> Seite 107. Beide 3 x pro Woche.	„Beinbeuger", Variation in der Bauchlage (aber ohne Tubing!) ---> Seite 92. 2 x pro Woche. „Wadendehnungen", ---> Seite 132 - 133. 3 - 4 x pro Woche.	„Beinpresse", ---> Seite 90. Täglich. „Unterschenkeldehnung im Vierfüßlerstand", ---> Seite 133. 1-3 x pro Woche.	Alle Ausdauersportarten ohne Springen oder Aufprall (z.B. Laufen). Am besten Aqua-Jogging und Walking.
„Balancing im Liegen", ---> Seite 106. 2 - 3 x pro Woche. „Arm u. Bein diagonal heben", ---> Seite 66. 3 x pro Woche. „Rückenstrecken auf dem Ball", ---> Seite 119. Täglich.	„Einarmige Curls mit Tubing in der Rückenlage" ---> Seite 73. 1 - 2 x pro Woche. „ Dehnung mit Ball", ---> Seite 122. 3 x pro Woche.	„Pull-downs mit Tubings in der Rückenlage", ---> Seite 78. 3 - 4 x pro Woche. „Trizepsdehnung mit Tuch", ---> Seite 123. 4 x pro Woche.	„Balancing auf der Matte", ---> Seite 107. 3 x pro Woche. „Hüftbeugerdehnung im Ausfallschritt", ---> Seite 134. 3 -4 x pro Woche.	„Wadendehnungen", ---> Seite 132 - 133. 4 x pro Woche. „Ischios-Dehnung mit Tuch", ---> Seite 130. 4 x pro Woche.	„Beinpress", ---> Seite 90. Täglich. „Quad-Dehnung in der Seitenlage", ---> Seite 128. 3 -4 x pro Woche.	Je nach Rückenbeschwerden alle Ausdauersportarten ohne Springen oder Aufprall (z.B. Laufen). Am besten: Schwimmen (Rücken, Kraulen), Aqua-Jogging, Walking, Radfahren (nur, wenn man aufrecht sitzt).

Wo ein Wille ist . . .

Endlich fit. Ausdauernd. Kraft im ganzen Körper. Beweglich. Koordinativ nicht zu schlagen. Klasse! Wer erst einmal das Gefühl kennt, sich in seinem Körper wohl zu fühlen, der möchte es nie wieder missen. Gratulation! Jetzt gibt es nur noch eine kleine Hürde zu nehmen: Wie schaffen wir es, auch dauerhaft fit zu bleiben?

Warum geht das so oft schief mit dem dauerhaft Fit-Sein? Weil man keine Zeit hat. Und keine Lust. Weil man es nicht für wichtig hält. Oder weil andere Dinge wichtiger sind. Wegen der Familie. Wegen der Kinder. Wegen der Arbeit. Weil die Erde rund ist und keine Scheibe. Will heißen: Gründe finden sich immer. Meist sind das solche, die auch der Umgebung einfach einleuchten müssen. Und man gibt sich Mühe damit, Gründe zu finden. Schließlich muss man sie ja auch selbst glauben.

Man kann das Pferd zur Tränke tragen. Trinken muss es dann aber schon selbst. Frei nach diesem Motto können wir in diesem Buch jede Menge Tipps geben. Sich zum Training auch wirklich aufraffen, das muss jeder für sich selbst tun. „Für sich" ist übrigens ein gutes Stichwort. Manche Menschen scheinen in einem Film zu leben, in dem alle möglichen Leute die Hauptrolle spielen. Nur nicht sie selbst. Kein Wunder, dass sie sich selbst langsam aus den Augen verlieren. Körperliches Training ist ein wunderbares Mittel dagegen. Im eigenen Film die Hauptrolle spielen und dabei gleichzeitig Regie führen. Sich selbst klar machen: Ich bin wichtig!
Was den Zeitfaktor angeht: Komischerweise findet man immer Zeit für die Dinge, die man wirklich wichtig und dringend findet. Man knappst und spart, aber irgendwie bringt man das unter. Frage: Warum gehört das Training nicht dazu? Sind nicht vielleicht unter den ach so dringenden Dingen welche, die unbedeutender sind? Und wenn ja, warum zieht das Training dann doch den Kürzeren? Natürlich haben wir keine Patentlösungen parat. Nur Denkanstöße. Doch so ein Denkanstoß kann einen richtigen Dominoeffekt hervorrufen. Zum Schluss bewegen sich dann doch ein paar Steinchen. Sind wir dann schuld? Das nehmen wir gerne auf uns!

Trainingszeiten gehören in den Terminkalender!

Sport muss ein fester Bestandteil unseres Zeitplans werden. Planen heißt: Am Donnerstag von 19.30 bis 21.00 Uhr gehe ich zum Training. Und nicht: Wenn ich Zeit habe, dann könnte ich ja am Donnerstag trainieren. Klappt nicht. Garantiert. Allein schon die Formulierungen „wenn" und „könnte"! Wenn ich Flügel hätte, könnte ich fliegen. Klappt genau so wenig. Klar, dass auch bei sorgfältiger Planung

Wie Luft und Liebe

Was ist Fitness? Dreimal in der Woche ins Studio gehen? Ab und zu mal laufen, wenn das Wetter schön ist? Das macht uns noch nicht auf Dauer fit. Fitness bedeutet: Kleinigkeiten in den Alltag einbauen! Bis sie ein selbstverständlicher Bestandteil unseres Lebens geworden sind. So wie die Luft zum Atmen.
Zum Beispiel: die Schulterblätter nach unten und innen ziehen (→ Seite 12), während man im Kino sitzt und sich einen Film anguckt. Oder: den Bauchnabel einziehen (→ Seite 12) und halten, während man telefoniert. An keiner Treppe vorbeigehen, ohne dass man die Wade dehnt (→ Seite 132). Oder: die Fersen heben (→ Seite 94), während man sich morgens die Zähne putzt.
Lauter Übungen, die überhaupt nicht auffallen, die man überall machen kann und die nach einer Weile zum Bedürfnis werden.
Tipp: Wer sich's leisten kann und wem seine Fitness das wert ist, der kann es sich damit leichter machen und einen Personal Trainer holen. Auch Madonna, Demi Moore, Sylvester Stallone und Joschka Fischer sind immerhin auf diese Weise fit geworden. Auf Wunsch kommt der Coach auch ins Haus oder an den Arbeitsplatz. Die Stunde kostet zwischen 40 und 150 Euro (80 und 300 Mark).

mal was dazwischen kommen kann. Aber eben nicht ständig. Auch klar, dass man Fitness-technisch mal aktivere und mal weniger aktive Zeiten hat. Macht gar nichts. Ist sogar normal. Darf nur nicht dazu führen, dass man es ganz sein lässt.

Tricks, die das Training wichtiger machen

Mit welchen Tricks kann man sich selbst ein bisschen überlisten? Man kann sich zum Beispiel verabreden. Mit einem Trainingspartner oder einer Partnerin. Oder mit einer ganzen Clique. Setzt einen prima unter Zugzwang. Kommt man nicht, muss man absagen. Ist auch irgendwie unangenehm. Also geht man eben hin. Zweck erfüllt! Und wetten, dass man hinterher froh ist, dass man da war?

Prima Druckmittel ist auch der Geldbeutel. Fitness kostet was. Das ist auch gut so. Aber wir wollen etwas davon haben, wenn wir Geld investieren. In eine Mitgliedschaft im Studio oder im Sportverein. Oder in einen Kurs. Der Geldbeutel wird dünner und man geht hin, weil man es ihm nachtun möchte. Oder als Gegenwert zumindest etwas lernen will. Zweck erfüllt!

Nicht umsonst lassen sich manche Fitness-Studios immer wieder was einfallen. Kleine Motivationsspielchen, bei denen Trainingseifer belohnt wird. Wer keine Spielernatur ist, der lässt sich vielleicht an seiner Ehre packen. „Hallo Gudrun“, heißt es dann. „Du warst aber auch schon länger nicht mehr da.“ Dabei macht der Ton die Musik. Ich muss merken, das ist freundlich gemeint und heißt im Klartext: Ich würde Dich gerne öfter sehen. Er hat ja Recht, denke ich mir. Und gehe wieder häufiger trainieren. Apropos: Wie man das richtige Fitness-Studio findet: → Seiten 42 - 43.

Besonders Hartnäckige scheren sich aber auch nicht darum, dass sie ihr Geld zum Fenster rauswerfen, weil sie zwar brav bezahlen, aber trotzdem nicht mehr ins Studio gehen. Sie treten vermutlich irgendwann einfach sogar aus. Aus dem Studio. Oder dem Verein. Vielleicht, weil sie zu sehr Individualisten sind? Weil sie nicht in der Horde mitstrampeln wollen, sondern zu Hause, wann es ihnen passt? Auch für die gibt's ein paar gute Ideen zum dauerhaften Fit-Bleiben auf den → Seiten 44 - 45.

Vielleicht ist aber auch eine Belohnung ein guter Anreiz. Nicht darauf warten, dass es jemand Anderer tut. Belohnen kann man sich auch selbst. Jeder Mensch hat Wünsche, die sich prächtig dafür nutzen lassen. Ein schickes Hemd? Neue Schuhe? Alles Verhandlungssache. Wie lange werd ich dafür regelmäßig trainieren? Funktioniert auch nicht bei jedem – aber probieren kann man's ja mal.

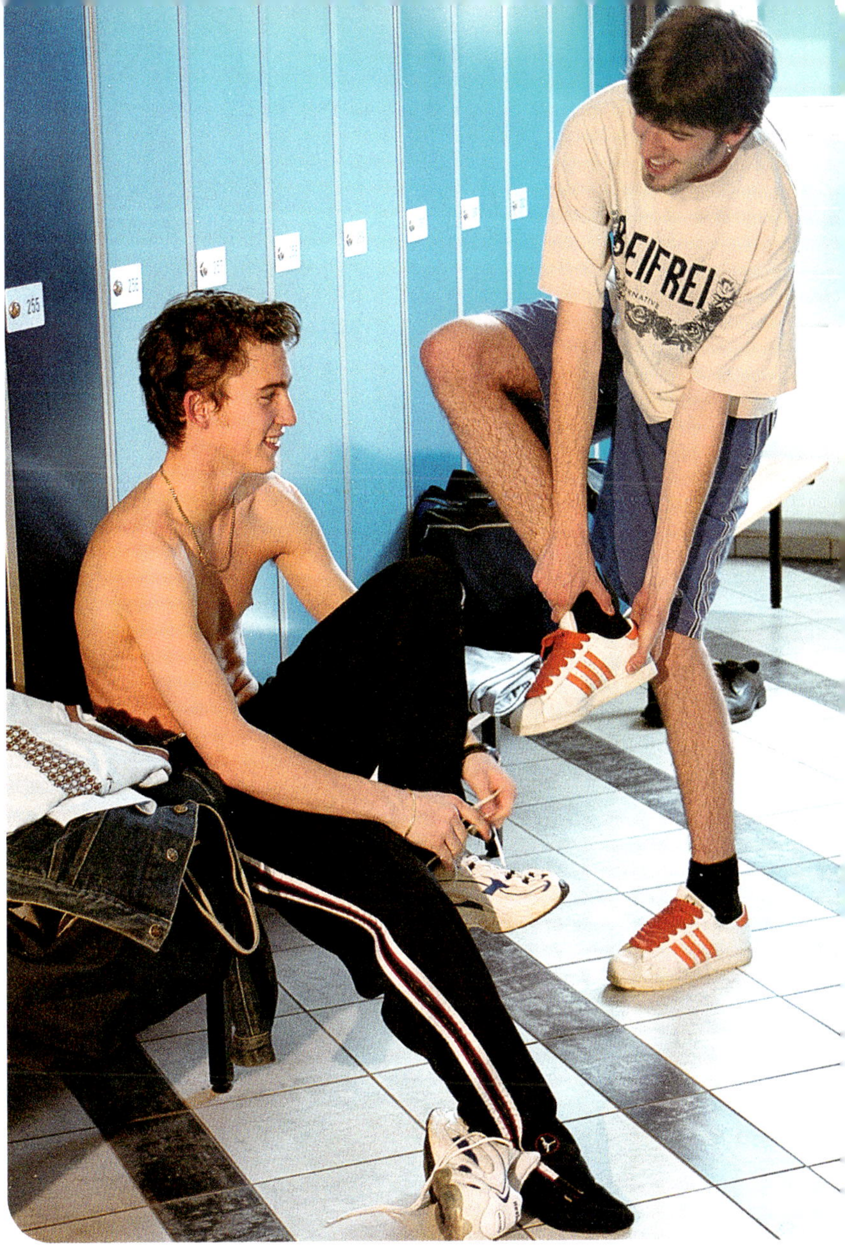

Vielleicht hat man auch einfach seine ganz persönliche Lieblings-Sportart noch nicht entdeckt? Tipp: Mit Leuten reden, sich anregen lassen. Es gibt so viele tolle Möglichkeiten, von Hip-Hop-Tanz über Freeclimbing bis zu Yoga oder Surfen. Fazit: Phantasie und Flexibilität sind gefragt, wenn man fit bleiben möchte. Am besten, man macht daraus einen eigenen Sport. Und nimmt den inneren Schweinehund in den Schwitzkasten. Der braucht manchmal eben ein bisschen Druck (– der Schweinehund natürlich, nicht der Schwitzkasten).

Fitness-Studio

Eldorado für Bewegungsfans

Fitness-Studio – das ist doch nur was für Muskelmänner. Vorurteil! Denn mit den Muckibuden von einst haben moderne Fitness-Center nichts mehr zu tun. Heute gibt es für jeden das richtige Studio. Man muss sich nur die Mühe machen, danach zu suchen.

Drum prüfe, wer sich ewig bindet

Ein Fitness-Studio hat viele Vorteile: Massenhaft Geräte zur Muskelkräftigung und zum Ausdauertraining, Aerobic-Kurse bringen Abwechslung ins Training, man trifft nette Leute, und gute Studios haben jederzeit Ansprechpartner für alle Fitness-Fragen. Das Preis-Leistungsverhältnis differiert ganz erheblich. Das geht los bei ca. 50 Euro (100 Mark) monatlich und reicht bis zu 150 Euro (300 Mark).

• Genau anschauen, was im Beitrag enthalten ist und was nicht. Und ob der Beitrag monatlich oder 14-tägig fällig wird. Schließlich hat das Jahr zwölf Monate, aber 52 Wochen. Bei 14tägiger Zahlung bezahlt man also glatt einen Monat mehr. Das kann sich bei einem besonders tollen Studio zwar lohnen, nur wissen sollte man es.
• Genau prüfen, wann und wie man eine Mitgliedschaft beenden kann. Ein 1-Jahres-Vertrag ist schnell unterschrieben, aber in der Regel schwer vorzeitig wieder aufzulösen. Unbefristete Verträge mit vierwöchiger Kündigungsfrist sind am kundenfreundlichsten.
• Vor der Unterschrift: Probestunde(n) nehmen!

Checklist fürs Studio

• Gefällt es mir hier? Das ist die erste Frage. Und die darf man ruhig aus dem Bauch raus beantworten. Nächste Frage: Wie behandelt man mich? Ignoriert mich das Wesen hinter der Theke oder habe ich gar das Gefühl, lästig zu fallen? Dann aber nichts wie weg.

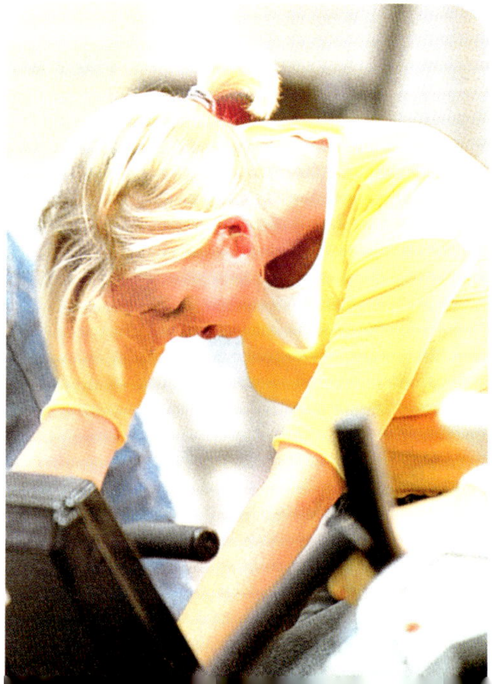

• Unbedingt vorher überlegen sollte man sich, worauf man besonders Wert legt. Neben der Atmosphäre ist natürlich der bauliche Zustand, die Sauberkeit und die Ausstattung des Studios von Bedeutung. Folgende Fragen sollte man vor Ort durchgehen: Wie sehen die Geräte aus? Sind sie neu, gut gepflegt oder machen sie einen vernachlässigten Eindruck? Trainieren die Mitglieder an den Geräten grundsätzlich mit Handtüchern, oder macht man mit dem Schweiß des Vorgängers Bekanntschaft? Sind genügend Ausdauertrainingsgeräte vorhanden? Gibt es verschiedene Ausdauergeräte, damit ich mein Training variieren kann? Und: Ist genug Platz zwischen den Geräten oder entsteht beim Training der Ölsardinen-Effekt? Wie sehen die Umkleide- und Duschräume aus?

• Ein Studio sollte man sich grundsätzlich auch zur Stoßzeit anschauen. Mittags ist es in der Regel leerer als abends nach 17 Uhr. Außerdem kann man sich bei der Gelegenheit auch anschauen, wer sich sonst noch so dort rumtreibt. Ein weiteres Kriterium sind die Öffnungszeiten. Hat das Studio auch wirklich dann auf, wenn ich Zeit (und Lust) zum Trainieren habe?

• Ein Fitness-Studio steht und fällt mit der kompetenten Betreuung. Der erste Blick bei der Besichtigung sollte daher der Trainingsfläche gelten: Steht dort immer ein Trainer zur Verfügung, um Fragen zu beantworten und Fehler zu korrigieren? Fragen sollte man auch nach deren Qualifikation: Haben sie alle Trainerlizenzen, sowohl die Fitness- als auch die Aerobictrainer?

• Wie wird man als Neuling ans Training herangeführt? In einem guten

Studio sollte vor dem Training erst einmal ein ausführliches Interview stehen. Darin geht es um Vorkenntnisse und Erfahrungen mit diversen Sportarten. Außerdem werden gesundheitliche Risiken und Verletzungen erfasst und persönliche Ziele festgelegt. Die Erkenntnisse aus diesem Interview fließen in den Trainingsplan mit ein. Dieser Plan muss alle Aspekte der Fitness berücksichtigen und zudem individuell auf Stärken und Schwächen eingehen.

Manche Studios bieten einen ausführlichen Fitness-Test an. Der besteht meist aus einem Ausdauertest und eventuell zusätzlichen Tests von Beweglichkeit und Koordination. Das kann ein Pluspunkt sein, muss aber nicht. Denn wenn ich als Neuling in ein Studio gehe, dann will ich vielleicht ja erst fit werden. Ob es mich motiviert, gleich schwarz auf weiß zu kriegen, das ich es nicht bin, sei dahingestellt. Manche motiviert es, andere nicht. Dass ich einen Fitnesstest kriege, wenn ich ihn will, sollte allerdings selbstverständlich sein.

Ganz wichtig: Wie gut ist die Beratung?

• Klar sollte auch sein, dass man nicht mit dem brandneuen Trainingsplan und der simplen Anleitung „mach mal" auf die Trainingsfläche geschickt wird. Die Geräte fürs Muskeltraining sehen zwar komplizierter aus als sie sind, dennoch braucht man eine fachkundige Einweisung. Und die – wenn's sein muss – nicht nur einmal, sondern öfter. Denn ein verkehrtes Training schmälert nicht nur den Trainingserfolg, sondern kann auch zu Überlastungen oder Verletzungen führen. Das wiederum führt den Grundgedanken von Fitness ad absurdum. Deshalb unser Tipp: Wer sich unsicher fühlt, sollte keine Hemmungen haben, einen Trainer zu „nerven".

• Und was sollte mir der Trainer eines guten Studios zu einem Gerät erklären? Er sollte Antworten auf folgende Fragen geben: Wie heißt das Gerät? Wie heißt die Übung, die ich machen soll? Welche Muskeln trainiert die Übung? Was bringt mir die Übung (z. B. straffe Beine)? Wie stelle ich das Gerät auf meine Körpergröße ein? Welches Trainingsgewicht wähle ich aus und wie stelle ich das an der Maschine ein? Wie ist der Bewegungsablauf? Am besten, er macht es vor. Wie schnell soll ich die Bewegung ausführen, wann dabei atmen? Wo sind die größten Fehlerquellen, was wird am häufigsten falsch gemacht?

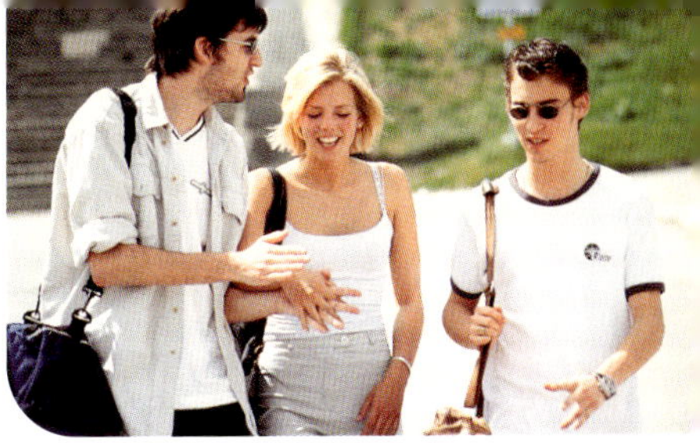

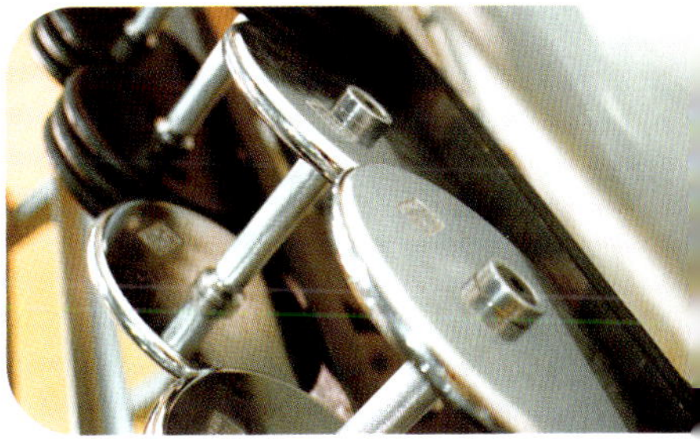

Dann sollte sich der Trainer daneben stellen, während man die Übung ausprobiert, und korrigieren. Da zeigt sich dann, ob er sein Handwerk auch aus psychologischer Sicht beherrscht. Korrigiert er mit Geschick und Diplomatie oder kanzelt er einen eher ab? Fragt er nach, wie ich die Übung empfunden habe, was ich wo gespürt habe oder wartet er nur ungeduldig, bis ich so weit bin? Lobt er? Ein guter Trainer wird mich freundlich auf Fehler hinweisen und mir erklären, warum ich es vielleicht besser anders machen sollte.

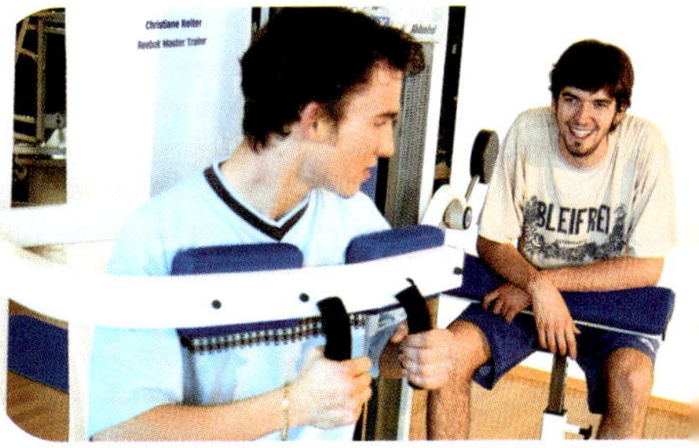

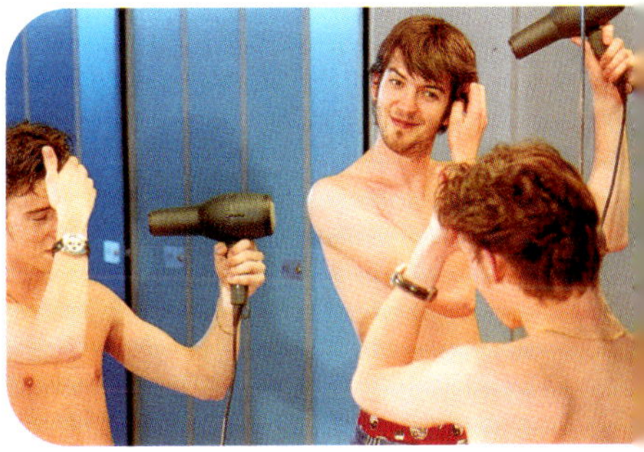

Nicht nur Muskelmaschinen, auch Ausdauergeräte wie Laufband, Fahrrad-Ergometer, Stepper, Crosstrainer, Climber oder Rudergeräte sind erklärungsbedürftig. Nach einer gewissen Zeit durchschaut man das Funktionsprinzip und wird experimentierfreudiger. Am Anfang steht man jedoch ziemlich hilflos davor und fragt sich verzweifelt, was all die blinkenden Lichtlein zu bedeuten haben. Wie gut, wenn einem das jemand geduldig erklärt. Nicht nur einmal.

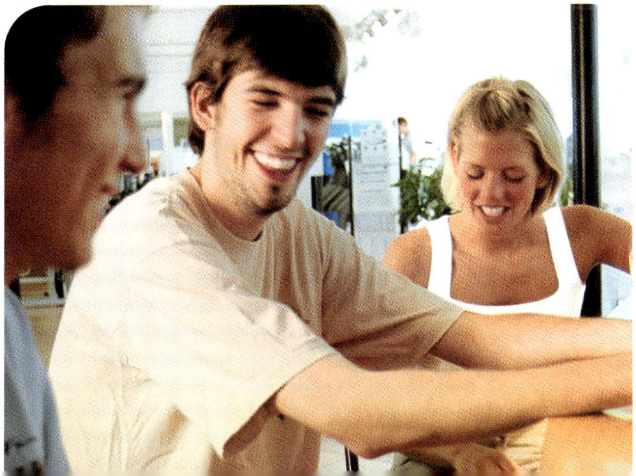

• Aber: Nicht immer steht einem der Trainer zur Seite. Was man schwarz auf weiß hat, kann man in aller Ruhe nachlesen. Auch in einem guten Sportstudio hat ein Trainer in der Regel nicht so viel Zeit, wirklich alle meine Fragen in epischer Breite zu beantworten.
In diesem Buch kann ich mir deshalb zusätzliche Anregungen holen, um mein Training effektiver und abwechslungsreicher zu gestalten. Außerdem gibt es zu vielen der im Praxisteil vorgestellten Übungen Control-Tipps, die auf die häufigsten Fehler und Risiken hinweisen.

Zu-Hause-Fitness

In den eigenen vier Wänden trainieren? Für mich die ideale Lösung. Das kann ich zu jeder Zeit und Unzeit machen. Und in den unmöglichsten Klamotten, alleine und ungestört. Ganz intensiv und zielstrebig. Und deswegen kauf ich mir jetzt ein Rudergerät oder ein Laufband oder ein Fahrrad-Ergometer.

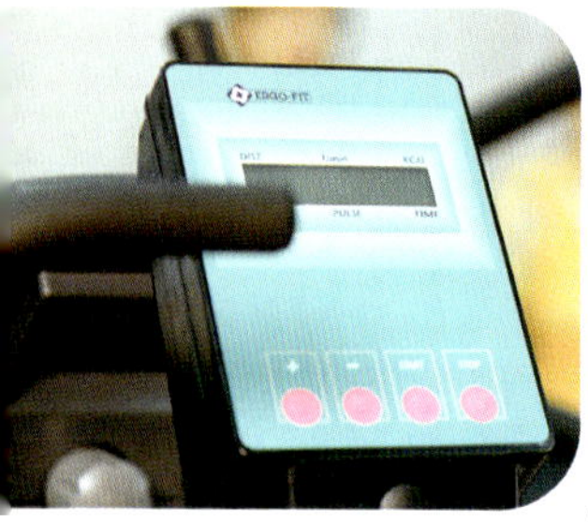

Wer sich dazu entschließt, ein Ausdauergerät für zu Hause anzuschaffen, sollte sich ein paar Basics vorher überlegen:

• Gründlich in sich gehen: Wie gut kann ich mich motivieren? Das Trainieren zu Hause hat auch seine Schattenseiten. Keiner feuert einen an, keiner korrigiert Fehler. Und man neigt dazu, das Training vor sich her zu schieben. Also: ehrlich sein – und wirklich nur dann kaufen, wenn man sich so viel Durchhaltevermögen wirklich zutraut!

• Gründlich beraten lassen! Das Gerät anfassen und ausprobieren. Ein Gerät, mit dem man nicht klarkommt, senkt die Chancen auf regelmäßiges Training gegen Null.

• Preisbewusst (Vergleichen lohnt sich!) einkaufen – aber nicht an der falschen Stelle sparen. Schließlich möchte man auf Jahre hinaus Spaß haben. Und: Mit wachsender Fitness steigen die Ansprüche. Wer dann in kurzer Zeit ein zweites, besseres Gerät anschafft, gibt letztlich mehr Geld aus, als ein anspruchsvolleres Gerät gekostet hätte.

• Vorher den Standort überprüfen! Genau ausmessen: Habe ich überhaupt einen guten Platz? Laufbänder haben die Grundfläche eines mittelgroßen Teppichs. Und wenn man sich eingezwängt fühlt, wird's nichts mit der Fitness.

• Einen Platz einrichten, an dem man sich wirklich wohlfühlt! Ein dunkler Kellerraum gewinnt durch ein Trainingsgerät nur vorübergehend an Attraktivität. Über kurz oder lang wird das Gerät dort unbenutzt verstauben. Der Hometrainer gehört also an einen Platz, den man mag, das kann auch im Schlaf-, Gäste- oder Wohnzimmer sein. Sind vor der sportlichen Aktivität erst umfangreiche Aufbauarbeiten zu leisten, wird der Ehrgeiz schnell erlahmen. Deshalb sollte das Gerät seinen festen Platz haben!

Fahrrad-Ergometer

Was es bringt: Ein Fahrrad-Ergometer beansprucht neben dem Herz-Kreislauf-System vor allem die Beinmuskulatur. Vorteil: Man kann die Gelenke der Beine bewegen, ohne sie voll belasten zu müssen. Ist also auch was für Leute mit Gelenkproblemen. Nachteil: Wenn man nicht bewusst auf einen geraden Rücken achtet, wird die Haltung nicht trainiert. Dennoch: Das Fahrrad-Ergometer ist zu Recht ein Fitness-Klassiker, denn Strampeln ist einfach angenehm. Es beschäftigt den Körper und lässt dem Geist Freiraum. Und: Fahrrad-Ergometer gehören mit Preisen ab ca. 250 Euro (500 Mark) zu den günstigeren Hometrainern.

Was es können soll: Vor dem Kauf ausprobieren: Ist der Sattel stabil und bequem? Lässt er sich so verstellen, dass eine ideale Sitzposition möglich ist (→ Seite 162 - 163)? Ist der Lenker stabil und verstellbar? Macht das Ergometer insgesamt einen soliden Eindruck? Steht es sicher? Was hat es außer beweglichen Pedalen noch zu bieten? Selbstverständlich: unterschiedliche Schwierigkeitsgrade. Unbedingt empfehlenswert: Anzeige der Geschwindigkeit (am besten in Umdrehungen pro Minute), zurückgelegte Strecke und Trainingszeit. Auch schön: Anzeige des Kalorienverbrauchs, integrierter Pulsmesser (idealerweise mit Brustgurt), automatische Trainingssteuerung über den Puls, verschiedene Trainingsprogramme (Hügel, Zufall, simulierte Strecken, Wettkampf usw.) und ein einprogrammierter Fitness-Test.

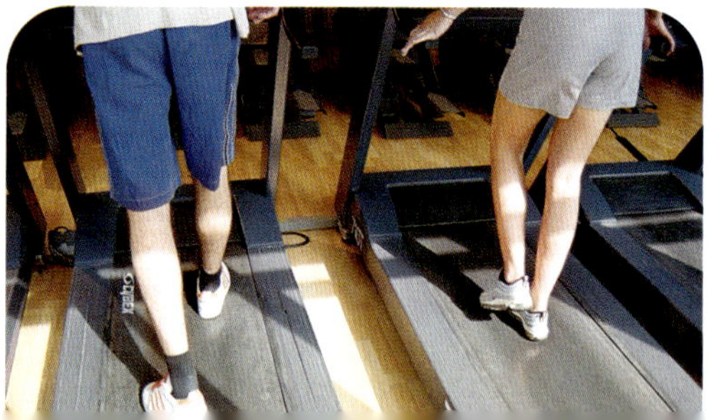

Rudergerät

Was es bringt: Training für Ober- und Unterkörper. Auf diesem Gerät wird nicht nur die Ausdauer trainiert, sondern auch die Muskelkraft gefordert. Auch die Koordinationsfähigkeit wird geschult, denn Arme und Beine arbeiten hier synchron. Da dieses Gerät schmal ist, passt es in fast jeden Raum – auch ins Büro neben den Schreibtisch! Nur fünf Minuten auf diesem Gerät, richtig ausgeführt – und man hat tatsächlich etwas für seine Fitness getan. Es kostet ab ca. 500 Euro (ca. 1 000 Mark).

Was es können soll: Steht es sicher? Läuft es rund? Sind die Stemmbretter verstellbar und haben die Füße einen guten Halt? Liegt der Griff gut in der Hand? Rollt der Sitz auf der Rollbahn gleichmäßig und flüssig hin und her, oder ruckelt er? Passiert die Kraftübertragung über einen Riemen oder eine Kette – Geräte mit Riemen sind oft leiser, aber die Geräte mit Ketten werden von vielen Profis bevorzugt. Welche Anzeigemöglichkeiten werden angeboten? Schön ist natürlich, wenn man auch etwas über die verbrauchten Kalorien und die zurückgelegte Strecke erfährt. Ideal ist ein eingebauter Pulsmesser, der seine Informationen von einem Brustgurt bezieht. Eine automatische Trainingssteuerung über den Puls und verschiedene Trainingsprogramme (z.B. Wettkampf) sind nützliche Extras. Nützlich heißt aber nicht unbedingt erforderlich. Kleiner Tipp: Vor dem Kauf die Länge des vorgesehenen Standplatzes prüfen. Außerdem wichtig: Passt das Ding durch die Tür? Kann man es zusammenklappen?

Tipps fürs Training zu Hause

- Gut geplant ist halb trainiert. Auch wenn das Gerät zu Hause immer zur Verfügung steht, sollte man seine Trainingszeiten gezielt planen.
- Störenfrieden keine Chance. Handy aus, Anrufbeantworter an. Den Familienmitgliedern erklären, dass man jetzt nicht gestört werden möchte.
- Good vibrations. Zum Fitness-Training gehört die passende Stimmung. Fetzige Musik und eine Umgebung, die man mag.
- Das Herz bestimmt die Intensität. Nicht meinen, man brauche die Pulskontrolle nicht, weil man ja nur eben schnell zu Hause trainiert.
- Was man schwarz auf weiß hat ... Mit Aufschreiben kann man Fortschritte nachvollziehen.
- Vertrauen ist gut. Kontrolle besser. Von Zeit zu Zeit ist ein Fitness-Test angesagt. Jeweils innerhalb von sechs bis acht Wochen sollten sich Verbesserungen einstellen. Schneller, solange man noch untrainiert ist, langsamer, wenn man schon recht fit ist.

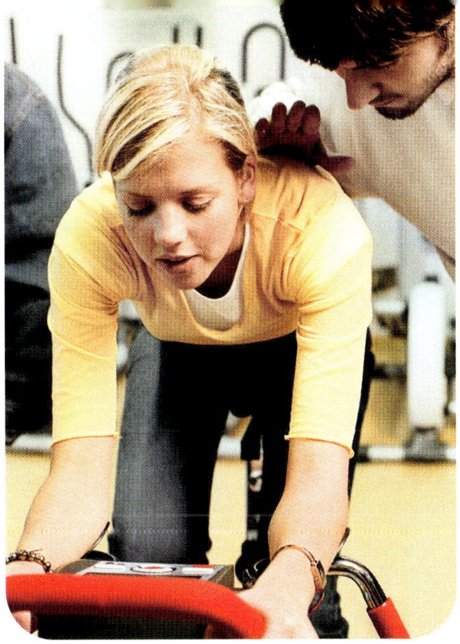

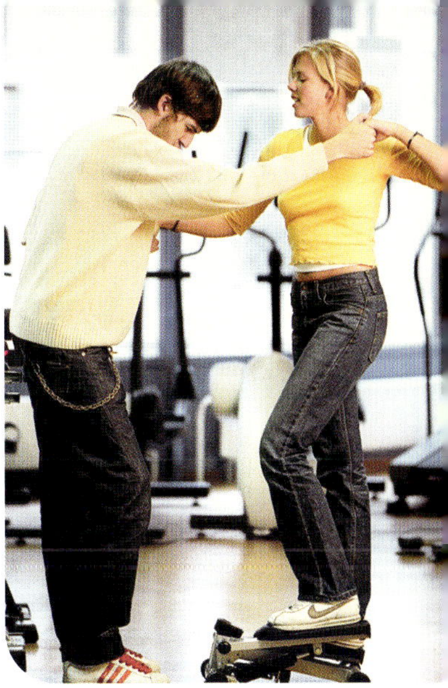

Laufband

Was es bringt: Man kann auf einem Laufband laufen. Muss man aber nicht. Wer nicht gerne joggt, kann in einem Laufband trotzdem sein ideales Trainingsgerät finden – zum Walken. Ein Laufband bietet immer denselben Untergrund und ein gleichmäßiges Tempo. Beste Voraussetzungen also, um den eigenen Bewegungsablauf zu optimieren. Gut wäre, wenn man vor dem Kauf schon eine gewisse Erfahrung mit Laufbändern mitbrächte. Denn sonst wird es mit dem Ausprobieren schwierig. Dennoch: Auch als absoluter Anfänger sollte man nicht darauf verzichten. Tipp: Erst einmal bei langsamer Geschwindigkeit gehen. Und nicht aufs Band schauen, sondern geradeaus!

Was es können soll: Prüfen, ob einem das Gehgefühl zusagt. Wie ist der Untergrund. Zu hart? Zu weich? Vielleicht kennt man ja einen Laufband-Fan, den man zum Kauf mitnehmen kann. Auf jeden Fall fragen und prüfen: Wo ist der Notknopf, der das Band sofort anhält? Kann man den Neigungswinkel verstellen? Gegen eine Steigung anzujoggen oder anzuwalken macht das Training intensiver. Tipp: Immer 1° Steigung eingeben, das schont die Knie. Gibt es Stangen, an denen man sich notfalls festhalten kann? Bei schmäleren Bändern sind Stangen am vorderen Ende zu bevorzugen. Seitlich angebracht könnten sie die Armbewegungen behindern. Unbedingt empfehlenswert: Anzeige der Geschwindigkeit (in km/h), zurückgelegte Strecke und Trainingszeit. Auch schön: Anzeige des Kalorienverbrauchs, integrierter Pulsmesser (idealerweise mit Brustgurt), automatische Trainingssteuerung über den Puls, verschiedene Trainingsprogramme (Hügel, Zufall, simulierte Strecken, Wettkampf usw.) und einprogrammierter Fitness-Test. Ein Nachteil: Gute Laufbänder sind leider keine preiswerte Angelegenheit. Erst mit ca. 1 000 Euro (2 000 Mark) ist man dabei.

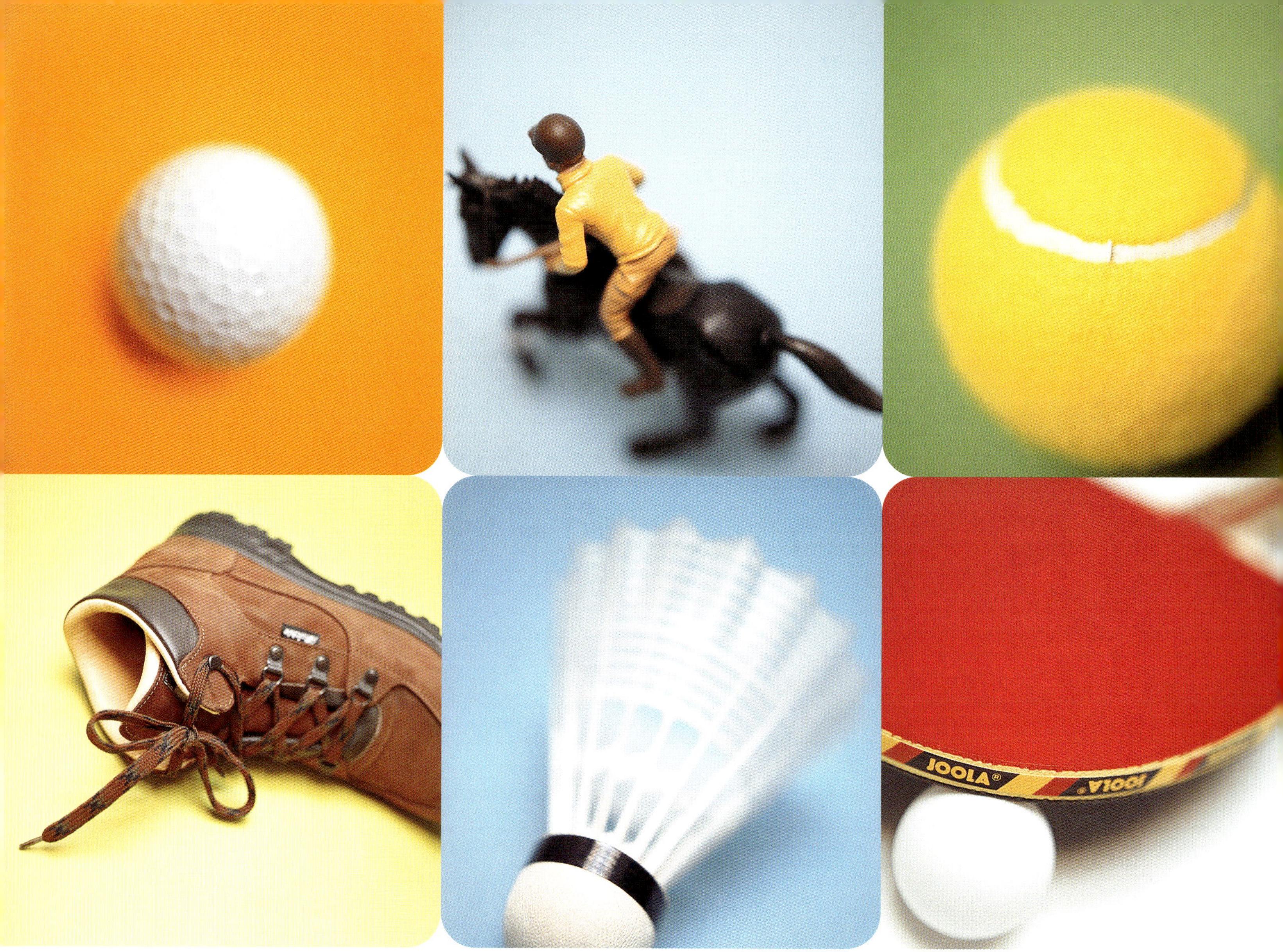

15 Forever-fit-Ideen

Was man sonst noch anstellen kann, um für immer fit zu bleiben

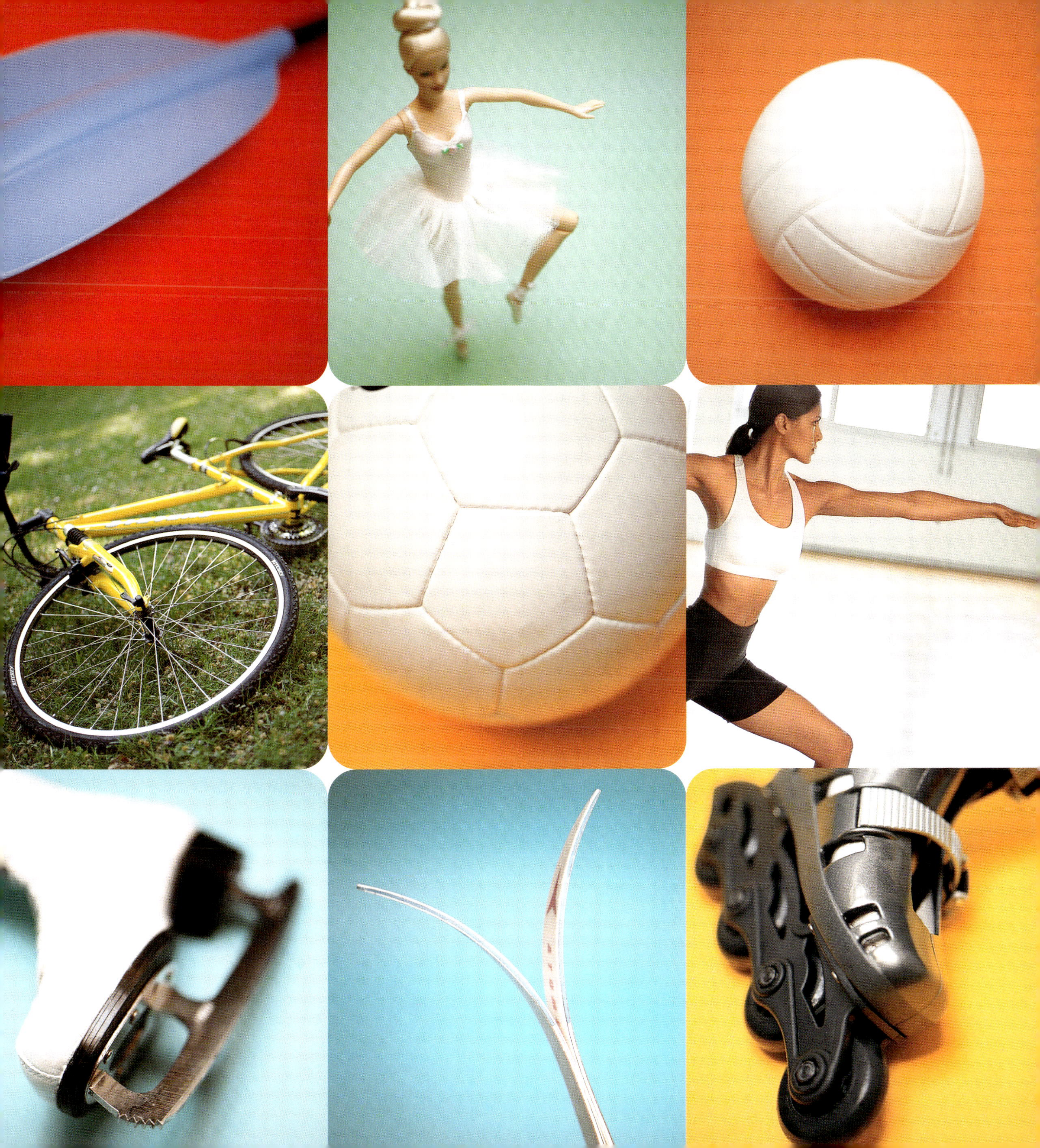

Golf

Man kann auf die Frage „Spielen Sie schon Golf oder haben Sie noch Sex?“ selbstbewusst antworten: „Beides.“ Es hat einfach seine eigene Faszination, mit einer kleinen Schlagfläche an einem langen Stiel (Verzeihung, liebe Golfer!) einen noch kleineren Ball durch die Gegend zu dreschen. Und auch noch zu treffen. Verlangt eine Menge Technik. Und Konzentration. Und Geduld. Aller Anfang ist mühsam. Noch dazu, wo man eine neue Sprache lernen muss. Und eine Golf-Etikette gibt's auch. Belohnung folgt: Ein Lifetime-Sport in und auf dem Grün. Golfplätze findet man rund um den Erdball. An den allerschönsten Flecken. Ein Schnupperkurs könnte sich als Investition in die Zukunft erweisen! Sportlich und gesellschaftlich.

Reiten

Das Glück dieser Erde liegt ... Ja. Genau dort. Zu Beginn erweist sich der Pferderücken allerdings als ausgesprochen widerspenstig. Und mit ihm das Glück. Doch das ist der Reiz: kein seelenloses Sportgerät, mit dem man da in einer Halle oder in Wald und Flur unterwegs ist. Sondern ein lebendiges Wesen, dessen Eigenheiten man kennen muss. Das man aber auch streicheln kann (gut, manche Fanatiker tun das auch mit ihren Sportgeräten). Das man pflegen und füttern muss. Mit dem man Zwiesprache halten kann (und sollte). Reiten ist mehr als „nur“ ein Sport. Wer's nicht glaubt, der frage einen Reiter. Das ist sowieso zu empfehlen, wenn man sich fürs Reiten interessiert.

Tennis

Wenn ein simpler Filzball die Welt in Atem hält, ist wahrscheinlich gerade Endspiel in Wimbledon. Wenn ein simpler Filzball plötzlich ein seltsames Eigenleben an den Tag legt, ist wahrscheinlich gerade Anfängerstunde. Und: Es gibt einen Unterschied zwischen in Atem halten und außer Atem sein. Stellt jeder fest, der sich mit dem weißen Sport einlässt. Wer sich für Tennis interessiert, dem raten wir: ausprobieren. Am besten mit einem Schnupperkurs. Doch Vorsicht: Es könnte sein, dass es nicht beim Schnuppern bleibt. Auch gut. Dann hatten wir eben mit unserer Empfehlung den richtigen Riecher.

Wandern

Das Wandern ist des Müllers Lust. Auch Meiers, Schmidts, Kleins und Groß' und wie sie alle heißen. Unsere zwei Beine sind uns zur Nutzung überlassen. Nicht nur zum Gasgeben oder Bremsen. Auch zum Gehen. Bergauf, bergab. Über Stock und Stein. Wandern eben. Oder Trekking. Oder wenigstens flottes Spazierengehen. Die eigenen Beine dem bestimmungsgemäßen Gebrauch zuzuführen ist eine prima Idee. Zusätzlich ein paar Freunde dazu zu animieren auch. Mit von der Partie: die Natur. Neu und immer wieder anders: Dafür gibt's schließlich Berge, Täler, Seen, Wälder und Flüsse. Die Möglichkeiten sind unerschöpflich. Und: Man hat Zeit zum Hinschauen. Oder zum Reden. Oder zum Schweigen. Alles selten und deshalb wertvoll heutzutage.

Federball

Dynamisch. Schnell. Spritzig. Taktisch. Geruhsam. Vergnüglich. Familientauglich. Alles das kann Federball bzw. seine sportliche Variante namens Badminton sein. Ein Spiel für alle Lebenslagen und (fast) jede Umgebung. Voraussetzung: Nach oben mehr als fünf Meter Platz. Im Garten. Am Strand. Auf der Spielwiese. Und windstill muss es sein – außer man geht gleich in eine Halle. Das erste Spiel soll in England stattgefunden haben. Auf dem Landsitz eines Herzogs. Im Jahre 1870. Badminton Halls hieß der (der Landsitz, nicht der Graf). Heute braucht man dafür keinen Landsitz: zwei Schläger, ein Netz (zur Not geht's auch ohne) und ein paar Bälle (fürs Spaß-Haben reichen die aus Kunststoff). Wer richtig sportlich spielen möchte, kann die Technik in Kursen lernen.

Tischtennis

Klack – klack – klack – klack. Nein, das ist nicht der Balzruf der gemeinen Grünholzschnepfe, sondern das Ball-auf-Tisch-Geräusch beim Tischtennis. Klack-klack geht schnell (bei Profis) oder langsamer (bei Spaßspielern). Die ersten Erfolgserlebnisse hat man recht schnell. Der Schläger verlängert die Hand nur unwesentlich und das kommt der Trefferquote zugute. Einfache Schläger und Bälle sind preiswert zu haben, auch geeignete Tische finden sich in freier Wildbahn. Auf Spielplätzen, in Parks, in Freibädern usw. Hat man mehr Ehrgeiz, ist ein Verein die richtige Wahl. Dort trifft man garantiert auch dann noch ebenbürtige Gegner, wenn man von den Familienmatches wegen Überqualifizierung schon ausgeschlossen ist.

15 Forever-fit-Ideen

Was man sonst noch anstellen kann, um für immer fit zu bleiben

Rudern & Paddeln

Eine, zwei oder mehr Stangen mit platten Enden machen das Boot zum Sportgerät. Und wieder ist die Zahl der Möglichkeiten fast unerschöpflich. Hardcore-Ausdauertraining und Kraft für Arme und Beine bieten filigrane Ruderboote, die auf Schnelligkeit getrimmt sind. Intensiv mit dem Element Wasser kämpfen kann man im Kajak oder im Kanadier. Von beiden Bootstypen gibt es „breitensportlichere“ Varianten, mit denen man regelrechte Fluß- oder Seenwanderungen machen kann. In wilde Wasser sollte man sich jedoch auf keinen Fall ohne vorheriges Training und ortskundige Führung wagen. Bester Ansprechpartner ist ein Paddel- oder Ruderclub. Wo Wasser ist, findet man in aller Regel auch solche Vereine.

Tanzen

Wer mit Tanzen nicht gerade das reine Vergnügen verbindet, der sollte überlegen, aus welcher Zeit denn die unangenehmen Erinnerungen stammen. Meist nämlich aus der Pubertät und einer Veranstaltung namens Tanzkurs (dem ersten). Wir fordern: Dem Tanzen eine zweite Chance! Gute Gelegenheiten sind Hochzeiten – die eigene(n) oder die anderer. Einen Tanzkurs kann man auch einfach so machen. Männer ahnen es: Die ersten beiden Schritte sind die schwersten – sich anmelden und dann auch hingehen. Ab dann wird's leichter. Und wer es partout nicht mit Partner machen möchte oder kann: Tanzen beschränkt sich nicht nur auf Paar- oder Gesellschaftstanz – da gibt's noch Afro Dance und Hip Hop und Freestyle und ...

Volleyball

Welch ein Sport! Baggern nach Herzenslust! Und wenn's dann zu intensiv wird: Einfach anblocken. Dreimal ist aber genug. Auch gut: Pritschen. Oder ganz direkt: Schmettern. Ach übrigens: Es geht um Spieltechniken. Für Volleyball als Freizeitspaß braucht man nicht viel. Zwei Teams, ein Netz und einen Ball. Schön, wenn ein paar Spieler wenigstens eine Grundahnung mitbringen. Aber: Je zusammengewürfelter das Team, um so höher der Fun-Faktor. Sonne und Strand machen die Sache perfekt. Das heißt dann Beach-Volleyball. Gibt es in Deutschland inzwischen auch indoor (weil das Wetter oft jeden Fun-Faktor vermissen lässt).

Radfahren

Mehr als 20 Millionen Deutsche machen es vor. Das Schöne daran: der Aktionsradius. Reicht nicht so weit wie mit dem Auto, aber dafür aus eigener Kraft. Kleine Spritztour, großer Ausflug oder ganz banal Bewegung im Alltag – ist alles drin. Nach Lust, Zeitbudget und Kondition. Leider ist gutes Rad nicht ganz billig. Man sollte sich daher vorher überlegen, was man vorwiegend machen möchte. Asphaltierte Straßen entlangflitzen und so seine Fitness aufpeppen? Dafür eignet sich ein Rennrad. Nachteil: Es mag keine Wald- und Wiesenwege. Wer sich auch im ungeteerten Gelände tummeln will, greift besser zu einem Trekking- oder einem Mountainbike. Auf jeden Fall sollte man sich vor dem Kauf gründlich informieren und probieren.

Fußball

Wie wir alle wissen, ist der Ball rund und das Spiel dauert 90 Minuten. Außerdem ist das nächste Spiel immer das schwerste, und nach dem Spiel ist vor dem Spiel. Fußball kann man übrigens auch selber spielen, nicht nur in der Glotze gucken. In Fußballvereinen mal seinen Helden aus der Bundesliga nacheifern. Platz dafür ist auf der simpelsten Wiese: Klamotten markieren das Tor und los geht's. Wer's ernsthafter mag, sollte sich einen Verein suchen. Denn Fußball hat viel mehr zu bieten als nur Kickerei. Technik beispielsweise. Und Taktik. Die lifestylige Variante von Fußball ist übrigens Beach-Soccer. Vielen Dank dafür, Brasilien.

Tai Chi

Tai Chi war mal eine Kampfkunst. Erfunden haben soll sie ein Mönch, als er einer Schlange und einem Kranich beim Kampf zuschaute (Sieger nach Punkten war übrigens die Schlange). Geblieben ist die Kunst. Vergangen ist der Kampf. Wirklich? Sind wir nicht selbst unser größter Gegner? Und macht nicht erst der geschickte Umgang mit dem Gegner die Kunst aus? Also doch Kampfkunst? Irgendwie schon. Und auch wieder nicht. Tai Chi konfrontiert uns mit uns selbst. Mit unseren Möglichkeiten, unseren Grenzen. Ganz unspektakulär, in weichen, fließenden Bewegungen. Die sich jeder aneignen kann: Wer spazieren gehen kann, der kann auch Tai Chi lernen.

Eislaufen

Wenn's dem Esel zu wohl ist, dann geht er aufs Eis. Den Menschen scheint es schon lange zu wohl zu sein. Denn sie bewegen sich seit mehr als 4 000 Jahren mit Kufen über spiegelglatte Flächen. Früher aus einer gewissen Notwendigkeit heraus, heute als Spiel, Sport und zum Spaß. Auf dem Eis kann man eine Menge anstellen: schnelllaufen, kunstlaufen, tanzen und Hockey spielen. Wer das alles (oder eines davon) ernsthaft als Sport betreiben möchte, der braucht fachkundige Anleitung, z. B. in einem Sportverein. Für den Anfang eignet sich ein Eisstadion. Da ist die Eisqualität besser. Keine hinterlistigen Rillen gefährden das mühsam erkämpfte Gleichgewicht. Irgendwann zieht es dann aber doch jeden aufs Natureis.

Langlauf

Langläufer leben länger. Wirklich. Es kommt ihnen nicht nur so vor. Kein Wunder, betreiben sie doch eine der gesündesten Ausdauersportarten. Langlaufen bietet was für Körper, Geist und Seele: Beine und Arme sind aktiv, das Gehirn ist mit der Koordination beschäftigt und die Seele hat Freizeit. Um die Natur zu genießen. Um sich beeindrucken zu lassen von der weißen Pracht ringsum. Und um abzuschalten. Körperliche Aktivität und seelische Entspannung – die perfekte Kombination. Zum Schnuppern kann man sich auch erst einmal eine Ausrüstung leihen. Wer wirklich eintauchen möchte in das elegante Dahingleiten, der sollte sich auf jeden Fall einen Anfängerkurs gönnen.

Inline Skating

Inline-Skates haben fast nichts mehr gemein mit den scheppernden Rollschuhen oder den schon etwas moderneren Rollerblades mit Stoppern aus der Kinderzeit. Auf den heutigen Leichtlauf-Rädern kriegt man nicht mehr viel mit vom Asphalt. Dazu lässt man ihn einfach zu schnell hinter sich. Schon atemberaubend, zu welcher Geschwindigkeit man sich damit als Zweibeiner aufschwingen kann. Wer sich mit den rasenden Rollen anfreunden möchte, dem ist ein Kurs zu empfehlen. Zur hohen Kunst des Skatens gehört nämlich vor allem eine solide Bremstechnik. Und als Pflichtausrüstung: Knie-, Ellbogen- sowie Handgelenkschützer und Helm.

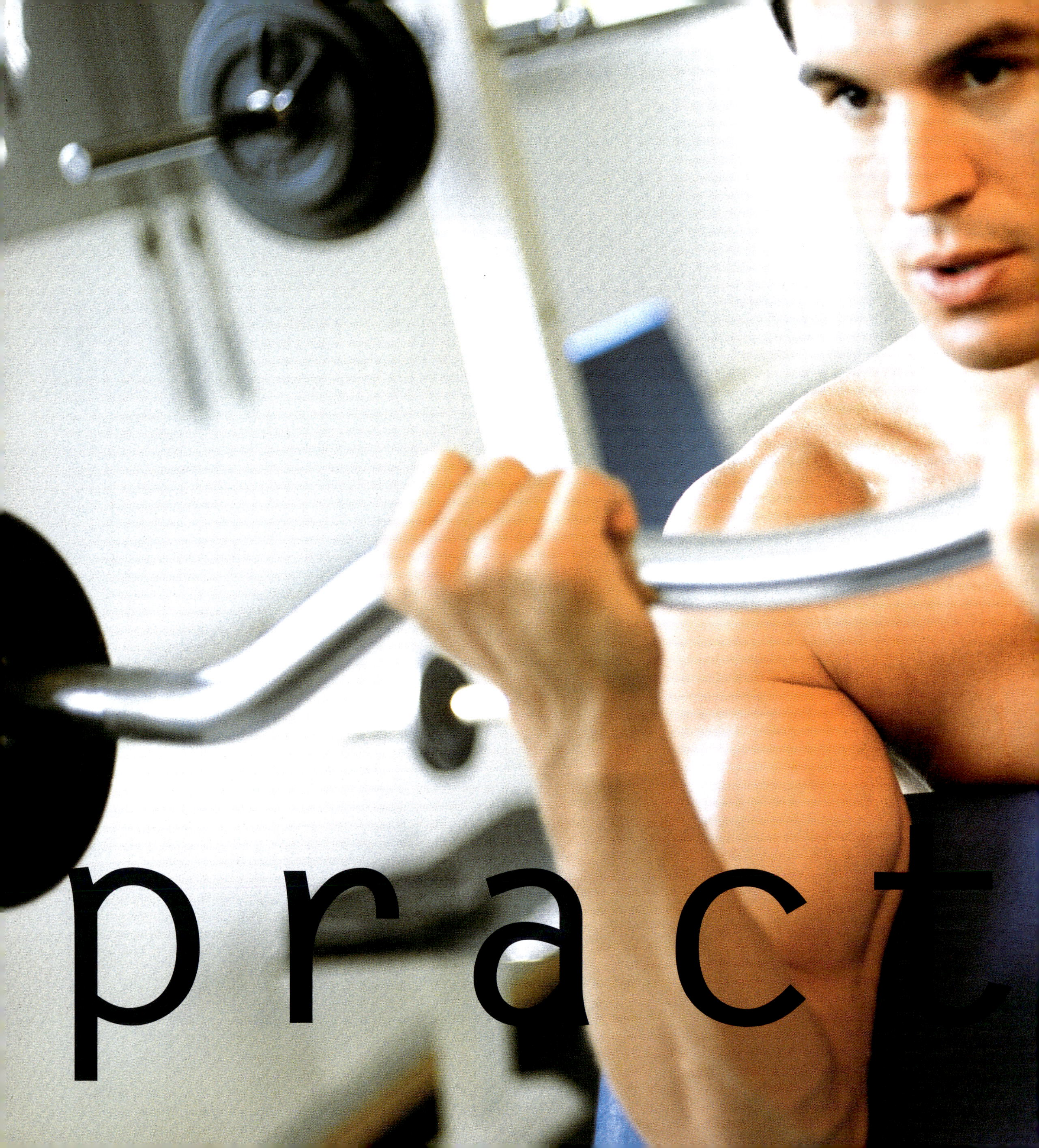

pract

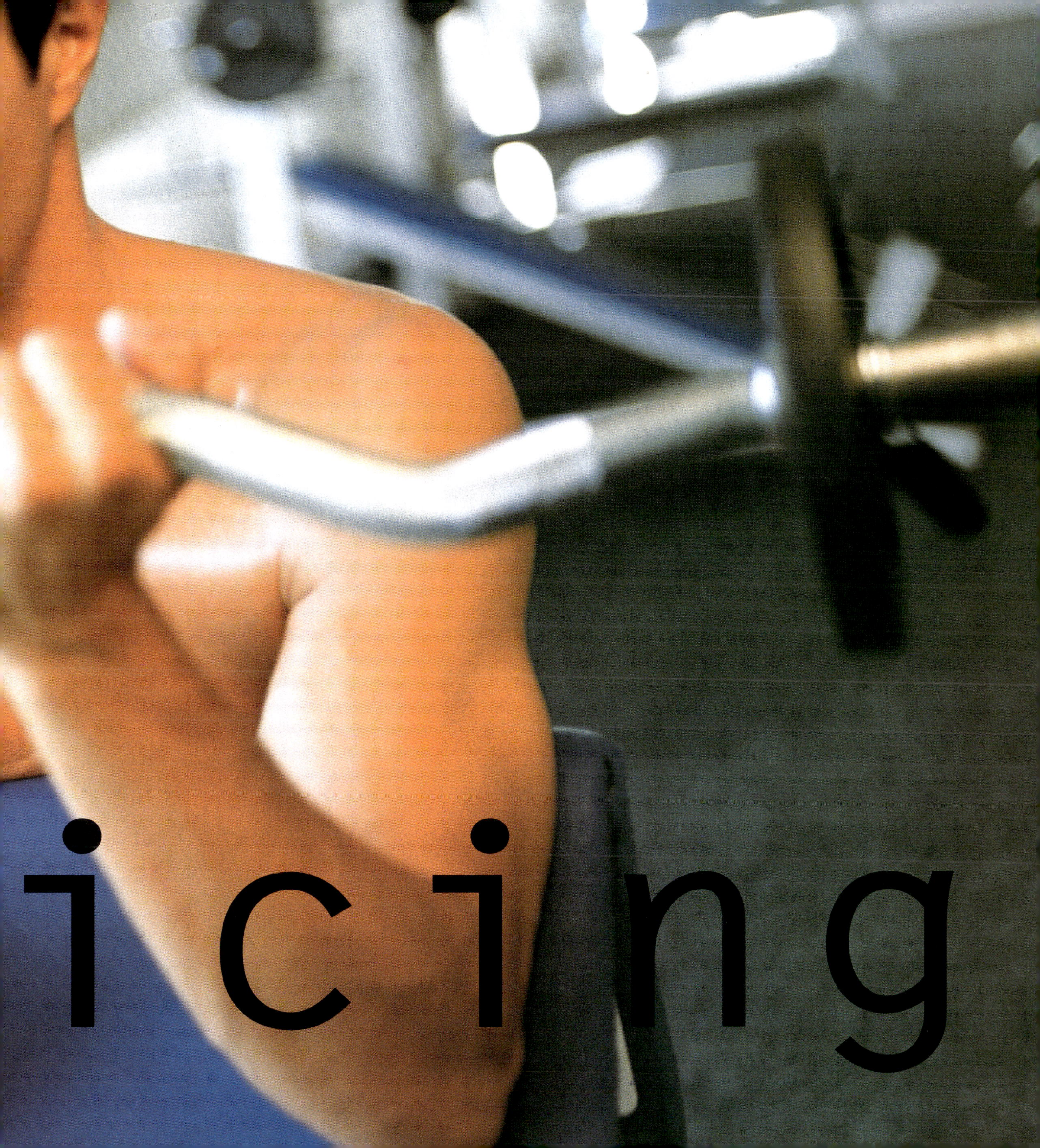
icing

Muskel-

Für den starken Auftritt und eine tolle Figur!

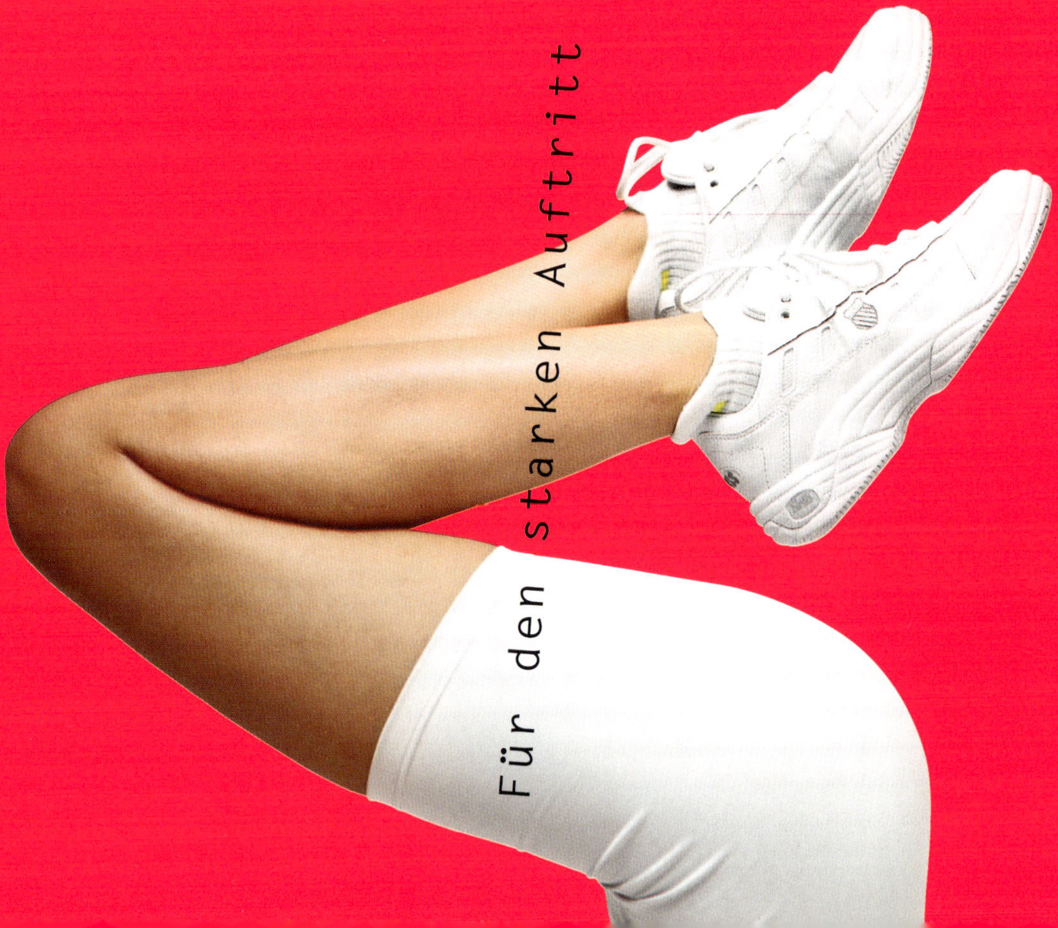

Power

Kraft gibt's nicht nur in der Einzahl. Kräfte kann man auch sammeln. In den Armen, im Rücken, im Bauch und in den Beinen. Aber wenn man nicht aufpasst, schwinden sie. Fast unbemerkt. Bis man sie eines Tages mal dringend bräuchte – und dann merkt, dass sie weg sind …

Aber so weit lassen wir es gar nicht erst kommen. Besser ist, immer für Nachschub zu sorgen. Ständig was dafür zu tun. Etwas Kraft auf die hohe Kante zu legen. Damit man Reserven hat, falls man mal mehr braucht. Ein dosiertes Krafttraining legt genau diese Reserven an.

Unsere Kraft-Sparkasse sind die Muskeln. Treppensteigen, Taschenschleppen, Tischerücken: Ein durch Training gut gefülltes Kraft-Konto macht vieles leichter. Und übrigens: Muskeln sind nicht nur nützlich, sondern können auch richtig gut aussehen! Halten wir sie in Form, tun sie dasselbe für uns.

Was ist sexy?

Darüber gehen die Meinungen auseinander. Zum Glück. Schönheitsideale wandeln sich. Was gestern als der Inbegriff von Sex-Appeal galt, finden wir heute abtörnend. Und umgekehrt. Manches jedoch bleibt.

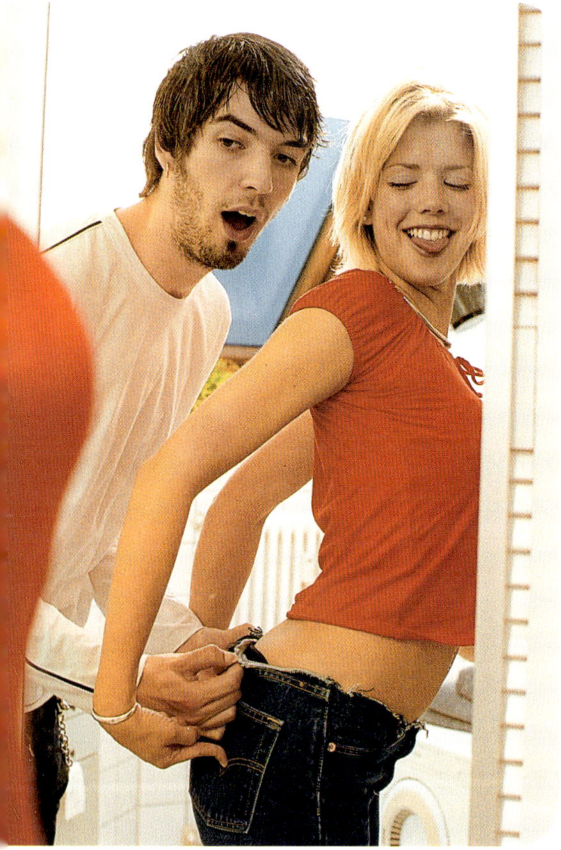

Dick oder dünn? Ganz egal!

Heutzutage sind die Models nicht nur schlank, sondern superschlank. Ist das Gewicht also das Schönheitskriterium Nummer eins? Weit gefehlt! Nur eines haben die heutigen Models mit ihren im Vergleich „molligeren" Vorgängerinnen gemeinsam: die Proportionen. Am Verhältnis des Hüftumfangs zur Taillenweite (waist-hip-ratio, abgekürzt WHR) hat sich praktisch nichts geändert. Nach wie vor liegt es meist bei wespenartigen 0,68 bis 0,72. Zum Vergleich: Die Durchschnittsfrau hat eher eine WHR von 0,8 oder mehr.
Beruhigend: Stimmen die Proportionen, ist das Körpergewicht für die Attraktivität anscheinend nicht so entscheidend. Die Teilnehmer an einer amerikanischen Studie beurteilten „gewichtigere" Frauen mit einer WHR zwischen 0,7 und 0,8 als genauso attraktiv wie schlanke.

Typisch weiblich?

Die typisch weiblichen Konturen entstehen durch Fettpölsterchen an den richtigen Stellen: an Brüsten, Hüften und Po. Als typisch männlich wird ein Körper dagegen empfunden, wenn er breite Schultern, einen V-förmigen Rücken und schmale Hüften hat. Grundlage dieser Körperformen sind neben den Knochen natürlich vor allem die Muskeln. Doch allzu viele Muskeln sind auch wieder nicht attraktiv. Meinen jedenfalls die Frauen und ziehen einen durchschnittlichen männlichen Körper einem Muskelpaket vor.

Die Männer haben da ganz andere Ideale: Ihrer Überzeugung nach muss ein Männerkörper mindestens 14 Kilogramm Muskeln haben, um einer Frau zu gefallen. Womit sich wiederum die Männer selbst ganz schön unter Druck setzen. Vielleicht sollten sich die Geschlechter in diesem Punkt einfach mal austauschen.

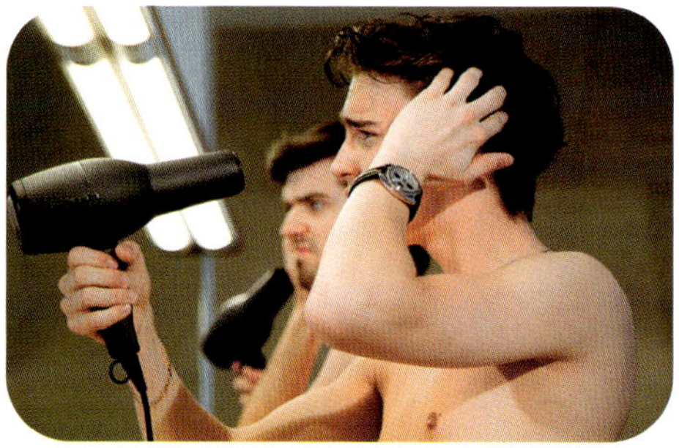

Lieber sanfte Typen oder ganze Kerle?

Was Frauen sexy finden, ändert sich übrigens im Laufe des Zyklus: In der „gefährlichen" Zeit rund um den Eisprung stehen kantige Kerle hoch im Kurs – als Erzeuger. In der restlichen Zeit sind den Frauen die sanfteren Typen lieber. Einen Mann für jede Gelegenheit also?

Warum Frauen gerne fremdgehen

Manchmal zumindest. Schätzungsweise fünf bis zehn Prozent aller Sprösslinge sind so genannte Kuckuckskinder. Ihr sozialer Vater ist nicht ihr leiblicher. Nur dass der soziale Vater nichts davon weiß.

Ebenfalls ganz weit oben in der Gunst der Frauen: große Männer. Kein Wunder also, dass Männer über 1,85 Meter mehr Kinder haben als kleinere.

Und was finden Männer an Frauen sexy? Klingt fast schon langweilig: Männer mögen eine Figur mit durchschnittlichen weiblichen Formen und ebenso durchschnittlich großen Brüsten. Auf Extreme scheinen sie gar nicht so wild zu sein. – Da staunt der Laie, und die Fachfrau wundert sich.

Max

Muskeln sind echt super!

Muskeln sind stark. Schon rein anatomisch. Irgendwie ist das ästhetisch, wenn man den Dingern beim Arbeiten zuschauen kann. Bei einem gut definierten Bodybuilder kannst du live haben, was du sonst nur im Anatomiebuch siehst. Plötzlich kriegst du eine Idee davon, wo welche Muskeln sitzen und wie sie funktionieren. Welche Übung welchen Muskel beansprucht und wie man mit Variationen unterschiedliche Muskelpartien fordert.

Was mich außerdem besonders beeindruckt: diese irrsinnige Mühe und Disziplin, die es braucht, um solche Muskeln aufzubauen. Und das nicht nur ab und zu, sondern kontinuierlich. Ich glaube, das könnte ich nicht. Selbst wenn ich wollte.

Ich denke, man sollte nicht vergessen, dass vieles von dem, was wir heute über Muskeltraining wissen, aus dem Bodybuilding stammt. Und unsere heutige Fitness-Studio-Kultur hat ihre Ursprünge schließlich auch dort. Meiner Meinung nach ist Bodybuilding ein echter Leistungssport, mit allen Vor- und Nachteilen.

Gabi

Muskeln sind total beknackt.

Diese Muskelprotze gehen mir auf den Geist. Wie kann man nur so mit seinem Körper beschäftigt sein? Und wie albern das aussieht! Diese Berge von Muskeln. Das ist doch nicht schön, das ist beängstigend! Ich kann mir auch nicht vorstellen, dass solche aufgeblasenen Muskeln wirklich noch einen Zweck erfüllen.

Nein, so ein Muskelmann dürfte mir nicht zu nahe kommen. Ein schlanker Männerkörper ist auch mit seiner ganz natürlichen Ausstattung schön. Muskelpakete sind da völlig überflüssig. Neulich beim Zappen bin ich auf dem Sportkanal in eine Bodybuilding-Meisterschaft hineingeraten. Lauter Möchtegern-Schwarzeneggers, die sich auf Kommando drehen und wenden. Das ist doch kein Sport, das ist ein Marionettentheater, ein Jahrmarkt der fehlgeleiteten Eitelkeiten.

Ich verstehe nicht, wie ein erwachsener Mensch so was machen kann. Was geht in so einem Kopf vor? Nicht viel, schätze ich. Sonst würde er sich eine sinnvollere Beschäftigung suchen. Am schlimmsten finde ich, dass dieser Muskelprotz-Virus anscheinend nicht nur Männer, sondern auch Frauen befällt. Das ist dann der Gipfel. Frauen mit Muskelpaketen – einfach grässlich.

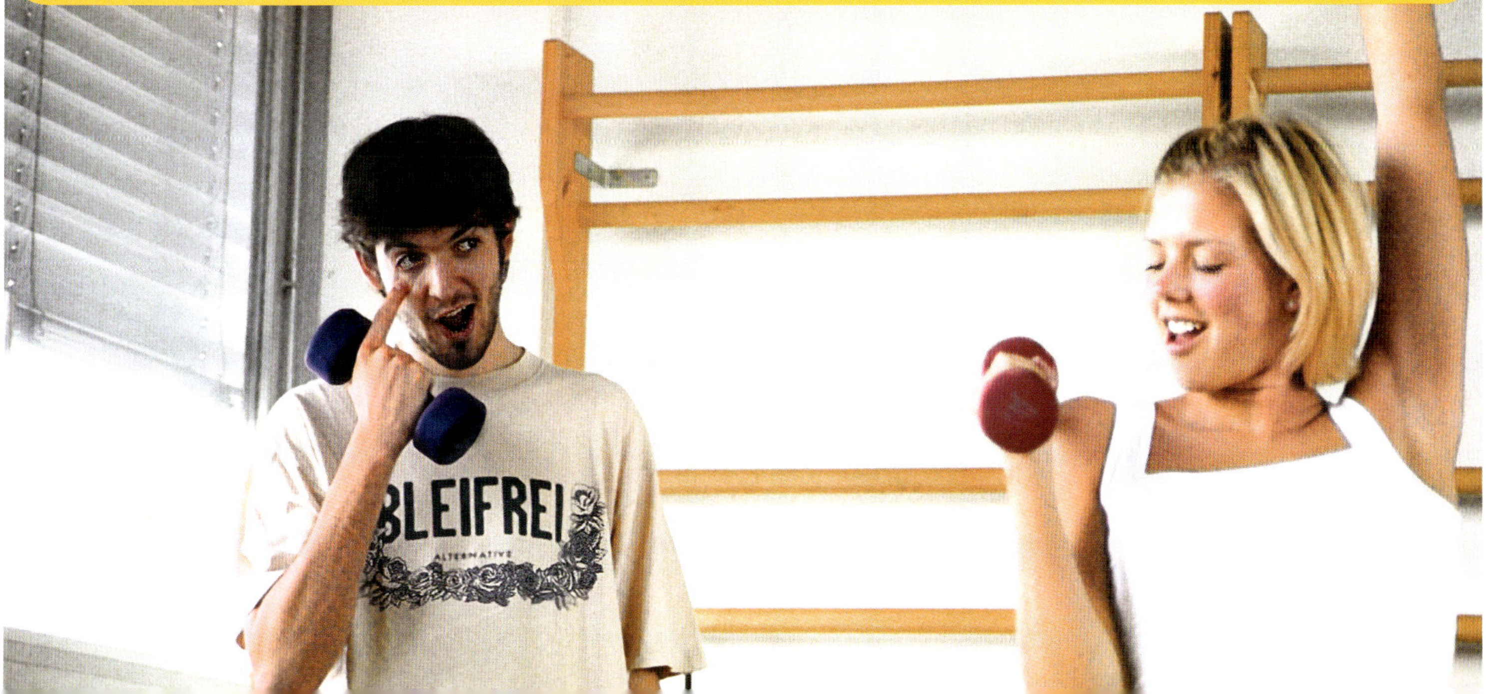

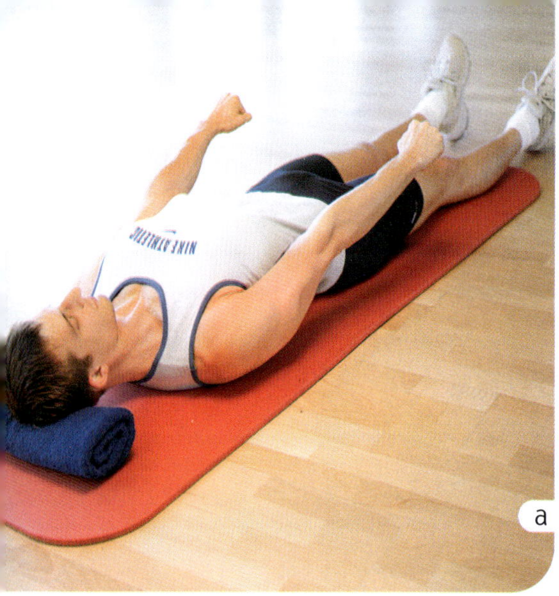

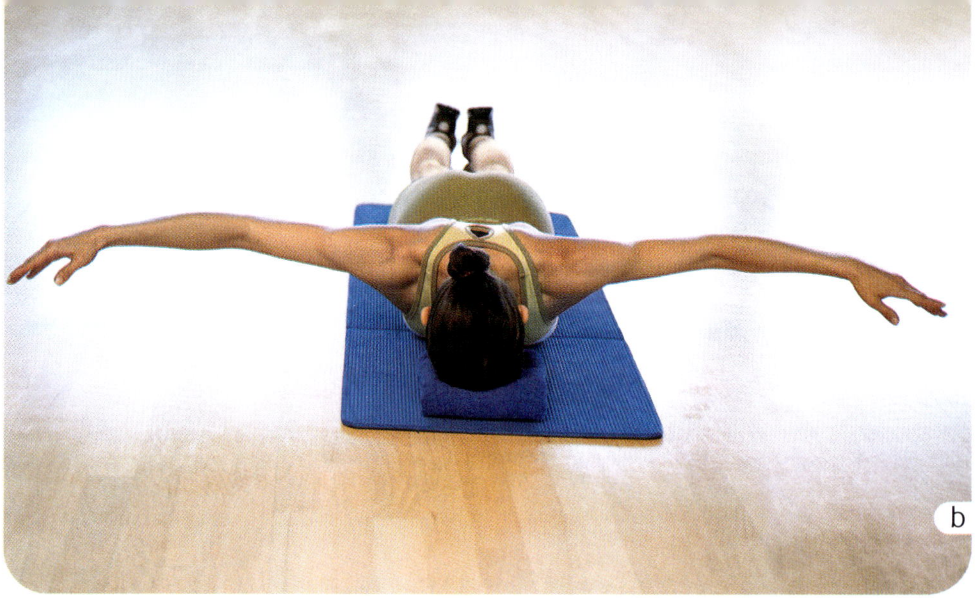

Schöne, selbstbewusste Haltung!

Korsettübung

Für alle, denen man immer gesagt hat: Steh doch nicht rum wie ein Fragezeichen!

Die Startposition: In Rückenlage die Beine entspannt ausstrecken. Den Hinterkopf auf ein kleines Kissen oder ein zusammengefaltetes Handtuch legen. Die Arme liegen lang und entspannt an den Seiten. Zuerst leichtes Doppelkinn machen, dann den Bauchnabel nach innen ziehen. Arme richtig durchstrecken. Hände zu Fäusten ballen. Die Handrücken zeigen zur Decke.

Und so wird's gemacht:

1 Die Schulterblätter tief nach unten und dann zusammenziehen. Die Spannung ca. 2 Sekunden halten. Dabei die Arme durchgestreckt lassen. 3 x wiederholen.

2 Jetzt die Schulterblätter nochmals tief nach unten und dann nach innen ziehen. Die Arme ca. 2 Zentimeter anheben. Stopp! Checken, ob die Schulterblätter noch tief unten und innen sind! Die Arme müssen absolut durchgestreckt sein.

3 Arme weitere 2 Zentimeter anheben. Schulterblätter weiter nach unten und innen ziehen. Das muss sich anfühlen, als ob jemand an den Bändern eines imaginären Korsetts zieht. Stopp! Check: Ist das Doppelkinn noch da und vor allem der Bauch richtig tief nach innen gezogen?

4 Die Arme ein letztes Mal um weitere 2 Zentimeter anheben, die Schulterblätter weiter nach unten und innen ziehen.

5 Arme durchgestreckt in die Startposition absenken. Die Schulterblätter bleiben dabei zusammengezogen!

6 Nicht tief, aber natürlich und regelmäßig atmen. Auf keinen Fall die Luft anhalten!

Wie oft?

- Dreimal pro Woche mit 3 Wiederholungen

Und wo?

- Im Bett, vor dem Aufstehen oder Einschlafen
- Am Boden vor dem Fernseher – wenn gerade Werbung läuft

BWS – die Muskulatur in der Brustwirbelsäule

Bei Stress wird der obere Rücken oft zu stark angespannt, der mittlere und untere Teil jedoch zu wenig genutzt. Folge: unattraktiver, krummer Rücken. Mit den Übungen auf dieser und der folgenden Doppelseite werden die Muskeln umprogrammiert!

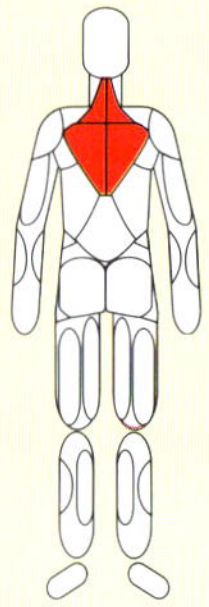

Dabei werden die Schulterblätter nach unten gezogen, so dass sich der mittlere Teil des Kapuzenmuskels schneller und effizienter bewegt, der obere Teil dafür langsamer. Wir starten mit der Korsettübung – der Basis für alle anderen Übungen, die den mittleren Rücken kräftigen.

Warum's so gut tut:

- Ganz ohne Korsett stehe ich mit der Zeit automatisch richtig gerade!
- Löst Verspannungen im Nacken!

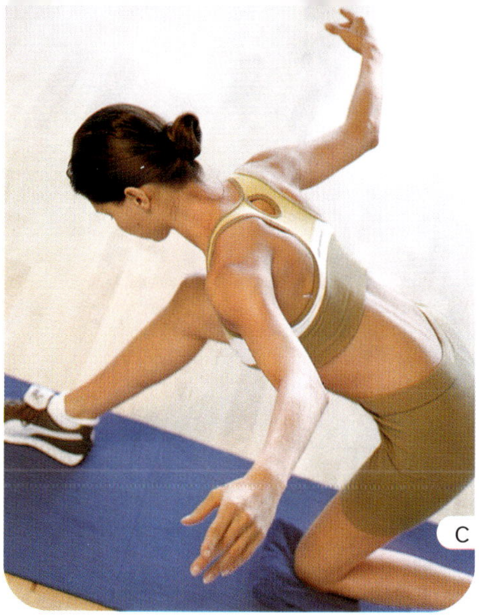

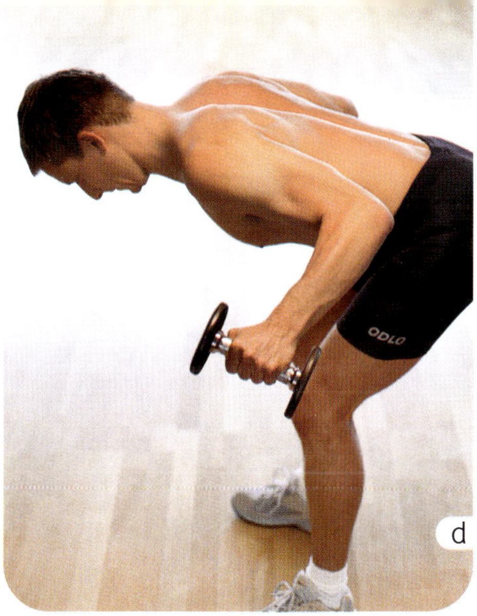

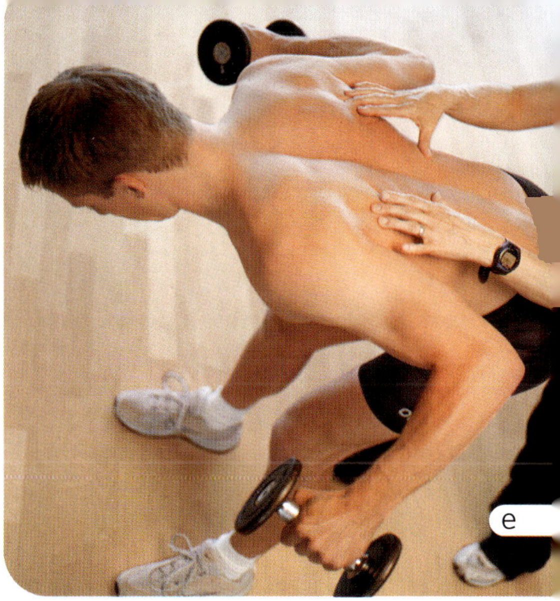

Backfly – Der Rückwärts-flieger

Ein Klassiker für Schieber (Kinderwagen) und Internet-Freaks

Variation in der Bauchlage
Die Startposition: in Bauchlage die Beine ausstrecken. Entweder Fußrücken am Boden oder Fußspitzen aufsetzen. Fersen zeigen zur Decke, damit mehr Spannung in die Beine oder ins Gesäß kommt. Die Stirn liegt auf einem kleinen, zusammengefalteten Tuch. Leichtes Doppelkinn, Bauchnabel eingezogen. Die Arme so ausstrecken, als würde man einen riesigen Wasserball halten. (Die Armposition während der gesamten Übung beibehalten.)

Variation auf Knien
Die Startposition: Auf einer Matte bringen wir unser vorderes Bein in einen Winkel von 90 Grad oder mehr. Fußspitzen nach vorne. Hinteres Bein ebenfalls in 90-Grad-Winkel. Der Fußrücken liegt entspannt am Boden. Doppelkinn, Bauchnabel einziehen, Schultern tief unten halten. Gesäß langsam nach hinten schieben, so dass Schultern und Rumpf parallel zum Boden stehen. Wie in der Bauchlage halten die Arme wieder einen imaginären Wasserball.

Variation im Stand vornübergebeugt
Die Startposition: Schulterbreit stabil stehen. Beide Fußspitzen zeigen nach vorne. Knie entspannt, Bauchnabel tief eingezogen, Schultern tief, Doppelkinn. In dieser Position schiebt man das Gesäß langsam immer weiter nach hinten. Man spürt, wie sich das Gewicht dabei auf die Fersen verlagert. Langsam die Beine beugen, so dass der Rumpf parallel zum Boden steht. Hier werden die Arme in einem 90-Grad-Winkel gehalten. Unterarme und Ellbogen sind parallel zum Boden. Die Handflächen zeigen zueinander. (Diese Armposition wird während der gesamten Übung beibehalten.)

Und so wird's gemacht:

1 Einatmen und beim Ausatmen die Schulterblätter tief nach unten und kräftig nach innen ziehen.

2 Danach die Arme in der Ausgangsposition zur Decke heben. Dabei werden die Schulterblätter noch stärker zusammengezogen.

3 Kurz einatmen und beim Ausatmen die Arme wieder senken. Die Schulterblätter bleiben dabei zusammen.

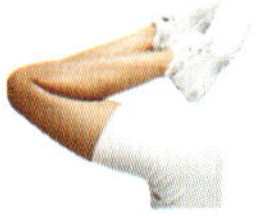

Tipp

Auch wenn's am Anfang schwer fällt: immer gut aufpassen, dass der Kopf in der Doppelkinnposition und der Rücken lang und in der neutralen Haltung bleibt! In Bild e ist zu sehen, wie man die Haltung kontrollieren lassen kann: nach den Schulterblättern fühlen und sicher gehen, dass sie wirklich kräftig nach unten und innen gezogen sind.

Wie oft?
- Anfangs 4-8 x
- Später 8-12 x

Wie viel Gewicht?
- Am Anfang reicht das Eigengewicht
- Später: 3-5 Kilogramm

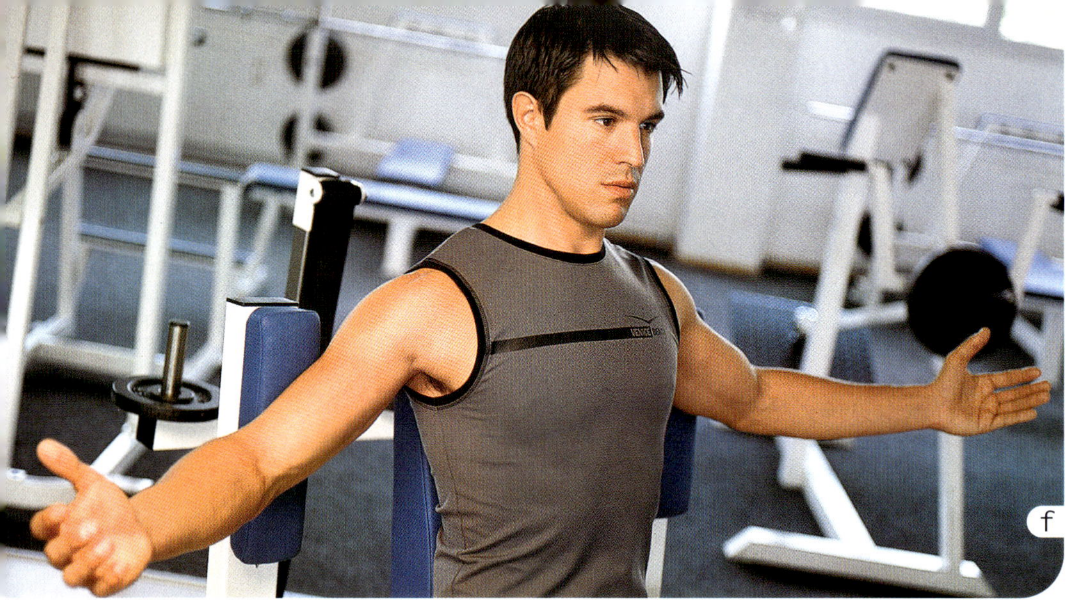
f

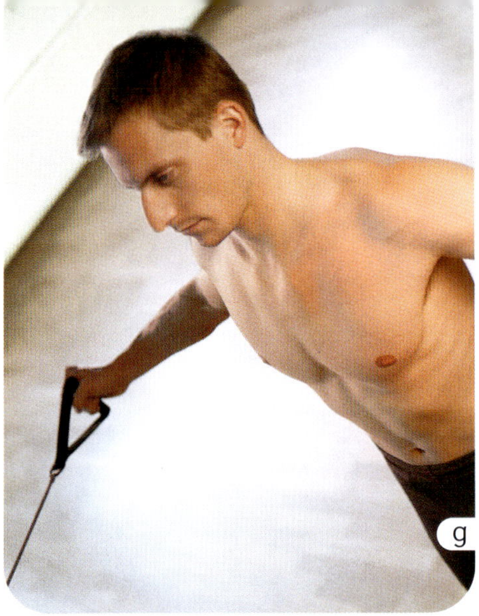
g

Alles, was stark macht!

Backfly mit Kraftmaschine

Macht Spaß!

Die Startposition: Weil man sitzt und die Arme fixiert sind, kann man sich hier gut auf die Bewegung im Rücken konzentrieren. Die Sitzposition muss aber ständig kontrolliert werden: Füße am Boden, Beine im 90-Grad-Winkel, Bauch eingezogen, Schultern tief und Doppelkinn machen. Die Arme sind je nach Maschine unterschiedlich fixiert. Hier (→ Bild f) drücken die Oberarme gegen die Polster.

Und so wird's gemacht:

1 Einatmen und beim Ausatmen die Schulterblätter tief nach unten und kräftig nach innen ziehen.

2 Die Arme gegen die Polster pressen und zusammen mit den Muskeln im mittleren Rücken nach hinten drücken. Dabei werden die Schulterblätter noch mehr zusammengezogen.

3 Kurz einatmen. Beim Ausatmen die Arme wieder zur Ausgangsposition zurückbringen. Die Schulterblätter bleiben zusammen.

Backfly mit Tubings

Sieht sogar stark aus

Man verwendet zwei Tubings. Beide Enden werden an einem festen Gegenstand in Brusthöhe fixiert. Die Tubings liegen mehr als schulterbreit auseinander. Für die Startposition muss man so weit vom Tubingsfixpunkt entfernt stehen, dass eine leichte Spannung in den Tubings entsteht. Kampfstand einnehmen, das heißt, ein Fuß befindet sich ein kleines Stück vor dem anderen, beide Fußspitzen zeigen nach vorne, Gewicht in die Mitte verlagern. Knie sind entspannt, Bauch nach innen gezogen, Schultern tief. Leichtes Doppelkinn machen. Man nimmt die Tubinggriffe und kann sie um die Unterarme fixieren. Dabei entsteht allerdings ein kürzerer Hebel und der Zug ist nicht so stark. Hält man sie in der Hand, muss man auf ein gerades, stabiles Handgelenk während der ganzen Übung achten. Die Arme halten wieder einen imaginären großen Ball.

BWS

Hier wird ebenfalls der „BWS" trainiert (→ Seiten 56-57).

Und so wird's gemacht:

1 Einatmen und beim Ausatmen die Schulterblätter tief nach unten und kräftig nach innen ziehen.

2 Danach die Arme in der Ball-Haltung langsam nach hinten bringen. Dabei werden die Schulterblätter noch mehr zusammengezogen.

3 Kurz einatmen und beim Ausatmen die Arme wieder in die Ausgangsposition bringen. Die Schulterblätter bleiben dabei zusammen.

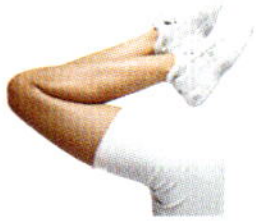

Tipp

Nicht vergessen, den Kopf während der gesamten Übung in Doppelkinn-Position zu halten. Ellbogen nicht fallen lassen. Trick: Man stellt sich vor, dass man einen Ball halten muss. Stabil stehen: nicht mit dem Oberkörper nach hinten ausweichen.

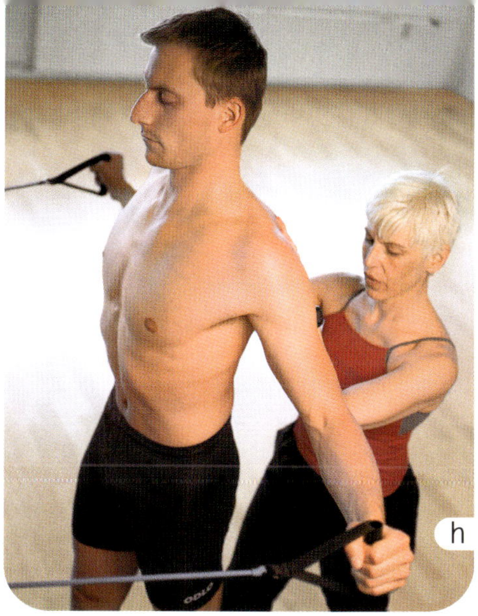
h

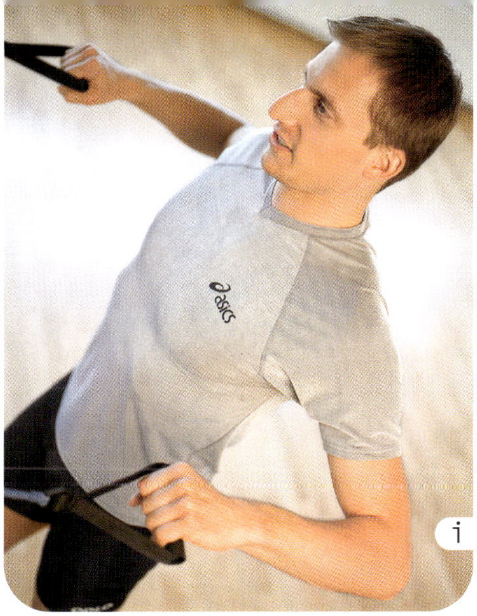

i

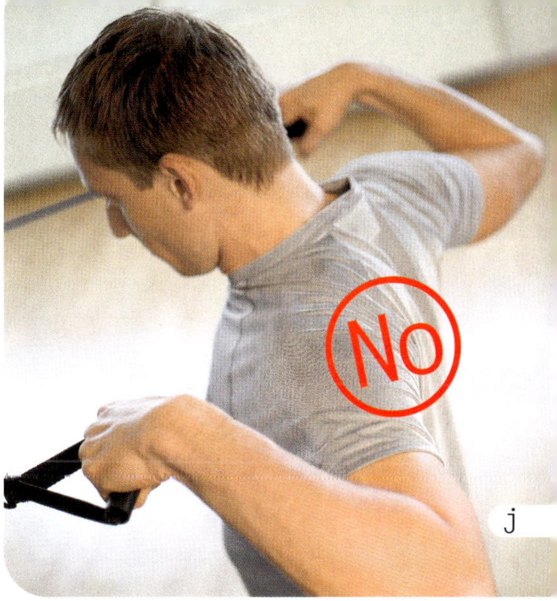

j

BWS-Rudern mit Tubings

Die Steigerung für alle, die den Backfly bereits beherrschen

Diese Übung ist schwieriger, weil die Arme nach innen gerichtet sind. Man muss sich sehr darauf konzentrieren, die Schultern wirklich tief zu halten.
Die Startposition: die gleiche Haltung wie beim Backfly mit Tubings einnehmen. Tubings diesmal jedoch etwa 4 Zentimeter unterhalb des Brustbeins fixieren. Die Arme in einem 90-Grad-Winkel halten. Die Ellbogen befinden sich ungefähr in Höhe der Brustwarzen. Handrücken zeigen zur Decke. Die Tubinggriffe mit den Händen halten.

Und so wird's gemacht:

1 Einatmen und beim Ausatmen die Schulterblätter tief nach unten und kräftig nach innen ziehen.

2 Danach die Arme im 90-Grad-Winkel langsam nach hinten bringen. Dabei werden die Schulterblätter noch stärker zusammengezogen. Stopp! Checken, ob die Schultern tief unten sind und die Arme ihre Position beibehalten!

3 Kurz einatmen und beim Ausatmen die Arme wieder zurückbringen. Die Schulterblätter bleiben dabei zusammen.

Variationen: Auf der Schrägbank mit Kurzhanteln oder vornübergebeugt mit einer Langhantel.

Wie oft?

- ohne Gewicht, also nur gegen die Schwerkraft 8-16 x, vornübergebeugt (wie ⇢ Seite 57, Bild d)
- mit Hanteln, Gewicht an der Maschine oder Tubings 8-12 x

Wie viel Gewicht?

- Zunächst genügt das Eigengewicht
- Später Tubings oder Gewichte wählen, mit denen man 8-12 ganz saubere Wiederholungen schafft. 2-5 kg sind ein guter Anfang!

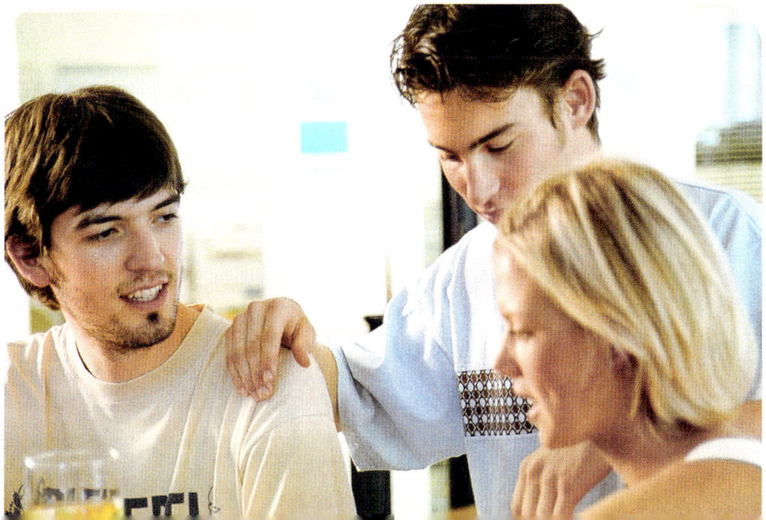

No Control-Tipp

Schultern nicht hochziehen, sonst verspannt sich der Nacken. Und keinesfalls beim Ziehen der Tubings nach hinten fallen! Denn das ist wenig effektiv.

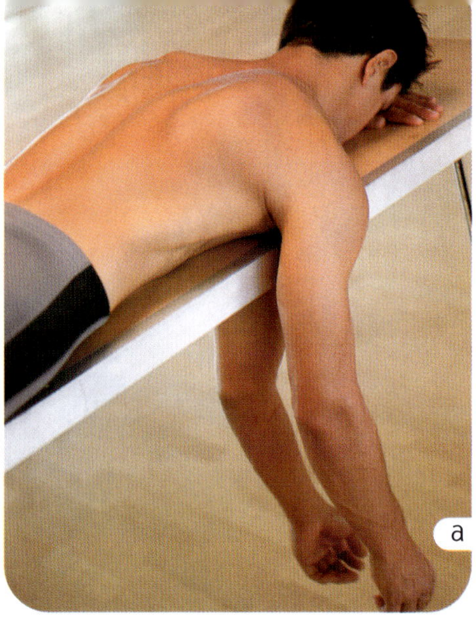

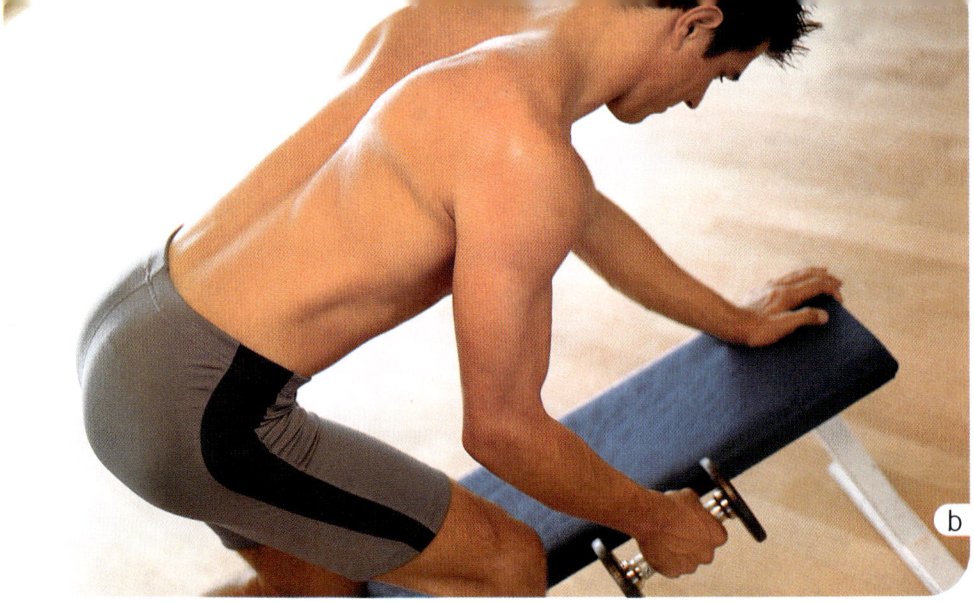

Tut dem Rücken so gut!

Einarmiges Rudern

Für „Mausarbeiter“, Tennisspieler, Friseure, Zahnärzte ...

Ein Tipp zuvor: Die Bauchlage sollte man wählen, wenn die hintere Oberschenkelmuskulatur sehr verkürzt ist (siehe Dehnung ⇢ Seiten 130 - 131).

Variation in der Bauchlage

Für die Startposition legt man sich ganz oder halb (dann aber nur mit dem Rumpf) auf einen Tisch. Die Stirn ruht auf einem Tuch oder einer Hand. Jetzt sorgt man für die sattsam bekannte Stabilisation: Man macht ein Doppelkinn, zieht die Schultern tief herunter und den Bauchnabel nach innen. Der Arm hängt nach unten.

Variation auf Knien

Nur bei flexibler Oberschenkelmuskulatur zu empfehlen. Die Startposition: Auf Stuhl oder Bank mit linkem Unterschenkel abgelegt, der linke Arm fungiert als Stütze. Darauf achten, dass das Knie direkt unter der Hüfte liegt. Oberkörper ist parallel zur Bank. Doppelkinn, Schultern tief, Bauchnabel nach innen gezogen. Das natürliche Hohlkreuz im Rücken beibehalten. Das Ganze ergibt eine Linie vom Kopf bis zum Gesäß. Der rechte Arm hängt locker an der Seite.

M. Latissimus dorsi (breiter Rückenmuskel)

Eine „Lat“-Maschine gibt es fast in jedem Studio. Und warum? Weil die Männer drauf stehen. Sie bekommen damit ein schön männliches „breites Kreuz“. Für Frauen ist die Übung wichtiger Bestandteil des Trainingsprogramms, weil sie dem Rücken so gut tut.

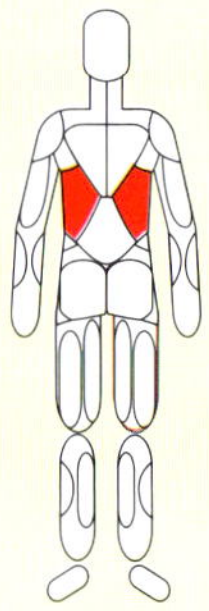

Der „Lat“-Muskel ist wichtig, wird aber leider oft nicht in vollem Umfang trainiert. Die meisten ziehen an der Maschine die Stange beim Lat-Zug hinunter und beanspruchen auf diese Weise lediglich Arm- und Schultermuskeln sowie ein paar Muskeln im mittleren Rücken.
Wenig Leute – außer Profi-Bodybuildern und cleveren Menschen mit Fitness-Knowhow – trainieren einarmig. Dabei ist dies gerade beim breiten Rückenmuskel wichtig, um die natürliche Ungleichheit der beiden Körperseiten auszugleichen! In den Übungen auf dieser und den folgenden Seiten lernen wir, die Bewegung des gesamten Latissimus zu spüren und mit ihm und seinen Helfermuskeln zu arbeiten. So kommen wir endlich zu dem lang ersehnten, attraktiven V-Rücken – mit wenig Aufwand und weniger Gewicht!

Warum's so gut tut:

- Das Training wirkt auch der Vorwärtsbewegung des Mausarmes entgegen.
- Minimassage für den müden Rücken!
- Sieht super aus bei einem tiefen Rückenausschnitt.
- Stützt den Rücken bei langem Sitzen.
- Bügelt die Muskelungleichheiten im Rücken aus, denn die schwächere Seite wird mehr beansprucht.

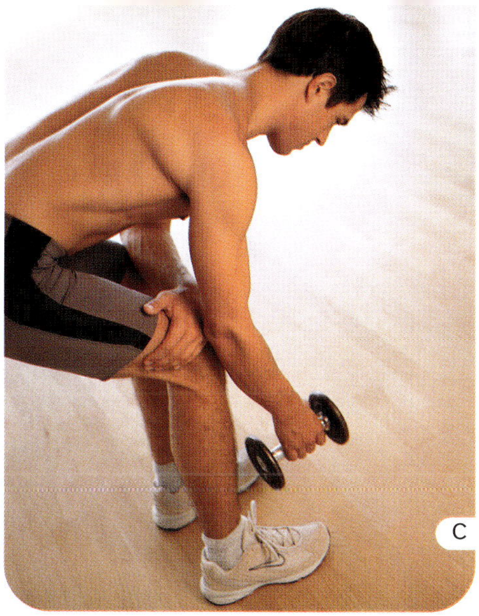

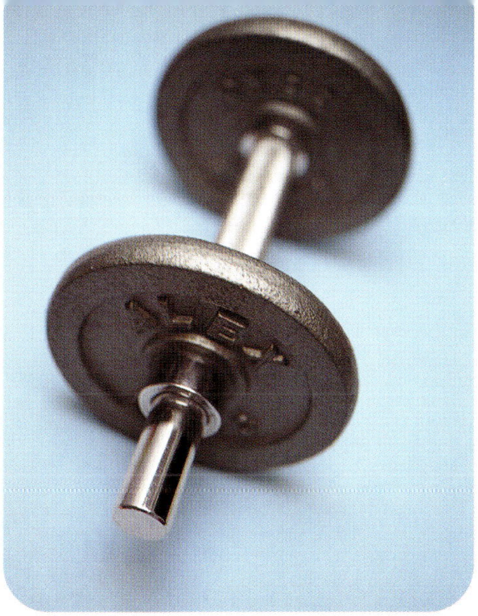

Variation im Stand vornübergebeugt
Nur bei flexibler Oberschenkelmuskulatur. Für die Startposition nimmt man einen schulterbreiten Stand ein. Felsenfest stehen. Beide Fußspitzen zeigen nach vorne. Knie entspannt, Bauchnabel tief eingezogen, Schultern tief, Doppelkinn. In dieser Position zieht man das Gesäß langsam nach hinten – noch weiter. Man spürt, wie sich das Gewicht auf die Fersen verlagert. Langsam die Beine beugen, so dass der Rumpf parallel zum Boden ist. Das natürliche Hohlkreuz im Rücken beibehalten. Linken Unterarm auf dem rechten Oberschenkel ablegen. Spielarm locker hängen lassen.

Und so wird's gemacht:

Noch ein Tipp vorweg: immer mit der schwachen Seite zuerst anfangen. Wenn Zeit und Lust es erlauben, dreht man noch eine Runde mit dem schwächeren Arm. Also: links, rechts, links! – Wenn man Rechtshänder ist.

1 Zuerst lassen wir den Arm ganz locker und konzentrieren uns nur auf die Bewegung: Wir ziehen das Schulterblatt ganz tief und kraftvoll nach unten und zum Schluss leicht nach innen. Wir spüren, wie dieser große Muskel sich zusammenzieht. Der Arm wird dabei unwillkürlich etwas nach hinten gezogen und macht eine Mini-Rotation nach außen. Stopp! Arm nicht extra bewegen – nur den Muskel. Wir wiederholen die Bewegung ein paarmal, bis wir den Muskel voll im Griff haben!

2 Den Arm langsam beugen und nah an der Seite des Körpers lassen. Handrücken nach außen. Nun ganz bewusst den Ellbogen in Richtung Decke bringen und zum Schluss leicht nach innen zum Rücken ziehen.

3 Nun kombinieren wir 1 und 2: zuerst das Schulterblatt kräftig nach unten in Richtung Hüften ziehen und anschließend den Arm mit dazu nehmen. Der Arm soll helfen, den Muskel noch mehr zusammenzuziehen.

4 Vor der Übung tief einatmen. Der Bauch ist trotzdem innen. Beim Muskelzug ausatmen und den Bauch noch stärker nach innen ziehen.

Wie oft?
- Wenn man es richtig macht, reichen am Anfang 4 Wiederholungen, dann Arm wechseln
- Später, wenn die Übung sitzt, 8-12 x, dann Arm wechseln

Wie viel Gewicht?
- Am Anfang reicht das „Eigengewicht" des Arms
- Später 2 - 5 Kilogramm
- Noch später 6 - 20 Kilogramm für alle, die große Muckis aufbauen möchten!!!

No Control-Tipps

Wichtig: Nicht wie auf Bild d mit dem Körper nach hinten ausweichen, sondern mit dem Rumpf stets parallel zum Boden bleiben.

- Doppelkinnposition beibehalten. Kopf NICHT heben!

- Noch was: Den Arm nicht zu sehr anspannen, höchstens im Oberarm. Die Energie sollte hauptsächlich in den Latissimus hineinfließen.

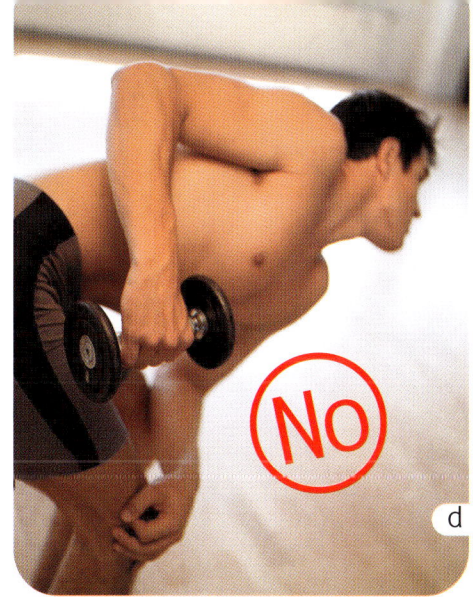

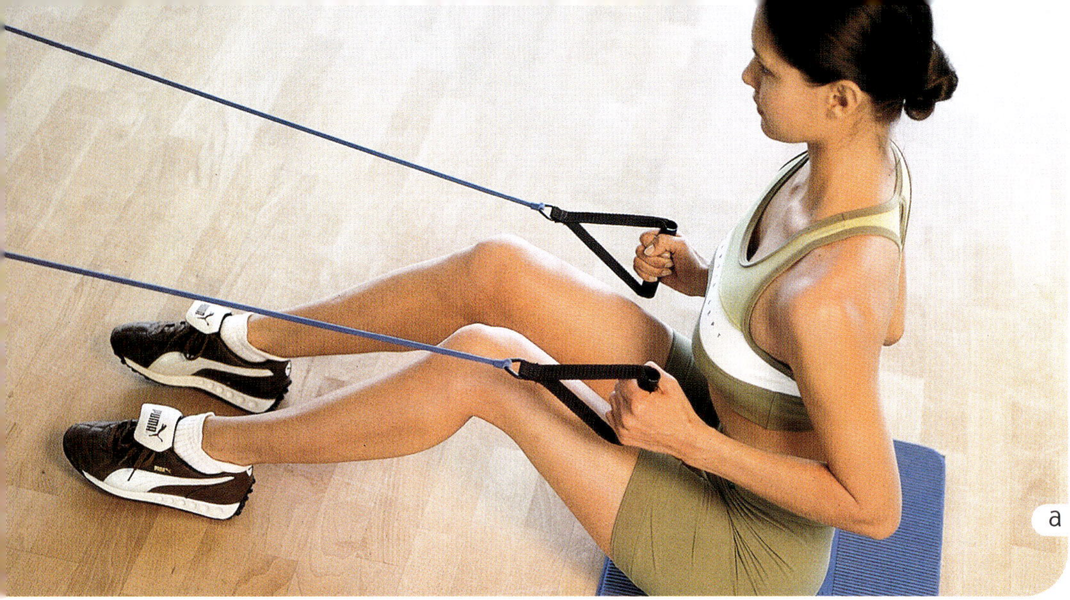
a

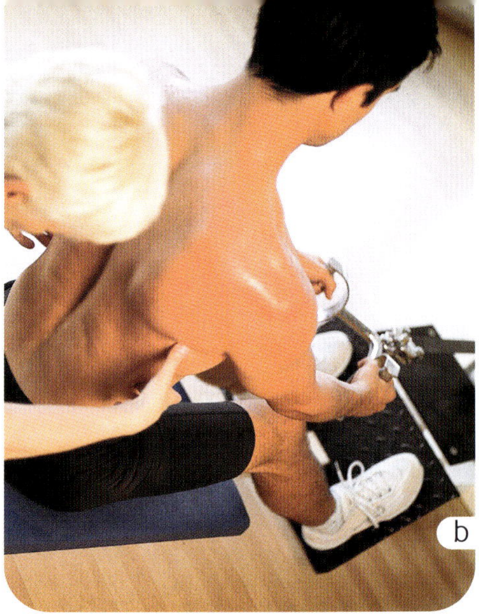
b

Power gewinnen und genießen

Low Row mit Tubing am Boden

Für Buggy-, Einkaufswagen- und sonstige Schieber

Die Startposition: Man sitzt mit leicht angewinkelten Beinen am Boden. Die Beine sind schulterbreit auseinander (Doppelkinn, Schultern tief nach unten gezogen, Bauchnabel innen, Rücken im natürlichen Hohlkreuz). Die Tubinggriffe mit den Handrücken nach außen halten.

M. Latissimus dorsi

Hier wird ebenfalls der „Lat" trainiert (⇢ Seiten 60 - 61).

Warum's so gut tut:

- Dynamisches Gegengewicht zu den immer verkürzten Muskeln im Brustbereich.
- Wie eine Minimassage für den müden Rücken!
- Perfekte Übung, bevor man mit der Rudermaschine anfängt.

Low Row mit Kraftmaschine

Die Startposition: Ich sitze auf der Bank. Beine im 90-Grad-Winkel. Doppelkinn, Schultern tief, Bauchnabel innen. Manche Maschinen haben auch ein Polster, gegen das man zur Stabilisation die Brust drücken kann. Die Entfernung des Polsters von den Griffen so adjustieren, dass der Rücken während der gesamten Übung gerade bleibt. Manche Maschinen haben Griffe, die mit den Handrücken nach oben (schwerer, weil Innenrotation) zu benutzen sind, andere mit den Handrücken nach außen (einfacher, weil Außenrotation).

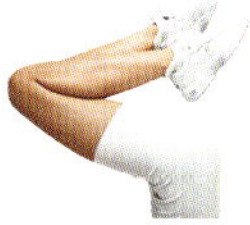

Tipp

Wer Abwechslung möchte: Variation mit dem Kabelzug am Boden sitzend probieren!

Low Row mit Tubings im Stand

Die Startposition: Man nimmt hierfür zwei Tubings. Beide Enden an einem festen Gegenstand in Bauchnabelhöhe fixieren. Die Tubings sind schulterbreit auseinander. So weit vom Tubingsfixpunkt stehen, dass eine leichte Spannung in den Tubings entsteht. Kampfstand einnehmen, das heißt: Ein Fuß steht leicht vor dem anderen, beide Fußspitzen zeigen nach vorne, Gewicht in die Mitte verlagern. Die Knie sind entspannt, der Bauch ist nach innen gezogen, die Schultern sind tief. Doppelkinnhaltung des Kopfes. Man nimmt die Tubinggriffe mit den Handrücken nach außen. Die Handgelenke müssen die ganze Übung hindurch gerade bleiben.

Und so wird's gemacht:

1 Einatmen und die Arme langsam nach vorne strecken.

2 Beim Ausatmen die Schulterblätter kräftig nach unten drücken und die breiten Rückenmuskeln in Richtung Wirbelsäule

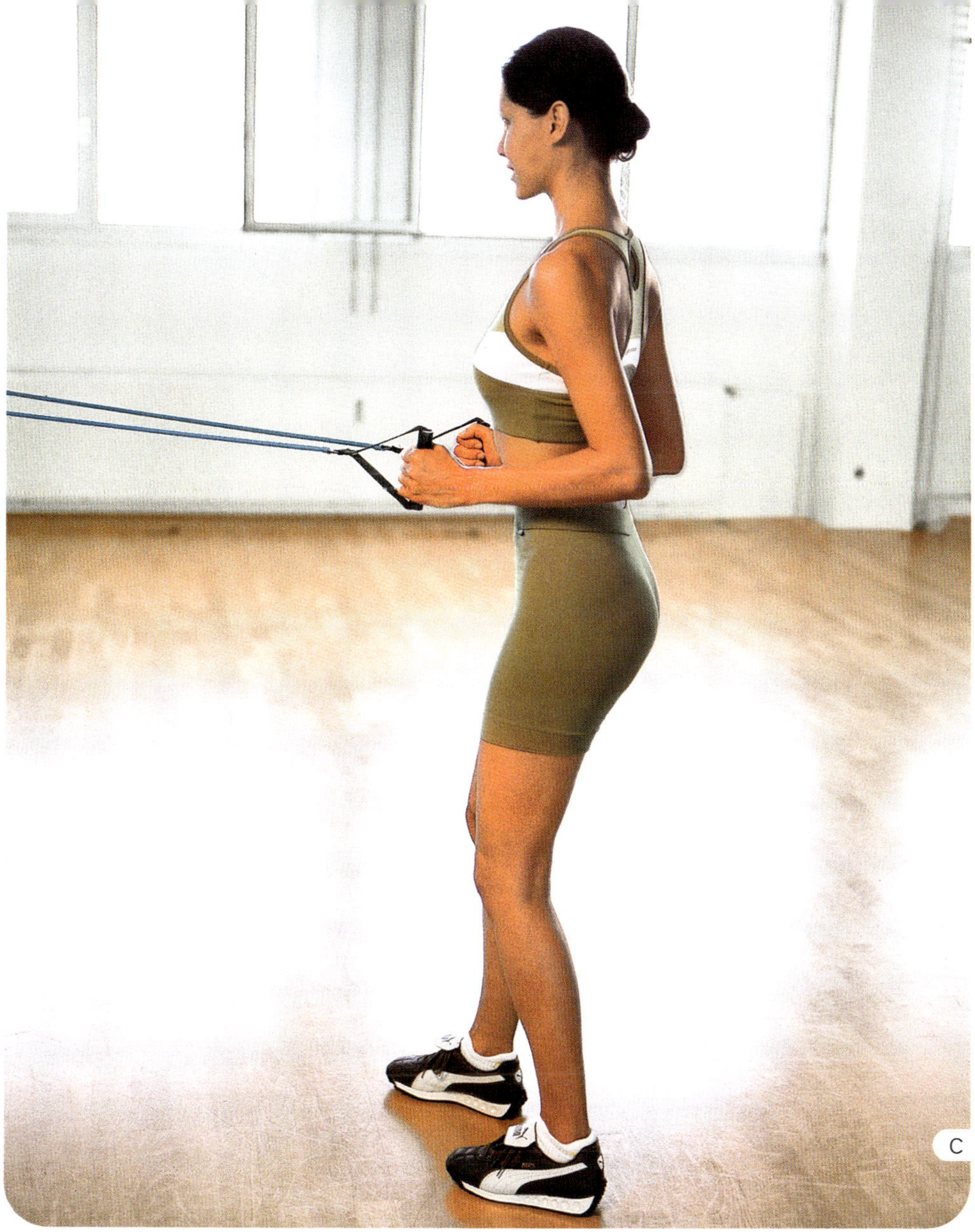

c

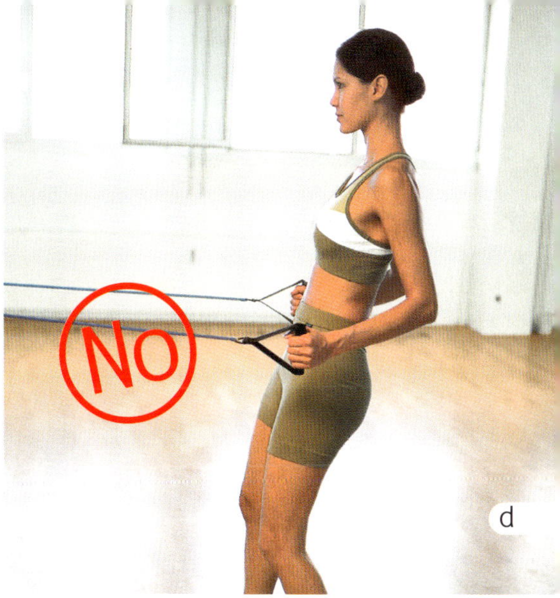

d

ziehen. Erst danach die Ellbogen gerade nach hinten führen und spüren, wie sich die tief unten liegenden Rückenmuskeln noch weiter zusammenziehen. Ganz unwillkürlich bewegen sich auch die Schulterblätter aufeinander zu.

3 Einatmen und die Arme wieder nach vorne ausstrecken, aber die Schulterblätter dabei weiterhin zusammenhalten. – Das ist der Clou bei diesem Klassiker!

4 Die Bewegung langsam und rhythmisch ausführen.

Wie oft?

- Am Anfang reichen 4 Wiederholungen.
- Später 8-12 x üben.

Wie viel Gewicht oder Widerstand?

- Wir wählen Tubings, die uns erlauben, unsere Muskeln auch wirklich zu bewegen. Später kann man sie doppelt nehmen – aber erst, wenn die Technik sitzt!
- An Maschinen gilt das gleiche: Man soll seine Muskeln noch steuern können. Deshalb mit wenig Gewicht anfangen, dann steigern.

No Control-Tipp

Die Schultern immer tief halten! Nicht wie im Bild d den Körper nach hinten fallen lassen, wenn man nach hinten zieht. Auch die Unterarme ziehen nicht nach unten. Die Arme bleiben immer im 90-Grad-Winkel! Die Handgelenke nicht knicken, sondern in einer Linie mit den Unterarmen halten. Den Kopf nicht nach vorne strecken, wenn die Arme nach hinten ziehen. Er bleibt während der gesamten Übung immer in der Doppelkinnhaltung.

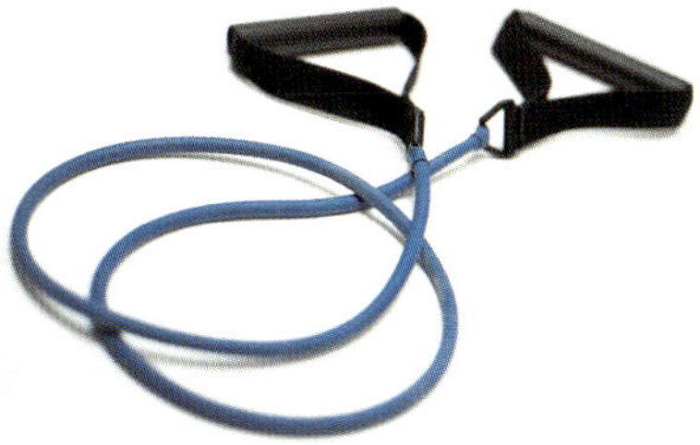

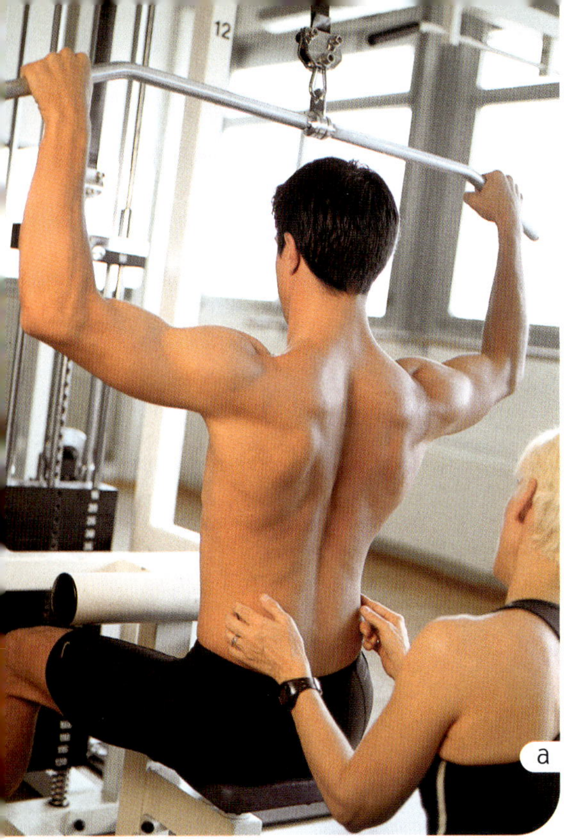

a

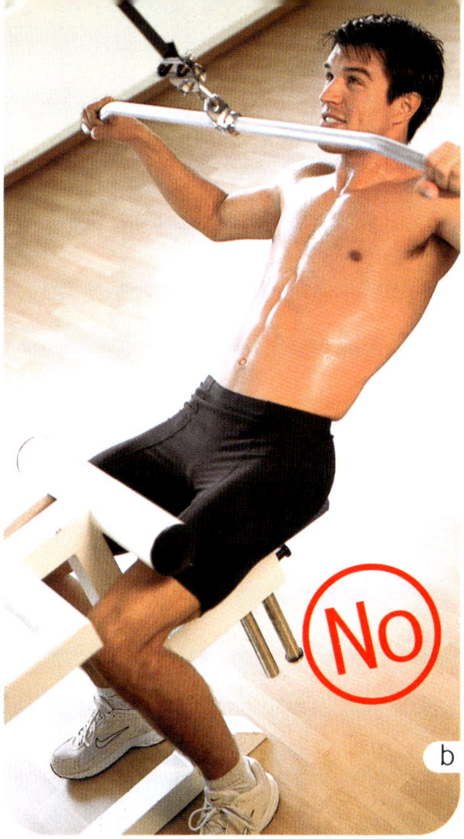

b

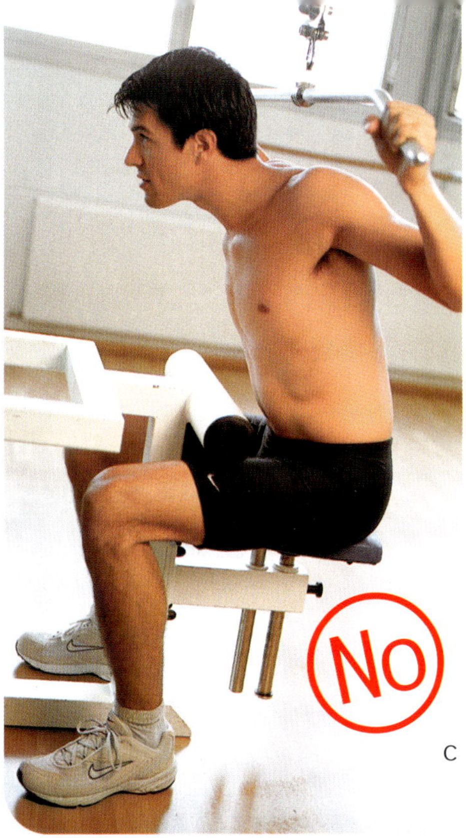

c

Einfach, effektiv, macht Spaß

Lat-Zug mit der Maschine

DIE Fitness-Center-Übung!

Die Startposition: Man sitzt auf der Bank und die Beine bilden einen Winkel, der etwas größer ist als 90 Grad. Die Unterschenkel einfach etwas weiter nach vorne strecken. Bauchnabel eingezogen, Schultern tief und Kopf in Doppelkinnposition.

M. Latissimus dorsi (breiter Rückenmuskel)

Hier wird ebenfalls der „Lat" trainiert (⇢ Seiten 60 - 61). Der Lat-Zug ist eine ungeheuer beliebte Übung, bei der auch viel falsch gemacht werden kann; darum wird sie hier so gründlich vorgestellt.

Warum's so gut tut:

- Macht eine schmale Taille und breite Schultern!
- Hilft, wenn man schwere Sachen irgendwo runterheben muss.
- Man spürt seine Muskeln deutlicher – tolles Gefühl!
- Macht Frauen ein schönes Rückendekolleté.
- Lässt Männer in engen T-Shirts sexy aussehen!

Und so wird's gemacht:

1 Arme so weit auseinander halten, dass die Bewegungen in den Lat-Muskeln gut zu führen sind. Die Griffhaltung muss bequem sein. Die Arme sind über dem Kopf ausgestreckt. Man sitzt so weit hinten, dass man die Stange zum Brustbein ziehen kann, ohne sich zurücklehnen zu müssen.
Es gibt eine Alternative zu dieser Übung: Man zieht die Stange nach hinten in Richtung Nacken. Hierbei darf aber der Kopf nicht nach vorne gebeugt werden (⇢ Bild c). Am besten so sitzen, dass Rumpf und Kopf als Einheit nach vorne geneigt sind.

2 Die Schulterblätter tief und kräftig nach unten in Richtung Gesäß ziehen, damit sich der Lat bewegt.

3 Danach zieht man die Stange langsam entweder nach unten und vorne (für Einsteiger oder weniger Flexible) oder nach unten und hinten (vorausgesetzt, die Vorderseiten der Schultern sind dehnbar genug).

4 Beim Runterziehen aus-, auf dem Weg nach oben einatmen. Der Bauch bleibt innen!

Variation:

- Sitzend und kniend

Wie oft?

- Am Anfang reicht 4 x
- Später 8-12 x

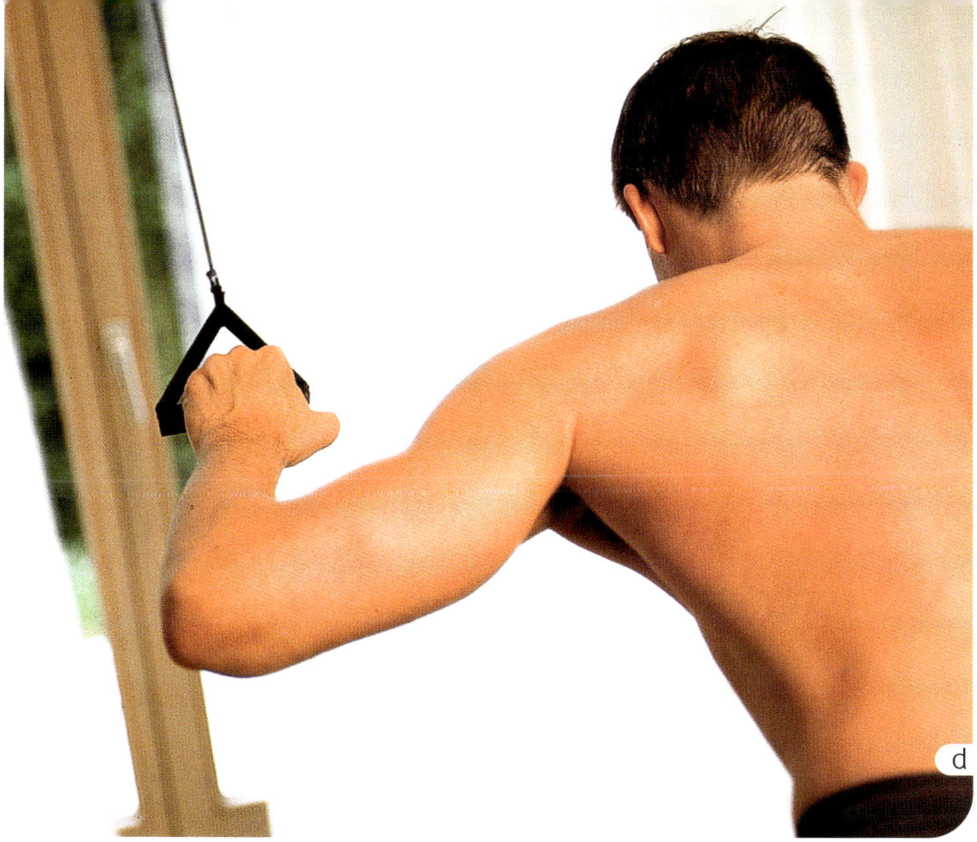
d

Wie viel Gewicht oder Widerstand?

- Wenn man wirklich zum ersten Mal mit den Lat-Muskeln arbeitet, wird man nicht viel Gewicht vertragen. Hier gilt deshalb das gleiche wie beim Low Row (⋯> Seiten 62 - 63): Wichtig ist zunächst, die Muskeln steuern zu können. Deshalb erst mit wenig Gewicht anfangen, dann steigern.

No Control-Tipps

Die Bilder b und c zeigen weit verbreitete Fehler. Niemals mit dem ganzen Körper weit nach hinten lehnen, Hände knicken oder Kopf nach vorne strecken. Kopf, Rumpf und Handgelenke müssen fixiert bleiben! Die Kraft kommt aus dem Latissimus. Deshalb wird direkt zum Brustbein oder zum Nacken gezogen, ohne andere Körperteile zu bewegen.

Lat-Zug einarmig

Power ohne Maschine - geht genauso gut mit Tubings!

Einarmiges Training hilft gegen natürliche Ungleichheit der Rückenmuskulatur. Praktisch: Diese Übungen sind überall machbar, wo es eine Tür oder einen Baum gibt!

Die Startposition: Das Tubing oben in eine geschlossene Tür oder ein geschlossenes Fenster einklemmen. So viel davon draußen lassen, dass es beim Ziehen genug Spannung gibt. Wer sicher gehen will, kann einen Tubing-Griff um die Klinke auf der anderen Türseite legen. Oder das Tubing um einen Gegenstand ca. 1 Meter über dem eigenen Kopf binden (z.B. um einen Baum). So weit vom Tubing weg stehen, dass eine Diagonale vom Tubingfixpunkt zum ausgestreckten Arm verläuft, wenn man leicht vorgebeugt steht. Jetzt mit schulterbreiten Beinen stehen (Doppelkinn, Schultern tief, Bauchnabel innen).

Langsam mit dem Gesäß so weit nach hinten gehen, dass das Gewicht in die Fersen verlagert wird. Beine leicht beugen. Den Oberkörper in leichte Schräglage bringen.

Eine Hand mit den Fingerspitzen nach außen auf den Oberschenkel legen. Der ausgestreckte Spielarm hält den Tubinggriff mit dem Handrücken zur Decke. Leichte Spannung im Tubing.

Und so wird's gemacht:

1 Wie beim Lat-Zug an der Maschine – aber eben nur mit einer Seite – die Schulterblätter tief und kräftig nach unten ziehen.

2 Danach mit dem Ellbogen voran ganz langsam das Tubing nach hinten führen, um den Lat noch mehr zusammenzuziehen. Der Arm bleibt im 90-Grad-Winkel! Wenn man das richtig macht, spürt man die entsprechenden Muskeln bis knapp oberhalb der Hüften.

3 Arm langsam wieder nach oben strecken.

4 Beim Hinunterziehen aus-, auf dem Weg nach oben einatmen. Der Bauch bleibt innen, der Kopf durchs Doppelkinn fixiert!

Wie oft?

- Wenn's die Zeit erlaubt, 2 Sätze mit der schwächeren Seite machen. Beispiel: 4 x links, 4 x rechts, 4 x links. Immer mit der schwächeren Seite anfangen!
- Am Anfang 4 x pro Arm
- Später 8-12 x

Wie viel Widerstand?

- Auch hier gilt – erst einmal die Übung richtig beherrschen, danach das Tubing verkürzen oder doppelt nehmen.

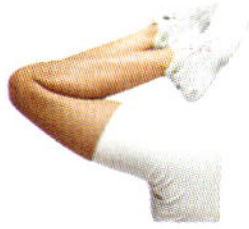

Tipp

Darauf achten, dass die Schulter des ruhenden Armes stets tief bleibt!

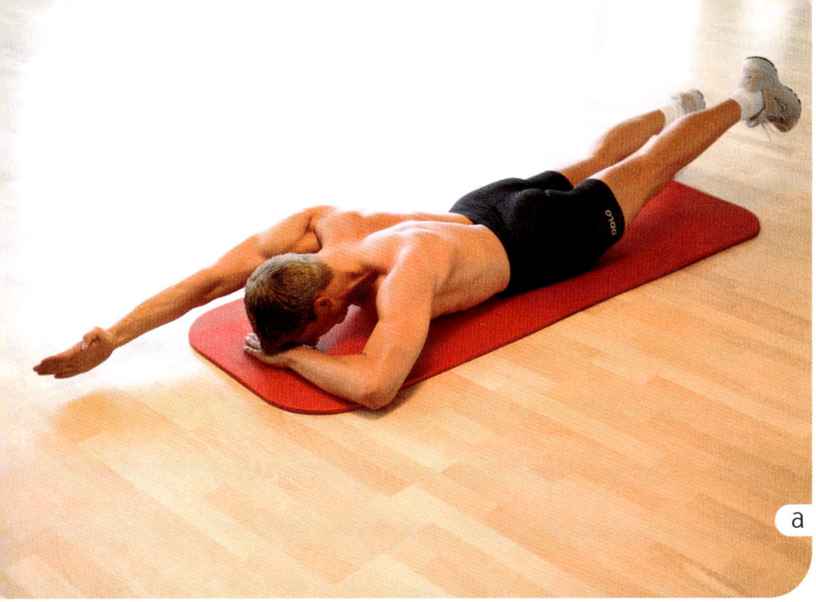

a

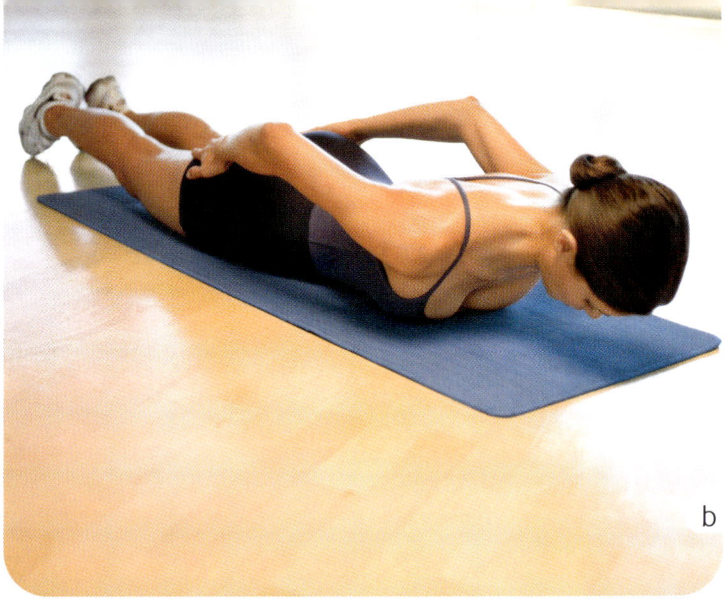

b

Genüsslich recken & strecken!

Arm und Bein diagonal heben

Für passionierte Radfahrer, schöne Gärtnerinnen und Briefmarkensammler

In der Bauchlage einen Arm anwinkeln und die Stirn auf den Handrücken legen. Den anderen Arm nach vorne ausstrecken. Beine sind ausgestreckt, Fußrücken liegen am Boden. Jetzt die bequemste Handposition herausfinden: den ausgestreckten Arm heben und so drehen, dass der Handrücken zur Decke zeigt? Oder lieber den Arm so nach außen drehen, dass der Handrücken zur Seite zeigt? Was fühlt sich besser an?

Und so wird's gemacht:

1 Zuerst stabilisieren: Doppelkinn, Schulterblätter nach unten ziehen, Bauchnabel nach innen. Die Stirn bleibt während der gesamten Übung auf dem Handrücken! Nun den ausgestreckten Arm heben. Er muss gestreckt bleiben.

2 Jetzt das schräg gegenüberliegende Bein heben. Es ist zwar ausgestreckt, aber der Fuß bleibt locker. (Hierfür braucht man etwas Konzentration!)

3 Mit ausgestrecktem Arm und Bein das Schulterblatt des Spielarms nach unten schieben, Bauchnabel noch fester nach innen ziehen. Die Muskeln in der Pobacke des Spielbeins kräftig zusammenziehen. Es hilft, wenn man sich vorstellt, dass sich die gegenüberliegenden Körperteile in der Rückenmitte treffen wollen!
Der Kopf bleibt ruhig! Und auf keinen Fall Arm und Bein hochreißen und wild in die Luft werfen. Ist man nicht stabilisiert und kommen Arm und Bein zu hoch, fällt man automatisch ins Hohlkreuz.

4 Arm und Bein kurz absetzen, und dann die Übung gleich noch mal wiederholen. Die richtige Atmung gehört dazu: Beim Arm- und Beinheben ausatmen, beim Absetzen einatmen.

Erector spinae (Rückenstrecker)

Problemzone Nr. 1 ist hierzulande nicht etwa Po oder Bauch. Sondern das Kreuz! Der Rückenstrecker ist der „Schiffsmast“ unseres Körpers und hat durch krummes Sitzen, schwache Bauchmuskeln oder falsches Training oft entweder keine Power oder ist völlig überladen.

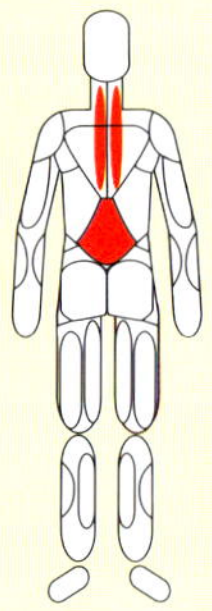

Warum's so gut tut:
Die drei Übungen, mit denen wir hier dagegen angehen, sprechen die Muskulatur rund um die Wirbelsäule an. Bei der Ausführung ist wichtig, dass der ganze Rumpf stabilisiert ist. Man merkt schnell, welche Seite stärker oder verkürzter ist, und kann entsprechend trainieren. Menschen, die ein extremes Hohlkreuz haben, sollten den Lendenwirbelsäulenbereich des Rückenstreckers dehnen (→ Seiten 118 - 119), bevor sie mit diesen Übungen anfangen.

- Das Training kräftigt die Muskeln um die Wirbelsäule.
- Die gestärkten Muskeln schützen die Bandscheiben.
- Endlich vorbei mit den Rückenschmerzen!

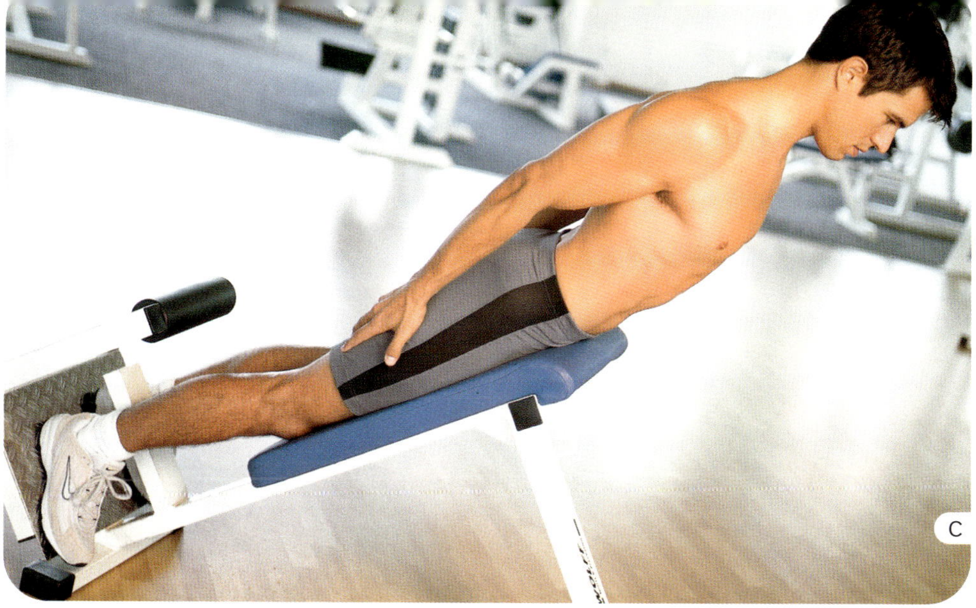

c

Wie oft?

- Am Anfang 4 x pro Seite. Langsam und konzentriert, damit alles stimmt.
- Später 8 x pro Bein.

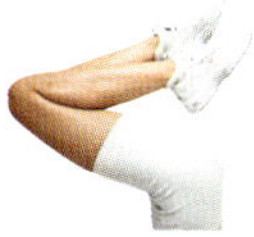

Tipp

Immer mit der schwachen Seite anfangen und die Seite auch am Schluss nochmals wiederholen.

Rumpfheben

Für alle, die schon mit der ersten Übung zurechtkommen.

Die Startposition: Wir befinden uns in der Bauchlage. Die Stirn liegt am Boden oder auf einem kleinen, gefalteten Handtuch. Unsere Beine sind lang ausgestreckt, die Fußspitzen aufgesetzt, um Spannung in Beinen und Po zu erzeugen. Die Handflächen liegen auf den Pobacken. Ellbogen zeigen zur Decke und sind leicht gebeugt.

Und so wird's gemacht:

1 Kopf leicht heben und ein Doppelkinn machen. Schulterblätter weit nach unten schieben. Bauchnabel ganz fest nach innen ziehen. Jetzt einatmen. Beim Ausatmen den gesamten Rumpf – vom Kopf bis zum Po – einige Zentimeter vom Boden heben. So, als wäre er ein Brett.

2 Position halten, aber die Hände langsam nach unten auf die Oberschenkel schieben. Die Schulterblätter weiter nach unten und zusammenziehen. Der Bauch bleibt innen und der Kopf in seiner Doppelkinnhaltung.

3 Einatmen und absenken. Dabei aber den Kopf leicht angehoben lassen.

Wie oft?

- Am Anfang 4 x, kurze Pause und dann noch 4 x
- Später 8-12 x (ohne Pause)

Am Gestell

Rückenstrecker gibt's in jedem Studio

Die Startposition: Füße flach auf den Gestellboden stellen. Hüftknochen auf das Polster legen. Doppelkinn, Schulterblätter tief nach unten, Bauch nach innen ziehen. Handflächen aufs Gesäß legen. Ellbogen zeigen zur Decke. Nun von der Taille abwärts nach vorne beugen.

Und so wird's gemacht:

1 Einatmen und beim Ausatmen den gesamten Rumpf – von Kopf bis Po – gestreckt heben, bis er eine diagonale Linie zum Gestell bildet.

2 Die Hände schieben sich langsam nach unten auf die Oberschenkel. Die Schulterblätter kommen weiter nach unten und zusammen. Der Bauch bleibt fest innen und der Kopf in seiner Doppelkinnhaltung.

3 Einatmen und absenken. Vom Kopf bis zur Taille bleibt der Rumpf jedoch eine gerade Einheit.

Wie oft?

- Am Anfang 4 x, dann kurze Pause und weitere 4 x
- Später 8-12 x (ohne Pause)

No

Control-Tipp

Nicht wie in Bild d den Rücken überstrecken! Kopf und Rumpf bilden eine Linie.

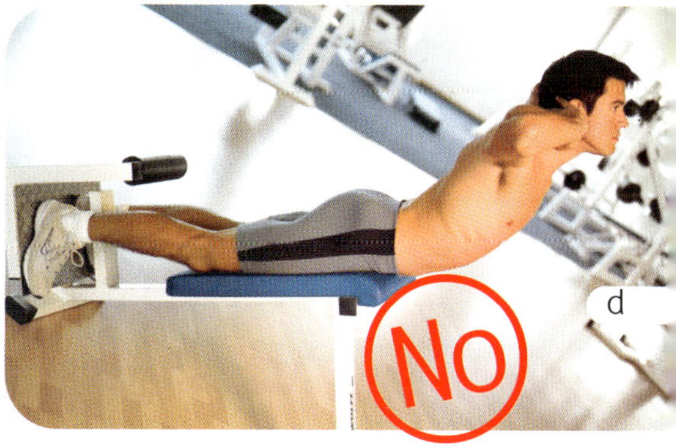

d

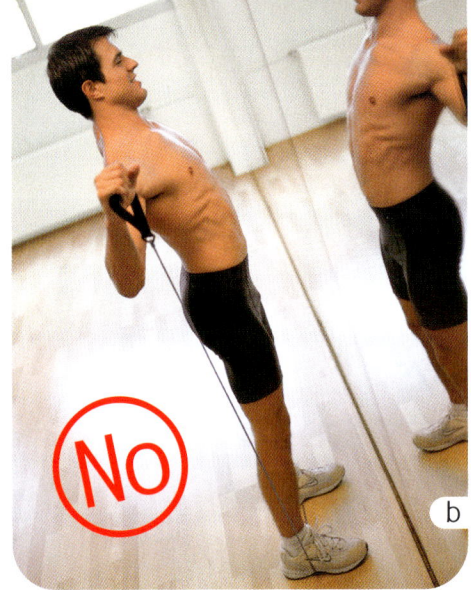

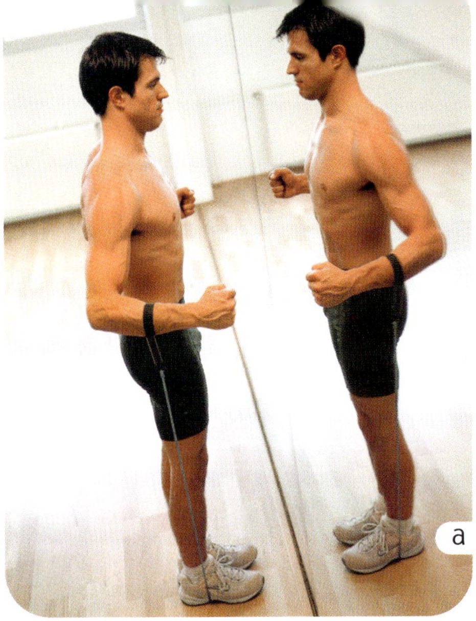

Für sexy Schultern!

Seitlich heben mit Tubing

Kofferträger und andere Schlepper sind danach wie neugeboren!

Die Startposition: Wir stehen mit schulterbreiten Beinen (Stabilisationshaltung mit Doppelkinn, Schulterblättern unten und zusammen, Bauchnabel nach innen – wie gehabt). Arme im 90-Grad-Winkel. Die Hände sind zu einer lockeren Faust geballt, die Handrücken zeigen nach außen.
Jetzt die Griffe des Tubings so verschieben, dass der Stoff frei ist. Diesen um die Mitte der Unterarme legen. Die Füße stehen auf dem Tubing. (Geht übrigens auch mit Kurzhanteln! Auf die wird sich aber natürlich nicht draufgestellt.)

Muskulatur des Schultergelenks

Unsere Schultern werden im Alltag extrem belastet. Sie arbeiten ständig gegen die Schwerkraft. Und auch im übertragenen Sinn müssen wir vieles schultern oder auf die gar nicht so leichte Schulter nehmen. In den folgenden Übungen geht es um zwei Ziele: Die Stabilisation im Schultergürtel bekämpft das Rundrücken-syndrom, das durch einarmiges Tragen (z.B. von Einkaufstaschen) gefördert wird. Gleichzeitig trainieren wir die Muskeln des Schultergürtels in all ihren Funktionen. Guten Gewissens klammern wir dabei das Heben vor dem Körper aus. Denn diese Bewegung machen wir im Alltag sowieso ständig.

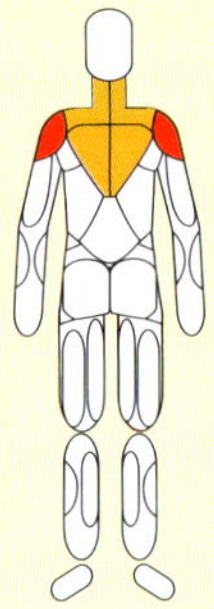

Warum's so gut tut:
- Weil ich von jetzt an mit Leichtigkeit hebe und trage.
- Macht toll gerundete sexy Schultern!
- Lässt schmale Schultern breiter wirken.

Und so wird's gemacht:

1 Mit fest nach unten und zusammengezogenen Schulterblättern hebt man die Arme – immer im 90-Grad-Winkel – seitlich langsam, bis sie auf Schulterhöhe sind. Dabei ganz konzentriert und bewusst die Schulterblätter nach unten ziehen. Auch das Kinn immer wieder nach hinten in Richtung Nacken ziehen.

2 Auf dem Rückweg die Arme – ohne ihren Winkel zu verändern – mit den Ellbogen voran nach unten führen. Die Schulterblätter weiterhin unten und innen halten. Doppelkinn nochmals checken.

3 Am Anfang so atmen: in der Startposition einatmen und bei 1, dem Heben der Arme, ausatmen. Wenn die Arme oben sind, einatmen, und bei 2, dem Senken der Arme, ausatmen. Wenn man geübt ist, kann man in einem Zug atmen: in der Startposition ein und beim Heben und Senken der Arme aus. Variation: Einarmig üben.

Wie oft?
- Anfangs 4-8 x
- Später 8-12 x

No Control-Tipp

Wie man's nicht machen soll, zeigt Bild b: Hier werden die Tubings mit dem ganzen Oberkörper hochgezogen. Dabei fällt man zwangsläufig ins Hohlkreuz. Außerdem sind die Handgelenke geknickt statt in einer Linie mit dem Unterarm. Also: die Arme unbedingt nur bis auf Schulterhöhe heben. Sonst macht die Nackenmuskulatur die Arbeit!

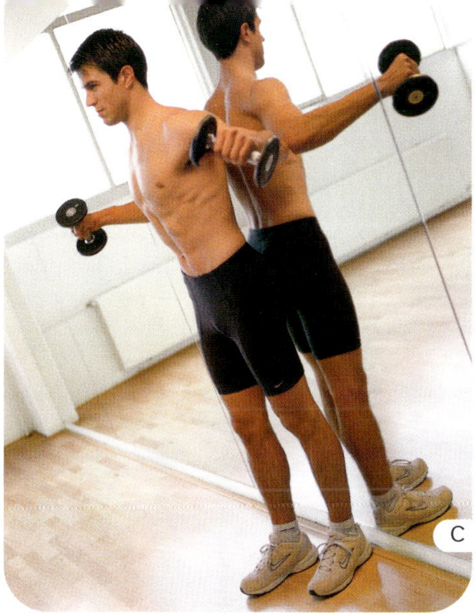

c

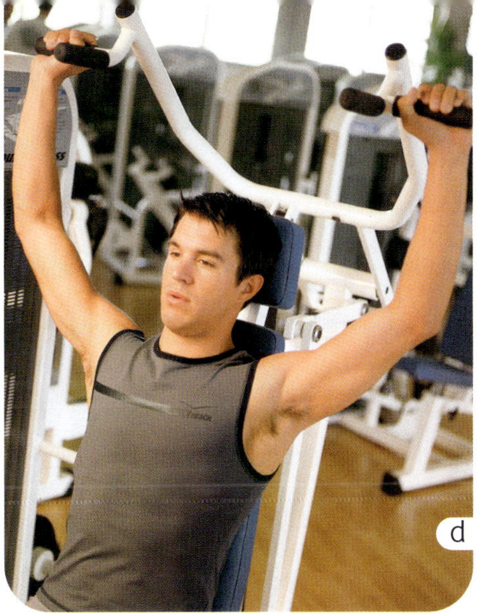

d

Seitlich heben mit Hanteln an der Wand

Immer an der Wand lang

Die Startposition: Wir stehen so mit dem Rücken zur Wand, dass nur das Gesäß die Wand berührt. Beine schulterbreit. Doppelkinn, Schulterblätter unten und zusammen. Bauchnabel nach innen gezogen. Arme im 90-Grad-Winkel. Wir halten die Hanteln mit den Handrücken nach außen. Handgelenke und Unterarm bilden eine Linie.

Und so wird's gemacht:

1 Die Arme seitlich langsam bis auf Schulterhöhe heben. Dabei ganz konzentriert und bewusst die Schulterblätter kontinuierlich nach unten ziehen. Kontrollieren, dass die Doppelkinnposition beibehalten wird. Das Kinn immer wieder nach hinten drücken, um den Nacken lang zu machen.

2 Achtung: Die Schulterblätter dürfen NICHT gegen die Wand fallen! Haltung checken. Der Rücken muss im natürlichen Hohlkreuz sein. Die Bewegung erfolgt nur aus den Schultern und Armen heraus.

3 Ohne den Winkel zu verändern, die Arme mit den Ellbogen voran nach unten führen. Dabei die Schulterblätter weiterhin unten und innen halten. Doppelkinn?

4 In der Startposition einatmen. Beim Ausatmen die Arme nach oben führen. Wenn sie auf Schulterhöhe sind, einatmen und wieder senken.

Wie viel Gewicht
- Anfangs bis 3 Kilogramm
- Später 5-10 Kilogramm

Schulterpress-Maschine im Sitzen

Auch Nackendrücken genannt. Nicht ratsam bei starker Nackenverspannung! Dann lieber dehnen.

Die Startposition: Man sitzt mit dem Rücken an die Lehne der Trainingsmaschine gestützt. Beine im 90-Grad-Winkel, Füße flach am Boden, soweit die Vorrichtung es erlaubt. Doppelkinn, Schulterblätter unten und innen, Bauchnabel eingezogen. Die Sitzhöhe oder die Griffstange so einstellen, dass die Hände in der Ausgangsposition ungefähr auf Schulterhöhe sind. Je nach Griff zeigen die Handflächen nach vorne oder nach innen. Die Handgelenke bleiben in einer Linie mit den Unterarmen. Das natürliche Hohlkreuz beibehalten, also die Lendenwirbelsäule nicht in die Lehne pressen.

Und so wird's gemacht:

1 Bauchnabel weiter nach innen ziehen und in den Brustkorb einatmen.

2 Beim Ausatmen die Arme langsam und gleichmäßig nach oben drücken. Gleichzeitig den Bauch noch tiefer einziehen und die Schulterblätter leicht nach unten ziehen.

3 Am höchsten Punkt die Arme immer noch leicht gebeugt halten.

4 Einatmen und die Arme wieder in die Ausgangsposition zurückführen.

Wie oft?
- Wenn wir's richtig machen, reichen am Anfang 4-6 x, dann kurze Pause und wiederholen
- Später, wenn's sitzt, 8-12 Wiederholungen (ohne Pause)

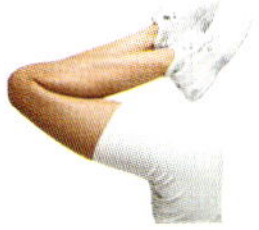

Tipp

Die Schultern bewusst nach unten ziehen und nicht zu den Ohren hinauf.

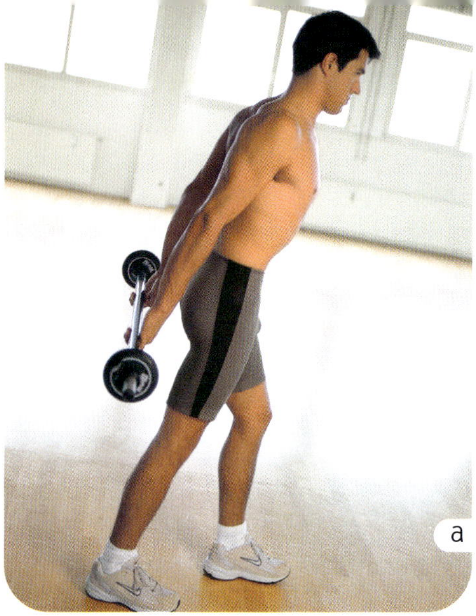
a

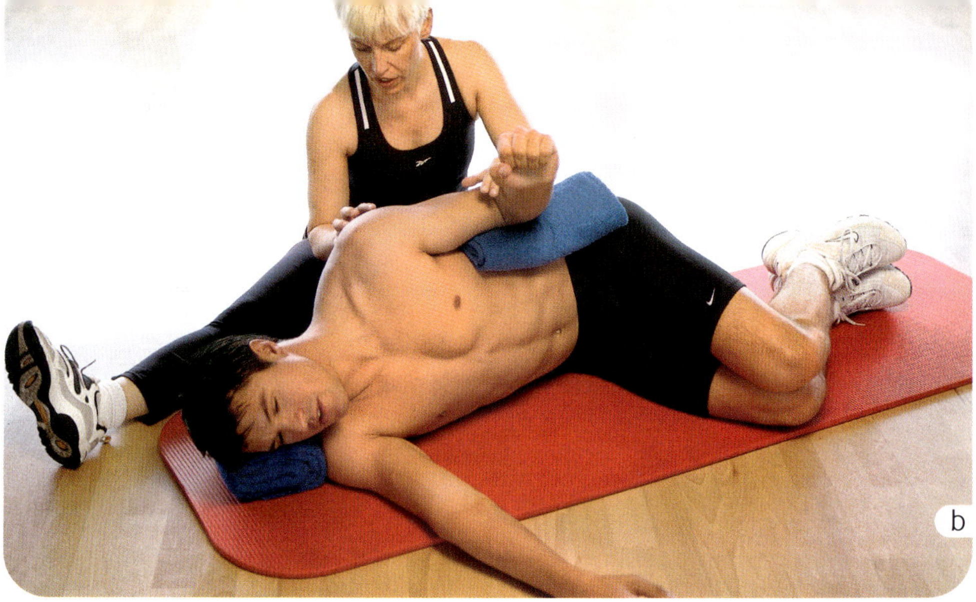
b

Powerschub für starke Schultern

Schulterheben nach hinten

Praktisch - geht überall

Diese Übung nur machen, wenn die vorderen Schultermuskeln nicht zu sehr verkürzt sind! Im Zweifelsfall erst mal durch regelmäßiges Dehnen (⇢ Seite 127) für die nötige Beweglichkeit sorgen.

Die Startposition: Entweder schulterbreit oder im Kampfstand (⇢ Bild a) stehen. Fußspitzen nach vorne. Stabilisieren: Doppelkinn, Schulterblätter tief, Bauchnabel innen. Den Rücken im natürlichen Hohlkreuz halten. Beine leicht beugen. Nun von den Hüften an leicht nach vorne neigen. Dabei sind die Arme nach hinten ausgestreckt. Handflächen zeigen zur Decke. Entweder eine leichte Stange halten oder eine Langhantel mit wenig Gewicht (⇢ Bild a).

Und so wird's gemacht:

1 Einatmen und beim Ausatmen die Stange langsam in Richtung Decke heben, OHNE Kopf und Rumpf zu verändern.

2 Die Stange wird nur durch die Bewegung der ausgestreckten Arme nach oben geführt. Schultern unbedingt tief halten. Und nur so hoch, dass sich die Körperhaltung nicht verändert. Am höchsten Punkt wieder einatmen.

3 Im Ausatmen die Stange langsam in die Ausgangsposition senken.

4 Geübte atmen bei jeder Wiederholung nur einmal ein und aus.

Wie oft?

- Am Anfang mit einer leichten Stange 6-12 x
- Später mit Langhantel ohne extra Gewicht 6-12 x
- Noch später mit 2,5 - 8 Kilogramm 6-12 x

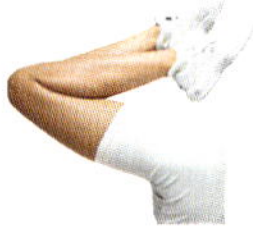

Tipp

Kopf immer im Doppelkinn halten! Auch wenn man ihn unwillkürlich nach vorne strecken will. Auch nicht den Rumpf nach vorne beugen, um die Stange zu heben. Die Handgelenke müssen eine Linie mit dem Unterarm bilden.

Muskulatur des Schultergelenks

Bei dieser Übung geht es um die gleichen Muskeln wie auf den ⇢ Seiten 68-69.

Warum's so gut tut:

- Für schön modellierte Schultern!
- Trainiert die Trizepse gleich mit.
- Stärkt die hinteren Schultermuskeln.

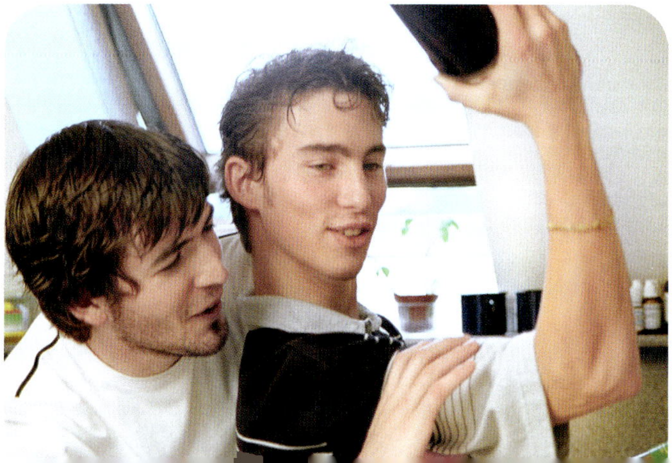

Außenrotation mit einem Arm

Gegen Verspannungen im Schulterblattbereich

Diese Übung wirkt der ständigen Vorwärtsbewegung und Innenrotation, z.B. beim Tennisspielen, entgegen. Der Bewegungsradius der Außenrotation wird peu à peu verbessert. So bleibt dieses empfindliche Gelenk lange fit und beweglich.

Variation in der Seitenlage

Die Startposition: Wir liegen auf der Seite am Boden. Den Kopf auf einem Kissen, damit der Nacken eine Linie mit der Wirbelsäule bildet. Doppelkinn, Bauch nach innen gezogen. Beine übereinander gelegt und leicht nach vorne angewinkelt. Freien Oberarm fest in die Seite pressen. Zur Kontrolle sollte man ein Handtuch zwischen Arm und Körper legen. Den Unterarm so beugen, dass er mit dem Oberarm einen 90-Grad-Winkel bildet. Die Hand zu einer lockeren Faust ballen. Wir starten mit nach innen gedrehtem Unterarm. Die Handfläche ist parallel zum Boden.

Variation im Stand

Die Startposition: Tubing an einem Gegenstand in Taillenhöhe (Drehpunkt des Ellbogens) befestigen. Schulterbreit seitlich zum Tubingfixpunkt stehen. Weit genug, so dass eine leichte Spannung im Tubing entsteht. Die „Line of Pull" (→ Seiten 24 - 25) verläuft vom Fixpunkt zur Spielhand. Mit der nicht arbeitenden Seite so nah am Tubingfixpunkt stehen, dass man den Spielarm nach außen drehen kann. Zur Kontrolle ein Tuch zwischen Körper und den an die Seite gepressten Ellbogen legen. Stabilisieren. Wir starten mit Unterarm und Handfläche schräg vor dem Bauch.

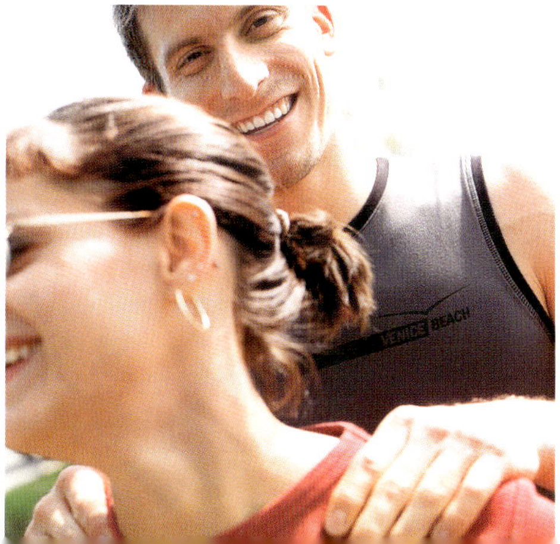

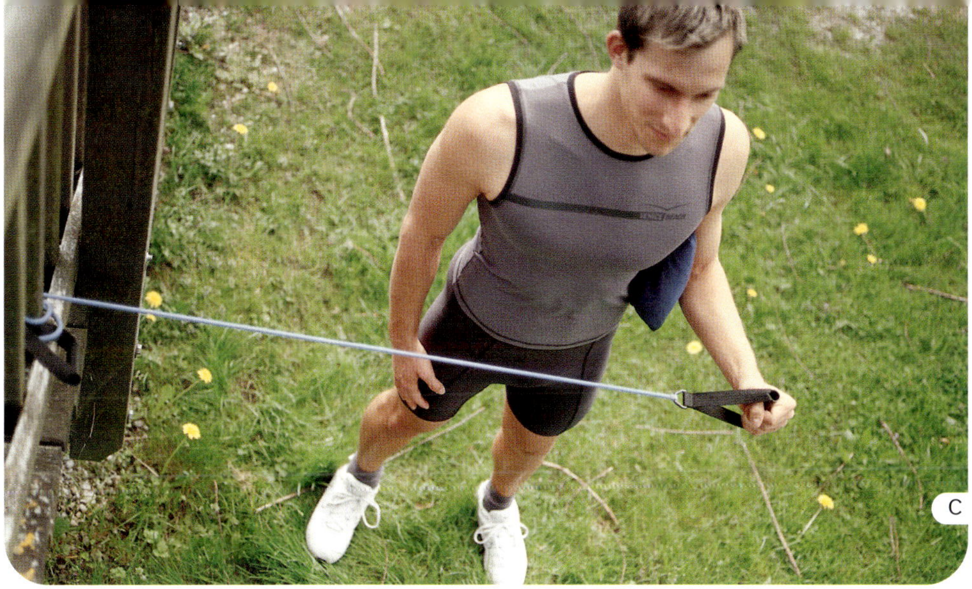

C

Und so wird's gemacht:

1 Ganz wichtig: Zuerst das Schulterblatt des Spielarmes nach unten und zur Wirbelsäule ziehen.

2 Dann mit fixiertem Ellbogen den Unterarm ganz langsam weiter nach hinten drehen, bis wir ein Ziehen im hinteren Oberarm und im hinteren Bereich der Schulter spüren. Dabei bleiben Oberarm und Ellbogen fest an der Seite und im 90-Grad-Winkel.

3 Jetzt ziehen wir das Schulterblatt noch fester nach unten und zur Wirbelsäule. Dazu auch den Arm ein Stückchen weiter nach hinten führen und kurz halten. Langsam in die Startposition zurückkehren.

4 In der Startposition einatmen, beim Rückwärtsdrehen ausatmen. Zurück in der Ausgangslage wieder einatmen.

Wie oft?

- Am Anfang 6 x
- Später 8-12 x

Wie viel Gewicht?

- In der Seitenlage am Anfang nur das Eigengewicht. Wichtiger ist, am Bewegungsradius zu arbeiten.
- Später, wenn die Technik stimmt, 2-3 Kilogramm.
- Wenn die Technik perfekt ist, 4-5 Kilogramm.
- Im Stand leichtes Tubing. Wenn die Technik sitzt, Tubing doppelt nehmen.

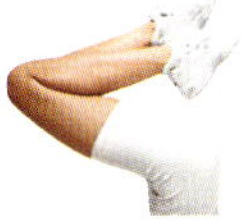

Tipp

Jeder sollte – egal wie fit er oder sie ist – in der Seitenlage beginnen. Ohne Gewicht. Der arbeitende Arm darf nicht aus dem 90-Grad-Winkel kommen. Oberarm und Ellbogen liegen wie festgeklebt an der Seite. Das Schulterblatt des Spielarmes muss während der ganzen Ausführung fixiert sein. Nur das garantiert die Wirkung: die Stärkung des Schultergürtels.

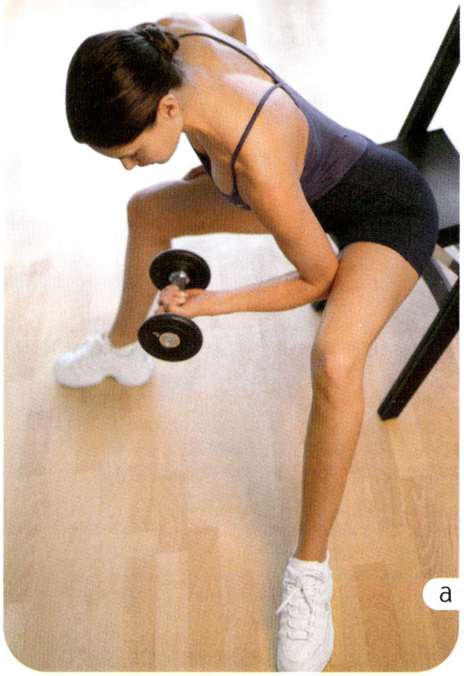

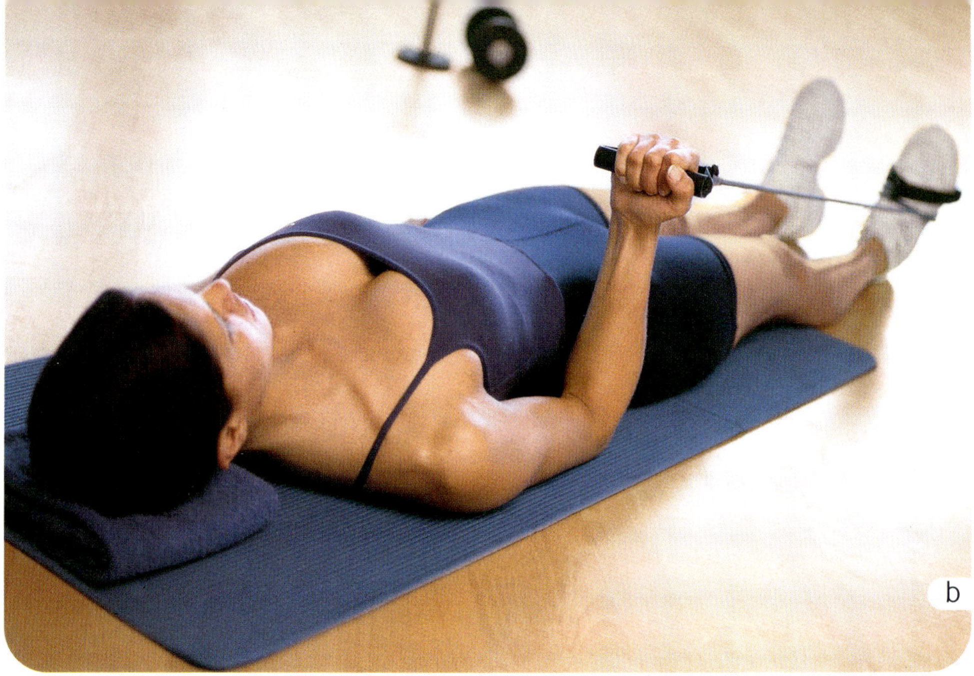

Glatte Haut für schöne Arme!

Concentration Curl

Macht auch optisch was her!

Ein grundsätzlicher Hinweis vorweg: Die Bizepsmuskeln nur so weit zusammenziehen, dass sie vollkommen angespannt sind. Das braucht Einiges an Bodylistening (⇢ Seiten 8 - 9). Manche klappen den Unterarm bis auf den Oberarm. Das ist viel zu weit, denn dann ist die Spannung längst vorbei!

Die Startposition: auf die Kante eines Stuhles oder einer Bank setzen. Die Beine wie abgebildet spreizen. Die nicht arbeitende Hand auf den Oberschenkel legen, Fingerspitzen nach außen. Brust heben, Schulterblätter nach unten und zusammenziehen. Bauch wie immer nach innen saugen. Der Oberarm des arbeitenden Arms liegt an der Innenseite des Oberschenkels. Mit völlig geradem Handgelenk und ausgestrecktem Arm das Gewicht halten. Den Kopf leicht nach unten neigen. So kann man den Muskeln richtig beim Arbeiten zuschauen!

Bizeps (Armbeuger)

Die Übungen auf dieser Doppelseite sind super für alle, die schwer zu schleppen haben – beim Einkaufen etwa oder an ihren Kleinkindern –, aber wie immer nur wirksam, wenn alle Komponenten stimmen.

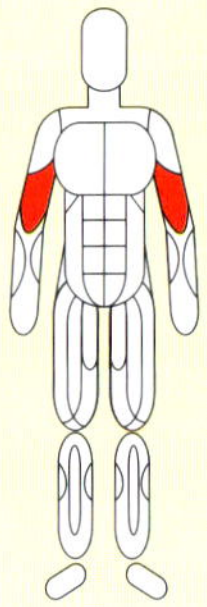

Wichtig ist, dabei wirklich ausschließlich mit dem Bizeps zu arbeiten und nicht etwa den Rücken mit einzubeziehen. Es geht übrigens weniger darum, wie viel Gewicht man stemmt. Entscheidend ist zunächst, mit welcher Effizienz wir die Übung ausführen. Erst dann wird man auch das Gewicht langsam erhöhen. Ein gut trainierter Bizeps hält den Arm jung, denn er sorgt für eine glatte Haut. Einarmige Curls mit Tubing sind der perfekte Einstieg!

Warum's so gut tut:

- Das Ergebnis sieht in kurzen Ärmeln richtig sexy aus!
- In der Rückenlage ist fast alles von selbst stabilisiert.
- Einarmiges Training hilft meinem schwächeren Arm, stärker zu werden.

Und so wird's gemacht:

1 Einatmen und beim Ausatmen den Unterarm langsam in Richtung Oberarm beugen.

2 Man sollte spüren, wie sich die Muskeln im Oberarm zusammenziehen.

3 Einatmen und dabei den Unterarm kontrolliert wieder senken.

Wie oft?
- Mit weniger Gewicht 12-16 x
- Mit mehr Gewicht 8-12 x

Wie viel Gewicht?
- Für Muskelausdauer 2-5 Kilogramm
- Für Muskelkraft 5-10 Kilogramm

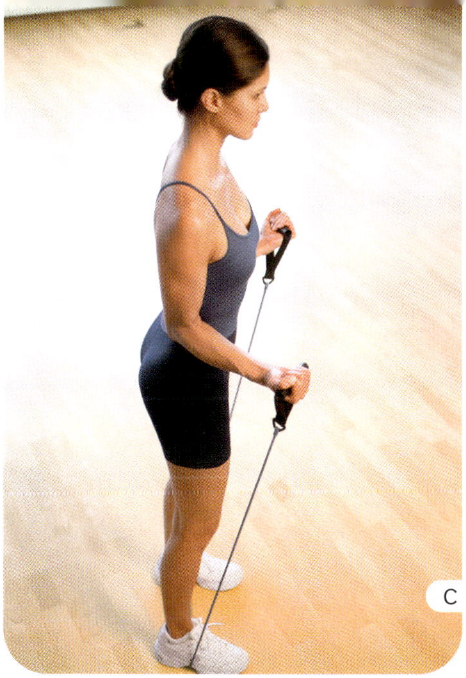
c

d

Einarmige Curls mit Tubing

Macht Spaß!

Die Startposition: zuerst am Boden sitzen und das Tubing so um einen Fuß wickeln, dass das Ende an der Außenseite des Beines entlangläuft. Wenn man kleine Füße hat, kann man auch den Griff über den Fuß ziehen und dann das Tubing so oft herumwickeln, bis die Länge stimmt.
Auf den Rücken legen und die Beine vollkommen ausstrecken. Ein kleines Kissen oder ein gefaltetes Handtuch unter den Kopf. Den Tubinggriff so halten, dass die Handfläche zur Decke zeigt und das Handgelenk vollkommen gerade ist. Der Oberarm liegt ganz flach am Boden. Zu Beginn ist der Spielarm ausgestreckt, das Tubing ist leicht gespannt. Schulterblätter nach unten und innen führen. Den Bauchnabel tief in den Rücken ziehen.

Und so wird's gemacht:

1 Einatmen. Beim Ausatmen den Oberarm noch fester in den Boden drücken und den Unterarm langsam in Richtung Oberarm beugen. Das Handgelenk bleibt in einer Linie mit dem Unterarm.

2 Einatmen und den Unterarm wieder langsam ausstrecken.

Wie oft?
- Für Muskelausdauer 12-16 x pro Arm Immer mit dem schwächeren Arm anfangen und enden!
- Für Muskelkraft 8-12 x
- Später Tubing kürzer oder doppelt nehmen

Beidarmige Curls mit Tubing

Geht ein- oder beidarmig – besonders effizient

Die Startposition: auf die Tubingmitte stellen. Entweder im Kampfstand (dann fixiert der vordere Fuß das Tubing) oder mit schulterbreiten Beinen. Ist die Spannung im Tubing zu gering, beim Kampfstand einmal um den vorderen Fuß wickeln. Oder die Beine noch weiter auseinander bringen. Stabilisieren: Doppelkinn, Schulterblätter unten und innen, Bauch innen. Die Beine sind entspannt, das Gewicht ist in die Mitte verlagert. Ellbogen in der Taille halten. Unterarme leicht nach außen drehen und nicht ganz durchstrecken (ca. 5 Zentimeter vom Körper entfernt). Das Tubing sollte leicht gespannt sein.

Und so wird's gemacht:

1 Einatmen. Beim Ausatmen beide Unterarme gleichzeitig und gleichmäßig langsam in Richtung Oberarme beugen. Die Ellbogen bleiben fest in der Taille. Auch das Handgelenk bleibt während der ganzen Ausführung in einer Linie mit dem Unterarm. Der Oberarm liegt ganz dicht am Körper. Kopf und Rumpf absolut ruhig halten. Das Tubing wird nur mit den Armen gezogen!

2 Einatmen und die Unterarme wieder ausstrecken.

Wie oft?
- Für Muskelausdauer 12-16 x
- Für Muskelkraft und wenn die Technik stimmt, das Tubing doppelt nehmen, 8-12 x, mehrere Sätze

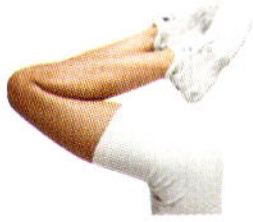

Tipp

Auch mal einarmig trainieren. Dann sieht man, wie unterschiedlich stark die Seiten sind. Immer mit dem schwächeren Arm anfangen!

No Control-Tipp

Was man nicht tun sollte (⇢ Bild d): Den Oberkörper nach hinten beugen, statt das Tubing mit den Armen hochzuziehen. Nicht die Handgelenke einknicken lassen – besser: immer in einer Linie mit den Unterarmen halten. Nicht die Ellbogen vom Körper lösen (belastet die Schultern), sondern dicht am Körper halten. Tipp: Wenn man das Gewicht auf den vorderen Fuß verlagert, ist die Gefahr, nach hinten auszuweichen, geringer!

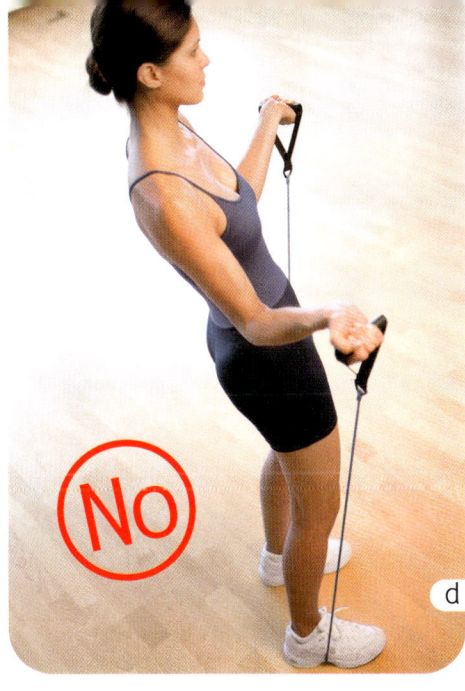

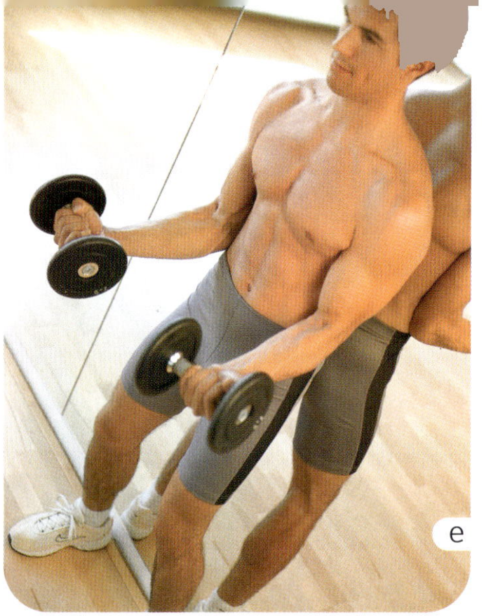

e

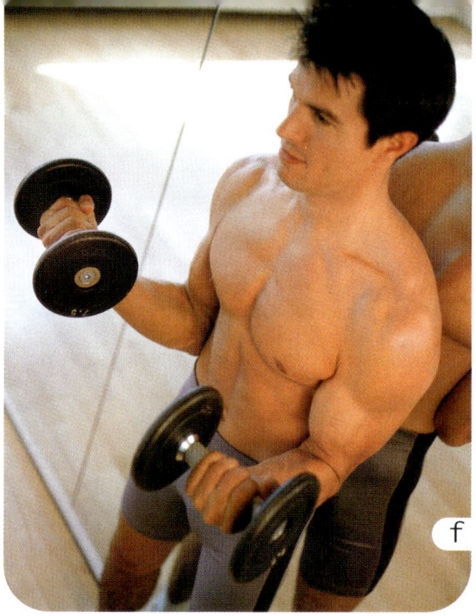

f

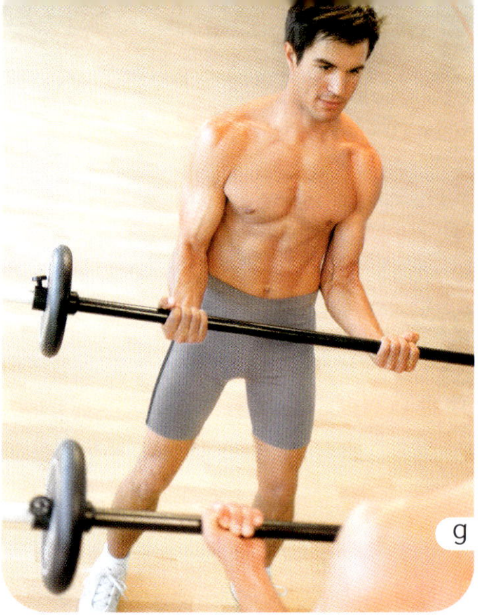

g

Gibt richtig Saft und Kraft

Beidarmige Curls

Man spürt den Bizeps förmlich wachsen!

Variation mit Kurzhantel

Die Startposition: Mit dem Rücken so stehen, dass nur das Gesäß die Wand berührt. Beine schulterbreit. Stabilisation: Doppelkinn, Schulterblätter unten und zusammen, Bauchnabel nach innen. Oberarme dicht am Körper, wenn möglich, die Ellbogen in der Taille. Die Hände halten die Hanteln mit den Handrücken nach unten. Handgelenke immer in einer Linie mit dem Unterarm.

Und so wird's gemacht:

1 Einatmen. Beim Ausatmen beide Unterarme gleichzeitig und gleichmäßig langsam in Richtung Oberarme beugen. Die Ellbogen bleiben dabei in der Taille.

2 Das Handgelenk in einer Linie mit dem Unterarm halten. Oberarme ganz dicht am Körper. Der obere Rücken darf auf keinen Fall die Wand berühren! Kopf und Rumpf bleiben absolut ruhig.

3 Einatmen und den Unterarm wieder in die Ausgangsposition führen. Die Arme bleiben immer leicht gebeugt.

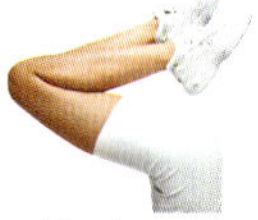

Tipp

Entweder mit beiden Armen gleichzeitig oder abwechselnd einarmig üben.
Wer dazu neigt, nach hinten auszuweichen, sollte im Kampfstand stehen und das Gewicht etwas stärker auf den vorderen Fuß verlagern.

Beidarmige Curls

Bringt Abwechslung!

Sieht eindrucksvoll aus, ist eine neue Herausforderung und bringt Abwechslung!

Variation mit Langhantel

Die Startposition: Mit schulterbreiten Beinen oder besser im Kampfstand mit etwas mehr Gewicht auf dem vorderen Fuß stehen. Stabilisieren. Mit stabilem Rücken und eingezogenem Bauch die Beine beugen und die Stange vom Boden aufheben oder aus der Halterung nehmen. Oberarme dicht am Körper. Ellbogen leicht gebeugt. Die Hände umfassen die Stange mit schulterbreitem Abstand, Handflächen nach vorne.

Und so wird's gemacht:

Wie beidarmige Curls mit Kurzhanteln. Dabei unbedingt auf das Gleichgewicht achten!

Wie oft?

- Für Muskelausdauer 12-16 x – aber korrekt!
- Für Muskelkraft 8-12 x oder weniger in mehreren Sätzen

Wie viel Gewicht?

- Am Anfang 5 Kilogramm
- Später 10-20 Kilogramm oder so viel, dass man die achte oder zwölfte Wiederholung gerade noch schafft.

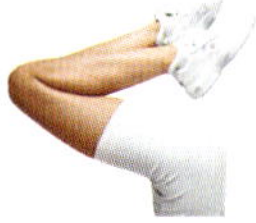

Tipp

Falls man dazu neigt, den Oberkörper mit nach hinten zu nehmen, einfach an eine Wand stellen.

Curls auf der Bank

Den Bizeps ohne Hilfe der Schultermuskeln voll nutzen. Für Anspruchsvolle!

Die Startposition: So auf der Bank sitzen, dass man Rücken und Kopf mit Leichtigkeit stabilisieren kann: Doppelkinn, Schulterblätter nach unten und leicht nach innen, Bauch innen. Die Rückseiten der Oberarme liegen bis zu den Achseln auf dem schragen Polster auf. Die Hände halten mit den Handflächen nach oben eine Langhantel oder zwei Kurzhanteln. Man fängt mit leicht gebeugten Armen an.

1 Als Erstes einatmen. Beim Ausatmen die Arme langsam und gleichmäßig in Richtung Oberarme bewegen.

2 Nur so hoch bringen, bis man die Spannung im Bizeps spürt. Handgelenke absolut auf einer Linie mit den Unterarmen halten.

3 Beim Einatmen die Arme langsam und gleichmäßig in die Ausgangsposition zurückbringen.

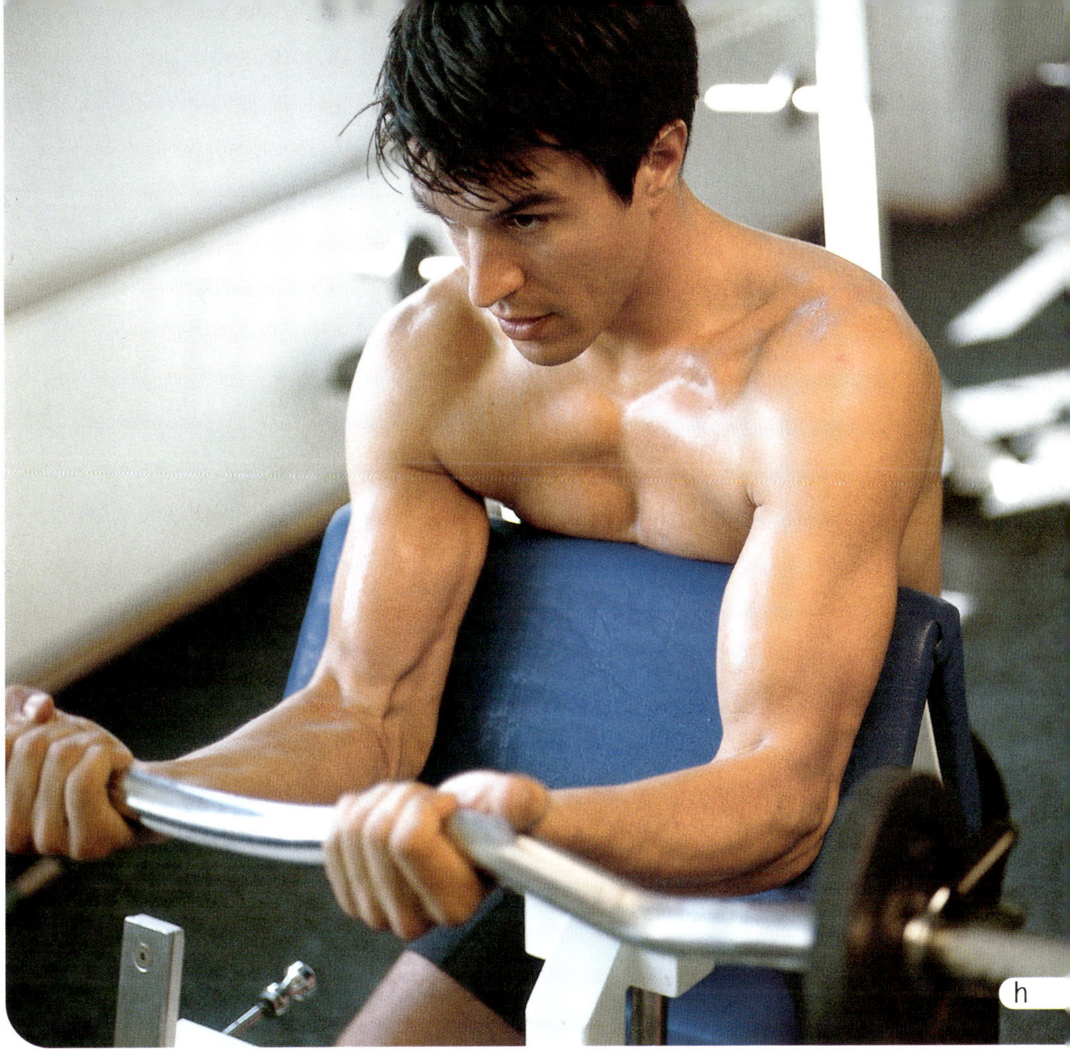

h

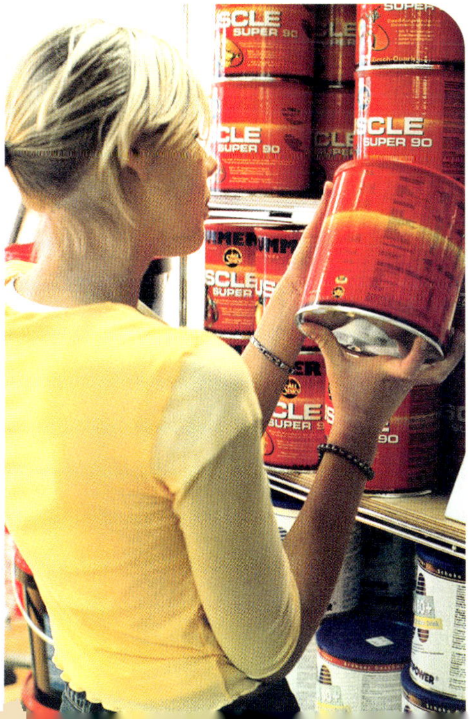

Variation:
- Einarmig mit Kurzhantel trainieren

Wie oft?
- Am Anfang freut man sich über 4 korrekte Wiederholungen …
- … später über 8-12

Wie viel Gewicht?
- Am Anfang ganz wenig – eventuell nur die Stange
- Später 2,5-5 Kilogramm
- Noch später 8-12 Kilogramm

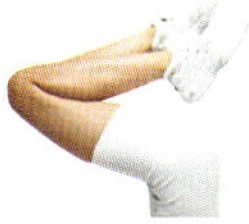

Tipp

Am besten mit einem Partner trainieren. Dann kann man sich die Hantel reichen lassen, falls keine Hantelablage vorhanden ist. Sitzhöhe genau überprüfen! Es ist wichtig, dass man bequem sitzt: Die Füße müssen flach am Boden stehen und der Rücken soll gerade sein. Ober- und Unterschenkel bilden mindestens einen 90-Grad-Winkel. Nicht die Schultern hochziehen! Die Arme dürfen in der Ausgangsposition auf keinen Fall vollkommen gestreckt sein.

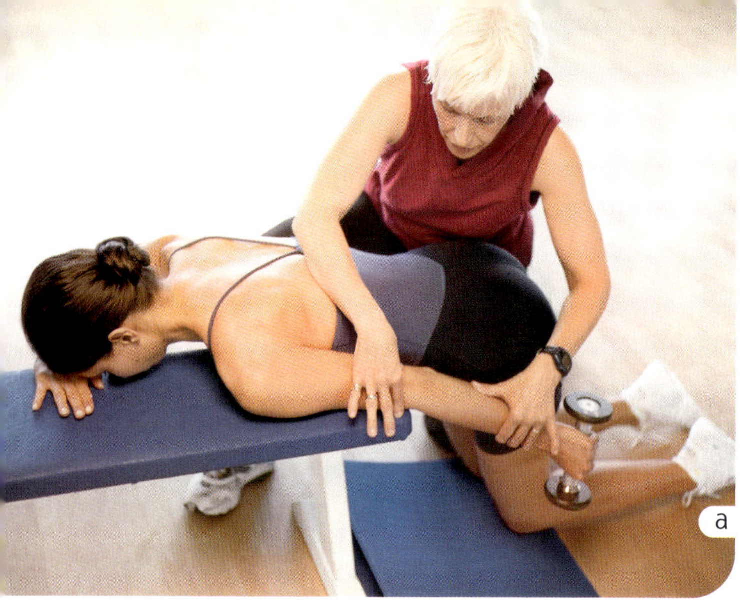
a

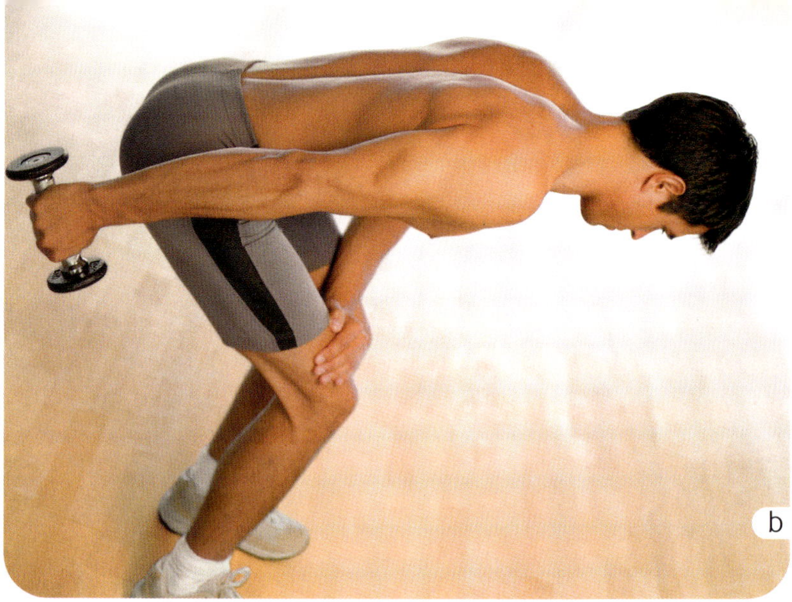
b

Feste, knackige Oberarme

Kickbacks

Der Oberarm schlägt zurück!

Ein Hinweis vorweg: Bei stark verkürzter hinterer Oberschenkelmuskulatur sind die Kickbacks im Stehen und im Knien nicht zu empfehlen! Erst mit den entsprechenden Dehnungen (⇢ Seiten 130 - 131) für ausreichend Flexibilität sorgen.

Variation auf einer Bank in Bauchlage

Die Startposition: Entweder den Oberkörper so auf einem Tisch platzieren, dass der vordere Oberarm bis zum Ellbogen fest aufliegt. Darauf achten, dass der Unterkörper entspannt ist. Oder man kniet – wie Andrea im Bild a – vor der Bank und legt den Oberarm bis zur Ellbogenkehle auf die Bank. Der Unterarm kann sich so völlig frei bewegen. Nun den anderen Arm auf Stirnhöhe anwinkeln. Stirn auf den Handrücken legen. Ein leichtes Doppelkinn machen, Schulterblätter tief nach unten und Bauch nach innen ziehen. Der Unterarm steht in einem 90-Grad-Winkel zum Oberarm. Die Hand zu einer lockeren Faust ballen. Handrücken nach außen.

Vorteil dieser Startposition: Im Liegen kann man sich ganz auf die Muskelarbeit konzentrieren. Denn die Stabilisation im Oberkörper wird durch die Bank gewährleistet. So kann man seine volle Konzentration auf den Trizepsmuskel richten. Und: Man braucht viel weniger Gewicht, um gute Resultate zu erzielen!

Variation im Stand vornübergebeugt

Die Startposition: Man nimmt einen schulterbreiten Stand ein. Felsenfest stehen. Beide Fußspitzen zeigen nach vorne. Knie entspannt, Bauchnabel tief eingezogen, Schultern tief, Doppelkinn. In dieser Position zieht man das Gesäß langsam nach hinten – noch ein Stückchen weiter. Man spürt, wie sich das Gewicht in die Fersen verlagert. Langsam die Beine so beugen, dass der Rumpf parallel zum Boden ist. Das natürliche Hohlkreuz im Rücken beibehalten. Einen Unterarm auf dem Oberschenkel

Trizeps (Armstreckermuskel)

Die Trizepsmuskeln nutzen wir in unserer automatisierten Welt immer weniger. Wir brauchen kaum noch eine Tür aufzudrücken, die meisten öffnen sich automatisch. Höchstens, wenn unser Auto eine Panne hat und wir es schieben müssen, merken wir, wie wenig Kraft unsere Armstreckermuskeln haben!

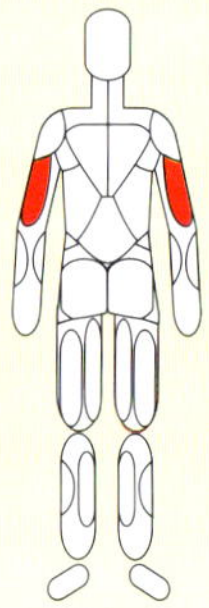

Man kann seine Trizepse unter dem Kraftaspekt trainieren – aber ruhig auch aus Eitelkeit. Trainierte Trizepse haben einen tollen Effekt: Sie halten jung! Denn oft verrät eine nicht mehr ganz so straffe Oberarmrückseite das Alter.
Die auf dieser und der folgenden Doppelseite beschriebenen Übungen sind ausgesprochen effektiv. Die Armhaltung ist dabei besonders wichtig: Man sollte die Oberarme so isoliert wie möglich halten, damit die Trizepse sich nicht von der hinteren Schultermuskulatur helfen lassen. Wer die folgenden Techniken anwendet, kann schnell mit positiven Veränderungen rechnen.

Warum's so gut tut:

- Die Oberarme bleiben jung und straff!

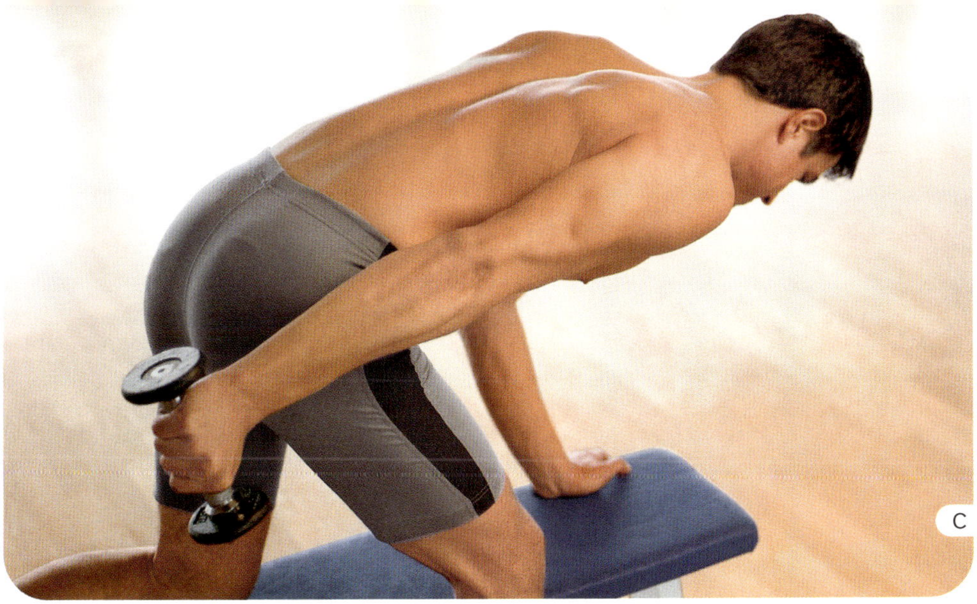

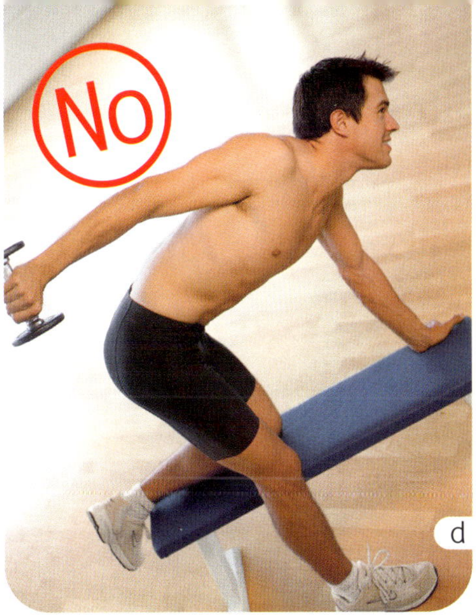

ablegen. Den arbeitenden Oberarm und Ellbogen dicht an den Körper pressen. Oberarm und Ellbogen müssen mit dem Rumpf auf einer Linie liegen. Der Unterarm bildet mit dem Oberarm einen 90-Grad-Winkel. Besser den Oberarm weiter nach unten halten, als den Unterarm höher nehmen. Der Ellbogen ist die Achse. Der Oberarm bleibt absolut ruhig! Eine Kurzhantel fest, aber nicht angespannt halten. Handrücken zeigen nach außen.

Variation kniend auf einer Bank

Die Startposition: linken Unterschenkel auf einer Bank ablegen. Der linke Arm dient als Stütze. Darauf achten, dass das Knie direkt unter der Hüfte liegt. Oberkörper ist parallel zur Bank. Doppelkinn, Schulter tief, Bauchnabel nach innen gezogen. Das natürliche Hohlkreuz im Rücken beibehalten. Von Kopf bis Gesäß eine Linie. Rechten Oberarm und Ellbogen dicht am Körper. Sie müssen mit dem Rumpf eine Linie ergeben. Der Unterarm bildet mit dem Oberarm einen 90-Grad-Winkel. Besser den Oberarm weiter nach unten halten als umgekehrt. Der Ellbogen ist die Achse. Der Oberarm bleibt absolut ruhig! Kurzhantel fest, aber nicht angespannt halten. Handrücken zeigen nach außen.

Und so wird's gemacht:

1 Einatmen und beim Ausatmen den Unterarm ganz nach hinten ausstrecken. Das Handgelenk bleibt in einer Linie mit dem Unterarm!

2 Während man den Unterarm nach hinten streckt, den Oberarm dicht an den Körper pressen, so dass sich die Muskeln im hinteren Oberarm fest zusammenziehen. Der Unterarm sollte wenig Spannung erzeugen, das meiste passiert im Oberarm.

3 Beim Einatmen den Unterarm in den 90-Grad-Winkel zurückführen.

Wie oft?

- In Bauchlage auf der Bank 6-12 x, langsam und mit viel Konzentration
- Kniend auf einer Bank ohne Gewicht 8-16 x
- Mit Gewicht 4-12 x

Wie viel Gewicht?

- Beim Knien auf der Bank am Anfang das Gewicht gering halten. 2-5 Kilogramm reichen.
- Viel später bis zu 10 Kilogramm (dabei auf die richtige Technik achten!)

No Control-Tipp

In Abbildung d macht Markus so gut wie alles falsch: Er hebt beim Knien auf der Bank den Oberarm und schwingt den Unterarm mit dem Gewicht nach oben. Er knickt das Handgelenk ab und er weicht mit dem Körper nach hinten und oben aus, um das Gewicht zu heben. Damit ist die Übung völlig uneffektiv.

Also: Der Kopf bleibt in der Doppelkinnposition – nicht nach vorne strecken! Den Rücken im natürlichen Hohlkreuz belassen, nicht mit Rundrücken arbeiten. Den Rumpf absolut parallel zum Boden halten.

Zug um Zug zu schöneren Oberarmen

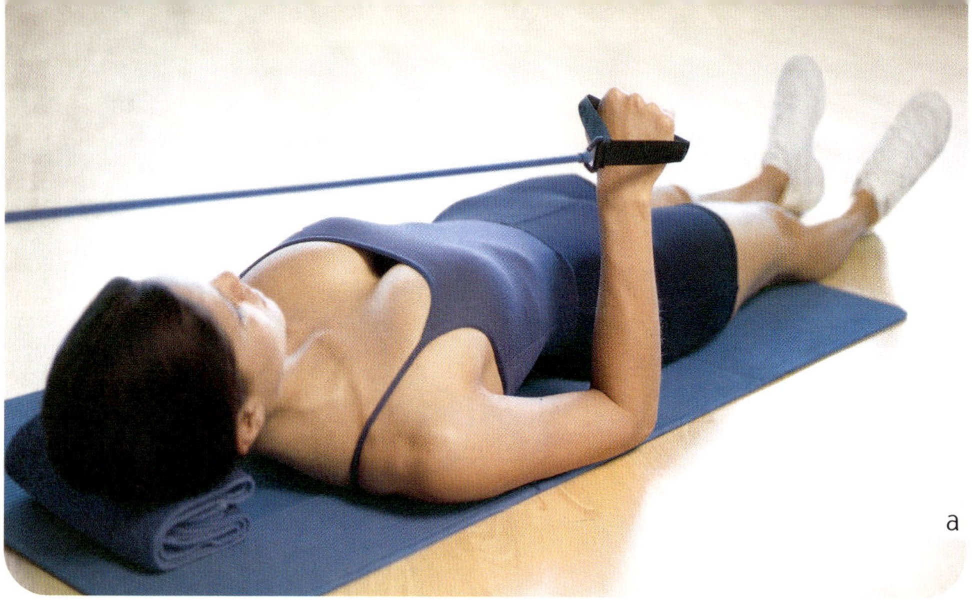

a

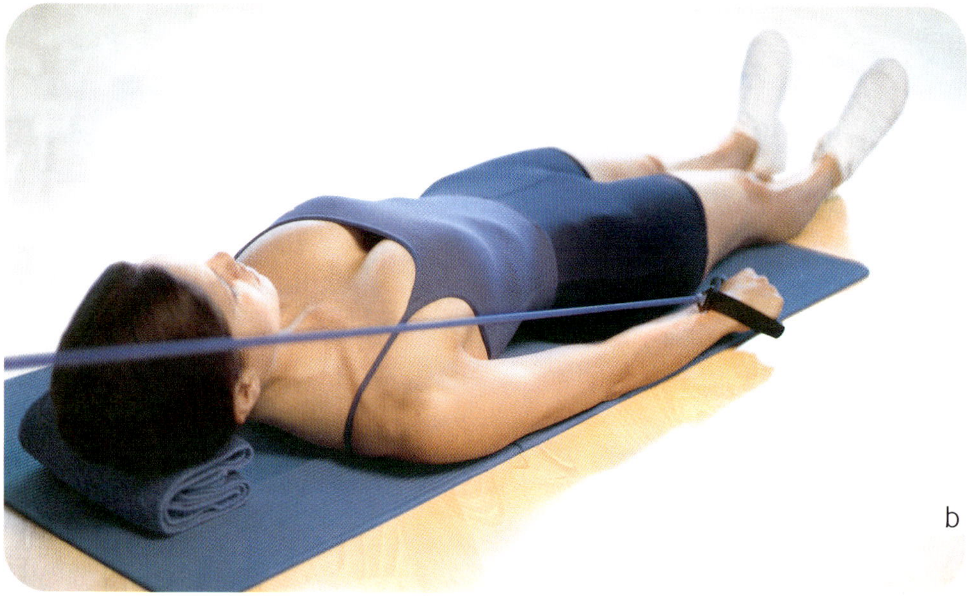

b

Trizeps
⇢ Seite 76

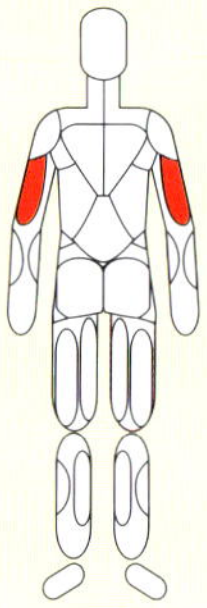

Pull-downs mit Tubings

Gute Übung für zuhause

Die Startposition: Zuerst das Tubing um einen Gegenstand wickeln, der ca. 20 Zentimeter (oder eine Unterarmlänge) vom Boden weg ist, z.B. um die Beine eines schweren Tisches oder einen Heizkörper. Der Fixpunkt sollte weit genug entfernt sein, so dass beim Start eine leichte Spannung im Tubing entsteht. Den Hinterkopf auf einem kleinen Kissen oder gefalteten Handtuch ablegen. Doppelkinn, Schulterblätter unten, Bauch innen. Den Oberarm auf ein gefaltetes Handtuch legen. Unter- und Oberarm bilden einen 90-Grad-Winkel. Tubing mit der Handfläche nach vorne halten. Das Handgelenk ist kerzengerade. Man muss für diese Übung den Arm wirklich ganz ausstrecken können. Wenn das Probleme macht, benutzt man ein dickeres Tuch, damit der Arm etwas weiter vom Boden weg ist. So kann man den Unterarm besser ausstrecken.

Und so wird's gemacht:

1 Einatmen und beim Ausatmen den Unterarm zum Boden ausstrecken. Das Tuch muss hoch genug sein, um die vollkommene Streckung des Spielarmes zu erlauben!

2 So weit ausstrecken, bis die Anspannung auf der Rückseite des Oberarms spürbar ist.

3 Einatmen und den Unterarm wieder in die Startposition zurückführen.

Wie oft:

- Für Muskelausdauer 12-16 x pro Arm
- Für Muskelkraft 8-12 x pro Arm. Später das Tubing kürzer oder doppelt nehmen

Pull-downs mit der Maschine

Sieht beeindruckend aus!

Die Startposition: am besten im Kampfstand. Knie entspannt. Kopf und Rumpf stabilisieren (Doppelkinn, Schulterblätter nach unten und leicht nach innen, Bauch innen). Oberarme und Ellbogen liegen dicht an den Seiten. Die Hände fassen mit den Hand-

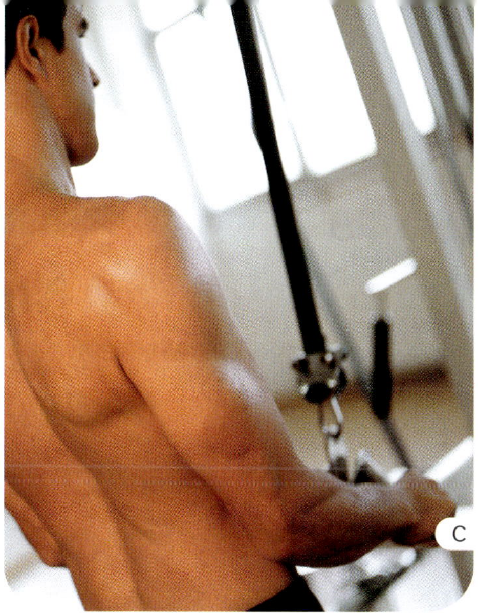

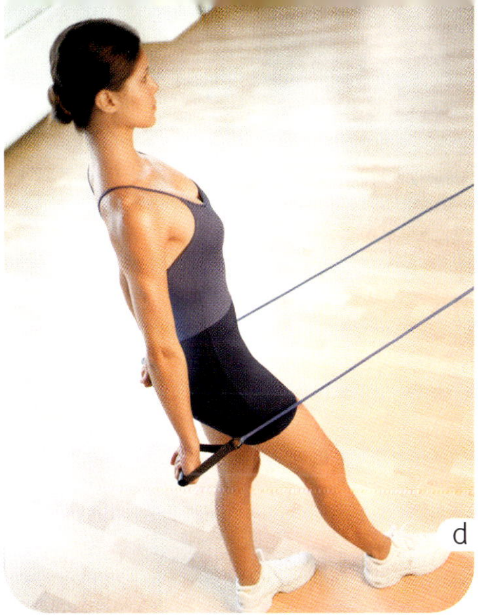

rücken nach oben eine drehbare gebogene Zugstange. Ober- und Unterarme bilden anfangs einen 90-Grad-Winkel. Das Handgelenk bleibt während der ganzen Übung auf einer Linie mit dem Unterarm.
Jetzt noch mal vergewissern: Die Handgelenke müssen kerzengerade bleiben. Wenn man die Arme nach unten streckt, sollte man den Oberkörper nicht mitschwingen lassen. Das Becken nicht nach hinten ausweichen lassen, die Hüftknochen immer nach vorne halten.

Und so wird's gemacht:

1 Einatmen und beim Ausatmen die Unterarme nach unten strecken, bis man eine starke Anspannung auf der Rückseite des Oberarms spürt.

2 Oberarm und Ellbogen bleiben wie an den Oberkörper geklebt. Nur die Unterarme bewegen sich!

3 Einatmen und dabei die Unterarme in die Startposition zurückführen.

Variation:
- Statt an der Maschine zu trainieren Tubings über dem Kopf fixieren

Wie oft?
- Zunächst mit wenig Gewicht 8-16 x
- Später mit mehr Gewicht 8-12 x langsam

Wie viel Gewicht?
- Am Anfang 5-7 Kilogramm
- Später 10-20 Kilogramm (aber nur mit perfekter Technik!)

Pull-backs im Stand

Hier spürt man, dass viele Muskeln zugleich gefordert werden

Die Startposition: zwei Tubings nehmen. Um den Fixpunkt der Tubings festzulegen, zuerst die Arme nach unten ausstrecken. Jetzt merkt man sich, in welcher Höhe die Hände sich befinden, z.B. in der Mitte der Oberschenkel. In dieser Höhe beide Tubingenden um einen festen Gegenstand legen. Die Tubings sollten etwas mehr als hüftbreit auseinander sein. So weit vom Tubingsfixpunkt zurücktreten, dass in den Tubings eine leichte Spannung entsteht. Kampfstand einnehmen. Das heißt, ein Fuß steht leicht vor dem anderen, Fußspitzen zeigen nach vorne, Gewicht in die Mitte verlagern. Die Knie sind entspannt. Stabilisieren: Bauch nach innen, Schultern tief und Doppelkinn. Man fasst die Tubinggriffe mit absolut ausgestreckten Armen und den Handrücken nach vorne. Die Handgelenke die ganze Übung hindurch gerade und stabil halten – sonst ist die Wirkung gleich null!

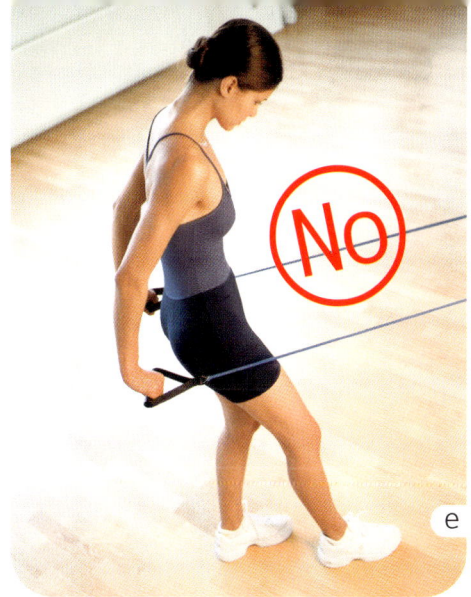

Und so wird's gemacht:

1 Einatmen. Ausatmen und dabei die Schulterblätter noch tiefer nach unten und innen schieben.

2 Jetzt die absolut durchgestreckten Arme langsam nach hinten ziehen. Man muss den Zug im hinteren Oberarmmuskel spüren!

3 Ellbogen und Handgelenke bleiben in einer langen geraden Linie. Den Bauch noch stärker nach innen ziehen.

4 Einatmen und die Arme zurück in die Startposition führen. Die Schulterblätter bleiben allerdings zusammen!

Wie oft:
- Am Anfang reichen 4-6 Wiederholungen
- Später 8-16 langsam und konzentriert

No Control-Tipp

Der Oberkörper darf auf keinen Fall nach hinten fallen (⇢ Bild e). Das Gewicht in den vorderen Fuß verlagern und den Oberkörper einen Tick nach vorne lehnen – das hilft!

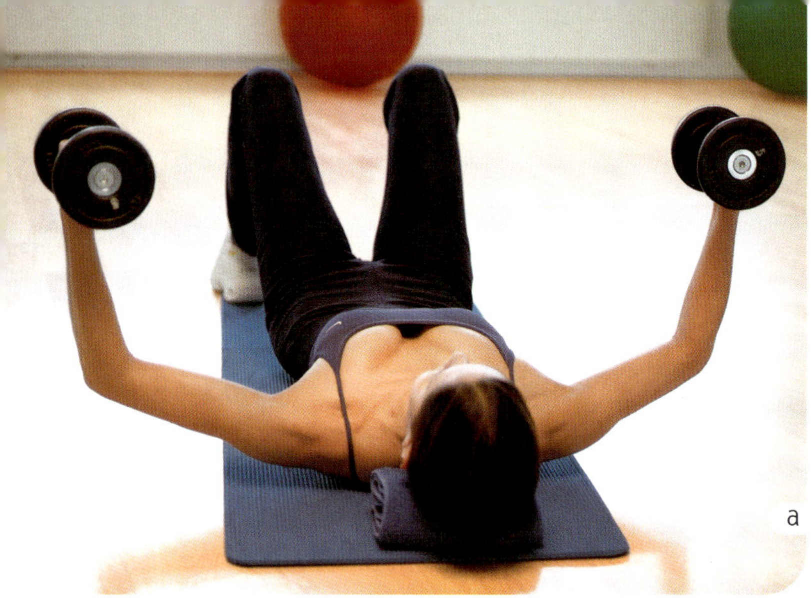

a

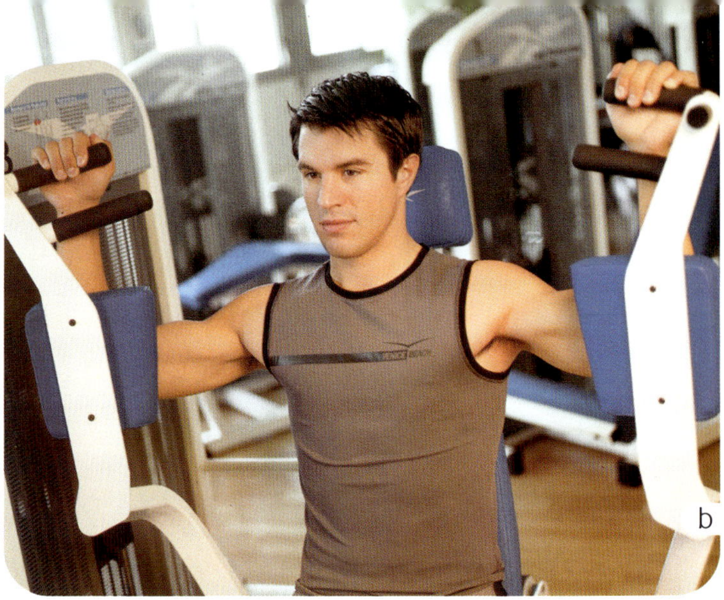

b

Kernige Brust, wohlgeformter Busen

Butterfly mit Hanteln

Macht stark!

Die Startposition: Rückenlage, Hinterkopf auf einem Handtuch, leichtes Doppelkinn. Beine schulterbreit aufstellen. Die Fußsohlen flach am Boden. Schulterblätter leicht nach unten ziehen. Die Kurzhanteln liegen links und rechts vom Körper. Die Hanteln so nehmen, dass die Handflächen zueinander zeigen. Nun die Arme so zur Decke ausstrecken, dass die Hanteln genau senkrecht über den Schultern stehen. Die Ellbogen bleiben während der ganzen Übung leicht gebeugt. Die Handgelenke kerzengerade.

Und so wird's gemacht:

1 Zu Beginn einatmen und die Arme auseinander ziehen (⇢ Bild a).

2 Ausatmen, Bauch tief nach innen ziehen und die Arme langsam wieder nach oben führen. Man sollte dabei das Gefühl haben, einen großen Gummiball mit den Innenseiten der Oberarme zusammenzupressen. Wenn die Arme wieder in der Startposition sind, erneut einatmen und die Arme auseinanderziehen.

Wie oft?
- 8-16 x mit weniger Gewicht
- 8-12 x mit mehr Gewicht

Wie viel Gewicht?
- Für Muskelausdauer 3-5 Kilogramm
- Für Muskelkraft 5-20 Kilogramm

M. pectoralis major und minor (Brustmuskel)

Jede Bewegung im Alltag ist nach vorne gerichtet – davon wird der Rücken rund und die Brust wirkt eingefallen. Doch bevor man die Brustmuskulatur aufbaut, sollte man sie zuerst dehnen (⇢ Seiten 124 - 125). Erst wenn es hier erste Erfolge gibt, kann man mit den Übungen auf dieser und der folgenden Doppelseite beginnen. Mit falschem Brusttraining trainiert man sich einen Rundrücken an. Deshalb hier ganz besonders auf nach unten und leicht nach innen gezogene Schulterblätter achten!

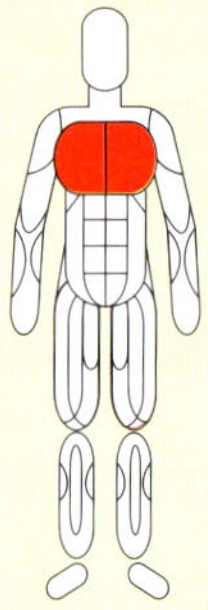

Den Busen wird Brusttraining natürlich nicht vergrößern – aber das Training der darunter liegenden Muskeln bringt ihn besser in Form!

Warum's so gut tut:
- Weil's für eine bessere Haltung sorgt.
- Weil mein Busen dadurch besser zur Geltung kommt!

Butterfly mit Kraftmaschine

Macht Spaß!

Die Startposition: Man sitzt mit den Schulterblättern an der Rückenlehne, Beine schulterbreit und im 90-Grad-Winkel, Fußsohlen flach am Boden. Reicht die Rückenlehne nicht hoch genug, einfach den Kopf mit Hilfe des Doppelkinns stabil halten. Die richtige Armhaltung erreicht man durch Einstellung der Sitzhöhe. Wenn man die Griffe umfasst, sollen die Unterarme senkrecht stehen. Ellbogen und Oberarme bilden

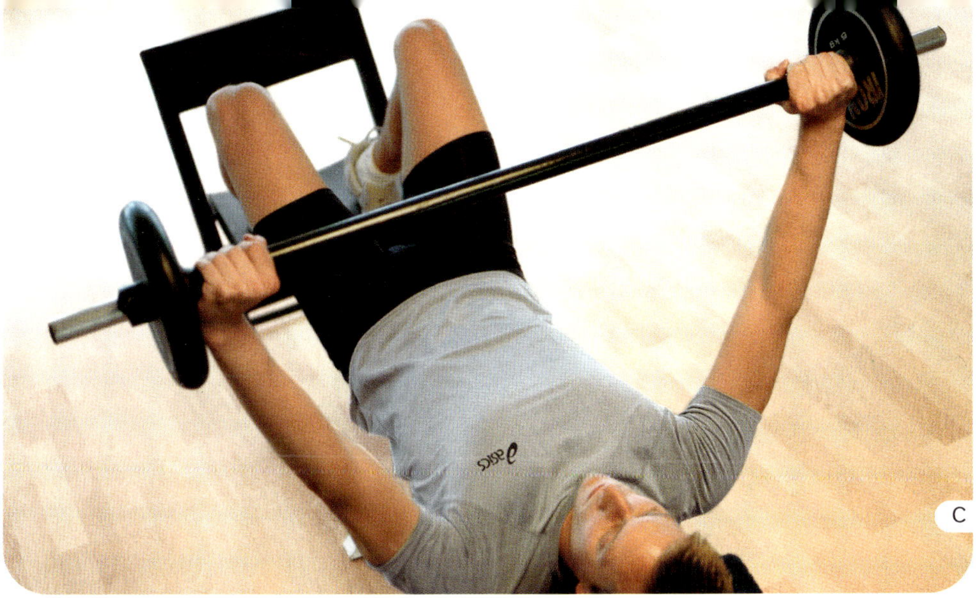
c

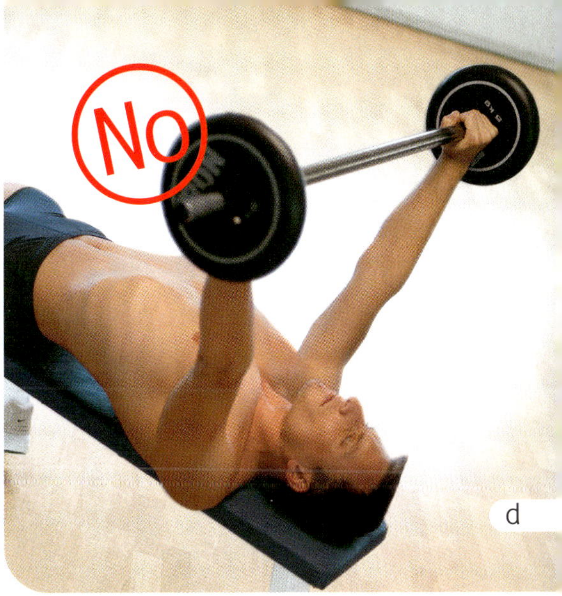
d

mit den Schultern eine Linie. Die Schultern sind tief, die Schulterblätter nach unten gezogen. Bei manchen Maschinen drückt man vor allem mit dem Unterarm. Besser ist es, wenn man mehr Druck mit dem Oberarm ausüben kann.

Und so wird's gemacht:

1 Tief einatmen und den Bauch einziehen. Beim Ausatmen die Polster mit viel Kraft aus den Oberarmen zusammendrücken. Bauch dabei ganz tief nach innen ziehen.

2 Einatmen und die Arme wieder zur Startposition zurückführen.

Wie oft?
- Anfangs für Muskelausdauer 12-16 x
- Später 6-12 x und mehr Sätze

Wie viel Gewicht?
- Am Anfang weniger (5-12 Kilogramm) und langsam. Nicht zu viel und zu schnell!
- Später 30-40 Kilogramm. ABER: nur ohne Rundrücken und in stabilisierter Haltung!

Bankdrücken

Männer stehen drauf!

Die Startposition: Wir liegen auf einer Bank auf dem Rücken. Wenn die Bank zu kurz ist, um die Füße abzustellen, braucht man eine Extra-Bank. Kopf auf Handtuch legen. Hals und Nacken fixieren! Schulterblätter leicht nach unten ziehen und Bauch nach innen. In Bild c arbeitet Markus mit einer leichteren Langhantel. Er hat sie in sitzender Position in die Hände genommen und sich dann auf die Bank abgerollt. Wenn man mit einer Hantelstange arbeitet, sollte diese in Augenhöhe gehalten werden. Die Stange muss tief genug abgelegt sein, so dass man sie mit leicht gebeugten Armen aufnehmen kann. Die Handgelenke sind fest und in einer Linie mit den Unterarmen. Die Handflächen zeigen in Richtung Füße.

Und so wird's gemacht:

1 In stabilisierter Position die Hantel aus der Ablage heben. Die Arme leicht beugen und die Hantel über der Brust fixieren. Langsam und gleichmäßig zur Brust absenken. Die Hantel berührt die Brust ungefähr in Brustbeinhöhe.

2 Einatmen. Beim Ausatmen die Langhantel langsam und gleichmäßig wieder nach oben drücken. Die Arme nicht ganz strecken! Kopf und Rücken bleiben währenddessen unverändert!

3 Beim Ausatmen Bauchnabel tief einziehen. Wenn die Hantel unten ist, einatmen.

Variation
- Enge Griffweite (mehr Trizeps)

Wie oft?
- Am Anfang bis zu 8 x, aber richtig!
- Später bis zu 12 x mit mehreren Sätzen

Wie viel Gewicht?
- Am Anfang reicht die Stange mit Profiablage ohne Scheiben (mindestens 5 Kilogramm)! Dann langsam Scheiben zulegen.
- Beim Hometrainer oder mit Hot-Iron-Hanteln reichen am Anfang 5 Kilogramm (jeweils 2,5 Kilogramm auf jeder Seite).
- Später kann man sich jeweils drei 5-kg-Scheiben aufladen, insgesamt also 30 Kilogramm!

No Control-Tipp

Kaum eine Übung wird so oft falsch gemacht! (→ Bild d). Also: Die Handgelenke nicht abknicken und die Arme keinesfalls durchdrücken! Nicht ins Hohlkreuz fallen, um mehr Gewicht drücken zu können!

Besser: immer den Bauchnabel kräftig einziehen, um die Position zu stabilisieren. Der Kopf bleibt abgelegt und der Nacken lang!

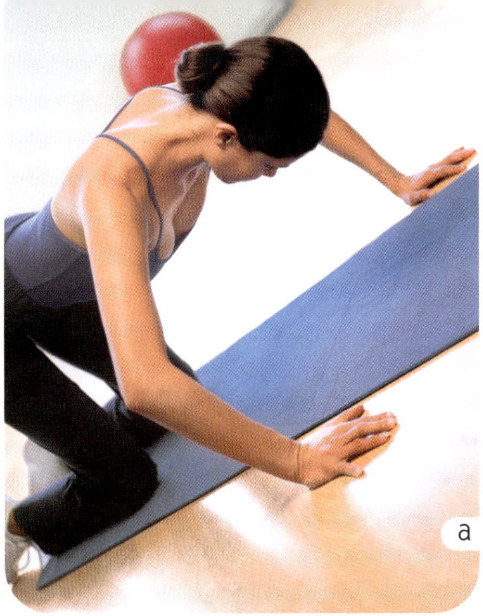

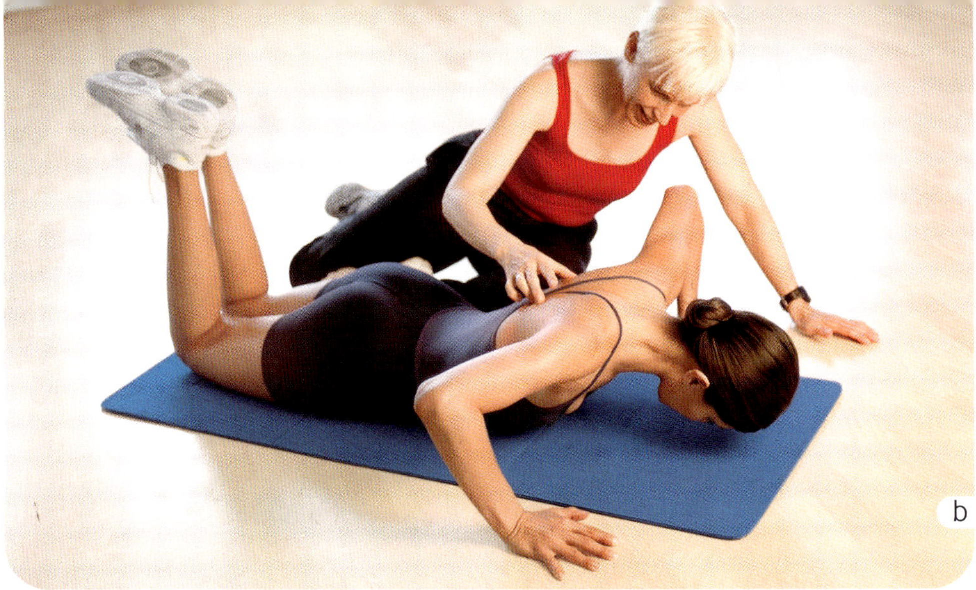

Fühlen, wie die Power wächst!

Liegestütz

Absoluter Klassiker in verschiedenen Schwierigkeitsgraden – für jeden etwas!

Variation im Vierfüßlerstand

Die Startposition: Vierfüßlerstand einnehmen. Die Hüften sollten genau über den Knien liegen. Fußrücken am Boden. Die Arme sind so weit auseinander, dass die Daumen knapp unter der Schulterachse liegen. Armbreite individuell etwas austesten! Hauptsache, die Anspannung ist in der Brust zu spüren, wenn man die Übung ausführt.
Nun der Clou: Doppelkinn wie üblich, Schulterblätter tief nach unten. Das natürliche Hohlkreuz im Rücken beibehalten und den Bauchnabel nach innen „saugen". Jetzt ohne den Kopf oder Rumpf zu verändern (man bleibt vom Kopf bis zum Po steif wie ein Brett!) die Arme beugen und die Stirn auf den Boden legen.

M. pectoralis major und minor (Brustmuskel)

⇢ Seite 80
Für Leute mit Rundrücken gilt ganz besonders: Schulterblätter während der gesamten Übung unten und zusammenhalten. Auch die beliebten Liegestützen geben unserer Brustmuskulatur Power. Übrigens sprechen sie – wenn man sie Stufe für Stufe richtig macht! – nicht nur die Brustmuskeln an, sondern sind gut für den ganzen Körper. Hier wie bei allen Übungen auf dieser und der vorhergehenden Doppelseite gilt: Man kann viel falsch machen – also bei der Technik ganz genau vorgehen!

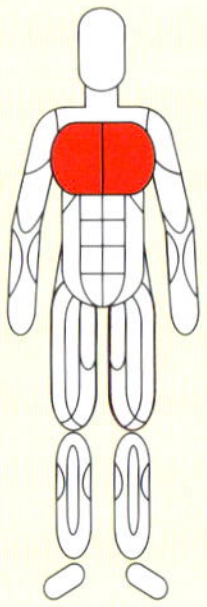

Warum's so gut tut:

- Ich kann überall und zu jeder Zeit mit meinem eigenen Gewicht trainieren.
- Durch die Steigerungen gibt es immer neue Ziele!

Und so wird's gemacht:

1 Einatmen und beim Ausatmen die Arme ausstrecken. Ganz bewusst spüren, wie das eigene Gewicht dagegen drückt. Die Unterschenkel bleiben am Boden!

2 Während man nach oben kommt, die Schulterblätter weiter nach unten und zusammenziehen. Arme nicht ganz durchstrecken.

3 Einatmen und die Ellbogen wieder langsam beugen. Dann die Stirn nach unten absenken.

Wie oft?

- Je mehr Körpergewicht, desto schwerer hat man es. Also 4-8 x. Dann Pause. 2-3 x wiederholen.
- Später 8-16 x ganz bewusst. Schafft man das leicht, zum ⇢ Dreiviertel-Liegestütz wechseln.

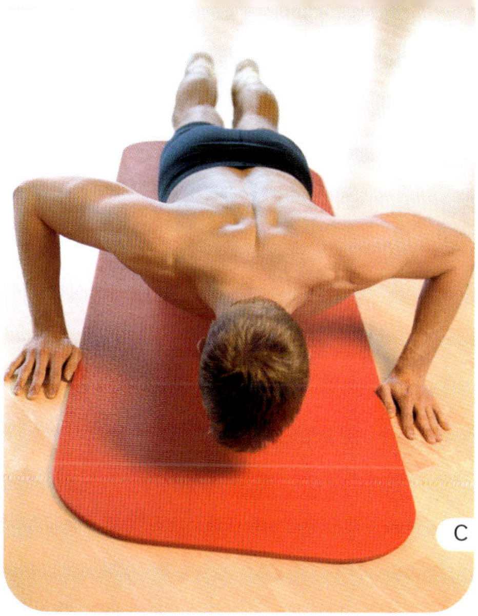

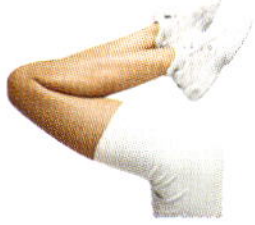

Tipp

Kopf, Rücken und Bauch müssen stimmen. Sie sind – optimal – so gerade wie ein Brett und dürfen sich nicht verbiegen! Die Unterschenkel bleiben felsenfest am Boden.

Variation Dreiviertel-Liegestütz

Die Startposition: Man liegt in der Bauchlage auf einer Matte. Beine ausgestreckt. Arme wie oben. Doppelkinn, Schulterblätter nach unten und Bauchnabel innen. Die Beine sind schulterbreit auseinander. Unterschenkel zum Po anwinkeln, aber nicht überkreuzen.

Und so wird's gemacht:

1 Einatmen. Beim Ausatmen die Arme langsam ausstrecken. Kopf und Rumpf bleiben steif wie ein Brett. Der Bauch ist fest eingezogen. (Falls er trotzdem durchhängt, besser im Vierfüßlerstand üben!)

2 Sind die Arme gestreckt, wieder einatmen. Checken, ob die Schulterblätter unten und zusammengezogen sind!

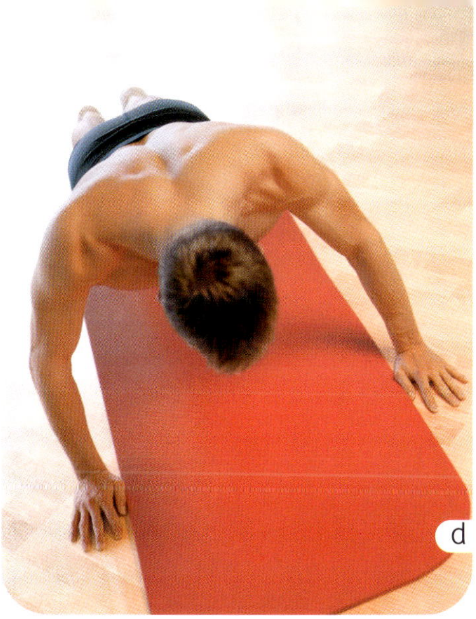

3 Wieder langsam absenken, aber dieses Mal den Rumpf nicht ganz ablegen, sondern ca. 4 Zentimeter über dem Boden bleiben.

Wie oft?

- ⇢ Liegestütz

Variation: Klassischer Liegestütz

Die Startposition: Man liegt in der Bauchlage auf einer Matte. Beine ausgestreckt und Zehen aufgestellt. Die Arme sind schulterbreit auseinander. Armposition wie ⇢ Liegestütz im Vierfüßlerstand. Stabilisieren: Doppelkinn, Schulterblätter nach unten und Bauchnabel innen.

Und so wird's gemacht:

1 Einatmen. Beim Ausatmen die Arme langsam ausstrecken und den ganzen Körper brettgrade nach oben bringen.
Der Bauch darf auch hier auf keinen Fall nach unten durchhängen! (Sonst noch mal zurück zu ⇢ Dreiviertel-Liegestütz!)

2 Sind die Arme gestreckt, einatmen. Checken, dass die Schulterblätter unten und zusammengezogen sind!

3 Langsam wieder absenken, aber dieses Mal den Körper nicht ganz ablegen, sondern ca. 4 Zentimeter über dem Boden bleiben.

Wie oft?

- Am Anfang sind 4 Wiederholungen schon eine Leistung. Danach Pause. 3 x wiederholen.
- Später 8-16 x . Pause. Dann 2-3 x wiederholen.

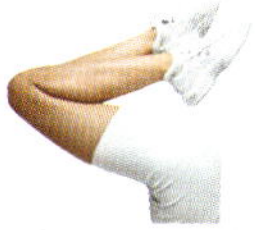

Tipp

Ganz wichtig ist es, Kopf, Rücken, Bauch (und bei der Dreiviertel- und der klassischen Variante auch die Beine) unter konstanter Spannung zu halten. Die Körpermitte darf auf keinen Fall durchhängen. Das passiert nicht, wenn wir uns stabilisieren. So sind Liegestützen zwar ganz schön schwer, aber auch enorm wirkungsvoll!

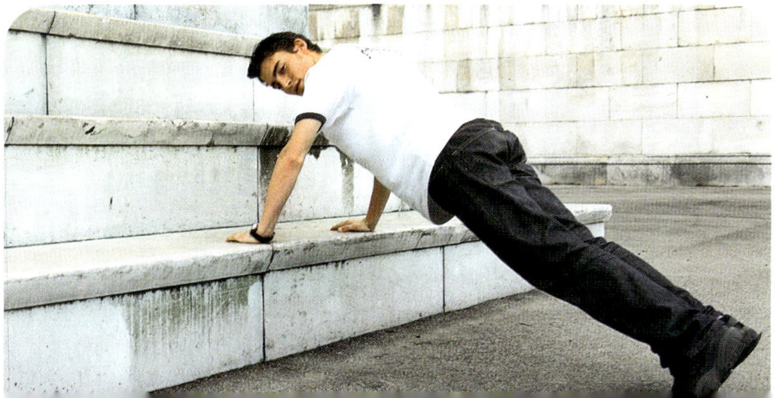

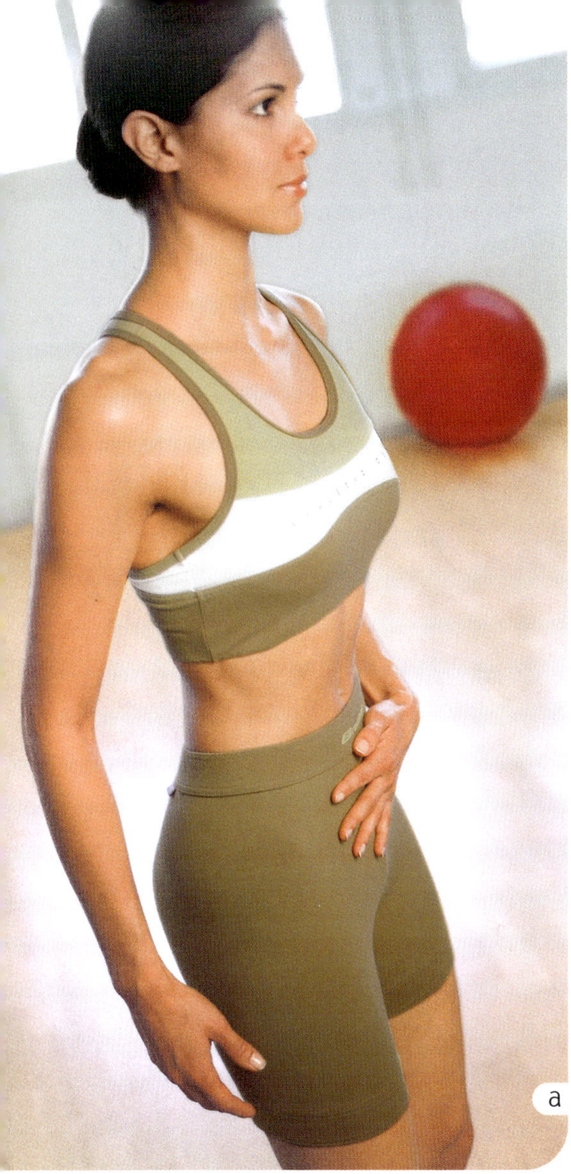
a

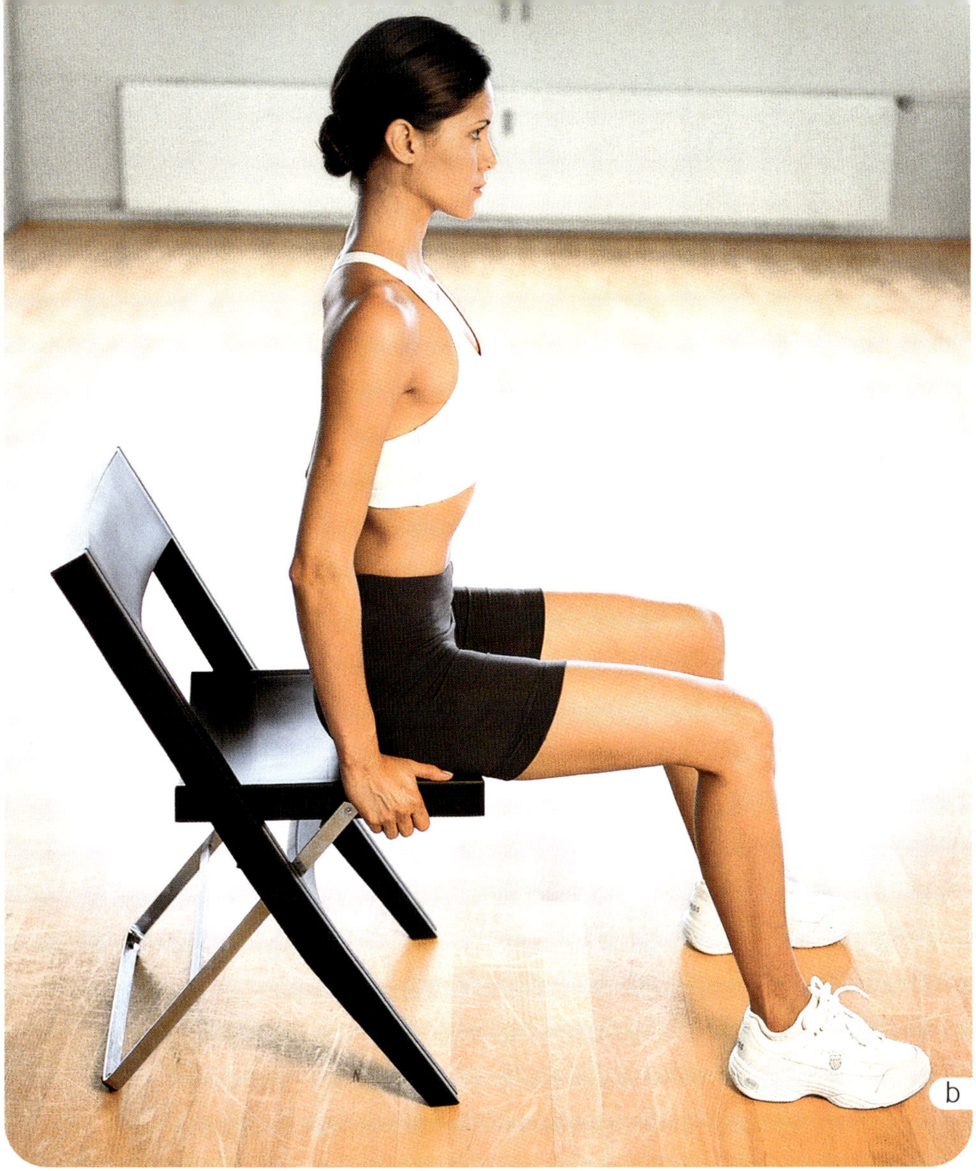
b

Einfach schön: ein flacher Bauch

Hohlbauch

Schlange stehen? Klasse – dann üb' ich so lange

Variation im Stand

Die Startposition: Schulterbreiten Stand einnehmen. Ganz stabil stehen. Beine trotzdem entspannt. Doppelkinn machen. Schulterblätter tief nach unten ziehen.

Und so wird's gemacht:

1 Eine Hand auf den Bauch legen. Daumen in Nabelhöhe, Finger auf dem Unterbauch. Jetzt den Bauch nur durch Muskelkraft nach außen drücken.

2 Dann den Bauch tief nach innen ziehen – wieder nur durch Muskelkraft. Bauch innen halten und z.B. drei Zeilen aus diesem Buch laut vorlesen. Ein paarmal üben!

Das war der Beweis: Man kann sprechen und trotzdem den Bauch innen halten. Das strengt zwar an, tut aber gut.

3 Nun die Hände unter die letzten Rippen legen und tief in den Brustkorb einatmen. Brustkorb richtig weiten. Das geht auch? Prima. Auch das ein paarmal üben!

4 Nun kombinieren wir: eine Hand auf den Unterbauch, die andere Hand unter die letzten Rippen.

5 Bauch nach innen ziehen und in den Brustkorb einatmen.

6 Lang und tief ausatmen und den Bauch noch tiefer nach innen ziehen. Die Anspannung ca. 2 Sekunden halten. Die Schulterblätter ziehen sich dabei noch weiter nach unten. Der Rücken bleibt kerzengerade.

Variation im Sitzen
- Für Leute, die viel unterwegs sind, ideal, weil überall möglich. Alles Weitere: wie im Stand

Wie oft?
- 4 x ganz bewusst, über den Tag verteilt
- Später immer dann, wenn man merkt, der Bauch „hängt raus". Das Bedürfnis danach wächst, je öfter man's macht!

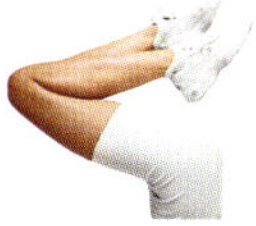

Tipp
Am Anfang erst das Einziehen des Bauchnabels üben. Getrennt davon die Brustkorbatmung. Wenn beides sitzt, kombinieren. Geduld! Es dauert, bis man die Technik beherrscht! Ganz wichtig: den Bauch weder beim Einatmen noch beim Ausatmen nach außen drücken.

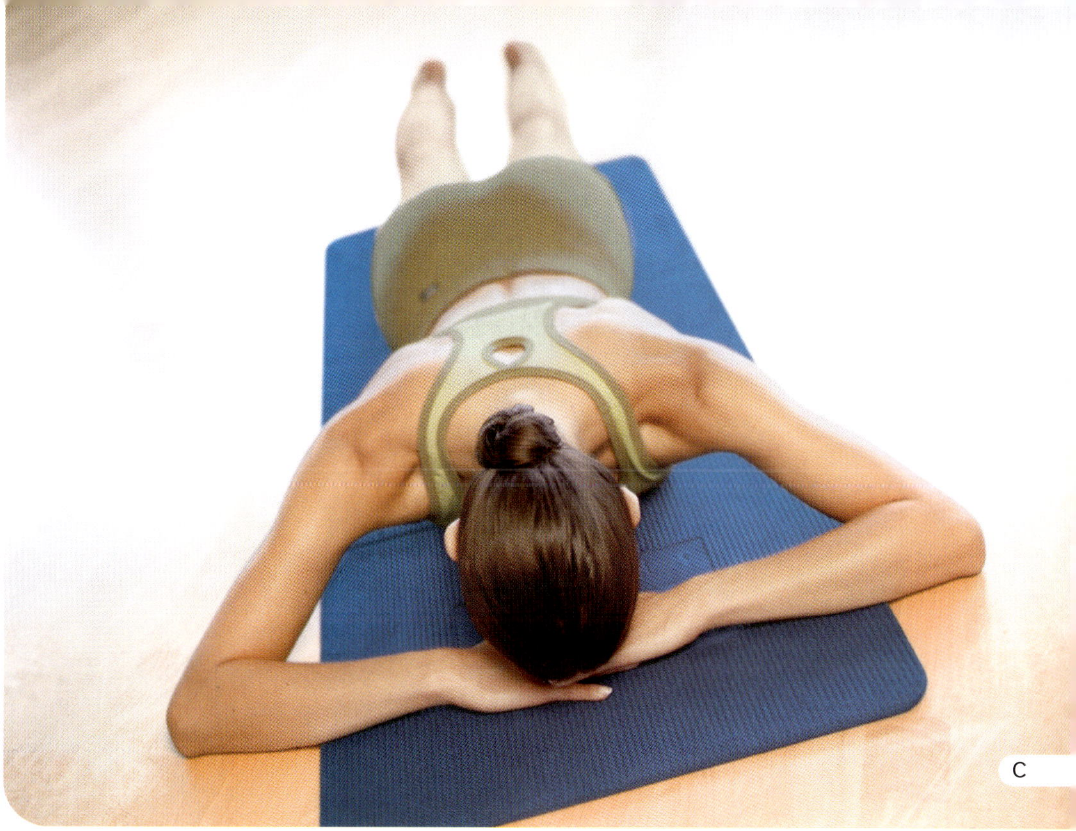

C

Variation in der Bauchlage
Kann ich gleich jeden Morgen machen! Regt alle Bauchorgane an.
Die Startposition: Bauchlage mit der Stirn auf den Handrücken. Beine ausgestreckt, Fußrücken am Boden. Doppelkinn, Schulterblätter ganz tief nach unten gezogen. Gesäß entspannt.

Und so wird's gemacht:

1 Bauchnabel vom Boden wegziehen und tief in den Rücken „saugen", als würden wir einen Tunnel für Ameisen machen wollen.

2 Die Spannung 2-4 Sekunden lang halten.

Variation:
- Im Vierfüßlerstand üben. (Fällt manchen Leuten sogar leichter!)

Wie oft?
- Mit sehr viel Konzentration 4-8 x

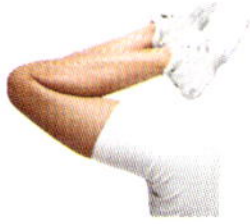

Tipp
Rhythmisch, aber nicht betont in den Brustkorb atmen. Hier geht es darum, die Muskeln ganz bewusst zu steuern (→ Seite 15)!

Alle Bauchmuskeln

Soll man lachen oder weinen, wenn man die vor allem bei Frauen so beliebten Bauchstunden sieht? 30 Minuten Bauchtraining in jeder nur denkbaren Position – der Bauch immer nach außen und unten gedrückt. Kein

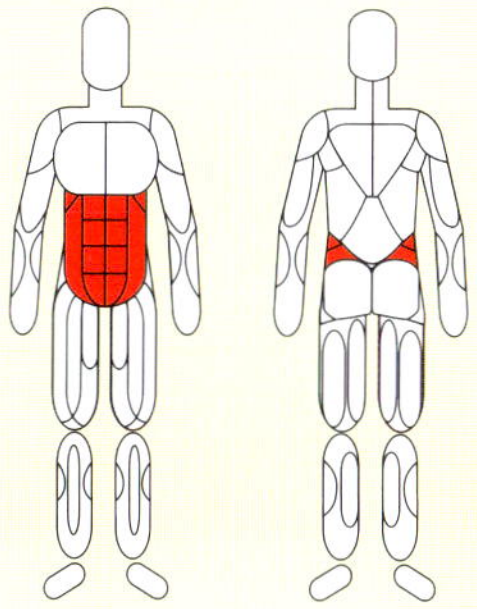

Wunder, dass Frauenärzte sich über die vielen jungen Frauen wundern, die unter Inkontinenz (unwillkürliches Wasserlassen, z.B. beim Niesen oder Laufen) leiden. Und Beckenbodenkurse kümmern sich dann nur um die Symptome! Wir aber gehen an die Ursachen: Wir gewöhnen uns einfach an, die Bauchmuskeln mehrmals am Tag nach innen zu ziehen, später nach innen und oben. Das entlastet den Rücken, unsere Lendenwirbelsäule freut sich, die inneren Organe werden besser durchblutet und funktionieren effizienter.

Warum's so gut tut:
- Nach zwei Wochen kann ich den Gürtel zwei Löcher enger schnallen!
- Trainiert vor allem den tief liegenden Bauchmuskel (M. transversus).

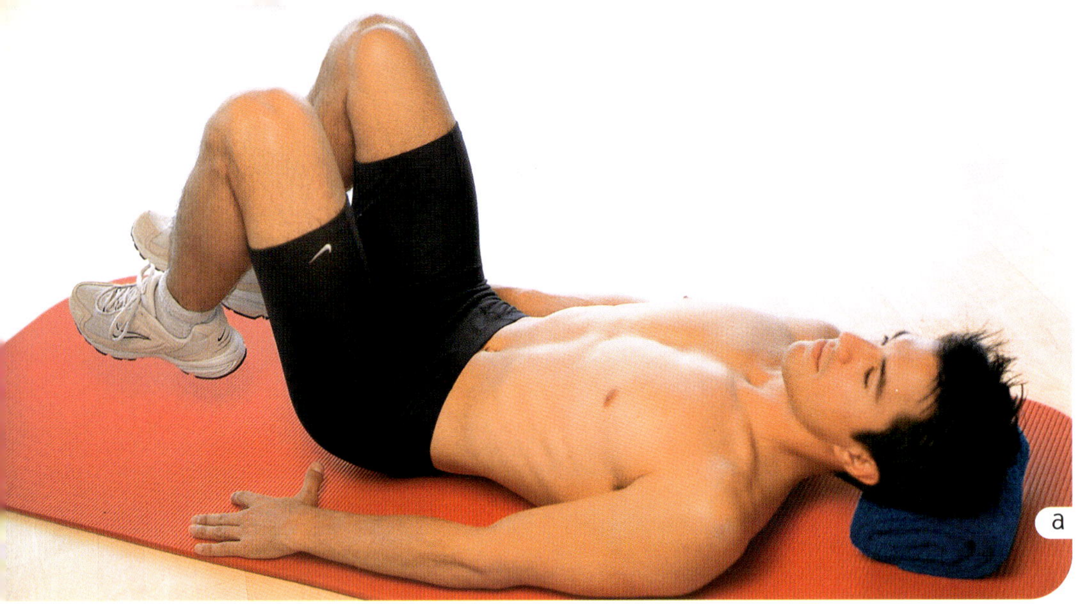

a

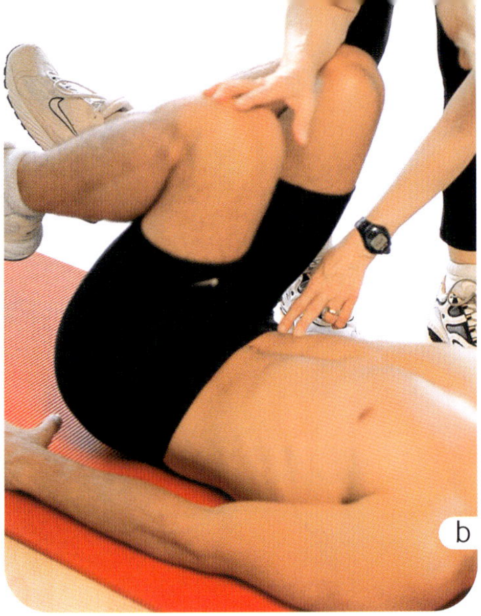

b

Ganz gezielt zur Top-Figur

Reverse-Crunch

Nur für Leute, die den Hohlbauch (→ Seite 84) bereits beherrschen

Die Startposition: Rückenlage mit gefaltetem Handtuch oder kleinem Kissen unterm Hinterkopf. Beine angewinkelt, Fußsohlen flach am Boden. Beine schulterbreit auseinander. Die Arme liegen völlig entspannt ausgestreckt neben dem Körper. Doppelkinn machen, Schulterblätter nach unten ziehen. Zuerst ein Bein heben, dann das andere. Der Bauch bleibt innen! Die Knie sind auf einer Linie mit den Hüften, die Unterschenkel hängen ganz locker und entspannt.

Bauchmuskeln

→ Seite 85

Die Übungen auf dieser Seite eignen sich für Fortgeschrittene, die schon in der Lage sind, ihre Bauchmuskeln während der Übung wirklich eingezogen zu halten.

Warum's so gut tut:

- Mit „Reverse Crunch" bekommt man den beliebten Waschbrettbauch!
- „Reverse Curl" ist eine Wohltat für Leute mit extremem Hohlkreuz und Rückenproblemen.

Und so wird's gemacht:

1 Bauch einziehen und in den Brustkorb einatmen.

2 Ausatmen und dabei den Bauchnabel tief in den Rücken saugen.

3 Die Beine bleiben locker und werden beim starken Einziehen des Bauches unwillkürlich etwas nach innen zum Körpermitte gezogen. Am Anfang nicht so deutlich sicht- oder spürbar! Die Anspannung nach innen ca. 2 Sekunden halten. Mit nach innen gezogenem Bauch einatmen und in die Ausgangsposition zurückkehren.

Variation:

- Erst nur einbeinig. Beispiel: 4 Wiederholungen mit dem rechten Bein, dann 4 mit dem linken

Wie oft?

- Anfangs 1 x, dann Pause – insgesamt 4 x
- Später 4-8 x hintereinander – aber langsam und mit viel Konzentration!

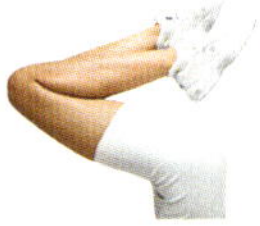

Tipp

Den Kopf während der ganzen Übung nicht heben! Die Unterschenkel sind entspannt und liegen locker am hinteren Oberschenkel. Beine nicht überkreuzen! Die Energie soll nur im Bauch fließen. Das Gesäß nicht heben. Die Bewegung erfolgt nur durch das Einziehen des Bauches!

Reverse-Curl

Bauchtraining und Rückendehnung zugleich

Die Startposition: → Reverse Crunch

Und so wird's gemacht:

1-3 → Reverse Crunch. Ganz bewusst die Beine weiter in Richtung Brust führen. Dabei den Bauch noch etwas tiefer nach innen ziehen.

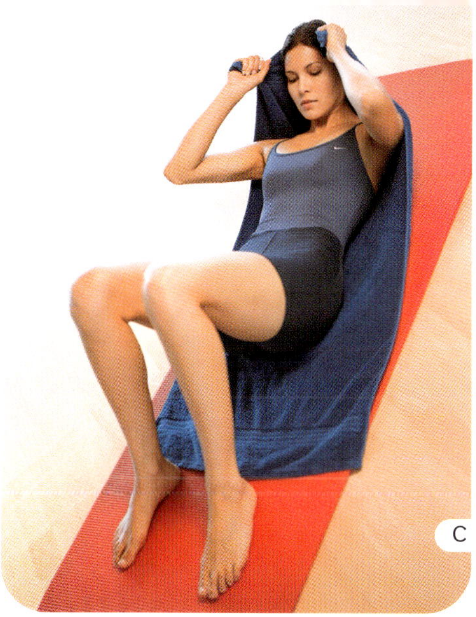

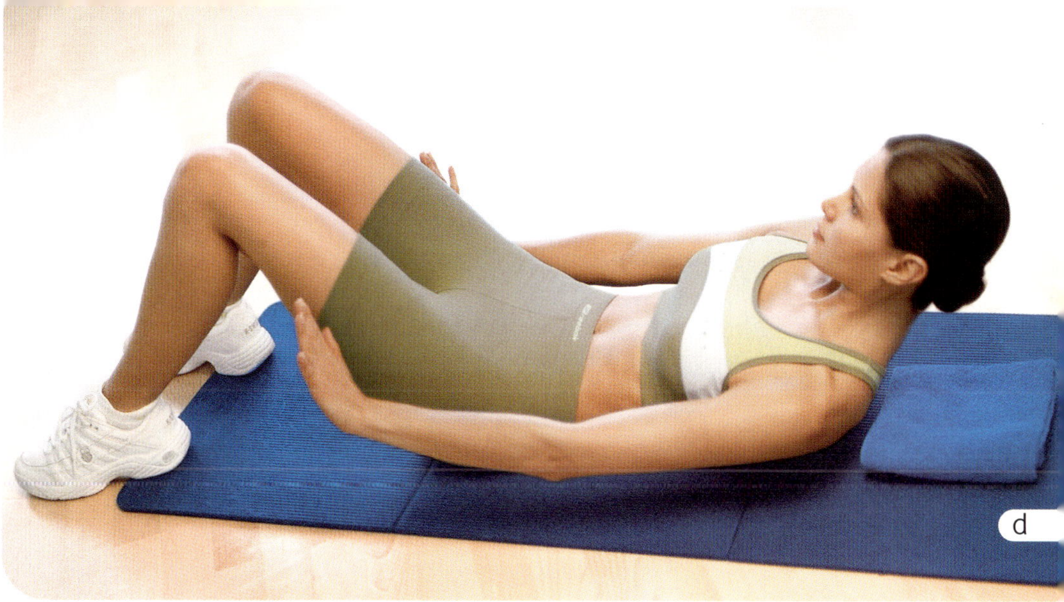

4 Merken, wie der unteren Rücken gedehnt wird. Die Spannung ca. 2 Sekunden halten. Mit eingezogenem Bauch einatmen und in die Startposition zurückkehren.

Crunch mit Tuch

Supereffektiv!

Die Startposition: Rücklings auf ein Badetuch legen. Beine angewinkelt, Sohlen flach am Boden. Beine schulterbreit auseinander. Die Hände fassen die Handtuchzipfel rechts und links vom Kopf. Ellbogen zeigen leicht nach außen. Doppelkinn und Schulterblätter nach unten.

Und so wird's gemacht:

1 Kopf und Schultern bis zum unteren Rand der Schulterblätter heben. Kopf ins Handtuch pressen. Doppelkinnposition bleibt erhalten.

2 Der Bauch muss innen sein! Wenn nicht, diese Übung bitte noch nicht ausführen! Der Bauch wird sonst nur nach außen trainiert!

Wie oft?

- Auch der stärkste Mensch braucht, wenn die Übung richtig ausgeführt ist, danach eine Pause. Das heißt: ablegen, besinnen und noch mal probieren.
- Wenn der Bauch innen bleibt, reichen zunächst 4 Wiederholungen
- Später 8 x – aber das schaffen wirklich nur Durchtrainierte!

Classic Crunch

Mit Ziehharmonika-Effekt!

Die Startposition: Rückenlage mit gefaltetem Handtuch unterm Hinterkopf. Beine angewinkelt, Fußsohlen flach am Boden. Beine schulterbreit auseinander. Die Arme liegen ausgestreckt neben dem Körper. Die Hände sind angewinkelt, Handflächen in Richtung Füße. Doppelkinn machen, Schulterblätter nach unten ziehen.

Nun Kopf und Schultern bis zum unteren Rand der Schulterblätter anheben. Arme 2 Zentimeter vom Boden heben. Der Bauch muss innen sein! Sonst bitte diese Übung noch nicht machen! Der Bauch wölbt sich sonst nach außen!

Und so wird's gemacht:

1 Mit nach innen gezogenem Bauch in den Brustkorb atmen. Ausatmen und Bauch weiter nach innen ziehen. Arme weiter nach unten in Richtung Füße strecken. Spüren, wie die untersten Rippen in Richtung Hüfte ziehen. Das ist jetzt die Ziehharmonika! Der Bauchnabel zieht sich immer weiter nach innen.

2 Rücken und Kopf dienen lediglich als Gewicht. Sie bewegen sich nur durch die Arbeit der Bauchmuskeln, sonst bleiben sie völlig starr! Einatmen und langsam zurück in die Ausgangsposition.

Wie oft?

- Wie bei ⇢ Crunch mit Tuch

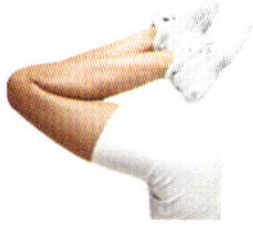

Tipp

Achtung! Die meisten schaffen diese Übung nicht, ohne den Bauch nach außen zu drücken. Wir empfehlen ⇢ Reverse-Crunches und Curls vor dieser Übung. Nicht vergessen: Weniger ist manchmal mehr!

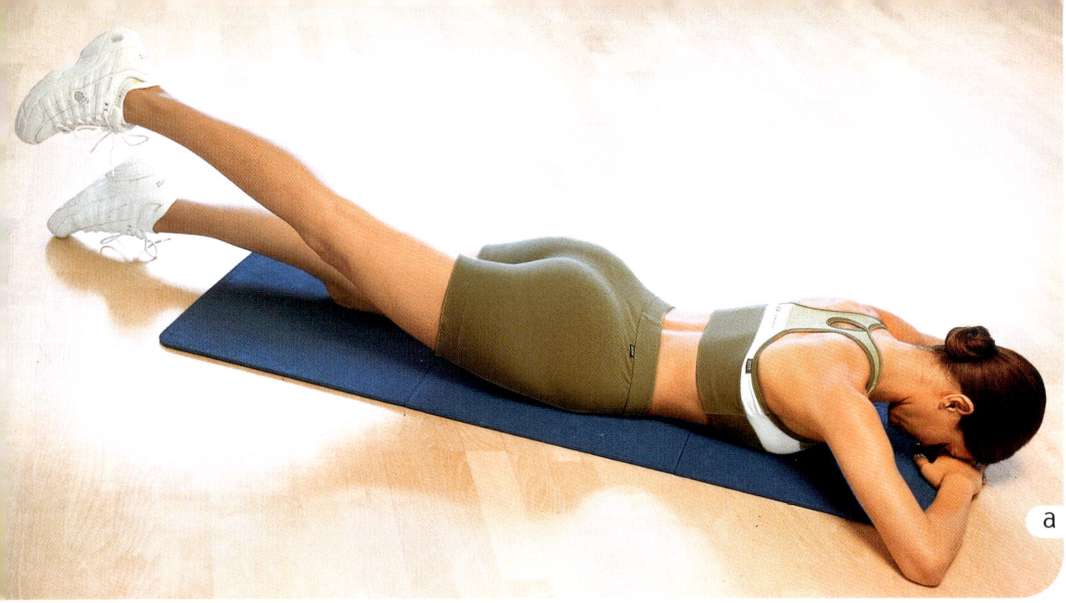
a

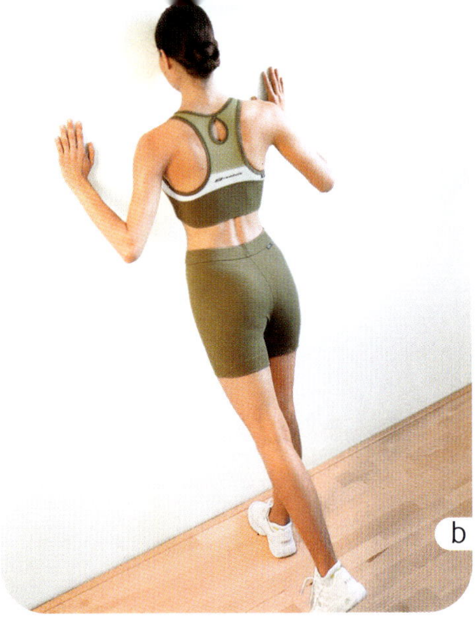
b

Traumhaft knackiger Po!

Hüftstrecker
Für alle, die viel sitzen

Variation in der Bauchlage
Die Startposition: Die Stirn liegt auf den Handrücken. Beine ausstrecken, Fußrücken am Boden. Leichtes Doppelkinn, Schulterblätter ganz tief nach unten ziehen. Gesäß entspannen.

Variation im Stand
Die Startposition: Mit dem Gesicht zur Wand stehen. Und zwar so nah, dass man die Stirn bequem anlehnen kann. Die Handflächen gut schulterbreit auf die Wand legen. Die Füße so stellen, dass man sicher, aber nicht zu weit weg steht. Leichtes Doppelkinn machen. Wichtig: Die beiden Hüftknochen zeigen zur Wand – auch während der gesamten Übung. Wer den Bauch nicht fest nach innen zieht, riskiert Verspannungen oder Überbelastung im unteren Rücken. Nicht vergessen darf man auch die Stabilisation vom Kopf und Schulterblättern. Man muss sich einfach ein bisschen Zeit nehmen, um die beste Position zu finden.

Gesäßmuskulatur
(alle beteiligten Muskeln → Seiten 22 - 25)

Wer mehr als den halben Tag sitzend verbringt – ob am Schreibtisch oder vor dem Fernseher – sollte dringend etwas für seine Gesäßmuskulatur tun. Nun gibt es in den meisten Fitnessbüchern massenhaft Übungen, bei denen die Beine gespreizt werden. Ein bisschen davon ist okay, vor allem mit wenig Gewicht für Leute mit Hüftgelenksarthrose. Zu oft gemacht führen solche Übungen aber nur dazu, dass man entweder Hüftgelenkschmerzen bekommt oder der Gluteus medius wächst, was den Hüftumfang vergrößert – und das streben die wenigsten an. Wir beschränken uns deshalb auf die Arbeit an der Abduktorenmaschine und empfehlen ansonsten das Beinheben aus verschiedenen Positionen.

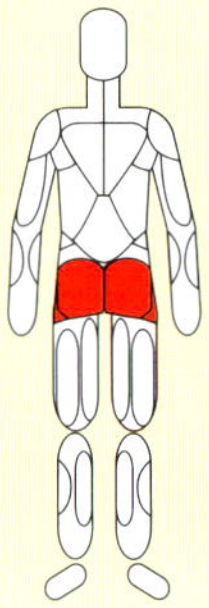

Warum's so gut tut:
- Praktisch: Ich kann meinen Po trainieren, während ich noch gemütlich im Bett liege.
- Tolle „Zwischendurch"-Übung fürs Büro!
- Macht einen schönen Apfelpo.

Und so wird's gemacht:

1 Einatmen. Die rechte Pobacke zur Körpermitte hinziehen und gleichzeitig das völlig durchgestreckte rechte Bein heben, dabei ausatmen.

2 Der rechte Fuß bleibt entspannt. Nun hebt man das Bein ein Stückchen weiter hoch, bis man das Gefühl hat, die rechte Pobacke vollkommen angespannt zu haben. Das muss nicht sehr hoch sein, denn es kommt auf die Kontraktion der Pobacke an.

3 Sehr wichtig: Beide Hüftknochen bleiben gerade und zeigen nach vorne! Das Bein also nicht zu hoch heben.
Auch wichtig: Bauch ganz tief nach innen ziehen und die ganze Zeit so halten.

4 Das Bein wieder absenken, aber nicht in die Ausgangsposition, sondern auf den Zehenspitzen abstellen. Wiederholen.

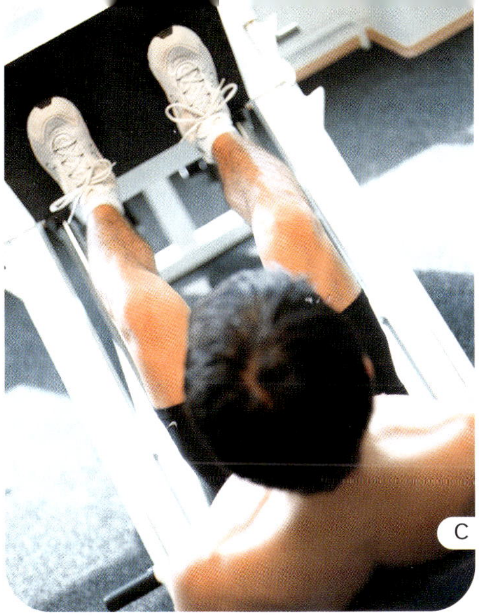

c

Wie oft?

- 6-16 x pro Bein, sachte und konzentriert

Wie viel Gewicht?

- Am Anfang keines
- Später mit Gewichtsmanschetten bis zu 2 Kilogramm (aber nur mit perfekter Technik!)

Beinpress-maschine

Nützt auch den Waden!

Die Startposition: Je nach Gerät sitzt man entweder sehr aufrecht oder etwas schräg. Bei manchen Modellen liegt man auf dem Rücken. Wenn die Rückenlehne kurz und schräg ist: den Kopf mit der Doppelkinnposition stabilisieren. Die Füße stehen flach auf der Fußplatte und sind hüftbreit auseinander. Die leicht gebeugten Knie bilden eine Linie mit Oberschenkeln und Füßen. Entweder durch eine Einstiegshilfe mit Hebeltechnik oder durch Selbsteinstellung kann man die Entfernung der Fußplatte adjustieren. (Die Beine sollten einen rechten Winkel bilden.) Nur bei manchen Geräten fängt man schon mit angewinkelten Beinen an.
Die Hände halten die Griffe an jeder Seite der Maschine. Beide Pobacken während der ganzen Übung fest auf den Sitz pressen! Schulterblätter nach unten und Bauchnabel nach innen ziehen nicht vergessen!

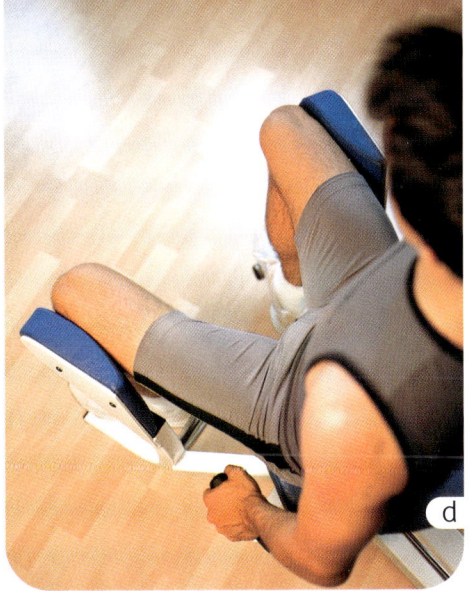

d

Und so wird's gemacht:

1 Einatmen. Beim Ausatmen schiebt man die Fußplatte langsam und gleichmäßig vom Körper weg. Bauch tiefer einziehen. Je nach Körperbau und Maschine spürt man es stärker im Gesäß, wenn man mehr mit den Fersen drückt.

2 Einatmen und die Beine langsam in die Ausgangsposition zurückführen. Das Gesäß bleibt ruhig!

Wie oft?

- Am Anfang mit wenig Gewicht 8-16 x
- Später mit mehr Gewicht 6-12 x

Wie viel Gewicht?

- Am Anfang je nach Kondition mit 40-50% des eigenen Gewichts probieren
- Später mit bis zu 70% des eigenen Gewichts

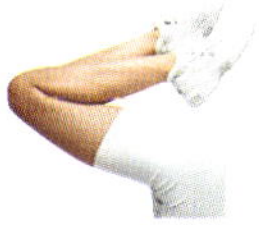

Tipp

Der Po darf sich nicht vom Sitz heben. Man muss dabei die Muskeln richtig spüren! Der Druck soll nur vom Gesäß kommen. Trick: Augen schließen, sich den Po konkret vorstellen, während man mit den Füßen drückt.

Abduktoren-maschine

Gibt's in jedem Studio

Ganz ehrlich: Wir halten sie nicht für eine der wirklich wichtigen Übungen dieser Welt. Wir haben sie aber dennoch mit aufgenommen, weil sie einfach recht beliebt ist. Ob eine Übung gut ist oder nicht, hängt nicht nur von den medizinischen Basics ab – es ist oft auch reine Geschmackssache. Unser Rat: Wer's mag – bitte schön. Aber nicht übertreiben!

Die Startposition: Je nach Gerät sitzt man entweder gerade oder schräg. Besser ist gerade. Kopf, Schulterblätter und Bauch stabilisieren. Je nach Gerät sind die Beine leicht angewinkelt bis stark gebeugt. Die Kniepolster liegen an den Außenseiten der Knie, entweder knapp oberhalb oder ober- und unterhalb des Kniegelenks. Die Füße sind entspannt. Die Hände halten die Griffe. Normalerweise gibt es eine Einstiegshilfe und man kann mit geschlossenen Beinen unbeschwert anfangen.

Und so wird's gemacht:

1 Einatmen. Ausatmen und die Beine durch die Kraft in den seitlichen Bereichen des Gesäßes (da, wo die Hüftgelenke sitzen) spreizen.

2 Beine so weit wie möglich auseinanderdrücken. Den Bauch dabei richtig kräftig noch weiter einziehen. Einatmen und die Beine wieder zusammenführen.

Wie oft?

- Mit wenig Gewicht 12-16 x
- Später mit mehr Gewicht und sehr langsam 8-12 x

Wie viel Gewicht?

- Am Anfang 20-30% des Körpergewichts oder so viel oder wenig, dass die letzten von 12 oder 16 Wiederholungen schwer, aber noch zu schaffen sind
- Später so viel, dass die letzten von 8 oder 12 Wiederholungen schwer, aber noch zu schaffen sind

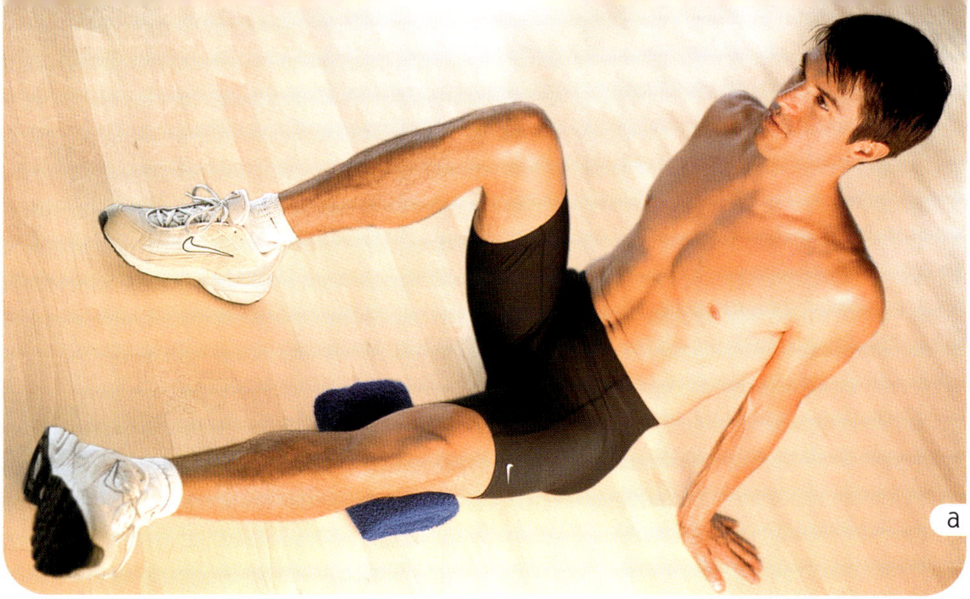

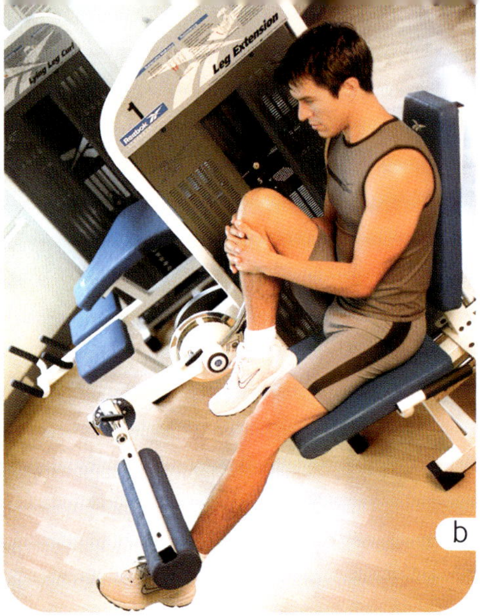

Tolle Beine, glatte Haut

Beinpresse

Lieblingsübung! Für eine gesunde Knieführung

Die Startposition: am Boden sitzen. Ein Bein ausstrecken. Das andere locker aufstellen. Mit den Händen hinten abstützen oder sich gegen eine Wand lehnen. Kinn, Rücken und Bauch stabilisieren. Ein zusammengefaltetes Handtuch unter die eine Kniekehle legen. Fuß und Unterschenkel des arbeitenden Beines entspannen. Und das ganze Bein nach außen drehen.

Und so wird's gemacht:

1 Einatmen. Beim Ausatmen das Bein ganz ausstrecken und in das Handtuch drücken.

2 Die Anspannung 2 Sekunden halten. 4-8 x wiederholen.

3 Nun das Bein gerade drehen, Fußspitze zur Decke. Punkt 2 wiederholen.

4 Zum Schluss das Bein nach innen drehen. Stopp! Die Pobacke bleibt fest am Boden. Die Fußspitze zeigt nach innen. Punkt 2 nochmals wiederholen.

Wie oft?

- 4-8 x in jede Richtung (außen, Mitte, innen), dann das Bein wechseln. Der Grund: Jede Richtung spricht einen anderen Anteil des Muskels um das Knie an. Die meisten von uns brauchen mehr Wiederholungen mit nach außen gedrehtem Bein. Aber jeder Mensch – und jedes Knie – ist verschieden. Deswegen: alle Richtungen trainieren.

M. quadriceps femoris (vierköpfiger Oberschenkelmuskel)

Die folgenden Übungen tun den Muskeln auf der Vorderseite des Oberschenkels in verschiedener Hinsicht gut. Die Beinpresse am Boden z.B. ist nach langem Sitzen einfach eine Wohltat für die Knie. Durch das intensive Durchdrücken werden besonders die schwachen Endfasern um die Knie herum trainiert.

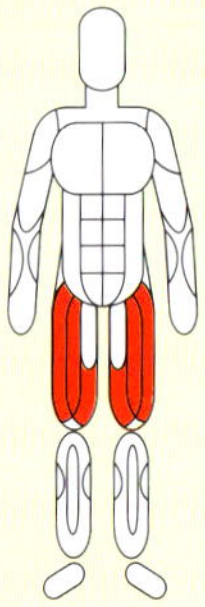

Die meisten Beinstreckermaschinen funktionieren leider nur mit beiden Beinen gleichzeitig, so dass das stärkere Bein dabei einen Großteil der Arbeit übernimmt. Folglich bleibt immer ein Bein schwächer. Um das zu vermeiden, sollte man auch einbeinig trainieren (⟶ Bild b).

Lust auf eine Herausforderung? Der Squat ist eine Kniebeuge im Ausfallschritt, bei der fast alle Muskeln des Körpers direkt oder indirekt belastet werden. Bitte erst ausprobieren, nachdem man die anderen Übungen schon ein paar Wochen lang gemacht hat! Und zunächst ohne Langhantel.

Warum's so gut tut:

- Eine Wohltat für die Knie!
- Prima gegen Dellen im Oberschenkel!

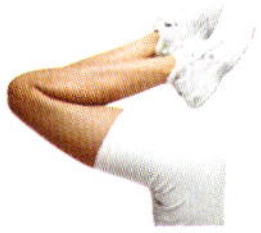

Tipp

Knie unbedingt richtig ausstrecken, damit man die kleinen Muskeln um das Knie deutlich spürt. Ruhig mal die Finger drauflegen und die Muskelspannung fühlen.

Beinstrecker mit der Maschine

Macht schöne Konturen

Die Startposition: Man setzt sich so auf die Sitzfläche, dass die Drehachse des Knies auf einer Linie mit der Drehachse der Maschine ist. Kinn, Rücken und Bauch sind wie üblich stabilisiert. Nun einen Fuß auf die Sitzfläche stellen. Die Hände drücken das angewinkelte Bein vorne an den Unterschenkel. Der Rücken bleibt dabei gerade, der Bauch innen. Die Fußrolle muss so eingestellt sein, dass sie sich zwischen Oberschenkel und Fußbeuge befindet. Fuß und Unterschenkel des arbeitenden Beines bleiben locker.

Und so wird's gemacht:

1 Einatmen. Beim Ausatmen den Unterschenkel ganz langsam und gleichmäßig nach oben drücken, aber nicht durchstrecken.

2 Konzentrieren und die Kraft im Oberschenkel spüren. Versuchen, den Unterschenkel nur durch Zusammenziehen des Oberschenkels zu heben. Einatmen und das Bein langsam absenken.

Wie oft?

- Am Anfang mit wenig Gewicht 8-16 x pro Bein
- Später mit mehr Gewicht 6-12 x pro Bein

Wie viel Gewicht?

- Am Anfang mit 10-20% des eigenen Gewichts experimentieren. (Lieber weniger als zu viel!)
- Später bis zu 40% des eigenen Gewichts

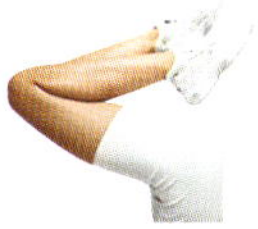

Tipp

Mit wenig Gewicht und immer mit dem schwächeren Bein zuerst trainieren! Es braucht Übung, um den Unterschenkel nur durch die Kraft des Oberschenkels zu heben.

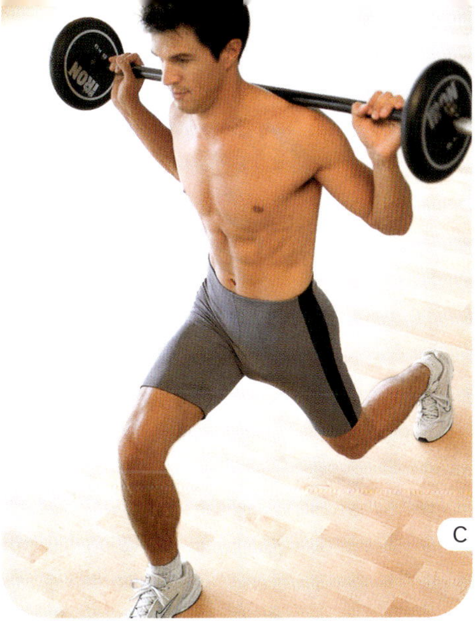

Squat mit Langhantel

Für schön glatte Haut!

Die Startposition: Eine Langhantel korrekt aufheben. Hinter dem Kopf auf den oberen Bereich des Trapezmuskels (da, wo die Schulterblätter oben anfangen) legen. Bitte NICHT direkt auf die Schultern! Dann schulterbreiten Stand einnehmen. Unbedingt stabilisieren! Also: Doppelkinn, Schulterblätter unten und innen, Bauchnabel fest eingezogen.
Nun einen großen Schritt nach vorne machen. So groß, dass das vordere Bein mindestens einen 90-Grad-Winkel bildet. Noch besser ist es, wenn der Unterschenkel etwas weiter vorne ist.
Nun das hintere Bein so weit nach hinten nehmen, dass das Knie sich hinter dem Po befindet. Der vordere Fuß ist flach am Boden, die Fußspitzen nach vorne gerichtet. Der hintere Fuß steht auf dem Ballen und ist ebenfalls nach vorne gerichtet. Das ganze Körpergewicht muss gut zwischen beiden Beinen verteilt sein, also genau in der Mitte des Körpers liegen.

Und so wird's gemacht:

1 Kinn, Schulterblätter und Bauch checken. Einatmen und den Brustkorb richtig heben.

2 Ausatmen und den Körper in Richtung Boden absenken: Die Knie beugen sich, bleiben aber genau in der bisherigen Position. Also nicht nach vorne schieben!

3 So weit nach unten absenken, dass das hintere Knie noch ca. 4 Zentimeter vom Boden entfernt ist. Einatmen und langsam wieder in die Startposition hochkommen.

Wie oft?

- Anfangs 4 x pro Seite. Langsam!
- Später 8-12 x pro Seite

Wie viel Gewicht?

- Am Anfang OHNE Langhantel, um die Bewegung richtig einzuüben
- Danach mit einer Kurzhantel (3-5 Kilogramm) in jeder Hand. Handrücken nach außen!
- Später mit Langhantel (5-30 Kilogramm)

No Control-Tipp

Vorsicht, Fehlerquelle: In ⇢ Bild d streckt Markus den Kopf und den Oberkörper nach vorn. Was hilft: immer gerade stehen und die Beinposition genau einnehmen. Das Gewicht muss immer in der Mitte liegen!

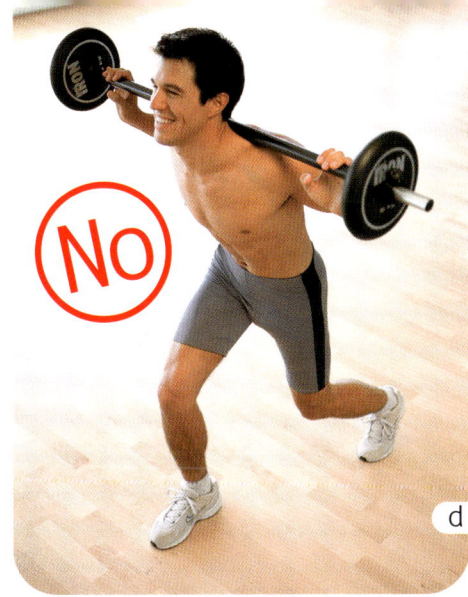

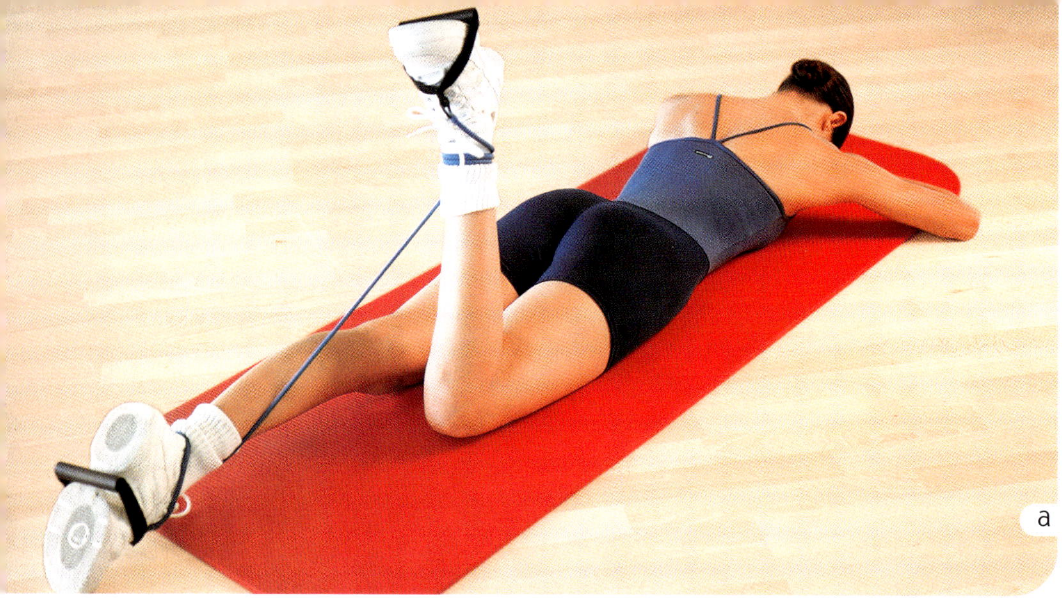

Perfekte Oberschenkel

Beinbeuger mit Tubing

Da kann der Sommer mit Shorts und Miniröcken ruhig kommen!

Variation in der Bauchlage

Die Startposition: Man liegt in der Bauchlage mit der Stirn auf den Handrücken. Bei kleinen Füßen den Tubinggriff über den Fuß schieben und das Tubing ein- bis zweimal ums Sprunggelenk wickeln. Bei großen Füßen eine Schlaufe (⇢ Bild b) ums Sprunggelenk legen. Doppelkinn, Schulterblätter tief nach unten und innen. Bauchnabel vom Boden weg nach innen zum Rücken ziehen. Beide Oberschenkel fest gegen den Boden pressen. Sich dabei ganz auf das Gefühl in der hinteren Oberschenkelmuskulatur konzentrieren.

Und so wird's gemacht:

1 Einatmen. Beim Ausatmen das Spielbein langsam in Richtung Po ziehen.

2 Der Oberschenkel des Spielbeins bleibt fest am Boden, der Fuß entspannt. Auch die Hüftknochen ganz fest gegen den Boden pressen.

3 Einatmen und das Bein wieder in die Ausgangsposition bringen, aber nicht ganz ablegen.

Variationen:

- Wenn man das arbeitende Bein leicht nach außen dreht (Knie auswärts), wird das Gesäß stärker mittrainiert.
- Wenn das Bein leicht nach innen gedreht ist (Knie zeigt zum anderen Bein), wird vor allem der Innenoberschenkel trainiert.

Wie oft?

- Am Anfang langsam und konzentriert 6-8 x pro Bein. Immer mit dem schwächeren Bein anfangen
- Später 8-16 x pro Bein

Wie viel Gewicht/Widerstand?

- Erst mal ohne
- Später Tubing wie oben beschrieben oder Fußmanschetten
- Noch später Tubing doppelt nehmen

Variation im Stand:

Die Startposition: aus einem Tubing eine Schlaufe machen und zwischen Wade und Ferse um den rechten Unterschenkel legen. Das andere Ende des Tubings wird über den linken Fußrücken und dann unter der Fußsohle durchgeführt. Es kommt an der Innenseite des linken Beines wieder heraus. Die Hände halten den Griff. (Wenn man mehr Widerstand haben möchte, kann man das Tubing zweimal um den Fuß wickeln und das Tubingende am Boden lassen.) Man steht mit dem linken Bein vorne, die rechte Fußspitze streift den Boden. Das Gewicht liegt auf dem linken Fuß. Hier ist die Stabilisation noch wichtiger als sonst. Also: Doppelkinn, Schulterblätter nach unten und zusammen, den Bauch ganz tief einziehen.

Oberschenkelbeuger oder Ischiokrurale Muskulatur oder hintere Oberschenkelmuskulatur oder Beinbizeps

Die Muskeln, auf die wir es jetzt abgesehen haben, sorgen dafür, dass das Kniegelenk stabil ist, dass wir sicher stehen und gehen.

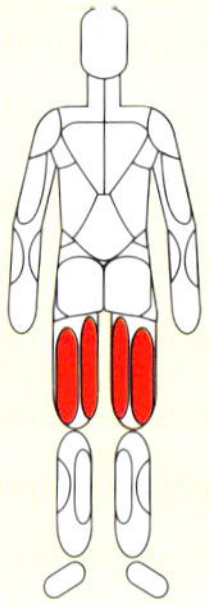

Die Übungen mit den Tubings kann man überall ausführen.

Tipp: Auf der eigentlich für zwei Beine gedachten Beinbizepsmaschine trainieren wir lieber einbeinig. Wegen des Ungleichgewichts! Zugegeben, das ist zwar ein bisschen schwieriger, aber dafür auch viel effektiver. Noch ein Rat: Weil diese Muskelgruppe zur Verkürzung neigt, ist es besser, sich einige Wochen mit Dehnungen (⇢ Seite 131) vorzubereiten und erst dann mit den Muskelübungen anzufangen.

Warum's so gut tut:

- Macht schöne Konturen, vor allem an der Rückseite der Oberschenkel!

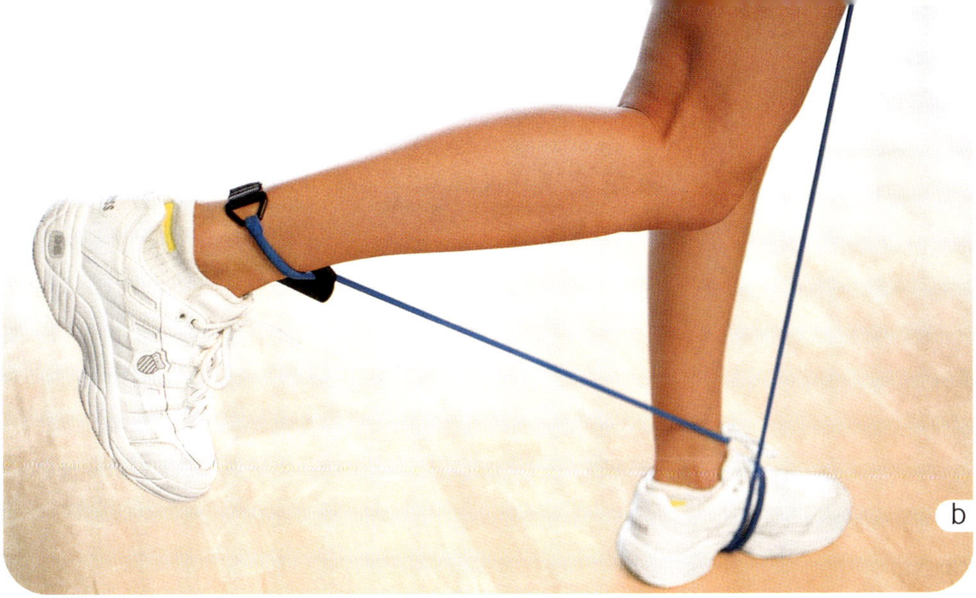

b

c

Und so wird's gemacht:

1 Einatmen und beim Ausatmen den rechten Fuß langsam nach oben ziehen.

2 Das rechte Knie bleibt absolut ruhig. Es bewegt sich nicht einen Millimeter! (Sonst ⇢ Beinbeuger mit Tubing machen, bis sich die Muskeln entsprechend entwickelt haben.)

3 Bein langsam und gleichmäßig weiter nach oben ziehen. Aber nur so hoch, bis man das Zusammenziehen des Muskels auf der Oberschenkelrückseite deutlich spürt.

4 Einatmen und das Bein in die Ausgangsposition zurückbringen.

Wie oft?
- Am Anfang 4-8 x pro Bein
- Später 8-16 x pro Bein

Wie viel Gewicht/Widerstand?
- Am Anfang nur mit Eigengewicht, bis man den Bewegungsablauf eingeübt hat.
- Später mit Tubing oder Manschetten bis 5 Kilogramm
- Noch später Tubing doppelt nehmen

Bein-Curl mit Maschine

Man spürt, wie es wirkt!

In der Bauchlage die Stirn auf ein zusammengefaltetes Handtuch legen. Die Maschine so einstellen, dass die Drehachse des Gerätes mit der Drehachse des Knies eine Linie bildet. Die Beinrolle befindet sich zwischen Ferse und Wade. Füße ganz locker lassen. Kopf, Rücken und Bauch sind stabilisiert. Die Hüftknochen bleiben unverrückbar auf dem Polster, wie „festgeschraubt".

Und so wird's gemacht:

1 Einatmen. Beim Ausatmen mit einem Fuß (der andere bleibt unten hängen) die Beinrolle so weit nach oben bringen, bis man deutlich spürt, wie sich der Muskel auf der Rückseite des Oberschenkels zusammenzieht. Der Fuß des arbeitenden Beines bleibt völlig entspannt. Unwillkürlich wird sich der obere Teil der Wade mit anspannen. Am besten die Augen schließen, um richtig zu spüren, wie sich die Beinbizepsmuskeln zusammenziehen. Nicht vergessen: Der Bauchnabel muss eingezogen sein, gleichzeitig sollen aber die Hüften am Polster „festgeschraubt" sein.

2 Nur so weit nach oben ziehen, dass die Hüften noch fest auf dem Polster liegen! Der Fuß des Spielbeins bleibt locker.

3 Einatmen und das Bein langsam und gleichmäßig nach unten führen.

Wie oft?
- Am Anfang langsam und konzentriert 4 x pro Bein. Immer mit dem schwächeren Bein anfangen und einen Extra-Satz damit ausführen
- Später 8-12 x pro Bein

Wie viel Gewicht?
- Am Anfang sehr wenig, maximal 10% des Körpergewichts
- Später 12-30% des Eigengewichts, aber nur mit perfekter Technik!

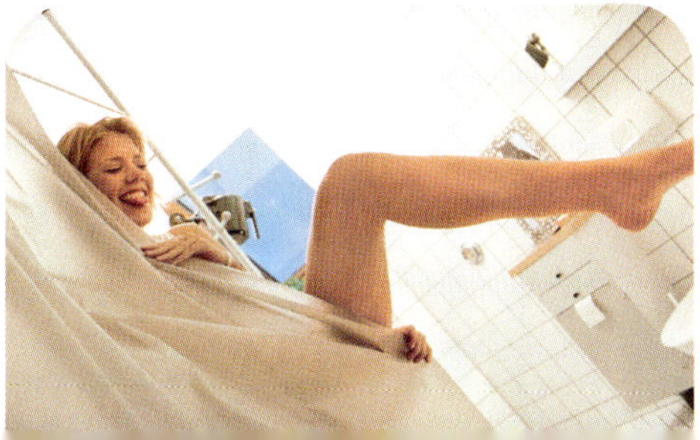

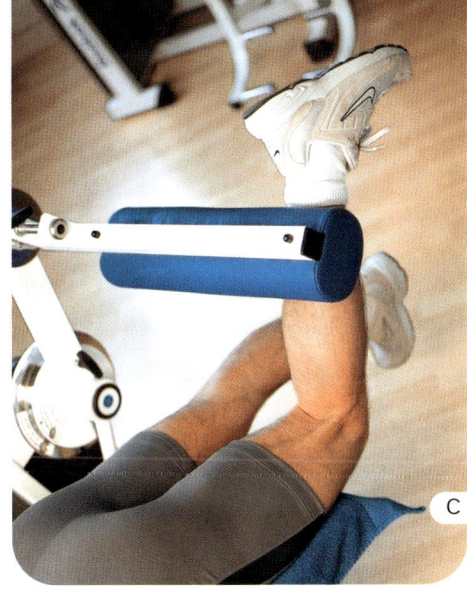

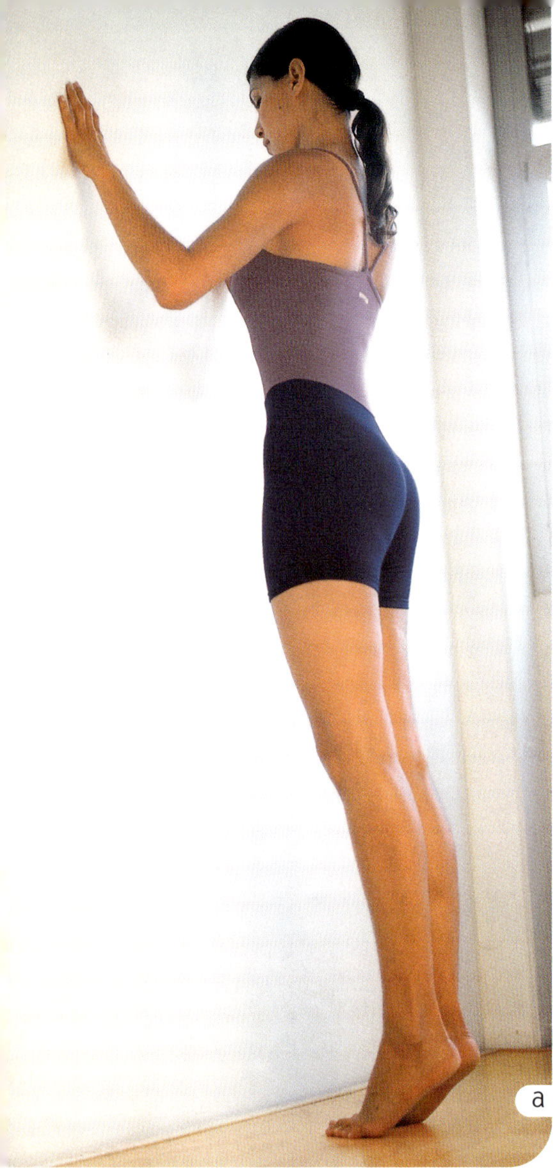

a

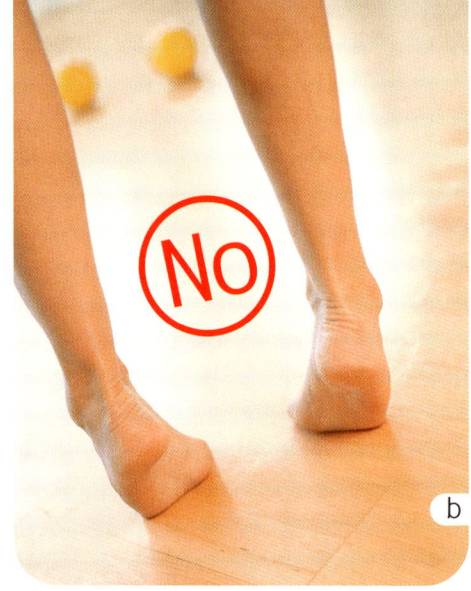

b

Schön geformte Waden

Fersenheben

Verleiht tolle Konturen. Gut für alle, die viel stehen!

Die Startposition: Man stellt sich vor eine Wand. Die Beine etwas enger als schulterbreit. Fußspitzen zeigen zur Wand. Die Fingerspitzen pressen in Schulterhöhe leicht gegen die Wand, die Ellbogen sind dabei leicht gebeugt. Stabilisation: Leichtes Doppelkinn machen, Schulterblätter nach unten und innen, Bauch tief nach innen ziehen.

Und so wird's gemacht:

1 Die Fersen heben und gerade nach oben kommen. – Hoppla, fällt man nach vorne gegen die Wand? Wenn ja, einfach weiter probieren. Es ist tatsächlich nicht so leicht, wie es aussieht.

2 Wenn das klappt, die Beine ganz ausstrecken. Wieder die Fersen heben. Die Fußspitzen bleiben nach vorne gerichtet. Sie bilden eine Linie mit den Fersen.

3 Nun die Innenseiten der Unterschenkel zueinander pressen, ohne die Fußposition zu ändern.

4 Ein paar Sekunden lang halten. Dann die Fersen senken, ohne die Fußposition zu ändern.

5 Eingeatmet wird, wenn die Fersen unten sind, ausgeatmet, während man sie hebt.

Wie oft?
- Am Anfang 4 x, bis man die Übung und die Muskelbewegung richtig im Griff hat
- Später 8-12 x – aber perfekt!

No Control-Tipp

Die Füße nicht nach außen drücken (→ Bild b). Die Fersen bleiben immer in einer Linie mit den Fußspitzen. Gegen das Kippen hilft es, das Gewicht mehr auf den Ballen des großen Zehs zu verlagern.

Die Wadenmuskeln: M. gastrocnemius (Zwillingswadenmuskel) und M. soleus (Schollenmuskel)

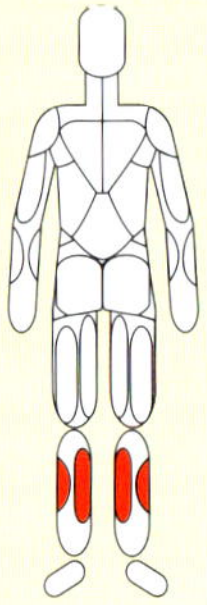

Viele Menschen mit von Natur aus kräftigeren Waden fürchten sich vor noch mehr Volumen durchs Training. Unsinn! Das Gegenteil ist richtig: Mit einem genau abgestimmten Muskeltraining werden die Waden nicht etwa Arnold-Schwarzenegger-like, sondern man kann ihnen eine richtig schöne Form geben. Einbeiniges Training darf bei den Waden nicht fehlen! Man merkt sofort, welches Bein stärker ist, und kann das schwächere gezielt aufbauen. Weiterer Vorteil des einbeinigen Trainings: Man kann dabei nicht schummeln.

Warum's so gut tut:
- Formt wunderschöne Waden!
- Gleicht Schwächen aus!

Einbeiniges Ferseheben

Kann man überall machen, wo es eine Treppe gibt!

Die Startposition: Ich stehe mit einem Fußballen auf der Kante einer Stufe. Ich halte mich mit einer Hand an einem Geländer oder mit beiden Händen an einer Wand fest. Meine Ferse hängt also praktisch in der Luft. Jetzt ist die korrekte Stabilisation entscheidend: Doppelkinn, Schulterblätter nach unten und innen und Bauchnabel tief nach innen gezogen. Das Spielbein ist ganz ausgestreckt.

Und so wird's gemacht:

1 Einatmen und beim Ausatmen die Schulterblätter noch etwas tiefer nach unten ziehen. Gleichzeitig die Ferse des Spielbeins heben.

2 Beim Hochkommen bleiben Kopf und Rumpf völlig stabil. Ferse und Fußspitze bleiben in einer Linie.

3 So weit hochkommen, bis man ein kräftiges Ziehen in der Wade spürt. (Das Spielbein bleibt die ganze Übung hindurch vollkommen gestreckt!)

Wie oft?
- Am Anfang 4-8 x pro Bein
- Später 8-12 x pro Bein

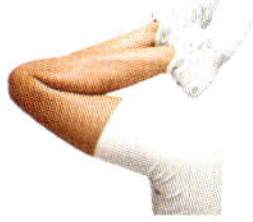

Tipp

Sobald der Fuß anfängt, nach außen zu kippen, die Muskeln an der Innenseite des Unterschenkels nach innen drücken. Immer auf die Stabilisation achten!

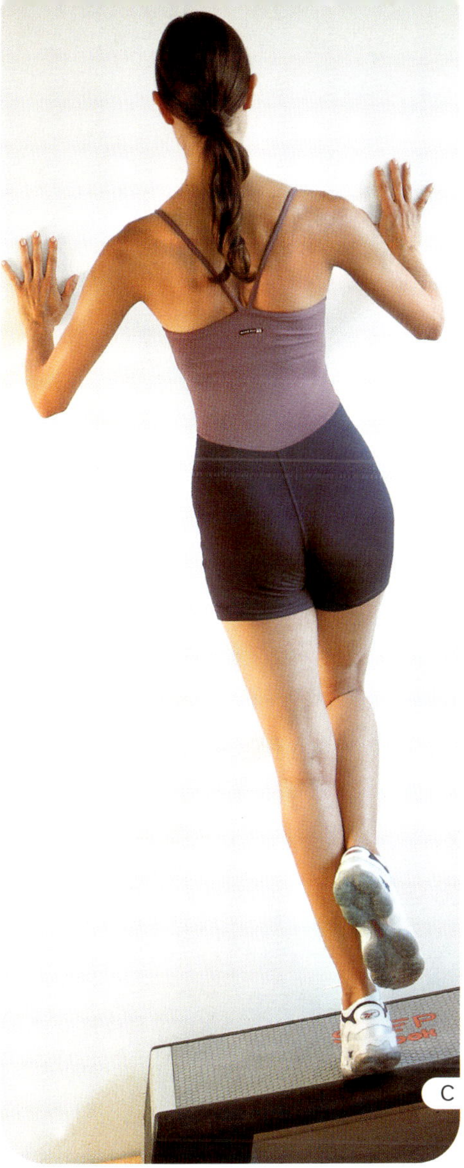

c

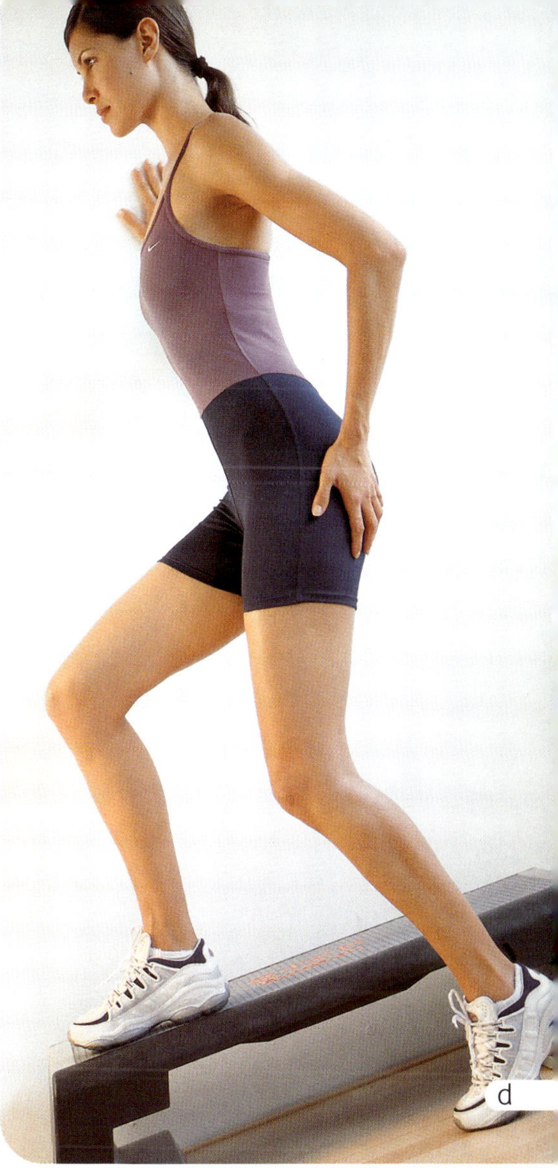

d

Ferseheben mit gebeugtem Knie

Modelliert den unteren Teil des Wadenmuskels!

Die Muskeln um die Achillessehne werden gestärkt. Stabilisiert das Sprunggelenk und verringert die Verletzungsgefahr!
Die Startposition: Standbein im 90-Grad-Winkel auf eine Stufe stellen. Spielbein in einer Linie mit der Hüfte, Knie leicht beugen und während der Übung so halten.

Und so wird's gemacht:

1 Einatmen und beim Ausatmen die Ferse heben, bis man ein Ziehen im unteren Teil der Wade spürt.

2 Ferse wieder senken. Das Spielbein bleibt gebeugt.

3 Den Körper während der ganzen Übung stabil halten.

Wie oft?
- ⇢ Fersenheben

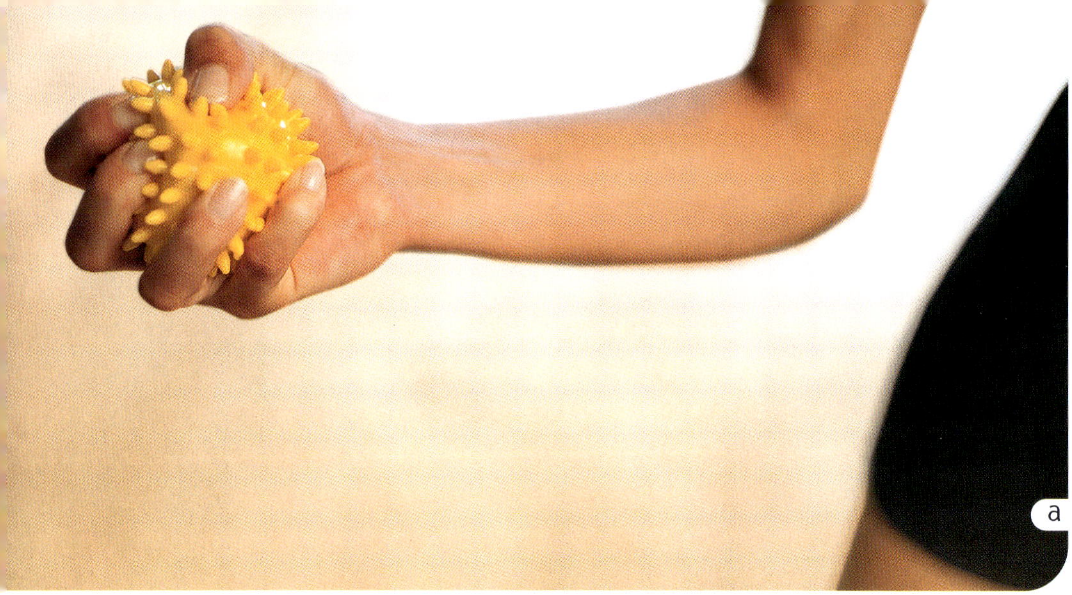
a

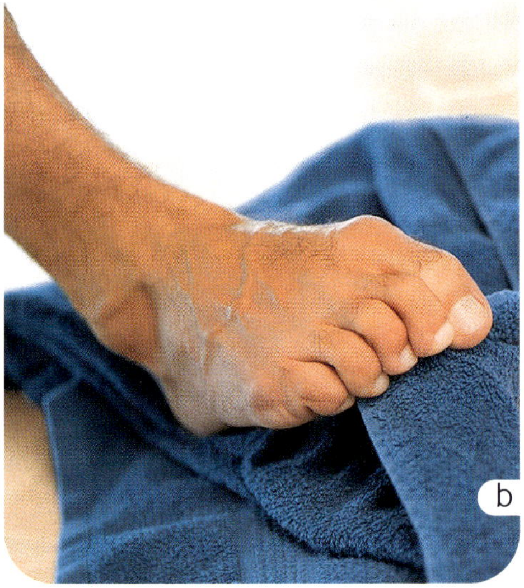
b

Super-Fitness mit Hand und Fuß

Ball drücken

Nicht nur für Ballspieler!

Diese Übung fördert die Durchblutung in den Fingern, hält sie jung und flexibel. Und: Man kriegt hartnäckige Schraubdeckel endlich ohne Hilfe auf!

Und so wird's gemacht:

Die Startposition: Man nehme einen Ball. Ein Tennisball reicht für die meisten Hände, erfordert aber mehr Kraft. Besser ist am Anfang ein etwas weicherer Gummiball oder ein „Igelball" mit kleinen Knubbeln (→ Bild a). Mit dem Igelball wird auch die Durchblutung besonders angeregt. Man greift ihn mit den Fingerspitzen und drückt alle Fünfe ganz fest hinein. Den Druck etwa 2 Sekunden halten. Dann die Finger entspannen, den Ball aber nicht loslassen. Wir wollen schließlich nicht Ball spielen, sondern Finger-, Hand- und Unterarmmuskeln trainieren! Nach der entsprechenden Anzahl von Wiederholungen die Übung mit der anderen Hand ausführen. Erst dann kann man mit dem Ball auch spielen!

Wie oft?

- Am Anfang mehrmals täglich 4-8 x pro Hand
- Später dreimal pro Woche 8-16 x

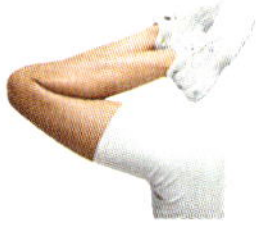

Tipp

Wenn es mit dem Ball zu einfach wird, kann man sich ein so genanntes Handgrip zum Pressen besorgen.

Die kleinen Muskeln in Händen und Füßen und an der Innen- und Außenseite des Unterarms

Es sind die kleinen Sachen, die im Leben zählen. Sagt man zumindest. Aber hier, bei diesen oft vergessenen kleinen Muskeln stimmt es wirklich! Wenig Leute denken daran, diese Muskeln zu trainieren – bis sie irgendwann mal weh tun. Dabei kann ich, wenn ich nicht genug Kraft in meinen Händen habe, z.B. eine Hantel nicht besonders lang halten. Das beeinträchtigt die Technik bei den verschiedensten Übungen. Anderes Beispiel gefällig? Wenn ich nicht genug Power in meinen Unterarmen habe, werde ich niemals einen Klimmzug schaffen – selbst wenn meine Lat-, Schulter- und Bizepsmuskeln prima trainiert sind. Und das fitteste Herz-Kreislauf-System nützt mir beim Laufen oder Walken wenig, wenn meine Füße schon nach kürzester Zeit streiken. Also noch mal – auch wenn wir das eigentlich alle wissen: Wir halten mit unseren Händen, wir gehen und stehen auf unseren Füßen. Deshalb gehören diese Muskeln genauso regelmäßig trainiert wie etwa der BBP-Bereich (Bauch, Beine, Po). Wenn nicht öfter!

Warum's so gut tut:

- Kräftigt die Finger und Unterarme.
- Macht Füße munter – und schöner!
- Nie mehr kalte Füße dank besserer Durchblutung!
- Beugt Sehnenscheidenentzündung vor!

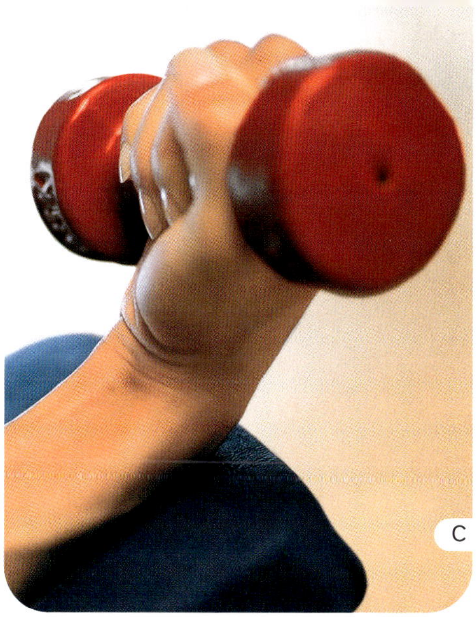

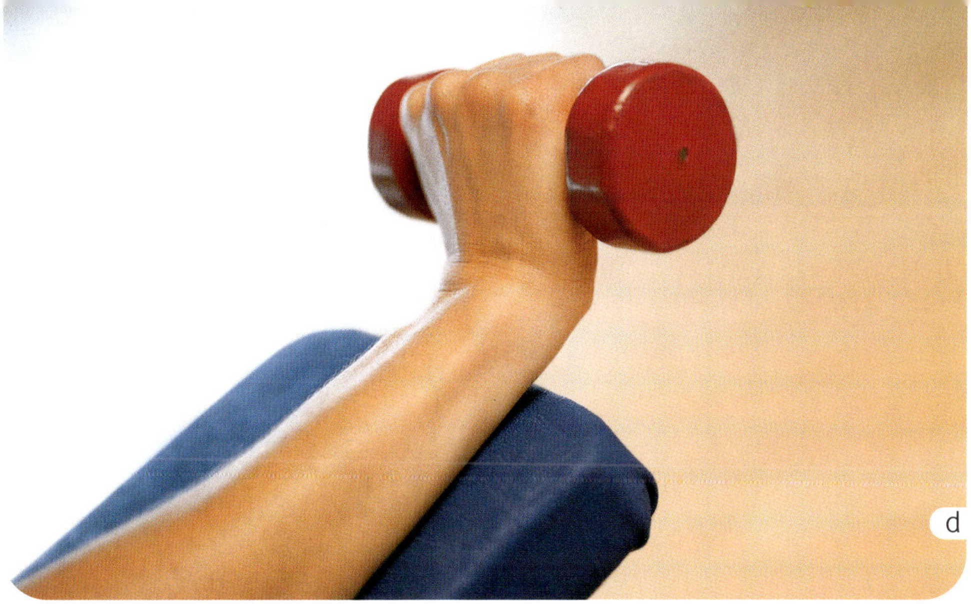

Zehentraining

Fördert die Koordination!

Die Startposition: Am Besten im Sitzen üben. Im Stehen geht's auch, wenn man sich an etwas festhält.

Und so wird's gemacht:

1 Ein nicht zu großes Handtuch so auf den Boden fallen lassen, dass es etwas verknittert daliegt. Jetzt mit allen Zehen eines Fußes zugreifen.

2 Das Handtuch ein Stückchen vom Boden hochheben. Ca. 2 Sekunden halten, dann wieder fallen lassen. Die Muskeln arbeiten richtig, wenn man ein kräftiges Ziehen im Fußspann spürt!

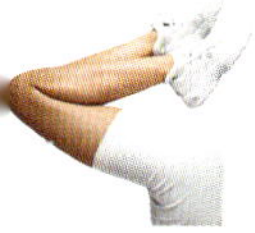

Tipp

Einfacher geht's so: Das Handtuch zwischen großen Zeh und zweiten Zeh einklemmen und heben. Oder: Statt eines Handtuchs einen dicken Filzstift heben. Den kann man gut mit allen Zehen greifen.

Wie oft?

- 4-8 x pro Fuß mehrmals in der Woche

Unterarm-Training

Für alle, die eines Tages Klimmzüge machen wollen

Hierfür braucht man eine Hantel. Dieses Training beugt Sehnenscheidenentzündungen vor! Auch mit dem Tennisellbogen ist es dann vorbei, weil eine kräftige Innenseite davor schützt. Und: Endlich kann man Hanteln richtig packen!

Variante für die Innenseite des Unterarms:

Die Startposition: im Sitzen, z.B. am Schreibtisch, den Unterarm mit der Handfläche nach oben auf einen Tisch legen. Das Handgelenk soll so auf der Kante aufliegen, das die Hand sich frei nach oben und unten bewegen kann (→ Bild c). Die Hand soll mit dem Unterarm eine Linie bilden. Wenn man ohne Gewicht arbeitet, eine lockere Faust machen.

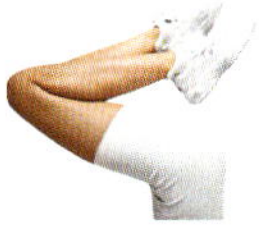

Tipp

Wenn man ein Ziehen auf der Oberseite spürt, weiß man, dass die Übung wirkt!

Variation für die Oberseite des Unterarms:

Die Startposition: Wie vorhin, nur zeigt die Handfläche jetzt nach unten.

Und so wird's gemacht:

1 Einatmen und beim Ausatmen die Hand langsam in Richtung Oberarm beugen.

2 Der Unterarm bleibt wie festgeklebt auf dem Tisch.

3 Einatmen und die Hand wieder senken.

Wie oft?

- Anfangs ohne Gewicht 16-20 x pro Arm
- Später mit kleiner Hantel 4-8 x pro Arm
- Noch später mit kleiner oder mittlerer Hantel 8-12 x pro Arm

Wie viel Gewicht?

- Am Anfang gar keins, dafür mehr Wiederholungen
- Später: Hantel mit 0,5-3 Kilogramm

Special: Fitness-Food

Mit Genuss essen & fit bleiben? Wirklich ganz einfach – wenn man die 10 wichtigsten Know-how-Basics für eine clevere Ernährung kennt (und einhält)!

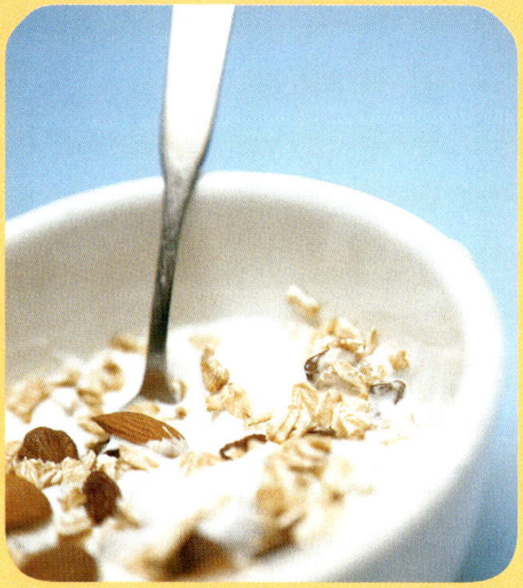

4 Müsli

Auf Neudeutsch heißt das jetzt Frühstückscerealien. Mit Obst und Milch oder Joghurt der ideale Start in den Tag. Beim Kauf auf die Verpackung schauen: „Ohne Zuckerzusatz" ist wichtig. Noch besser: Aus Getreideflocken, Trockenfrüchten und Nüssen selber mischen. Oder sogar die Körner selber schroten und über Nacht einweichen. Nach Lust und Laune variieren.

1 Genau hinhören!

Hunger, meldet mein Körper. Das ist eine seiner Standard-Mitteilungen, wenn er was von mir will. Kann aber sein, er braucht nur eine Pause. Oder ein Glas Wasser. Oder vielleicht doch was zu essen. Ich muss rausfinden, was er will. Im Moment ist es anscheinend eine kleine Pause und ein Glas Wasser.
Oft ist er damit zufrieden, und das war's dann. Wenn nicht, wird er sich wieder melden. Ganz sicher.

2 Milchprodukte

Prima Quelle für Eiweiß und Kalzium. Also gut für Knochen und Muckis. Milch und Milchprodukte sollten daher täglich auf meinem Speiseplan stehen.
Wer auf sein Gewicht achten muss, für den lohnt sich der Blick auf den Fettgehalt. Besser die fettärmeren Varianten wählen. Denn: Kalorien, die man nicht aufnimmt, muss man auch nicht abarbeiten.

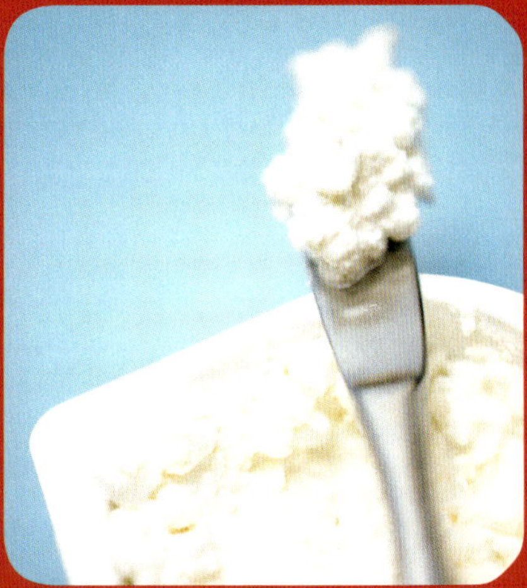

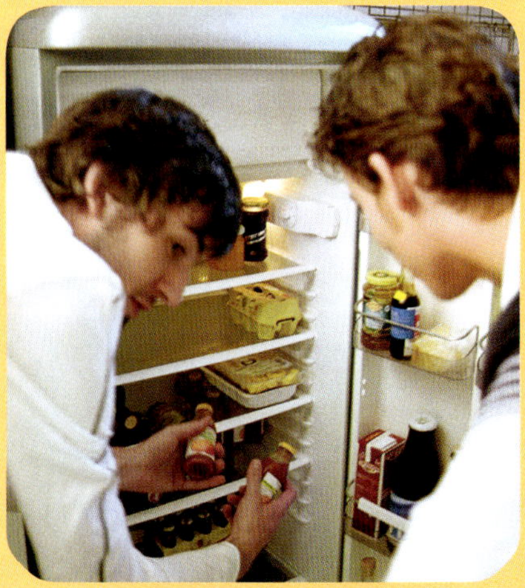

3 Öfter essen!

Drei Mahlzeiten täglich oder besser fünf? Im Prinzip geht beides. Wer dreimal am Tag isst, aber zwischendurch zu Heißhungerattacken neigt, sollte es mal mit kleinen Zwischenmahlzeiten probieren. Kommt man mit drei Mahlzeiten problemlos klar, kann man es dabei belassen. Schwört man auf fünf, ist dagegen auch nichts einzuwenden.

5 Viel Gemüse!

Fünfmal täglich Obst und Gemüse: Liefert Vitamine, Spurenelemente und Ballaststoffe. Und zwar reichlich davon. Wie wär's mit einem großen bunten Salatteller zum Mittagessen? So richtig zum Sattessen. Figurbewusste achten besonders aufs Dressing: Mayonnaise oder Crème fraîche sind wahre Kalorienbomben.

6 Noch mehr Gemüse

Nur so als Beilage ist Gemüse viel zu schade. Auch als Hauptmahlzeit macht es sich gut!
Außerdem schmecken Paprika, Möhren, Gurken, Kohlrabi und Staudensellerie auch roh prima.
Als Zwischenmahlzeit. Zu Hause.
Am Arbeitsplatz (vorbereitet mitnehmen). Mit fettarmem Kräuterdip zum Abendessen.

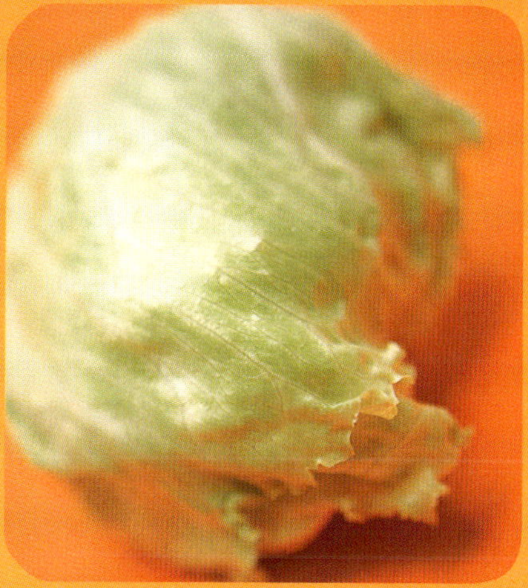

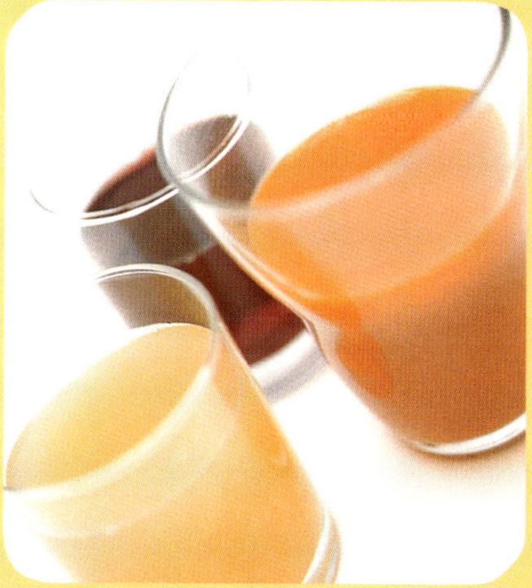

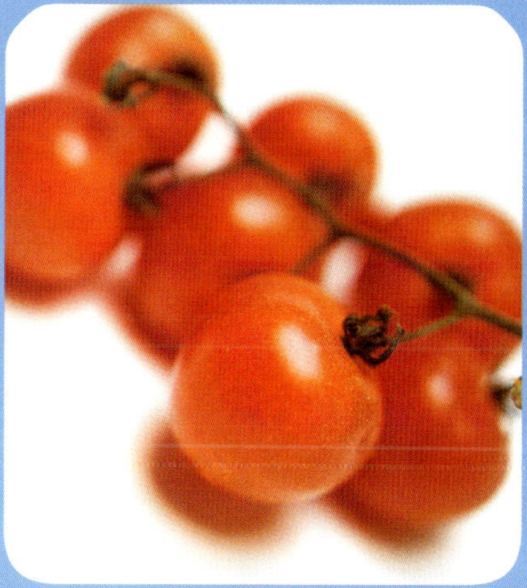

7 Vollkorn

Kohlenhydrate sind des Körpers liebste Energiequelle. Sie stecken vor allem in pflanzlichen Lebensmitteln, z. B. in Kartoffeln, Brot, Reis, Nudeln, Obst und Gemüse. Wer clever ist, greift bei Lustattacken auf Kohlenhydrate möglichst oft zu Vollkornprodukten. Wegen der Ballaststoffe (gut für die Verdauung). Außerdem machen die länger satt!

8 Obstsäfte

Verdünnt mit Mineralwasser geben Obstsäfte (ohne Zuckerzusatz) gute Sportgetränke ab. Einfach einen Teil Saft mit drei Teilen Wasser auffüllen. Davon vor dem Sport ein großes Glas trinken. Während der sportlichen Aktivität jeweils schluckweise für Nachschub sorgen. Danach dann richtig auffüllen: Ein guter halber Liter sollte es schon sein.

9 Wenig Fett

Wie viel Fett ist im Käse? Die Fettangabe lautet „i. Tr.“, also im Trockengewicht, ohne Wasser. Ein Fettgehalt von 60 % i.Tr. bedeutet bei einem Hartkäse, dass er de facto zu etwa 40 % aus Fett besteht, ein Frischkäse mit der gleichen Angabe nur zu 30%. Weil er mehr Wasser enthält. Logisch, oder? – Das nützt aber natürlich wenig, wenn man sich den Frischkäse dafür doppelt so dick aufs Brot streicht!

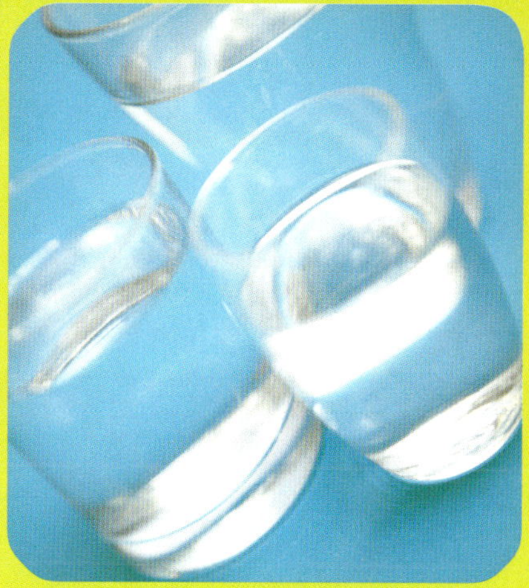

10 Wasser

Mindestens eineinhalb Liter Flüssigkeit braucht der Körper täglich. Gute Wahl: Mineralwasser. Vor allem reich an Kalzium und Magnesium (am besten jeweils über 200 mg/l) sollte es sein. Pro Stunde Sport braucht man einen halben bis einen Liter Flüssigkeit mehr. Kaffee, Tee und Alkohol zählen bei der täglichen Flüssigkeitsmenge übrigens nicht mit! Sie wirken nämlich entwässernd.

Bala

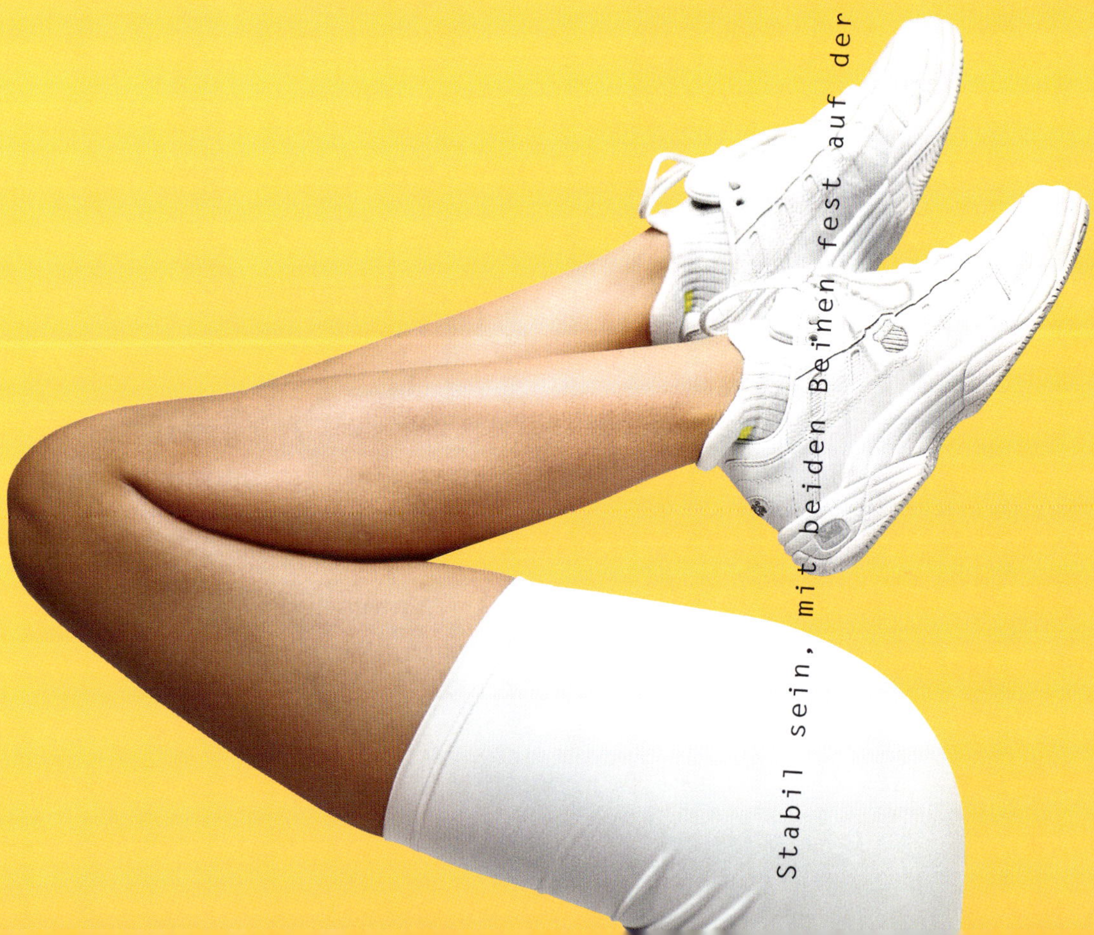

Stabil sein, mit beiden Beinen fest auf der Erde stehen, ins Gleichgewicht finden!

nce

Typisch: Der Wohnungsschlüssel liegt mal wieder ganz unten in der Handtasche. Und die Einkaufstüte in der anderen Hand ist ziemlich schwer. Abstellen ist nicht drin, weil die Träger zu reißen drohen. Also: das linke Bein anziehen, die Einkaufstüte draufstellen, mit der rechten Hand in der Handtasche nach dem Schlüssel fischen, ihn endlich finden und im Einbeinstand die Tür aufschließen.

Und da sage noch einer, Balance und Stabilität seien im Alltag nicht gefordert! Denkste. Gerade im Alltag brauchen wir eine Menge davon. Damit wir nicht ständig über unsere eigenen Füße fallen. Damit nicht jedes Stolpern zwangsläufig mit einem Sturz endet. Damit wir in den unmöglichsten Situationen das Gleichgewicht bewahren können. Und unsere Haltung.

Seiltänzer und Schwebebalken-Turnerinnen machen es vor: Balance und Stabilität gehören zusammen. Das kann man ganz gezielt trainieren. Und jede Menge Spaß bringt es auch noch!

Balance, bitte!

Tai Chi – Harmonie für Körper, Geist und Seele. Und: super fürs Gleichgewicht und die Fitness überhaupt!

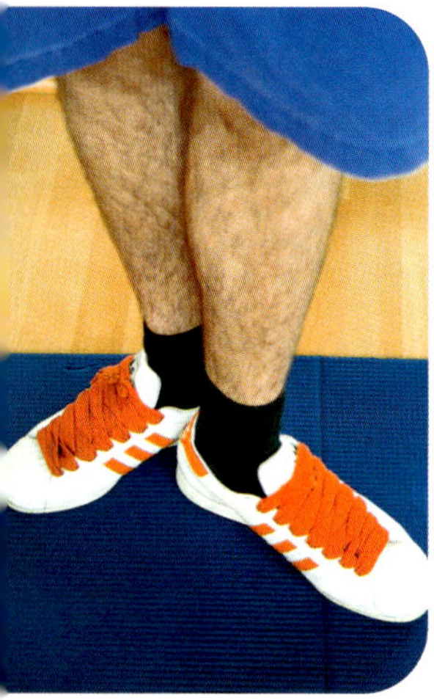

„Wer regelmäßig Tai Chi übt, wird geschmeidig wie ein Kind, kräftig wie ein Holzfäller und gelassen wie ein Weiser." Das jedenfalls behauptet ein chinesisches Sprichwort. Wir wollten wissen, was dran ist. Volker Jung, Leiter der Lehrerausbildung im Tai Chi Forum Deutschland (vjung@tai-chi.de), stand uns Rede und Antwort.

Was ist Tai Chi? Meditation in Bewegung, vergleichbar mit einer Art Autogenem Training in Bewegung. Von seinen Ursprüngen her eine Kampfkunst, ist Tai Chi aber noch viel mehr: Mentaltraining, Körperpflege, Ausdruckstanz, medizinische Prävention (Vorbeugung) usw. Im Grunde ein wenig wie Yoga, nur dass es beim Yoga den Selbstverteidigungsaspekt nicht gibt. Eigentlich hat der Westen nichts Vergleichbares zu bieten. Deswegen liegt Tai Chi im Moment voll im Wellness-Trend.

Was bewirkt Tai Chi? Es hat einen ausgeprägt entspannenden Effekt. Es schärft die Selbstwahrnehmung und die Sinne, die beim modernen Menschen unterentwickelt sind: Lagesinn, Orientierungssinn, Gleichgewicht, Raumgefühl.

Wer kann Tai Chi lernen? Jeder, unabhängig von Geschlecht, Alter oder Fitness. Tai Chi-Schüler sind zwischen 5 und 85 Jahre alt. Tai Chi ist wie ein Dimmer: Ich kann es für Hochleistungssportler anspruchsvoll gestalten. Und ich kann es an Freizeitsportler oder sogar Couch Potatoes anpassen.

Kann man Gleichgewicht trainieren?

Klar doch. Alle Aufgaben, die viel Koordination erfordern, trainieren gleichzeitig den Gleichgewichtssinn. Ob Balancieren oder Walzertanzen, Aerobic, Tai Chi oder Qi Gong. Auch Tätigkeiten, die den Körper ungewohnten Lageänderungen aussetzen: Achterbahn fahren oder Schiffschaukeln etwa. Doch Achtung: Wer sein Gleichgewichtssystem überfordert, wird mit Schwindel und vielleicht sogar Erbrechen bestraft. Wie im Sport gilt es daher, die „Trainingsintensität" seinen Fähigkeiten anzupassen.
Es macht Spaß – und Sinn, das Gleichgewicht zu trainieren! Zum Beispiel mit einem Therapiekreisel. Das ist noch dazu ziemlich lustig. Vor allem am Anfang!

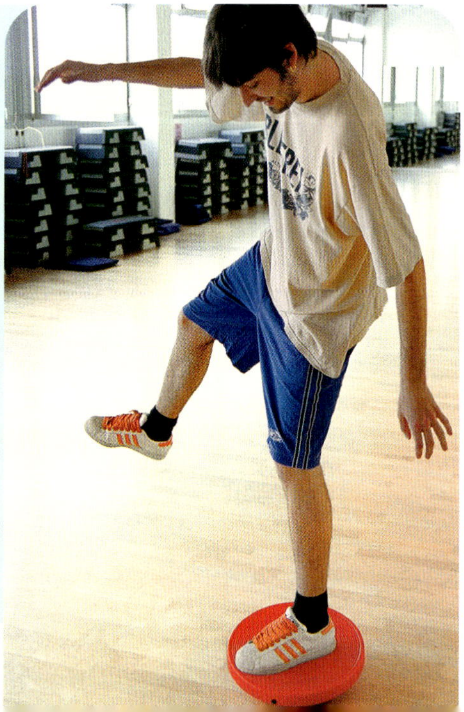

Powder Power

Snowboarden – das ultimative Training für den Gleichgewichtssinn!

Erst im Schnee wälzen ...

Vor das genüsslich schwebende Gleiten im Tiefschnee – dem „powder" – haben die Götter einen weniger vergnüglichen Start gesetzt: Man muss schon die gesammelten Fitness-Eigenschaften aufbieten, um dieses verflixten Bretts halbwegs Herr zu werden.

Jede Menge Kraft, um immer wieder aufzustehen, mentale Ausdauer, um das Board nicht in die Ecke zu werfen. Und viel Koordination, um ständig zwischen Brett, Schnee und dem eigenen Körper zu vermitteln. Aber es lohnt sich! Denn gerade dann, wenn man sich für unbegabt hält, passiert's ganz plötzlich: Es funktioniert. Der Mini-Abhang wird staunender Zeuge der ersten aneinanderhängenden Kurven. Am meisten staunt man selbst. Und langsam wird man süchtig nach diesen fließenden, schwingenden Bewegungen. Selbst im Alpinskisport hat das Snowboarden schon seine Spuren hinterlassen: Wer auf seine zwei Bretter nicht verzichten möchte, kann sich auf Carving-Ski an das unvergleichliche Kurvenfeeling rantasten. Snowboarden oder Snöbern, wie es die Schweizer liebevoll nennen, ist wie Walzertanzen: Es passt perfekt zum Dreivierteltakt.

... dann Schneewalzern

Wer Snowboarden ausprobieren möchte, sollte vorher unbedingt was für seine Fitness tun. Denn der Weg vom Slam (unkontrollierter Sturz) zum Bail (kontrollierter Sturz) kann sich recht anstrengend gestalten. Je besser man vorbereitet ist, desto eher kann man Verletzungen vermeiden. Unbedingt empfehlenswert ist ein Snowboardkurs unter fachkundiger Anleitung. Doch Vorsicht! Es könnte sein, dass man davon nicht mehr loskommt.

Das Raumwunder

Länge, Breite, Höhe. Drei Dimensionen. Eine echte Meisterleistung für so ein kleines Gehirn.

Irgendwie reichlich kompliziert

Wie das Raumgefühl genau entsteht, das weiß kein Mensch so richtig. Denn wie das Bewusstsein, so ist auch das Raumgefühl eine der höheren Funktionen unseres Denkorgans. Zum Glück funktioniert's trotzdem. Um die Illusion (oder ist es vielleicht gar keine Illusion?) „Raum" um uns herum entstehen zu lassen, mixt das Gehirn geschickt die Daten, die es von unseren Sinnen bekommt. Von Augen, Ohren, Tast-, Gleichgewichts- und Stellungssinn (Propriozeption). Praktischer Zusatznutzen: Wir haben nicht nur ein Gefühl für den Raum, wir können uns darin auch orientieren. Wir wissen, wo oben und unten ist, wir nehmen wahr, wo im Raum wir uns befinden und wie wir uns relativ dazu bewegen. – Zumindest, so lange wir nüchtern sind.

Was kein Roboter kann

Wir sind ausgeprägte Augentiere: Die Augen liefern uns den Löwenanteil an Informationen über unsere Umwelt. Dreidimensional sehen können wir, weil wir zwei Augen haben, die nahe beieinander liegen. Jedes Auge liefert ein etwas anderes Bild. Aus diesen Unterschieden erzeugt das Gehirn einen plastischen Seheindruck. Neben den Augen nutzen wir auch ganz automatisch die Ohren zur Orientierung. Das Gehirn ist über unsere Körperhaltung ebenfalls stets im Bilde. Was einen manchmal wundert – gelinde gesagt. Aber es ist ein Unterschied, ob ich etwas wahrnehme oder ob es mir bewusst wird. Um die Balance kümmert sich das Gleichgewichtsorgan. Es registriert Bewegungen in jede Richtung des Raumes und sorgt dann dafür, dass die Muskeln schnell – und vor allem ohne unser Zutun – reagieren.

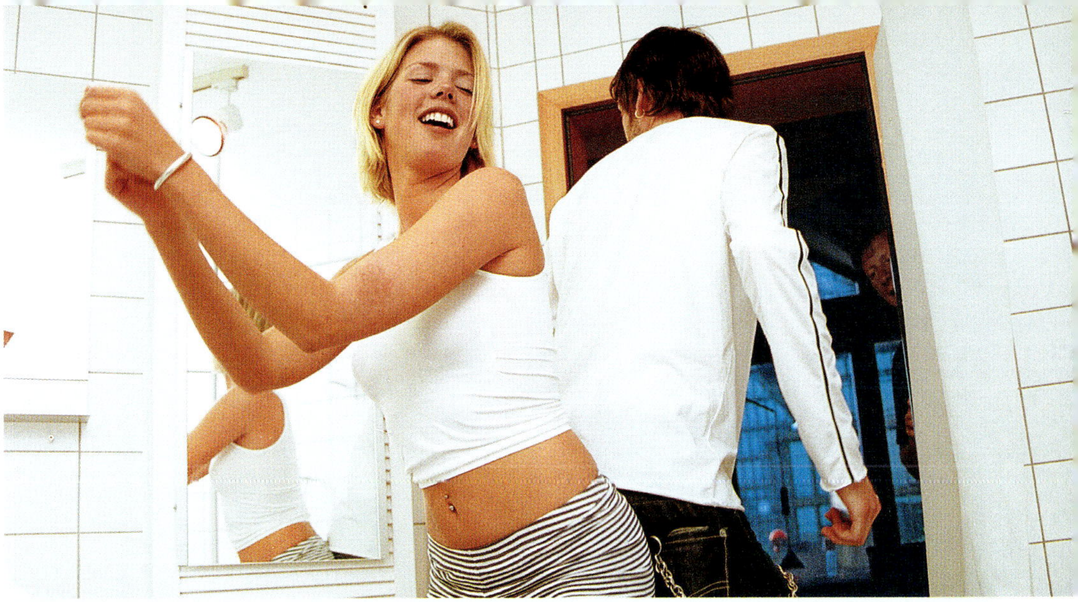

Tanze mit mir in den Morgen ...

Eins, zwei, cha-cha-cha, alles Walzer – vielleicht sogar linksrum und dann noch einen rassigen Tango aufs Parkett legen? Das macht nicht nur Eindruck, sondern richtig Spaß. Wenn man's kann.

Tanzen ist wieder in. War es je out? Tanzen ist ein Dauerbrenner. Wohl kaum jemanden lässt mitreißende Musik unbewegt: Fingerschnippen, den Oberkörper wiegen und schließlich die Füße nicht mehr stillhalten können. Und dann: Tanzen. Tanz ist vermutlich so alt wie die Menschheit selbst. Männer – von seltenen, aber um so rühmlicheren Ausnahmen abgesehen – sagen: Das kann ich nicht. Und meinen: Das will ich nicht, ich könnte mich ja blamieren. Tanzlehrer sagen: Tanzen kann praktisch jeder. Mediziner sagen: Tanzen ist gesund. Es kann Herz-Kreislauf-Erkrankungen und Osteoporose vorbeugen. Wir sagen: Tanzen schult Ausdauer, Kraft, Beweglichkeit und Koordination. In puncto Trainingswirksamkeit braucht Tanzen bei Hobbysportlern den Vergleich mit Sportarten wie Karate, Judo oder Squash nicht zu scheuen.
Wer jemals einen Tanzkurs besucht hat, bezweifelt das nicht. Neue Bewegungen zu lernen, sie korrekt auszuführen, dabei gleichzeitig mit dem Tanzpartner und dem Takt der Musik zu harmonieren, das verlangt schon eine Menge. Da ist Koordination gefragt und Ausdauer. Ständig muss der Gleichgewichtssinn dafür sorgen, dass man das Tanzparkett unter den Füßen hat und nicht unter dem Hintern. Weil es auf die Haltung ankommt, leisten Rücken- und Bauchmuskeln ungewohnte Arbeit. Tut ihnen aber durchaus gut.

Tanzen ist so vielfältig, dass es für jedes Lebensalter, für jedes Temperament, ja sogar für jede Stimmung etwas bietet. Tanzen ist international. Schließlich gibt es das Welttanzprogramm, ein international einheitliches Programm der wichtigsten Gesellschaftstänze. Tanz ist eine Sprache, die überall verstanden wird. Außerdem ist er „der charmanteste Kuppler zwischen den Geschlechtern".
Klingt ein bisschen nach Tanzlehrercharme? Klar. Sagt ja auch der Tanzlehrerverband im Netz unter (www.tanzen.de). Recht hat er, sagen wir.

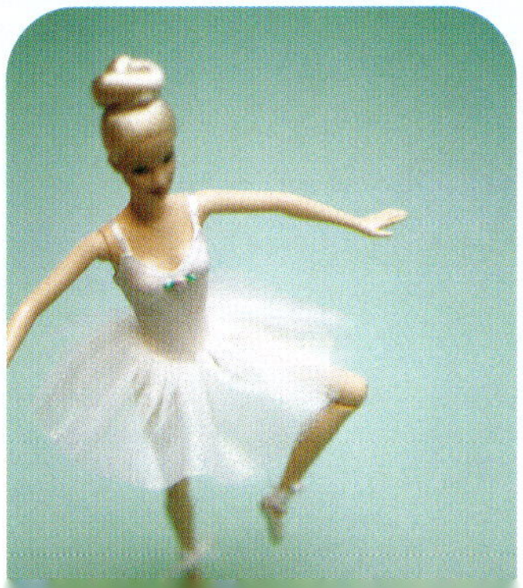

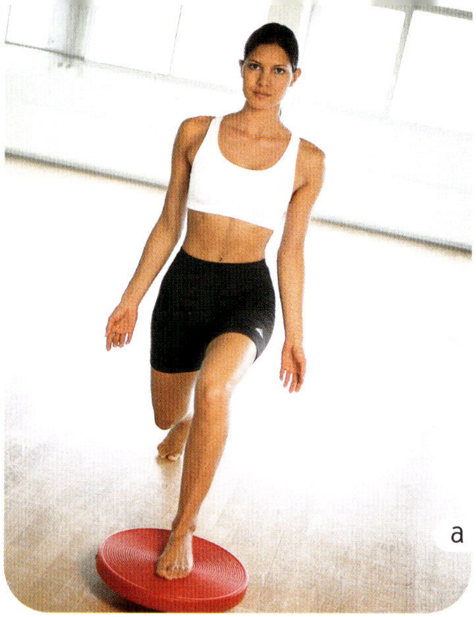

a

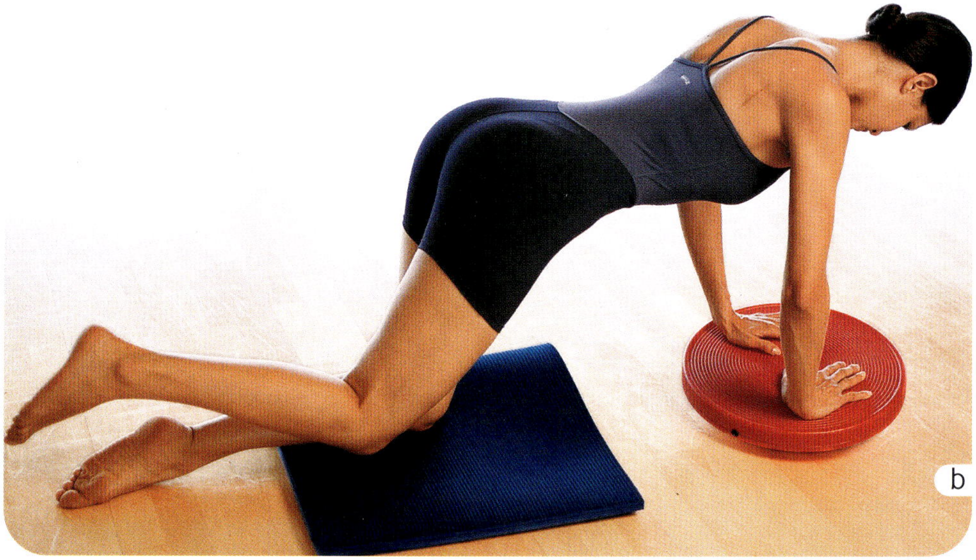

b

Harmonie und gute Laune

Ausfallschritt mit Kreisel

Bestes Training fürs Snowboarden!

Diese Übung sollte man barfuß machen. Am Anfang ist es ganz clever, sich an einem Stuhl, einem Partner oder einer Wand festzuhalten. Hier ist es wichtiger denn je, für Stabilität zu sorgen. Die Startposition: Doppelkinn, Schulterblätter unten und innen, Bauchnabel fest eingezogen. Nun den vorderen Fuß flach auf den Kreisel stellen, richtig in die Mitte. Nun muss man das andere Bein so weit nach hinten bringen, dass das Knie hinter dem Gesäß ist. Fußspitze des Fußes auf dem Kreisel nach vorne ausrichten. Hinterer Fuß steht auf dem Ballen und ist ebenfalls nach vorn gerichtet. Das Körpergewicht gut zwischen beiden Beinen austarieren. Wenn man das eine Weile geübt hat, kann man die Arme zur Seite strecken. Das hilft bei der Balance! Noch ein Rat vorweg: erst mit dieser Übung beginnen, wenn man Squat mit Langhantel (→ Seite 91) beherrscht!

Stabilisation in Bewegung

Ein Kreisel hat was. Diese kleine, wackelige Scheibe. Fast wie ein Spielzeug – so einfach und so verlockend! Bei unserer Fotosession wollte jeder aus dem Team einmal draufsteigen. Aber das ist gar nicht so leicht, wie es aussieht ...

Der Kreisel stammt wie der Ball ursprünglich aus der Physiotherapie. Heute wissen wir, dass Gleichgewichtstraining jung hält. Dieses kleine Wackelbrett (es gibt auch noch andere Formen) fördert die Koordination mehrerer Muskeln. Es baut eine Kraft auf, die uns Stabilität gibt. Sogar unter ziemlich widrigen Bedingungen. Wie ein Fels in der Brandung oder ein Baum im Sturm.

Warum's so gut tut:

- Die erste Übung trainiert eine Menge Muskeln auf einmal: Hüftstabilisierer, Gesäßmuskeln, hintere, vordere und innere Oberschenkel.
- Die Übung mit Kreisel in der Seitenlage kräftigt die Muskeln seitlich der Hüfte und stabilisiert den Schultergürtel.
- Und bei der Übung „Brücke" kommen auch die Hüftstrecker dran und sorgen für eine automatische, dynamische Dehnung.

Und so wird's gemacht:

1 Kinn, Schulterblätter und Bauch checken.

2 Mit gleichmäßig verteiltem Gewicht beide Beine gleichmäßig beugen. Aufpassen, dass der Kreisel dabei nicht nach vorn rutscht!

3 Jetzt ein bisschen Bodylistening in den Füßen. Die Füße suchen den Halt. Man spürt die suchenden Muskeln in der Fußsohle und wie sie das Sprunggelenk einschalten.

4 Die Position kurz halten und langsam wieder nach oben kommen.

5 Während der ganzen Übung normal und regelmäßig atmen!

Wie oft?

- Am Anfang 2-4 x pro Bein, einmal pro Woche
- Später 4-8 x pro Bein, einmal pro Woche

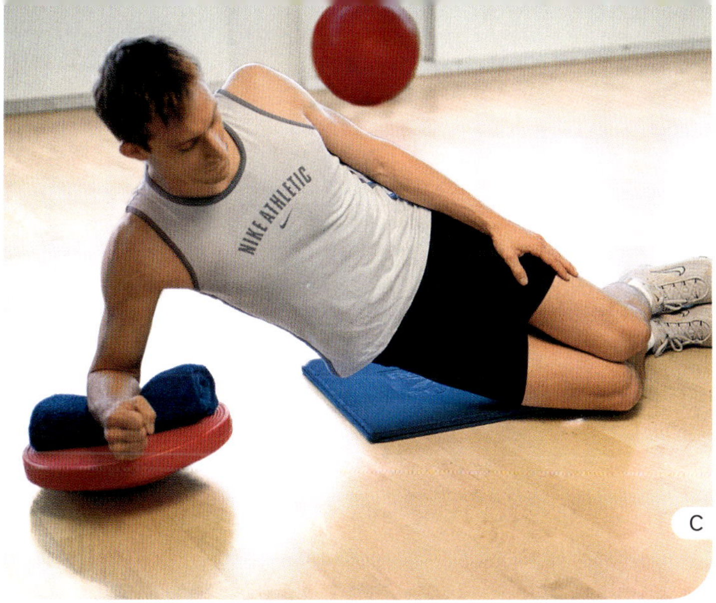

c

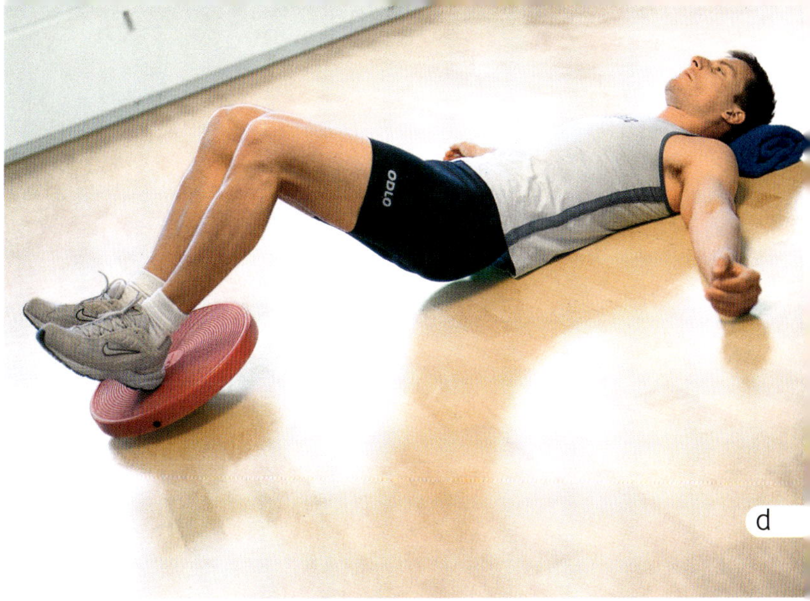

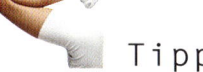

d

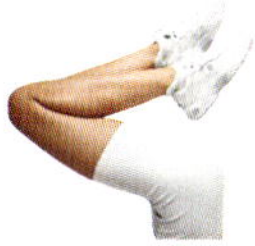

Tipp

Am Anfang sollte man nicht zu ehrgeizig sein und sich ruhig an etwas festhalten. Besser so, als mit dem Kreisel wegzurutschen! Weil das eine sehr anspruchsvolle Übung ist, reichen anfangs auch zwei Wiederholungen, wenn man diese ganz langsam und konzentriert ausführt.

Vierfüßlerstand auf dem Kreisel

Sieht spielerisch aus, hat es aber in sich!

Die Startposition: auf der Matte kniend beide Handflächen auf den Kreisel legen. Die Beine sind schulterbreit auseinander, die Fußrücken flach auf dem Boden. Leichtes Doppelkinn, Bauch nach innen und die Schulterblätter tief nach unten ziehen. Die Ellbogen sind leicht gebeugt. Am Anfang reicht es, die Startposition 30 Sekunden zu halten. Man kann den Schwierigkeitsgrad erhöhen, indem man entweder ein Bein oder ein Bein und die gegengleiche Hand hebt. Diese Position hält man dann 10 Sekunden und wechselt danach die Hände.

Wie oft?

- Am Anfang 2 x 30 Sekunden, einmal pro Woche
- Später 4 x 10 Sekunden je Bein, zwei- bis dreimal pro Woche

Mit Kreisel in der Seitenlage

Für eine schlanke Taille

Die Startposition: Man liegt in Seitenlage auf der Matte. Die Beine angewinkelt übereinander. Die Unterschenkel bilden einen 90-Grad-Winkel nach hinten. Ein Unterarm liegt auf dem Kreisel und bildet ebenfalls einen 90-Grad-Winkel zum Oberarm. Der Ellbogen liegt genau unter der Schulter. Die Hand macht eine lockere Faust, der Handrücken zeigt nach außen. Doppelkinn, Schulterblätter nach unten schieben, Bauch fest nach innen ziehen.

Und so wird's gemacht:

1 Einatmen. Beim Ausatmen ganz langsam die Hüfte ca. 2-4 Zentimeter vom Boden abheben.

2 Kurz halten – dann absetzen. Und gleich noch mal probieren!

Wie oft?

- 4 x pro Seite. Die Haltezeit immer etwas verlängern, bis man auf 10 Sekunden pro Seite kommt. Einmal in der Woche

Brücke

Trainiert den Po

Die Startposition: Rückenlage, mit dem Hinterkopf auf einem zusammengefalteten Tuch. Fersen auf den Kreisel stellen. Selbstverständlich: Doppelkinn, Schulterblätter nach unten und Bauch eingezogen.
Die Arme liegen mit den Handrücken nach außen auf dem Boden.

Und so wird's gemacht:

1 Einatmen und beim Ausatmen das Gesäß langsam heben.

2 Den Rücken bis zum unteren Rand der Schulterblätter mit anheben und 10 Sekunden halten.

3 Beim Absenken wieder einatmen.

Variation:

- Einbeinig arbeiten: Eine Ferse bleibt auf dem Kreisel, den anderen Fuß 2 Zentimeter über dem Kreisel halten

Wie oft?

- 4-8 x, zwei- bis dreimal pro Woche

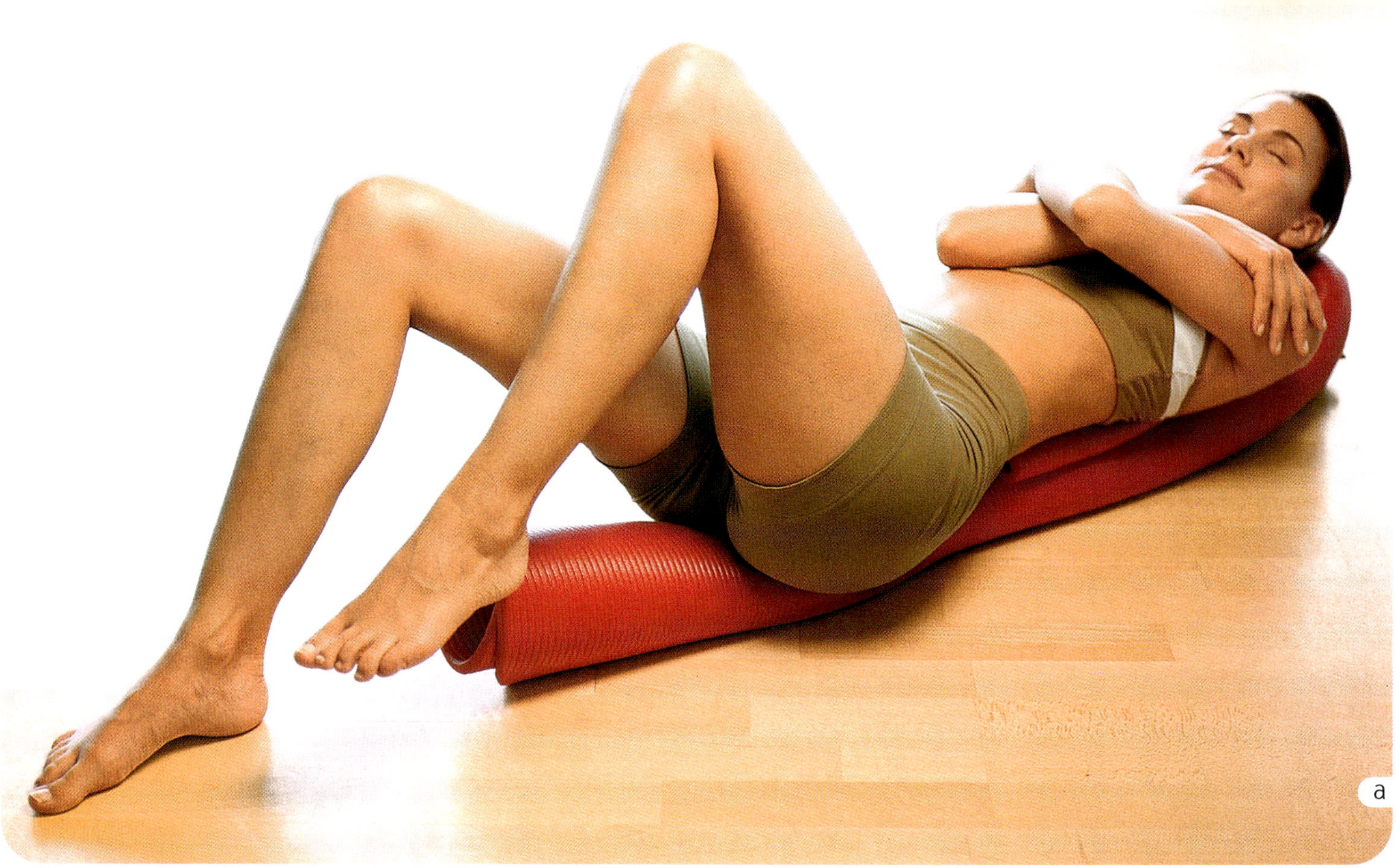
a

Balance so richtig genießen!

Balance auf der Matte

Eine gute Gymnastikmatte ist nicht ganz billig. Aber sie ist ihr Geld wert, wenn man sie vielseitig einsetzen kann. Dazu braucht man nur ein paar gute Ideen. Wie die folgenden zwei Übungen. Dann wird aus einer normalen Matte ein echtes Fitnessgerät!

Warum's so gut tut:

- Diese Übungen zeigen uns genau, welche Körperseite die schwächere ist.
- Gleichzeitig lernen wir, dass alle Muskeln mitspielen müssen, wenn man im Gleichgewicht bleiben will.
- Die Übung im Stehen trainiert die Hüften, ohne mehr Muskelmasse aufzubauen.
- Die Übung im Liegen ist einfach, bequem und gibt Kraft in Rücken und Bauch.

Balancing im Liegen

Macht Spaß – vor allem als Gleichgewichtstest in der Gruppe!

Die Startposition: Man rollt die Matte ganz fest zusammen. (Am besten an beiden Enden mit eine Schnur oder Gummibändern fixieren, damit sie sich während der Übung nicht ausrollt.) Dann legt man sich rücklings mit dem ganzen Rumpf samt Kopf darauf. Auch das Gesäß ist auf der Matte. Die Beine sind angewinkelt, die Fußsohlen liegen flach am Boden. Arme über der Brust kreuzen. Doppelkinn, Schulterblätter unten und innen, Bauch tief „einsaugen"!

Und so wird's gemacht:

1 Ein Bein ca. 4 Zentimeter vom Boden heben. Nicht höher! Kurz halten. Das Bein wieder absetzen.

2 Jetzt das andere Bein. Sobald man sein Gleichgewicht gefunden hat, kurz halten. Ganz natürlich atmen. Auf keinen Fall die Luft anhalten!

Variation:
Man kann die Beine entweder abwechselnd heben und absetzen. Oder 4 x hintereinander mit demselben Bein üben und erst dann wechseln.

Wie oft?

- Drei- bis fünfmal pro Woche. Bei großen Gleichgewichtsproblemen täglich (bessern sich schnell!)

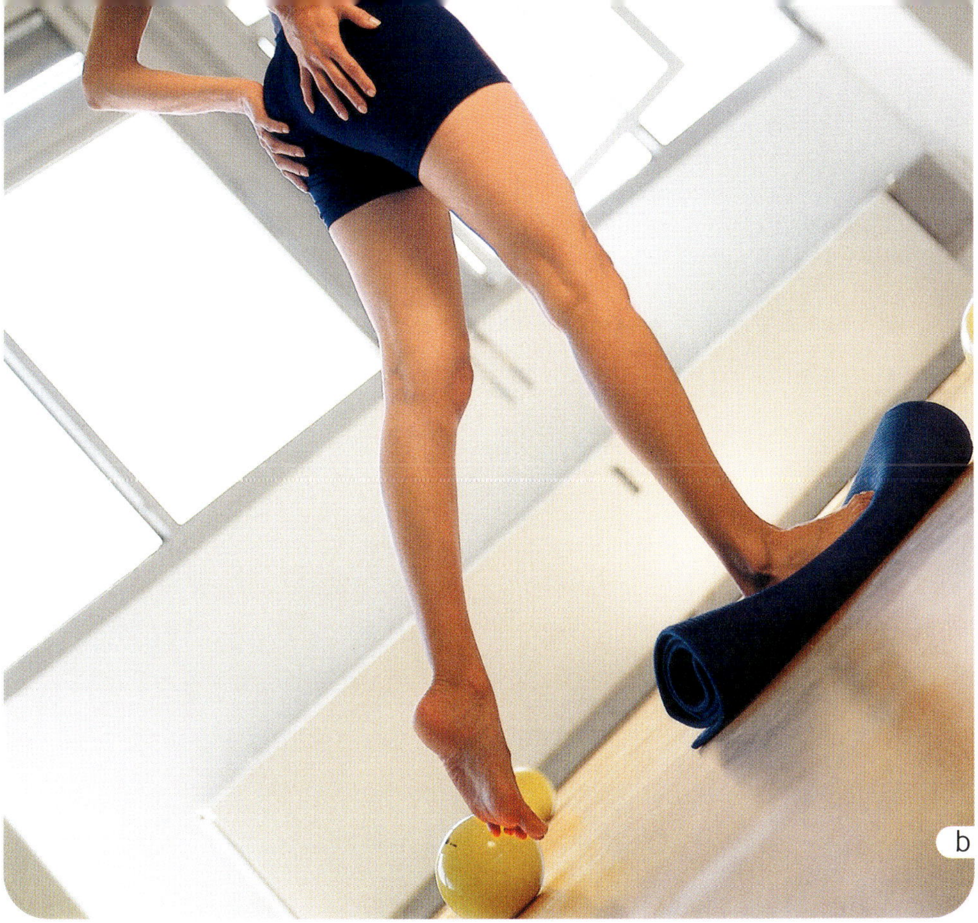

b

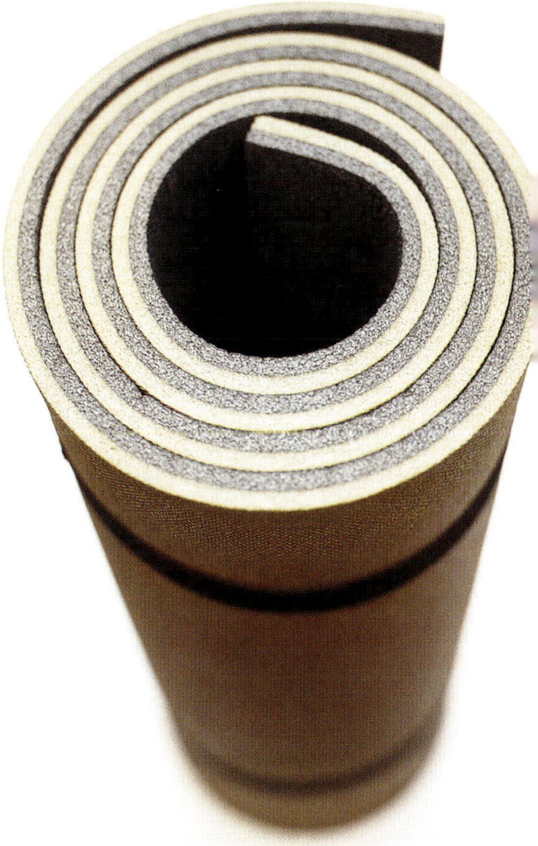

Balancing auf der Matte
Die Mitte finden

Die Startposition: eine weiche Matte zusammenrollen. Barfuß draufstellen.

Und so wird's gemacht:

1 Wir stabilisieren uns: Doppelkinn, Nacken lang, Schulterblätter nach unten und innen, Bauchnabel nach innen.

2 Ein Bein ca. 8-10 Zentimeter nach hinten heben.

3 Mit Kraft aus der Körpermitte ganz gerade auf einem Bein stehen. Standbein und Arme helfen, die Balance zu finden.

4 Die Atmung ist entspannt. Position 5-20 Sekunden halten. Dann Beine wechseln.

Variation:
Wem das zu leicht ist, der macht einfach die Augen zu! Und dann 15 Sekunden halten.

Wie oft?
- täglich 3 x pro Bein

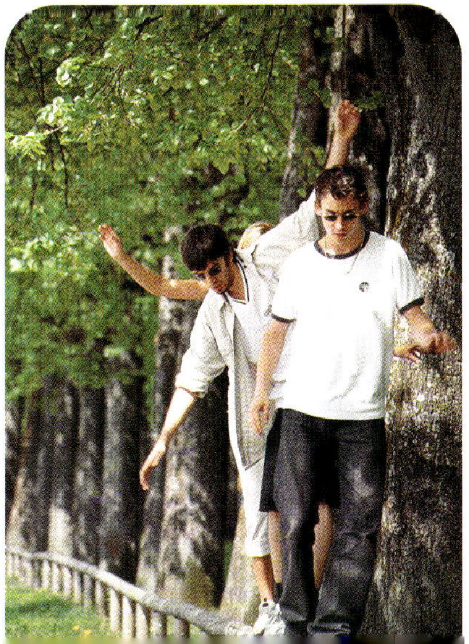

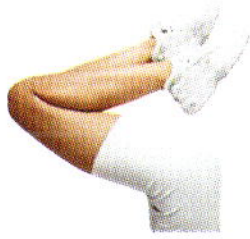

Tipp
Ohne Stabilisation (Kopf, Schulterblätter, Bauch) geht es nicht! Keinesfalls seitlich wegkippen. Spüren, wie die Muskeln im Fuß arbeiten, um uns einen starken, festen Stand zu ermöglichen.

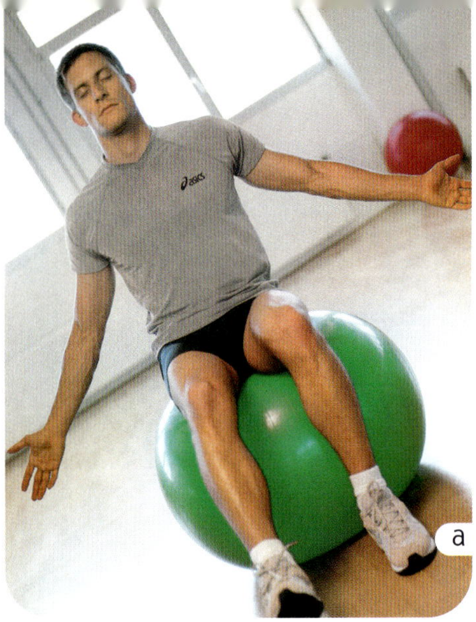

a

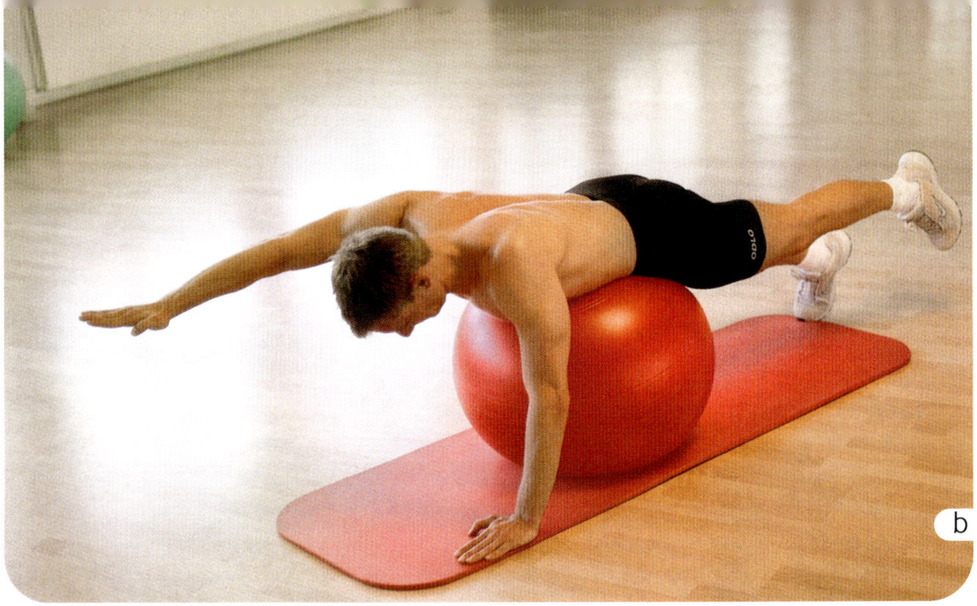

b

Entspannt und im Gleichgewicht

Auf dem Ball sitzen

Einfach und effektiv.
Bitte Platz nehmen!

Die Bedeutung von Koordination wird in dieser Übung sehr deutlich. Bevor wir das Bein heben, müssen wir uns richtig konzentrieren. Was hilft: Augen schließen und die Kraft aus der Mitte holen. Und: Bauch tief einziehen und von dort aus das Gleichgewicht finden.
Die Startposition: Man sitzt auf dem Ball. Die Beine etwa hüftbreit auseinander, die Knie direkt über den Fersen. Die Schulterblätter werden nach unten gezogen und der Bauchnabel tief nach innen. Unbewusst fangen wir immer mit der stärkeren Seite an.

Und so wird's gemacht:

1 Ein Bein langsam ca. 4 Zentimeter vom Boden heben. Nicht höher! Kurz halten. Dann das Bein absetzen.

2 Jetzt das Gleiche mit dem anderen Bein. Sobald man das Gleichgewicht gefunden hat, kurz stillhalten. Dann die Beine abwechselnd absetzen. Oder: 4 x hintereinander mit demselben Bein und erst dann wechseln. Ganz natürlich weiteratmen. Auf keinen Fall die Luft anhalten!

Variation:
- Wenn man richtig gut ist, hebt man beide Beine gleichzeitig vom Boden ab!

Wie oft?
- Drei- bis fünfmal pro Woche, bei großen Gleichgewichtsproblemen täglich (dann stellt sich schnell eine Verbesserung ein!)

Stabilisation mit Ball

Man sieht einen großen bunten Ball und meint, in der Krankengymnastik zu sein. Inzwischen ist der Ball aber salonfähig und in jedem guten Fitnessstudio zu finden. Weil er fürs Stabilisationstraining einfach ein hervorragendes Hilfsmittel darstellt! Da der Ball so beweglich ist, erschwert er uns die einfachste Bewegung, die wir damit machen möchten. Sämtliche Muskeln sind dann gefordert, um uns ruhig zu halten. Im Unterschied zum klassischen Muskeltraining, bei dem ein Muskel kontrahiert, während sein Gegenspieler sich verlängert, ziehen sich hier alle Muskeln gleichzeitig zusammen. Wer's richtig macht, spürt ein Zittern in den Muskeln und gleichzeitig eine enorme Kraft tief in seinem Innern.
Die Übungen auf dieser Seite sind nach unterschiedlichen Schwierigkeitsgraden aufgebaut, von ganz einfach (auf dem Balll sitzen) über mittel (diagonaler Rückenstrecker) bis zu sehr, sehr schwer (Lat-Rolls).

Warum's so gut tut:
- Wer einen Gymnastikball zum Sitzen nutzt, kann schnell zwischendurch mal üben.
- Fordert und fördert den Gleichgewichtssinn!
- Der Beweis dafür, wie unterschiedlich die zwei Körperhälfte arbeiten. Höchste Zeit, das zu ändern!
- Die Übung „diagonaler Rückenstrecker" macht besonders viel Spaß – und einen knackigen Po!
- Die Übung „Lat-Rolls" trainiert die Lat-Muskeln in ihrer Haltefunktion und stärkt Bauch und Rücken.

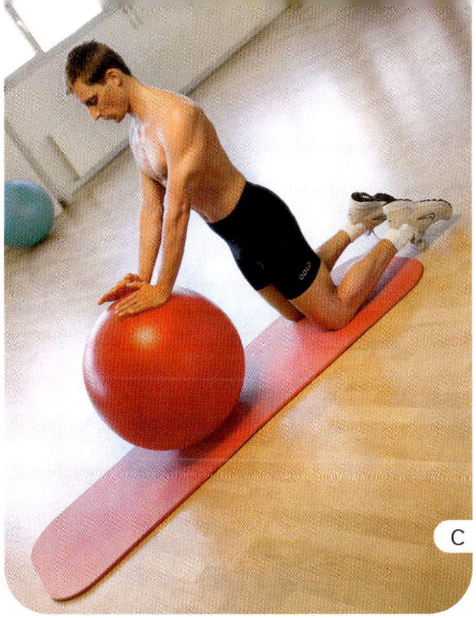

c

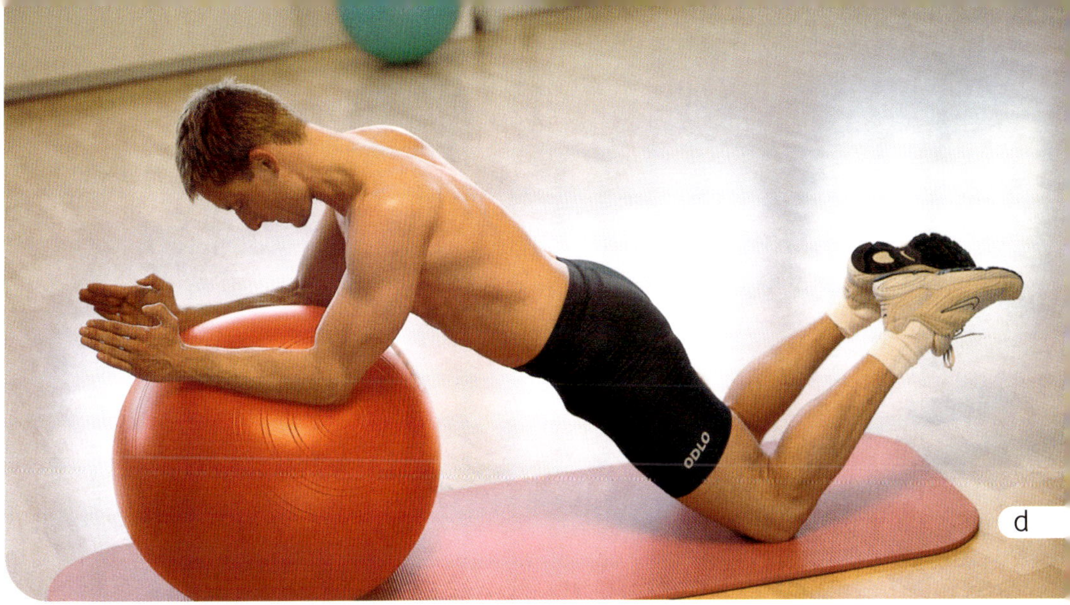

d

Diagonaler Rückenstrecker

Macht Spaß – und einen knackig-straffen Po!

Hier trainieren wir Rückenstrecker und Balance gleichzeitig. Bauch und Rücken ziehen sich fest zusammen, damit wir auf dem Ball bleiben. Unsere Empfehlung: erst ausführen, wenn die Übung von ⇢ Seite 66 sitzt!

Die Startposition: Man legt sich bäuchlings über den Ball. Die Fußspitzen und die Handflächen (besser: nur die Fingerspitzen), berühren den Boden. Doppelkinn machen und den Bauchnabel vom Ball weg nach innen ziehen.

Und so wird's gemacht:

1 Erst den rechten Arm nach vorne ausstrecken und bis auf Schulterhöhe heben. Dann auch das linke Bein ausstrecken und bis in Hüfthöhe heben. Der Fuß bleibt dabei locker!

2 Einatmen und beim Ausatmen mit gestrecktem Arm und Bein das rechte Schulterblatt tief nach unten und die linke Pobacke nach innen zur Körpermitte ziehen. Das soll sich anfühlen, als wollten sich die beiden in der Mitte treffen.

Variation:

- Wer möchte, dreht den Daumen zur Decke
- Wenn die Balance besser wird, kann man jedesmal einen Finger weniger am Boden lassen. Wer sehr gut ist, braucht irgendwann den Boden nicht mehr als Stütze.

Wie oft?

- 4-8 x pro Seite, dreimal pro Woche

Lat-Rolls

Eine richtig harte Übung!

Die Startposition: Man kniet mit hüftbreiten Beinen auf einer Matte. Fußrücken am Boden. Beide Handflächen auf dem Ball. Doppelkinn, Schulterblätter tief in Richtung Gesäß und leicht zusammengezogen. Bauchnabel fest nach innen ziehen.

Und so wird's gemacht:

1 Fingerspitzen zur Decke heben, damit nur die Handballen gegen den Ball drücken. Füße und Unterschenkel vom Boden abheben. Angenehmer ist es mit einem Kissen oder zusammengefalteten Tuch unter den Knien.

2 Kinn, Schulterblätter und Bauch bleiben weiterhin stabilisiert. Man muss das Gefühl haben, vom Kopf bis zu den Knien steif wie ein Brett zu sein.

3 Einatmen und beim Ausatmen die Handballen tief in den Ball drücken und ihn langsam nach vorne vom Körper wegschieben. Aber Achtung: Der Rumpf bleibt absolut gerade – auch wenn man dann nicht sehr weit nach vorne kommt!

4 Ein paar Sekunden in der „ausgerollten" Position bleiben. Dann einatmen. Beim Ausatmen die Unterarme tief in Richtung Ball und die Schulterblätter tief nach unten in Richtung Gesäß drücken. So das „Brett" wieder aufrichten.

Wie oft?

- 4-8 x, dreimal pro Woche

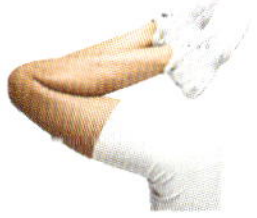

Tipp

Wem die Übung zu schwer ist, der lässt die Unterschenkel am Boden und arbeitet nur vom Kopf bis zu den Hüften. Da hat man nicht so viel Gewicht zu tragen. Immer den Bauchnabel fest einziehen und die Schulterblätter nach unten schieben. Und auch wenn's schwer fällt – der Kopf muss absolut ruhig bleiben!

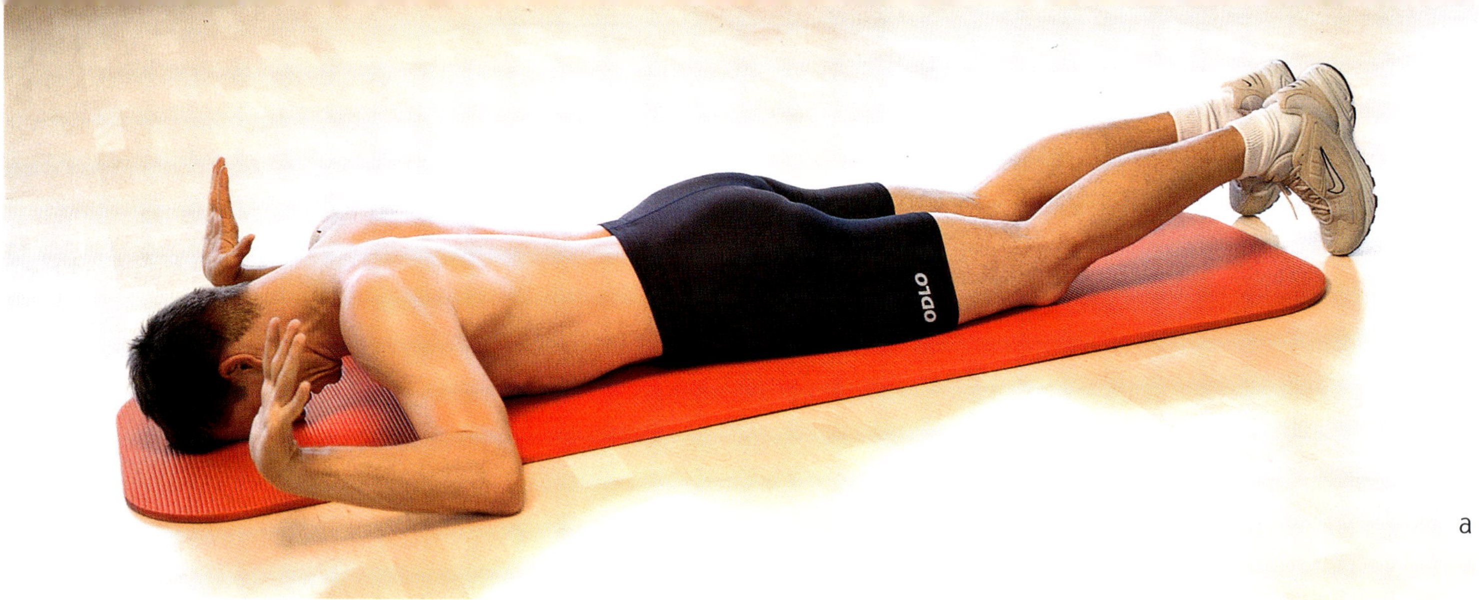

a

Energie für den ganzen Körper

Delfin

Danach fühlt man sich so wohl wie ein Fisch im Wasser

Für alle, die mit Rundrücken und extremer Innenrotation arbeiten. Etwa Friseure, Visagistinnen, Zahnärzte, Chirurginnen, Motorradfahrer, Tennis- oder Badmintonspielerinnen.

Die Startposition: auf den Bauch legen. Die Stirn auf ein zusammengefaltetes Handtuch. Arme mit Ellbogen in Schulterhöhe im 90-Grad-Winkel ausbreiten. Handflächen zeigen zum Boden. Stabilisieren: Doppelkinn, Nacken lang, Schulterblätter nach unten und innen ziehen, Bauchnabel nach innen.

Und so wird's gemacht:

1 Die Stabilisation beibehalten und nur die Fingerspitzen heben. Wieder die Stabilisation checken. Jetzt die Handgelenke heben. Stabilisation checken.

2 Nun die Unterarme vom Boden heben. Die Ellbogen fest in den Boden und die Unterarme richtig mit Kraft nach hinten drücken. 2 Sekunden lang halten. Die Atmung ist ruhig und entspannt. Niemals die Luft anhalten!

Variation:

- Die Übung mit nur einem Arm ausführen. Die schwächere Seite zuerst. Die Stabilisation ständig kontrollieren. Dann Arme wechseln und mit der schwächeren Seite aufhören

Wie oft:

- täglich 4-6 x (am besten morgens vor dem Aufstehen!)

Stabilisation pur – ohne Hilfsmittel

Der Vorteil, wenn man ohne Hilfsmittel trainiert: Die Übungen sind zu jeder Zeit und an jedem Ort machbar. Zum Beispiel im Park in der Mittagspause. Auf Dienstreise. Oder im Urlaub. Außerdem kann man sie sich einfach merken. Und sie sind sehr effektiv! Die Übungen auf dieser Doppelseite sind stabilisierende Bewegungen mit Tiefenwirkung.

Warum's so gut tut:

Die Delfin-Übung ...

- ... wirkt dem Rundrücken entgegen.
- ... kann ich bequem im Bett oder vor dem Fernseher machen.
- ... ist die reinste Massage für einen müden Rücken!
- ... ist die ideale Vorbereitung für einen korrekten „Backfly" (→ Seiten 57 - 58).

Die Brücke ...

- ... kräftigt die Muskulatur in Bauch und Rücken.

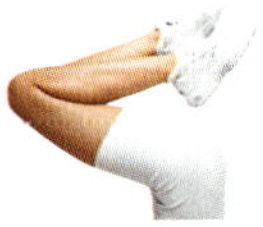

Tipp

Wichtig: Immer auf die richtige Stabilisation achten! Die Ellbogen nie vom Boden lösen. Sonst bringt die ganze Übung nichts.

Die Brücke

Tolle Zwischendurch-Übung für alle, die viel stehen müssen

Unentbehrlich für diese Übung ist Kraft in Bauch und unterem Rücken.

Die Startposition: Man liegt auf dem Bauch. Unterarme und Handflächen am Boden. Die Ellbogen befinden sich direkt unter den Schultern. Doppelkinn, Schulterblätter unten und innen. Die Beine sind ausgestreckt, die Fußspitzen aufgestellt.

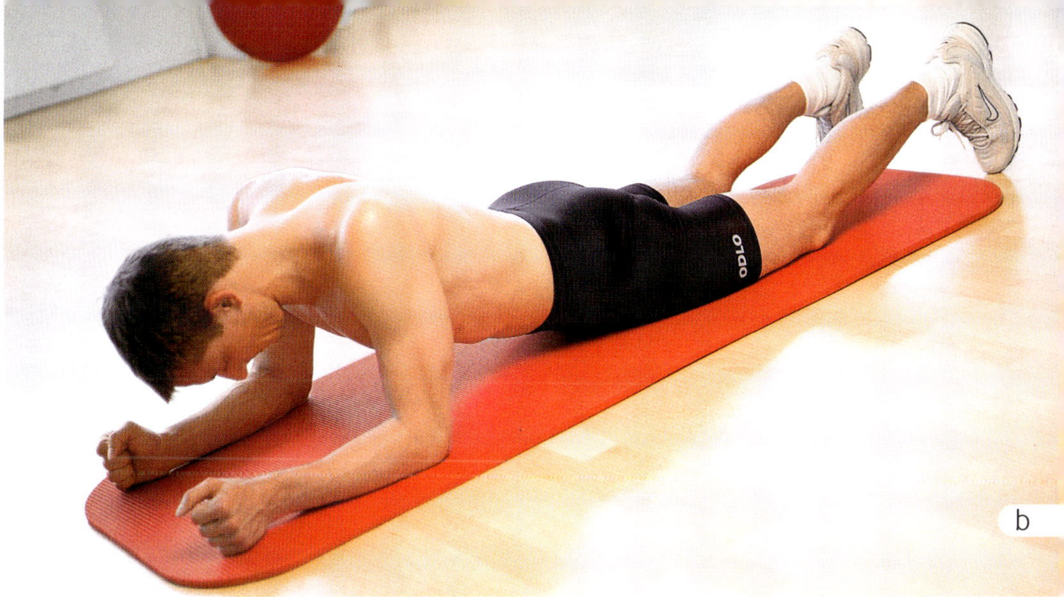

b

Und so wird's gemacht:

1 Nun den Bauchnabel so tief nach innen ziehen, dass er sich vom Boden löst.

2 Als Nächstes die Hüften vom Boden heben.

3 Und zu guter Letzt die Knie vom Boden lösen. Vom Kopf bis zur Ferse bildet der Körper jetzt ein Brett.

4 Bauch und unterer Rücken brauchen jetzt Kraft! Die beiden dürfen nicht absacken! Um das zu vermeiden, zieht man den Bauch, so fest es geht, nach innen und die Schultern stark nach unten. Der Po bleibt flach, aber angespannt, die Beine müssen absolut gestreckt sein.

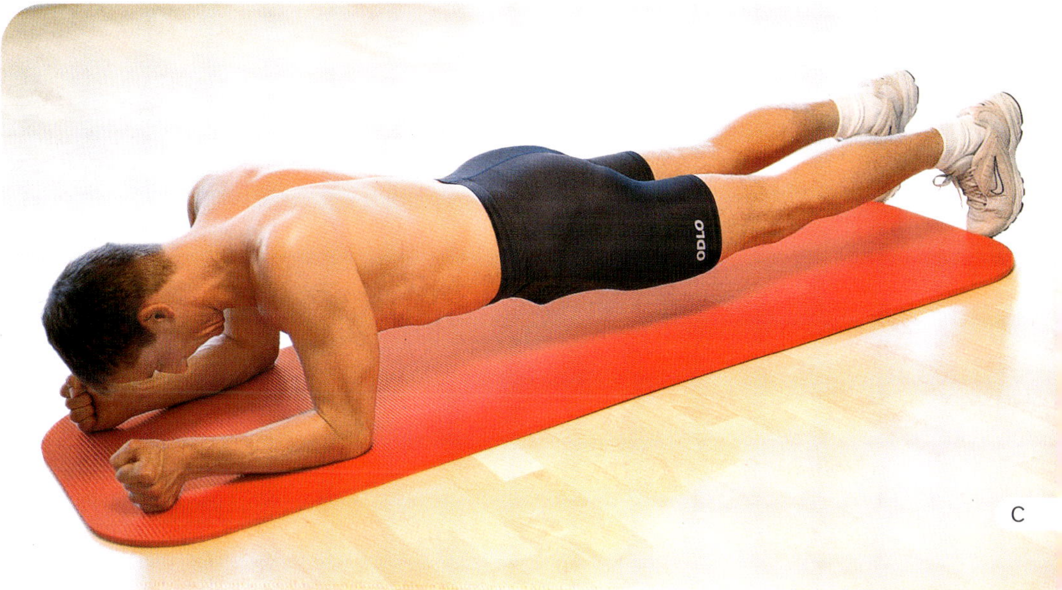

c

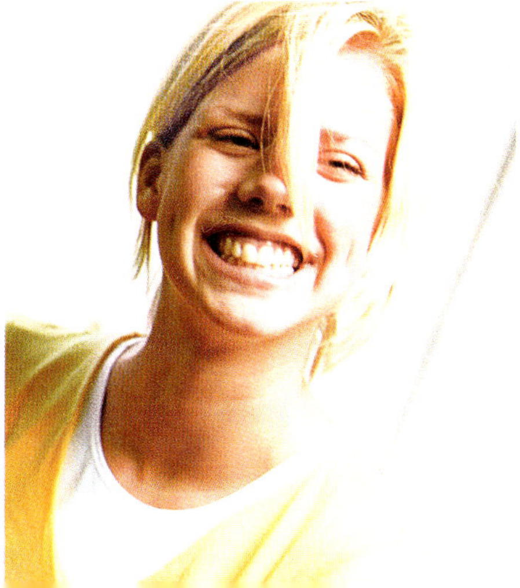

5 Zwischen 5 und 10 Sekunden halten. Dann in dieser Reihenfolge absetzen: Knie, Hüften, Bauch (aber der bleibt innen).

6 Während der gesamten Übung ganz natürlich ein- und ausatmen. Nur beim Ausatmen die Schulterblätter noch etwas tiefer nach unten und den Bauch ein bisschen weiter nach innen ziehen.

Wie oft?

- Dreimal wöchentlich 5-10 Sekunden

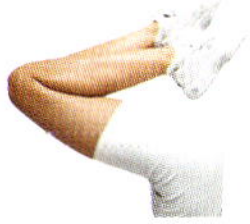

Tipp

Wenn die Brücke eher eine Hängebrücke ist, sollte man mit dieser Übung noch warten. Erst mal für mehr Power in den Bauchmuskeln (→ Seiten 84 - 87) und im Rücken (→ Seiten 60 - 67) sorgen. Dann klappt's bestimmt auch bald mit dem Brückenbau.

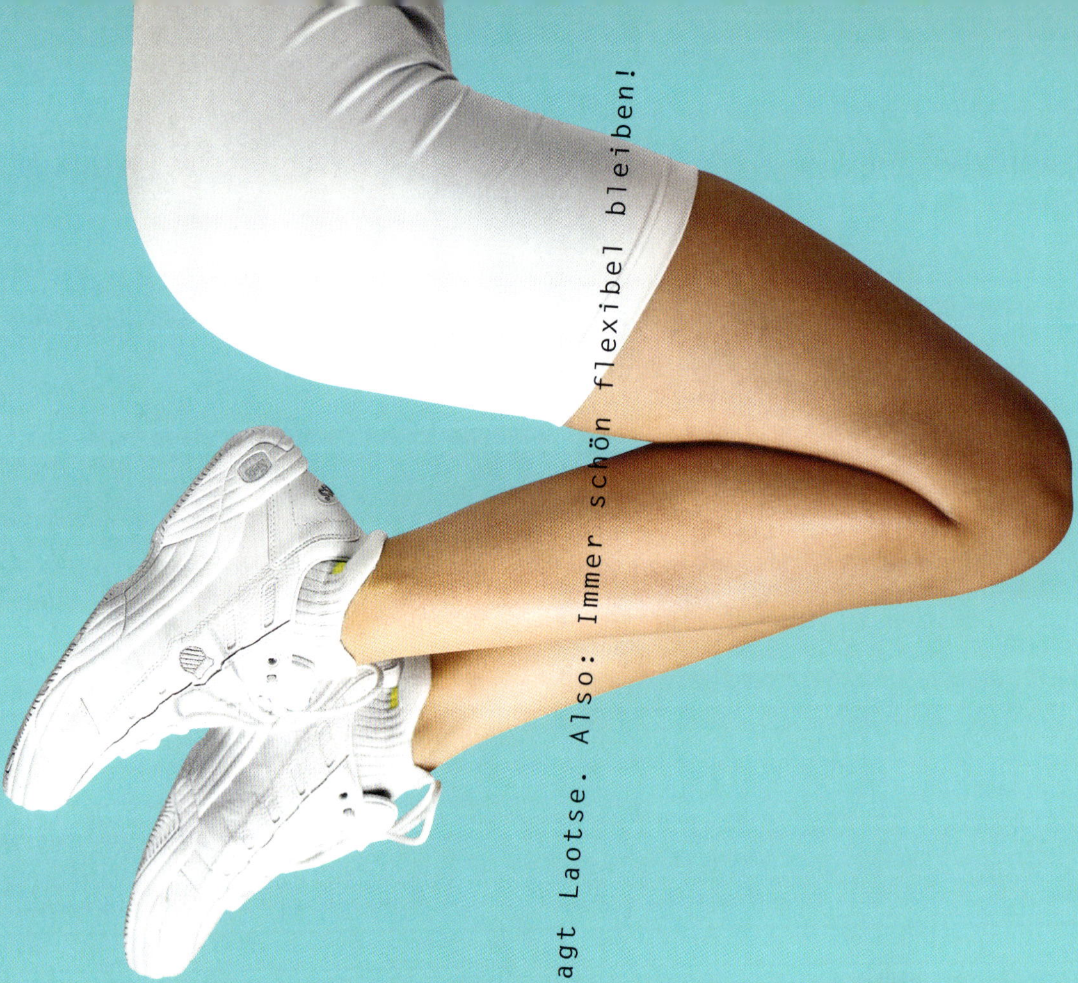

Beweglich

Das Biegsame besiegt das Starre, sagt Laotse. Also: Immer schön flexibel bleiben!

Manchmal wollen wir etwas „auf Biegen und Brechen". Weil wir es uns nun mal so in den Kopf gesetzt haben. Und handeln uns eine Menge Ärger ein mit unserem Dickkopf. Mit ein bisschen Flexibilität gestaltet sich das Leben leichter. Warum denn „brechen", wenn es mit „biegen" auch ginge? Ist doch viel einfacher. Flexibler eben.

Wenn man nichts dafür tut, nimmt die Flexibilität ab. Langsam, aber sicher, ausgenommen vielleicht bei ein paar Naturtalenten. Aber hinnehmen muss man das ganz und gar nicht – da lässt sich wunderbar gegensteuern.

Denn Flexibilität kann man trainieren. Und das gilt nicht allein für die geistige, sondern auch für die körperliche Beweglichkeit. Nur ein ausreichend bewegliches Gelenk ist funktionsfähig. Es lässt sich besser biegen und dafür schwerer brechen. Regelmäßiges Dehnen ist also eine gute Idee. Jetzt machen wir uns lang!

chkeit

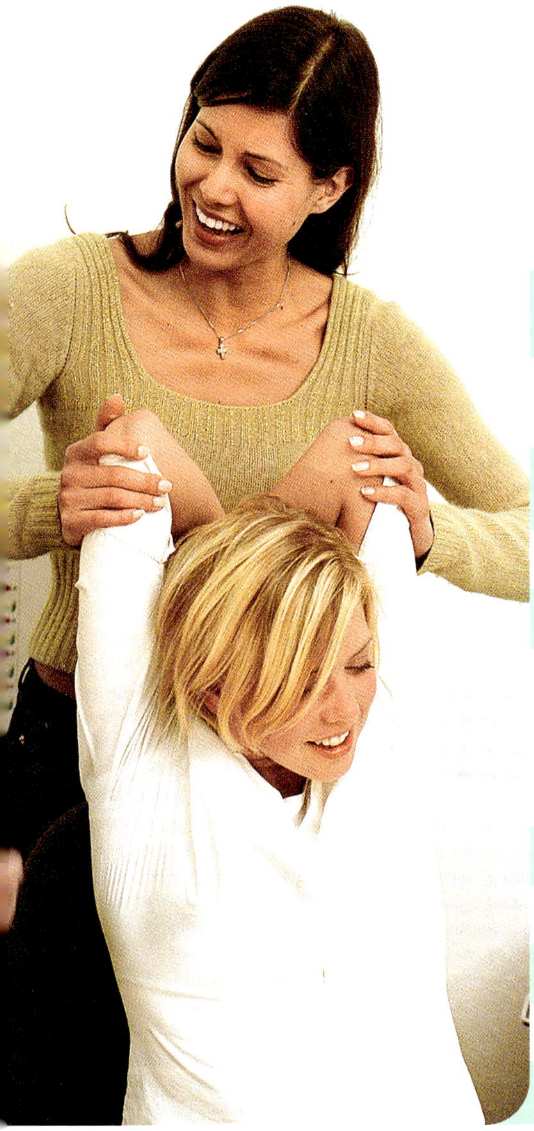

Dehn-Programm fürs Büro

Was ist das? Es hat den Oberkörper gebeugt, die Schultern eingerollt und hochgezogen. Dazwischen sitzt ein Kopf, der sich nach vorne reckt, als gälte es, ein Windhunderennen zu gewinnen. Richtig: Das ist ein Schreibtischmensch. Was so ein Mensch dringend nötig hat, ist Ausgleich. Möglichst viel sinnvolle Bewegung in der Freizeit. Und ein ausgeklügeltes Dehn- und Kräftigungsprogramm für die strapazierte Muskulatur!

Muskeln, die mehr Kraft brauchen	Kräftigungsübung	Wann? Wie oft?
Rückenstrecker in der ganzen Länge	Kräftigung: Seiten 66 - 67	Zwei- bis dreimal die Woche
Muskulatur, die die Schulterblätter zueinander zieht	„Korsettübung“ ⇢ Seite 13, 56 Kräftigung der BWS ⇢ Seiten 56 - 59	Mehrmals täglich, Zwei- bis dreimal die Woche
Bauchmuskulatur	Hohlbauch ⇢ Seite 13, 84 Kräftigung der Bauchmuskeln ⇢Seiten 84- 87	Mehrmals täglich Zwei- bis dreimal die Woche
Pomuskulatur	Kräftigung der Pomuskulatur ⇢ Seiten 88 - 89	Zwei- bis dreimal die Woche
Beinstrecker	Kräftigung der Beinstrecker ⇢ Seiten 90 - 91	Zwei- bis dreimal die Woche
Schienbeinmuskulatur	Walking mit betontem Anziehen der Zehen ⇢ Seiten 148 - 151	Zwei- bis dreimal die Woche

Muskeln, die Dehnung brauchen	Dehnungsübung	Wann? Wie oft?
Nackenmuskulatur	Dehnung des Nackens ⇢ Seiten 120 - 121	Immer mal wieder zwischendurch
Brustmuskulatur	Dehnung der Brustmuskulatur ⇢ Seiten 124 - 125	Immer mal wieder zwischendurch
Hüftbeuger	Dehnung der Hüftbeuger ⇢ Seiten 134 - 135	Zwei- bis dreimal die Woche
Kniegelenkbeuger	Dehnung der Ischios ⇢ Seiten 130 - 131	Zwei- bis dreimal die Woche
Wadenmuskulatur	Dehnung der Waden ⇢ Seiten 132 - 133	Immer mal wieder zwischendurch

Warum strecken sich Katzen so gerne?

Wir Menschen strecken uns nach dem Aufwachen meistens nur sehr oberflächlich. Katzen sind da anders: Sie veranstalten ein richtiges Ritual. Alle Katzenkörperteile sind dabei mit von der Partie – von der Schwanzspitze mal abgesehen. Das Ritual beginnt mit dem Verbeugen. Das Hinterteil geht hoch, Kopf, Hals, Vorderpfoten und Krallen werden weit nach vorne gestreckt. Und das lockert offenbar ungemein.

Darauf folgt die Ziehharmonika: Der Rücken wölbt sich und die flexible Wirbelsäule wird intensiv gedehnt. Das Finale ist meist den Hinterpfoten vorbehalten, die das Katzentier nacheinander genüsslich nach hinten ausstreckt. Herzhaftes Gähnen untermalt die ganze Vorstellung. Und der Sinn? Die yogaartige Gymnastik erhöht den Herzschlag, der sich im Schlaf verlangsamt hatte. Der Kreislauf kommt in Schwung. Die Körpertemperatur steigt, der gesamte Organismus wird wieder in volle Aktionsbereitschaft gebracht. Darüber hinaus dient das geschmeidige und wohlige Dehnen als Krafttraining. Die langsamen Muskelanspannungen, die über einige Sekunden aufrecht erhalten werden, erhöhen die Kraft der Muskulatur. Aus diese Weise hält sich die Katze fit und elastisch. – Sollten wir auch öfter machen.

Maria

Dehnen? Gehört dazu wie das Gelbe zum Ei.

Dass Dehnen die Beweglichkeit verbessern kann, steht fest. Für mich auf jeden Fall. Für die Wissenschaft allerdings nur bedingt, denn die Forscher können sich die Wirkung nicht richtig erklären.

Ich finde, selbst wenn wissenschaftlich noch nicht genau erwiesen ist, warum: Dehnen bringt was. – Mir jedenfalls. Wenn man immer nur das machen würde, wofür es klare wissenschaftliche Beweise gibt ... Von alleine nimmt die Beweglichkeit nicht zu, sondern ab. Und ein gezieltes Training wird sie erhalten oder sogar verbessern. Das kann ich ausprobieren, die Effekte an mir selbst spüren.

Ich jedenfalls werde Dehnen weiterhin in mein Sportprogramm einbeziehen. Es hat eine entspannende Wirkung, die ich nicht missen möchte. Den Erkenntnissen der Wissenschaftler sehe ich gelassen entgegen. Körperlich wie geistig.

Ralf

Dehnen? Ist nicht gerade das Gelbe vom Ei.

Wenn ich etwas dehne, wird es länger. Hört sich nach einer einfachen Erklärung an. Pustekuchen. Die Sportwissenschaftler sind sich alles andere als einig darüber, was beim Dehnen wirklich passiert. Was wird denn nun länger? Der Muskel? Wohl kaum. Das Bindegewebe im Muskel? Vielleicht, sagen die einen. Vielleicht auch nicht, sagen die anderen. Oder spielen da vielleicht Reflexe eine Rolle, die die Muskelspannung vermindern? Rätseln die einen. Können wir nicht bestätigen, tönen die anderen. Also ich als Sportler komme mir da doch etwas verschaukelt vor. Und es geht so weiter. Frage ich, wie ich dehnen soll, dann ist die Antwort auch alles andere als eindeutig. Vor großen Krafteinsätzen wie Sprints oder Sprüngen soll ich die Finger vom Stretching lassen. Weil sonst meine Performance leidet ...
Die Diplomaten meinen: Das muss man differenziert sehen. Na toll. Ja, zugegeben: Ich dehne auch. Aber meistens eher halbherzig.

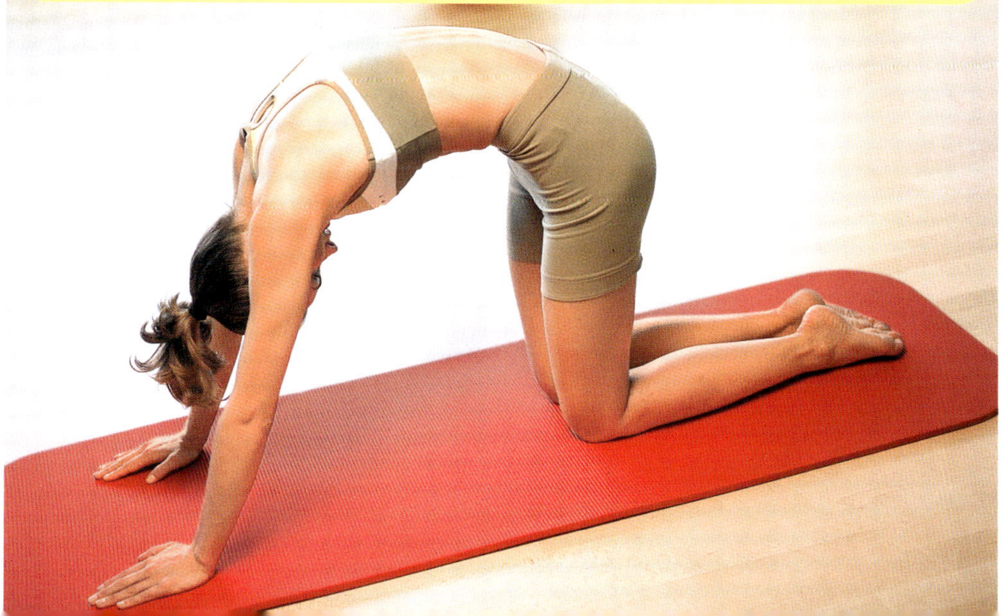

Beweglich – was ist das überhaupt?

Beweglichkeit ist die Fähigkeit, ein Gelenk innerhalb seiner natürlichen Grenzen optimal zu bewegen. „Ohne ausreichende Beweglichkeit gibt es keine qualitativ und quantitativ gute Bewegungsausführung“. So trocken sieht die Sportwissenschaft das Ganze.

Doch: Wovon hängt sie ab, die Beweglichkeit? Dass sich der Körper überhaupt bewegen kann, dafür sind die Gelenke da. Wie beweglich ein Gelenk ist, das hängt von seiner Bauart ab. Einem Kugelgelenk, bei dem ein runder Kopf in einer kleinen Pfanne sitzt, stehen praktisch alle Bewegungen offen. Bestes Beispiel: Das Schultergelenk. Wir können den Arm nach vorne und hinten heben, ihn vom Körper weg- und wieder heranführen oder ihn sogar im Schultergelenk rotieren lassen.
Krasses Gegenbeispiel sind die Gelenke unserer Finger. Weil sie gebaut sind wie Scharniere, können wir die Finger lediglich beugen und strecken. Rotieren lassen ist nicht drin – jedenfalls normalerweise nicht. Was ihren Bauplan angeht, müssen wir die Gelenke nehmen, wie sie sind. Da lässt sich nichts ändern.

Neben der Gelenkigkeit entscheidet ein zweites Kriterium über die Beweglichkeit: die Dehnfähigkeit. Auch das Drumherum eines Gelenks, Muskeln, Sehnen und Bänder spielen für seine Beweglichkeit eine Rolle. Manche Gelenke wären von ihrer Bauart her ausgesprochen beweglich. Geschickt angebrachte Bänder verhindern jedoch überschießende Bewegungen. Ein Beispiel: das Hüftgelenk. Obwohl es auch ein Kugelgelenk ist, hat es deutlich weniger Bewegungsspielraum als das Schultergelenk. Kein Wunder: Das Hüftgelenk ist ja auch viel mehr für die Stabilität des Körpers verantwortlich als die Schulter. Im Gegensatz zum Bauplan eines Gelenks kann man die Dehnfähigkeit der Strukturen in seiner Umgebung allem Anschein nach verändern. Durch Beweglichkeitstraining, sprich: Dehnen.

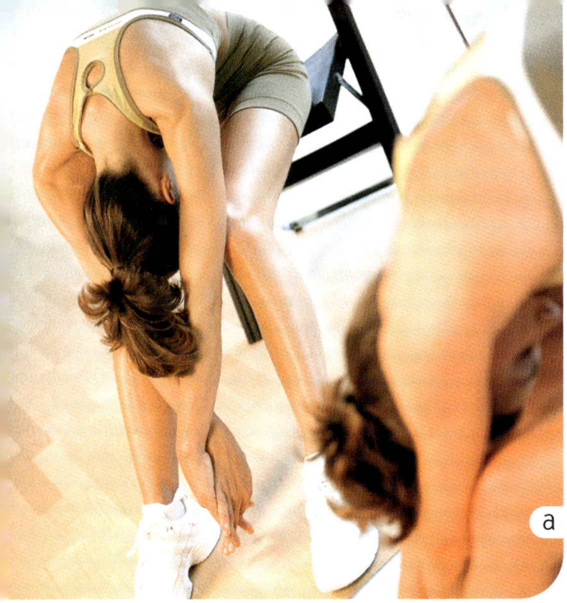

a

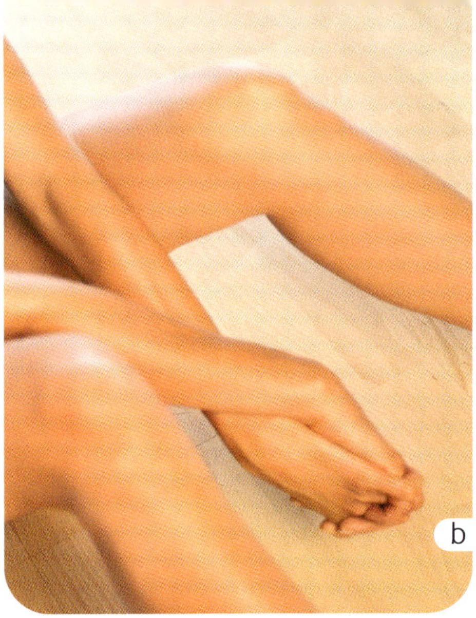

b

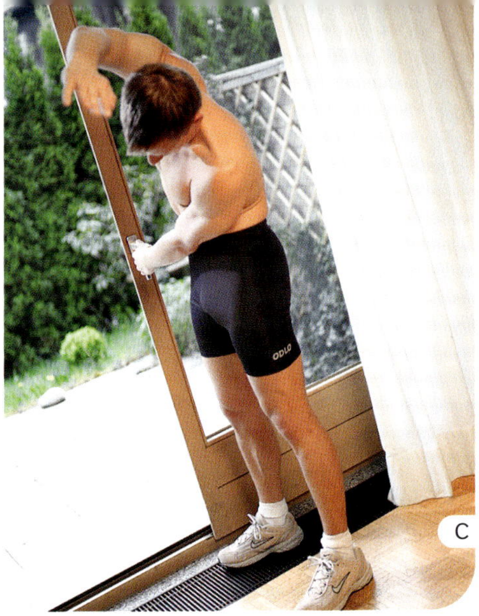

c

Macht frisch und hellwach

Brustwirbelsäulen-Dehnung

Ideal fürs Büro

Die Startposition: Am Rand eines Stuhles sitzen. Die Beine bilden einen 90-Grad-Winkel. Arme zwischen den Beinen baumeln lassen.

Und so wird's gemacht:

1 Arme überkreuzen. Handflächen aneinander legen und die Finger verschränken. Den Oberkörper leicht nach vorne lehnen.

2 Die Schulterblätter ganz bewusst auseinanderziehen – weg von der Wirbelsäule. Und jetzt einen Rundrücken machen.

3 Kopf in Richtung Brust ziehen. Nachspüren, wo genau es am meisten zieht.

4 Schultern ganz bewusst nach unten drücken, Kopf weiter nach unten ziehen, die Schulterblätter ein bisschen weiter auseinander. Hände und Finger stärker zusammendrücken. Bei manchen verstärkt sich die Dehnung, wenn sie die Arme weiter nach unten ziehen. Oder den Oberkörper stärker nach vorne beugen.
Außerdem den Bauchnabel konstant nach innen ziehen und halten!

5 Nun die Arme anders herum kreuzen und die Übung wiederholen.

Wie oft?

- Mehrmals am Tag – so oft es gut tut
- Am Anfang 10 Sekunden halten, dann kurze Pause, danach wiederholen
- Später 20-30 Sekunden lang halten

Warum Dehnung?

Schlicht und ergreifend – Dehnung ist ein menschliches Bedürfnis. Hunde und Katzen strecken sich nach dem Schlaf genüsslich. Wir räkeln uns ganz unbewusst, bevor wir aus dem Bett steigen. Es tut einfach gut, die Knoten und Verspannungen zu lockern und zu lösen.
Auf den nächsten 25 Seiten werden wir genau das tun. Wir werden uns jeden Körperteil vornehmen. Durch gezielte Dehnungen merkt man oft erst, was einem fehlt. Dehnen ist Bodylistening pur!

Krafttraining allein genügt nicht. Parallel dazu müssen wir die Muskeln oder genauer gesagt: das Bindegewebe um die Muskeln herum flexibel und widerstandsfähig machen.

Auch beim Dehnen richtig atmen!
Bei den meisten Dehnungen sollte man ganz normal ein- und ausatmen. Kurz bevor man in die Dehnphase kommt, kann man ein- und dann beim ersten Zug wieder ausatmen. Beim Halten der Dehnung ganz natürlich weiteratmen. Wenn mal anders geatmet werden soll, steht das ausdrücklich in der Übungsanleitung!

Wiederholungen
Man sollte immer mit der schwächeren Seite anfangen und mit ihr auch enden. Das heißt für Rechtshänder: links, rechts und zum Schluss wieder links. So wird die natürliche Ungleichheit etwas ausgeglichen.

Lat-Stretch an einer Tür

Geht fast überall!

Die Startposition: Man steht seitlich mit dem rechten Arm an einer Tür oder einem Geländer. Die Beine schulterbreit auseinan-

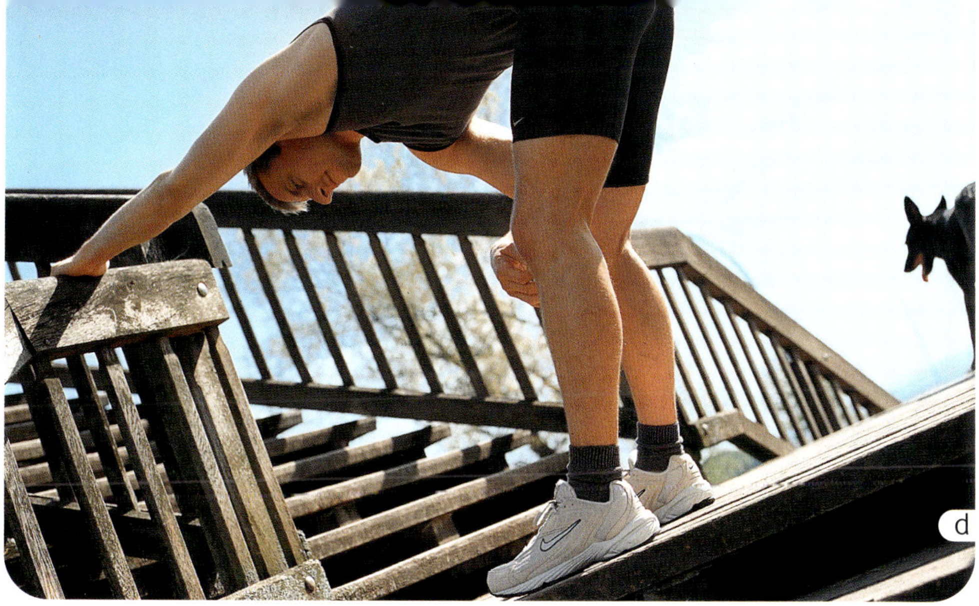

d

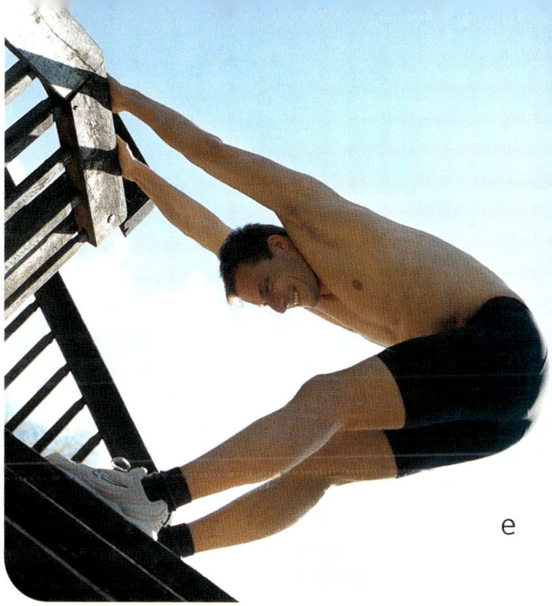

e

der oder auch etwas enger. Die linke Hand auf die Türklinke oder das Geländer legen. Den rechten Arm über den Kopf zur Decke strecken.

Und so wird's gemacht:

1 Tief einatmen. Beim Ausatmen den Oberkörper nach links beugen. Den rechten Arm ebenfalls nach links strecken. Bauchnabel tief nach innen ziehen. Das ist wichtig, denn der Druck der tief liegenden Bauchmuskeln wirkt wie eine schützende Mauer für den Rücken.

2 Die Dehnung bei Bedarf intensivieren, indem man den rechten Arm nach hinten (mit Handrücken zum Körper) bewegt. Oder die Handfläche in Richtung Boden hält und den Oberkörper mehr nach vorne beugt.

3 Der Nacken ist vollkommen entspannt. Der Kopf fällt beim Dehnen zur Seite. 20-30 Sekunden halten. Umdrehen und die andere Seite dehnen.

Variation:
- Als Alternative kann man die Beine kreuzen. Oder mit geschlossenen Beinen die Fußaußenkante an die Tür stellen.

Wie oft?
- Sobald man eine Tür oder ein Geländer griffbereit hat! Am besten mehrmals täglich.

Lat-Dehnung mit einem Arm

Zugreifen und lang ziehen!

Die Startposition: Man steht vor einem Geländer oder einer geschlossenen Tür. Mit der einen Hand hält man sich am Geländer oder der Türklinke fest. Nun ein paar Schritte rückwärts, also weg von der Tür oder vom Geländer gehen, bis der Arm beinahe ausgestreckt ist. Die Hand hält sich immer noch fest.

Und so wird's gemacht:

1 Beine schulterbreit auseinander und leicht beugen. Gesäß nach hinten führen. Bauch tief nach innen ziehen und den Rücken rund machen.

2 Um die Dehnung im Lat stark zu spüren (Bodylistening!), muss man einige Bewegungen ausprobieren: Hält man sich mit der rechten Hand fest, dann den Oberkörper nach hinten und links drehen und noch stärker vom Geländer oder der Türklinke wegziehen. Oder man zieht die rechte Schulter hoch und bringt den Körper so weiter von der Türklinke oder dem Geländer weg. Die beiden Bewegungen lassen sich auch kombinieren. Wichtig: Man muss ein Ziehen von von der Achsel bis fast zur Hüfte spüren.

Lat-Dehnung beidarmig

Die Startposition: Ich gehe in die gleiche Startposition wie bei der einarmigen Lat-Dehnung, nur halte ich mich jetzt mit zwei Händen am Geländer fest. Wenn man an einer Tür übt, sollte man sie aufmachen und die Türklinken innen und außen mit den Händen umfassen. Die Arme wieder fast ausstrecken, aber nicht durchstrecken.

Und so wird's gemacht:

1 - 2 ⇢ Lat-Dehnung mit einem Arm

3 Hier ist wieder Bodylistening angesagt: Das Ziehen muss jetzt auf beiden Seiten unter den Achseln zu spüren sein. Um es zu verstärken, den Oberkörper tiefer in Richtung Boden neigen.

4 Man kann das Gesäß zuerst nach links ziehen, da halten und spüren, ob sich das Ziehen verstärkt. Das gleiche macht man dann zur anderen Seite. Jede Dehnung 20-30 Sekunden halten.

Wie oft?
- 2-3 x pro Seite. Wenn man merkt, dass man in dieser Region sehr verspannt ist, täglich; ansonsten reicht dreimal pro Woche

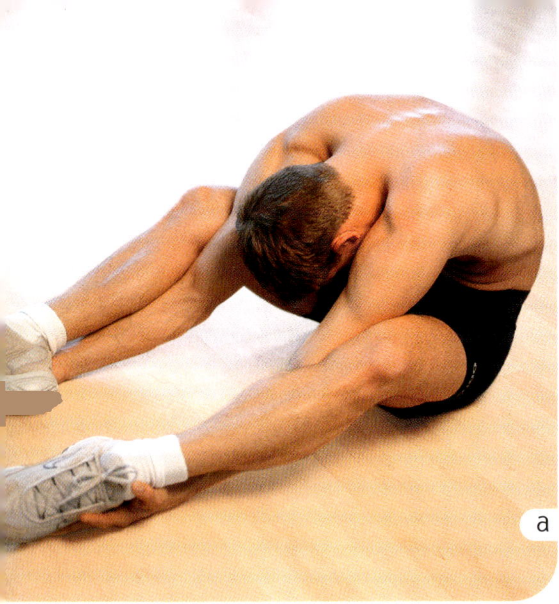

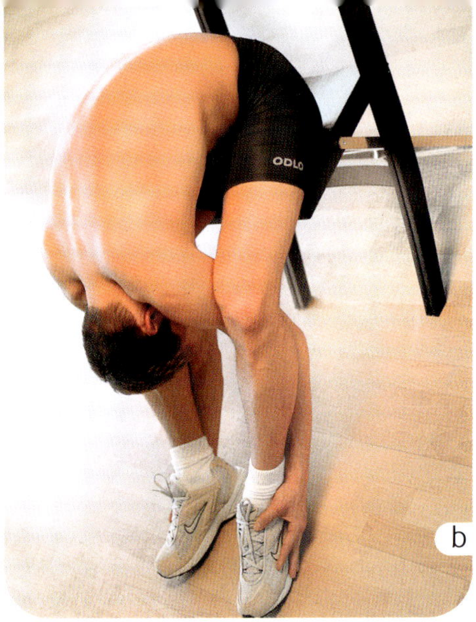

Ganz gezielt zur Top-Form

Maikäfer am Boden

Ideal für Werbepausen

Bei dieser Übung sollte man den unteren Rückenmuskel spüren. Je nach Verspannungen und Verkürzungen wird man aber sicher auch anderswo ein Ziehen merken, im Lat-Muskel oder im mittleren Rücken etwa. Wichtigstes Ziel ist: Beweglichkeit im Bereich der Lendenwirbelsäule.
Die Startposition: Man sitzt am Boden. Die Beine sind gespreizt und leicht gebeugt.

Und so wird's gemacht:

1 Die Arme wie im ⇢ Bild a durch die Beine führen. Die Hände umfassen von hinten die Waden oder Knöchel. Den Oberkörper vorbeugen. Dabei fällt der Kopf entspannt in Richtung Brust.

2 Beim Ausatmen den Bauch fest nach innen „saugen" und den unteren Rücken „öffnen". Zur stärkeren Dehnung kann man das Gesäß etwas nach hinten schieben, während man die Beine weiter ausstreckt.

Wie oft?

- Dreimal pro Woche 2-3 Wiederholungen

Maikäfer auf dem Stuhl

Um Zentimeter wachsen

Die Startposition: Man sitzt auf einer Stuhlkante. Die Beine sind schulterbreit auseinander. Unter- und Oberschenkel bilden einen 90-Grad-Winkel. Die Arme sind parallel nach vorne gestreckt.

Und so wird's gemacht:

1 Nun senke ich die Arme zwischen die Beine und beuge gleichzeitig den Oberkörper nach vorne. Die Hände umfassen die Unterschenkel von hinten. Die Ellbogen zeigen zueinander. Mein Kopf fällt locker in Richtung Brust.

2 Beim Ausatmen den Bauchnabel ganz tief nach innen ziehen und den unteren Rücken „öffnen", also rund machen.

3 Um mehr Dehnung zu erreichen, die Beine etwas strecken. – Ohne dabei vom Stuhl zu fallen! Beim Halten regelmäßig atmen.

Wie oft?

- ⇢ Maikäfer am Boden

Rückenstrecker

Der Rückenstrecker-Muskel ist zwar so eine Art Schiffsmast, aber selbst der muss sich im Sturm ein bisschen biegen können. Die Muskeln rund um die Wirbelsäule müssen deshalb auch flexibel sein, und es vor allem bleiben. Dann können wir jede Menge Bewegungen im Alltag ohne Schwierigkeiten ausführen. Spätestens wenn man sich ohne Schmerzen oder ein Ziehen im Rücken nicht mehr bücken kann, ist es höchste Zeit für täglich ein paar Dehnübungen. Wichtig: Gleichzeitig auch die Rückseiten der Oberschenkel dehnen! Denn Verkürzungen dieser Muskeln können die Arbeit der Rückenmuskulatur behindern. Für Leute mit etwas mehr Bauchumfang (z.B. Schwangere) oder Frauen mit großem Busen sind statt der Maikäfer-Übungen eher die Dehnungen im Vierfüßlerstand bzw. auf dem Ball zu empfehlen.

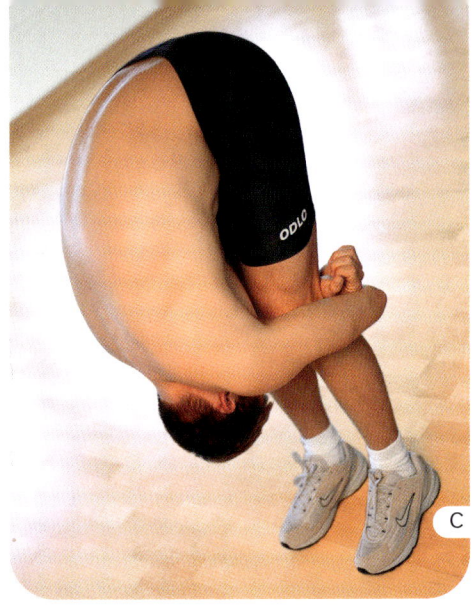

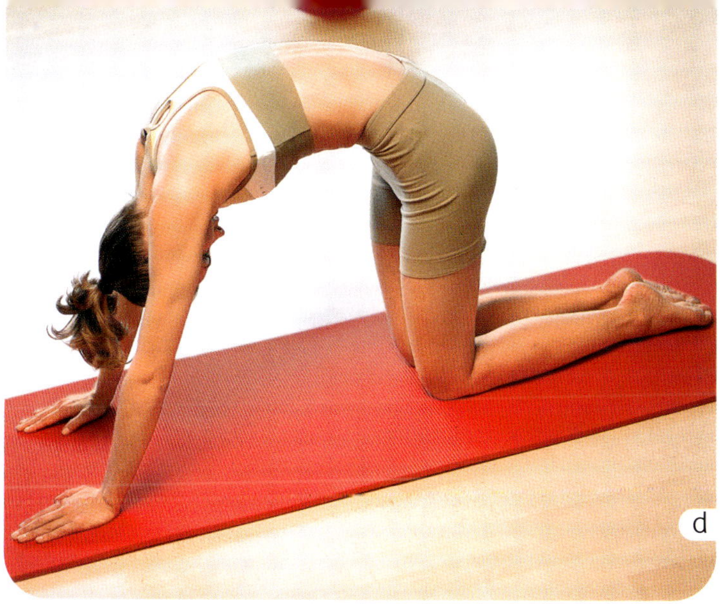
d

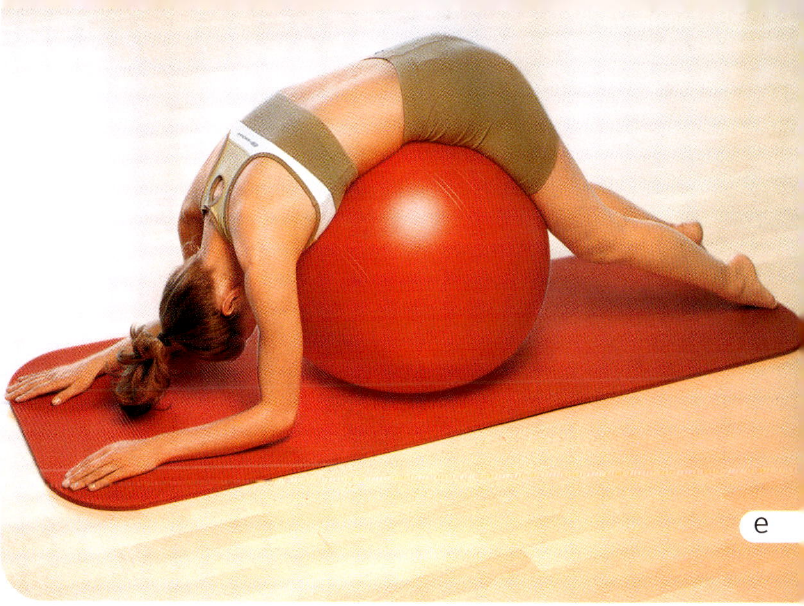
e

Klappmesser im Stehen

Einfach, aber effektiv!

Die Startposition: Wir stehen mit hüftbreiten, leicht gebeugten Beinen. Dann bringen wir den Oberkörper in Richtung Knie. Arme hinter den Kniekehlen verschränken. Den Kopf locker fallen lassen, damit der Nacken lang gedehnt wird.

Und so wird's gemacht:

1 ⇢ Maikäfer auf dem Stuhl

Wie oft?

- Anfangs mehrmals täglich zwischendurch, jeweils 10 Sekunden halten
- Später zwei- bis dreimal pro Woche, je 1-2 Wiederholungen à 20-30 Sekunden

Katzenbuckel

Ein Klassiker, der Wunder wirkt!

Die Startposition: auf einer Matte oder einem Handtuch in den Vierfüßlerstand gehen: Dazu mit Händen und Knien aufstützen; Arme und Oberschenkel bilden mit dem Rumpf jeweils 90-Grad-Winkel. Die Arme etwas mehr als schulterbreit auseinander. Die Beine hüftbreit. Ellbogen leicht beugen. Fingerspitzen nach vorne. Doppelkinn, Schulterblätter nach unten und innen. Ein natürliches Hohlkreuz machen.

Und so wird's gemacht:

1 Bauchnabel tief nach innen ziehen. Den unteren Rücken rund machen und nach oben ziehen. Bauch noch stärker einziehen. Nun die Hüften so kippen, dass die Hüftknochen und Schambein in Richtung Brust zeigen.

2 Bodylistening ist angesagt: den unteren Rücken „öffnen", d.h., die Muskeln einfach auseinanderziehen. 20-30 Sekunden lang halten.

Wie oft?

- Morgens vor dem Aufstehen 2-3 x
- Abends vor dem Einschlafen 2 x

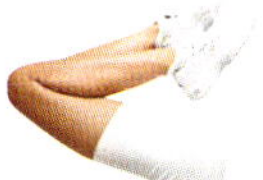

Tipp

Damit wirklich der untere Rücken gedehnt wird, muss man sich ganz schön konzentrieren. Es kommt auf die Kombination von Einziehen des Bauchnabels und Wölbung des unteren Rückens an!

Rückenstrecken auf dem Ball

Entspannung pur

Und so wird's gemacht:

Bäuchlings auf einen Sitzball legen. Arme und Beine berühren leicht den Boden und halten einen im Gleichgewicht. Der Kopf hängt locker nach unten. Der Nacken wird in die Länge gezogen. Es ist wichtig, die richtige und bequeme Position auf dem Ball zu finden. – Also ruhig ein bisschen Zeit dafür nehmen. Man muss das Gefühl haben, dass der Rücken völlig entspannt ist, vor allem im unteren Teil. Der einzige Körperteil, der sich nicht entspannt, ist der Bauch. Wie immer ziehen wir ihn tief nach innen. Die Atmung ist regelmäßig und entspannt.

Wie oft?

- So oft es einem gut tut!

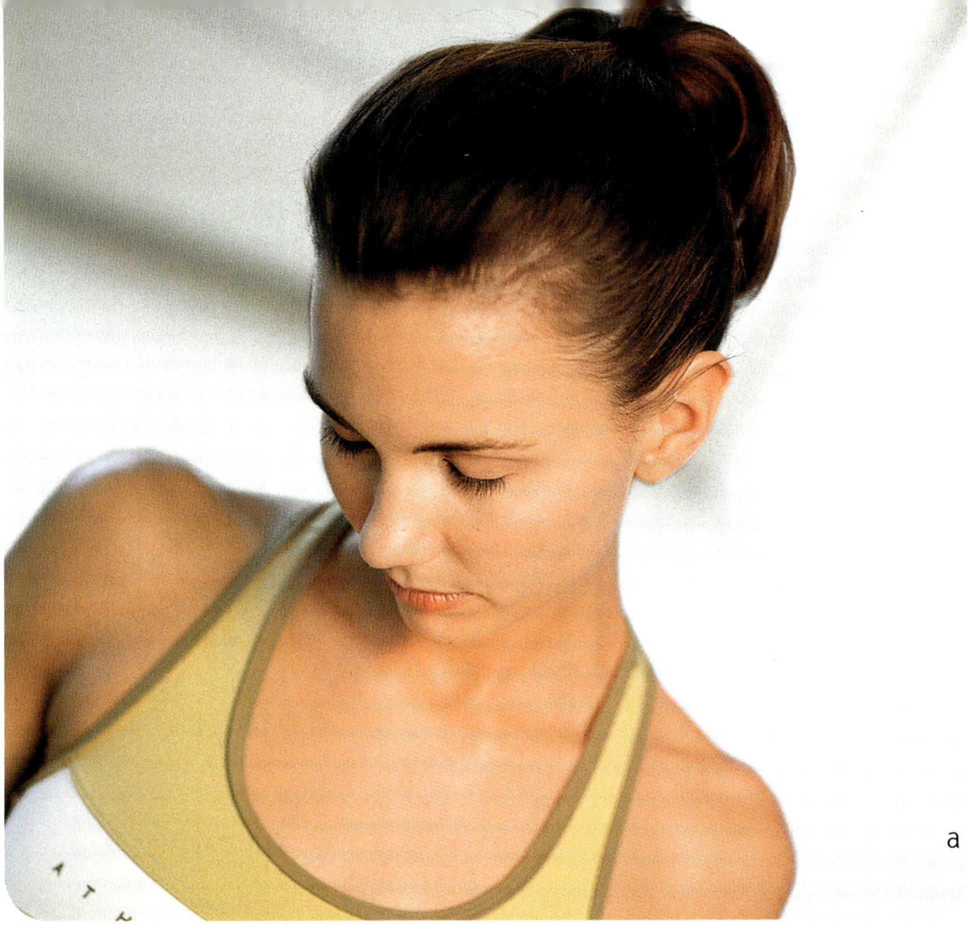

a

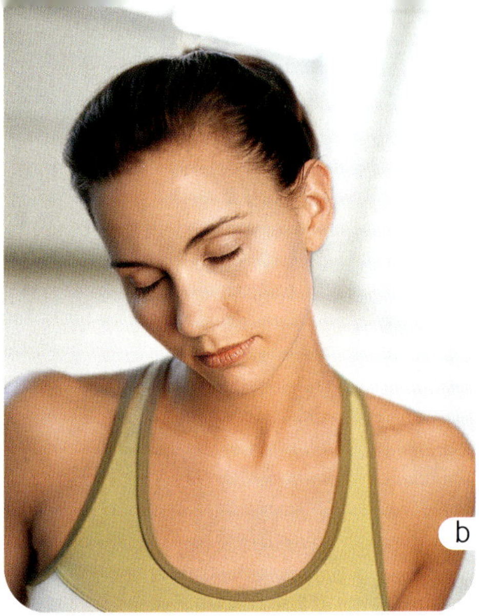

b

2 Um die Dehnung zu intensivieren, kann man den Rumpf etwas vom linken Arm wegziehen. Oder gerade sitzen und nur den linken Arm leicht beugen.

Herrlich locker!

Nackendehnung im Sitzen

Relaxing für zwischendurch

Die Startposition: Man sitzt auf einem Stuhl. Die Beine bilden einen 90-Grad-Winkel. Füße flach am Boden. Der Kopf ist so zur rechten Seite geneigt, dass das rechte Ohr sich genau auf einer Linie mit dem oberen Schulterknochen befindet. Schultern tief halten, Doppelkinn.

Und so wird's gemacht:

1 Mit der linken Hand seitlich unter den Stuhl fassen. Jetzt bewegt man das linke Ohr zur Decke, während man sich am Stuhl festhält und beide Schultern ganz tief nach unten schiebt. 10 Sekunden halten, dann die rechte Seite dehnen.

Reise in den Nacken

Rausfinden, wo die Spannung sitzt

Die Startposition: Wir beginnen mit der Nackendehnung im Sitzen, möchten aber außerdem mal genau wissen, wo die Spannung am größten ist. Dafür benutzen wir unseren Kopf mit seinem Eigengewicht.

Und so wird's gemacht:

1 Nachdem der Kopf zur Seite geneigt ist, das Kinn weiter nach unten zum Brustbein bringen. Dort angelangt, den Kopf erneut seitlich kippen.

Nackendehnung

Von 20 Leuten haben 19 Verspannungen im Nacken. Denn das Erste, was wir machen, wenn wir gestresst sind, ist – genau: die Schultern heben oder gleich bis an die Ohren hochziehen. Das setzt alle Muskeln im Nacken unter Spannung. Doch mit ein bisschen Bodylistening kann man zumindest schon mal wahrnehmen, wann und wie oft man das macht. Wenn ich merke, dass mein Kopf mal wieder versucht, sich zwischen meinen Schultern zu verstecken, hilft eine der folgenden Übungen sofort. Jeden Tag einfach öfter mal eine kurze Dehnpause einlegen. Das nützt auch was bei Verspannungskopfschmerzen – und zwar garantiert nebenwirkungsfrei!

Warum's so gut tut:

- Fühlt sich an wie eine Nackenmassage!
- Mir wird erstmals bewusst, wie oft ich mich im Nacken verspanne.
- Endlich kann ich den Kopf wieder drehen und wenden, ohne dass es weh tut!

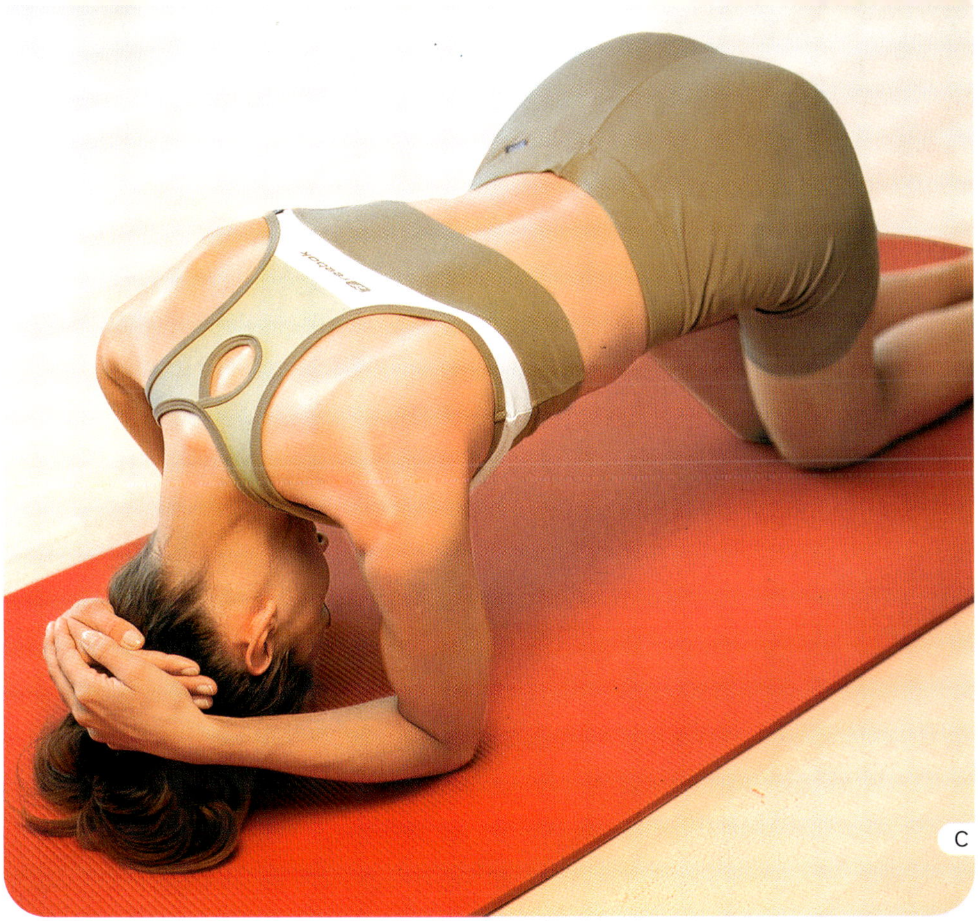
c

2 Die Schulterblätter ganz bewusst auseinander ziehen. 10 Sekunden halten, dann die Seite wechseln.

Wie oft?

- Mehrmals täglich kurz dehnen (jeweils 10 Sekunden halten)
- Abends lang und genussvoll (jeweils 20-30 Sekunden)

Langer Nacken im Vierfüßlerstand

Fast schon meditativ

Die Startposition: Vierfüßlerstand einnehmen. Ausnahmsweise liegen dabei die Unterarme am Boden, und zwar eng nebeneinander. Die Hände umfassen den Oberkopf, wobei die Unterarme möglichst nah am Boden bleiben.

Und so wird's gemacht:

1 Mit Oberkörper und Kopf langsam etwas nach vorne kommen.

2 Jetzt drückt man die Schulterblätter tief nach unten und genussvoll auseinander. Ein- bis zweimal wiederholen. Danach langsam wieder aufrichten.

Wie oft?

- Ein- bis zweimal pro Woche

Nackendehnung in Rückenlage

Ganz gemütlich

Die Startposition: Wir liegen mit ausgestreckten Beinen auf dem Rücken. Der Kopf ist nach links geneigt, das Gesicht zeigt zur Decke. Die linke Hand liegt auf dem Kopf, die Fingerspitzen berühren das Ohr. Die rechte Hand befindet sich mit der Handfläche nach oben unter dem Gesäß.

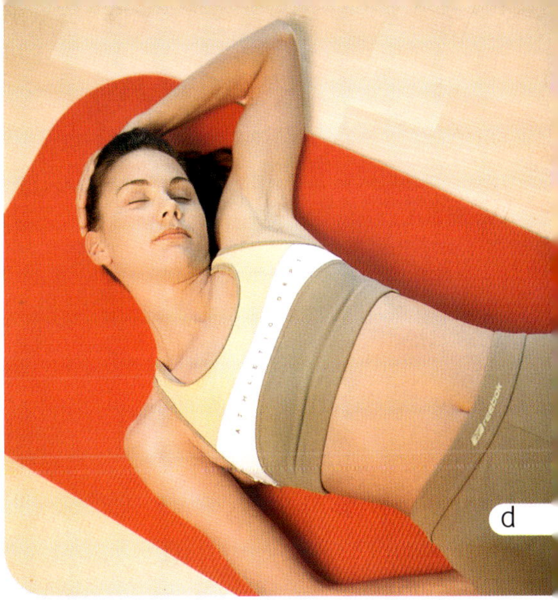
d

Und so wird's gemacht:

1 Den Kopf weiter zur linken Schulter neigen. Dabei zieht die Hand den Kopf nicht, sondern dient lediglich als Gewicht. Zum Schluss auch das Kinn senken.

2 Halten und dann die andere Seite dehnen.

Wie oft?

- Dreimal wöchentlich, immer bevor man aus dem Bett steigt
- Am Anfang nur 10 Sekunden halten, bei 3-4 Wiederholungen
- Später 20-30 Sekunden bei 2-3 Wiederholungen

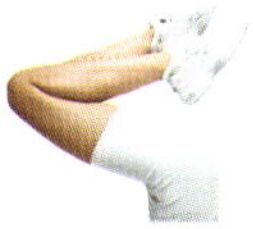

Tipp

Unbedingt auf den Körper hören! Man soll die Dehnung spüren, aber keinen Schmerz.

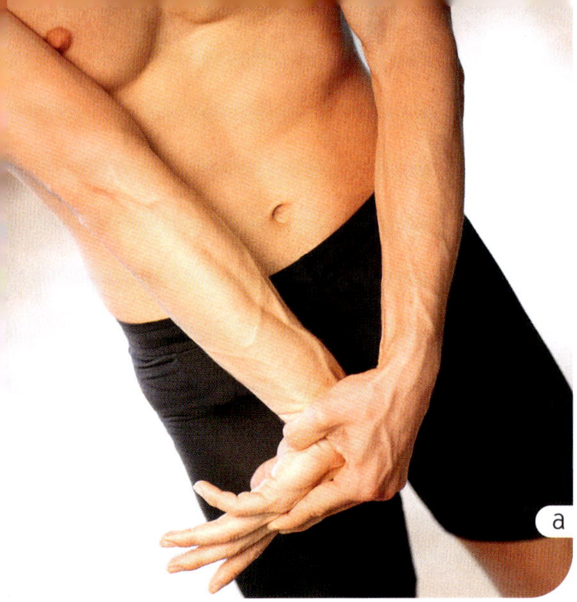

Eine Wohltat für Arme und Hände

Unterarm-Dehnung

Im Stehen oder im Sitzen

Man muss hier individuell die beste Position der Hand herausfinden. Und den Arm unbedingt richtig ausstrecken, sonst ist die Dehnung nur halb so effektiv!

Und so wird's gemacht:

1 Rechten Arm vor dem Körper nach unten ausstrecken. Der Handrücken zeigt nach vorne. Hand und Arm so drehen, dass der Handrücken nach links und der Daumen zum Körper zeigt.

2 Die linke Hand nehmen, die ersten zwei Finger gegen die Knöchel der rechten Hand drücken und dann die Hand vorsichtig nach oben biegen, bis die Finger der rechten Hand nach rechts zeigen. Jetzt ist die Handfläche oben.

3 Mit etwas Bodylistening entdecken wir ein tolles Ziehen im Unterarm knapp unter dem Ellbogen. Dieser Muskel ist bei vielen Menschen (vor allem Tennisspielern) sehr verspannt oder sogar hart. Genau hier sollte es richtig ziehen. Dehnung kurz halten, Arm wechseln.

Wie oft?
- Bei Problemen im Arm mehrmals täglich
- Ansonsten dreimal in der Woche mit 2-3 Wiederholungen pro Arm

Dehnung mit Ball

Intensiv!

Die Startposition: vor einem Sitzball oder einem Tisch in den Kniestand gehen. Das rechte Bein vor dem Rumpf aufstellen. Es dauert ein bisschen, bis man die richtige Position gefunden hat.

Und so wird's gemacht:

1 Man streckt den rechten Arm nach hinten und legt die Handfläche auf den Ball oder den Tisch.

2 Den Ball oder die Hand selber näher zum Körper bringen. Mit Bodylistening spüren, ob es an der Innenseite des Oberarms zieht.

Variation:
- Wenn man die Dehnung nicht stark genug spürt, kann man mit einer Innen- oder Außenrotation dehnen. Dazu die Handkante auf den Ball legen. Die Handfläche zeigt dann nach innen oder außen

Wie oft?
- Bei starker Verspannung täglich 3 Wiederholungen à 30 Sekunden
- Ansonsten zwei- bis dreimal pro Woche 2-3 Wiederholungen à 30 Sekunden

Bizeps und Trizeps dehnen

Wir benutzen die Bizepsmuskeln öfter, als wir denken. Nicht nur, um Einkaufstüten oder Koffer zu schleppen, sondern praktisch bei jeder Handbewegung. Ob man' s glaubt oder nicht – durch die viele Arbeit, die diese Muskelgruppe leistet, neigt sie zur Verkürzung. Das kann dann zu Verspannungen im Nacken und im Schulterbereich führen. Wenn der Bizepsmuskel übertrainiert oder extrem verkürzt ist (z.B. bei Tennisspielern), gibt es Probleme im Ellbogengelenk. Dort stimmt dann das Verhältnis zum Partnermuskel, dem Trizeps, nicht mehr. Mit den folgenden Übungen kann man ein bisschen Wiedergutmachung leisten und die Balance im ganzen Arm wieder herstellen.

Warum's so gut tut:
- Weil diese extrem geforderten Muskeln eine Entspannung besonders verdient haben.
- Alle denken schon beim Wort Bizeps an Krafttraining, dabei ist seine Dehnung genauso wichtig!

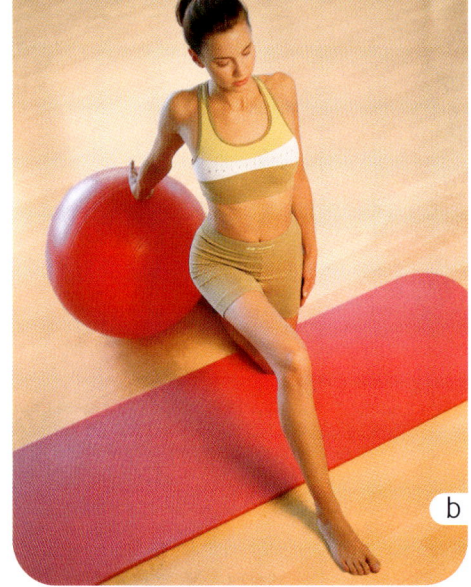

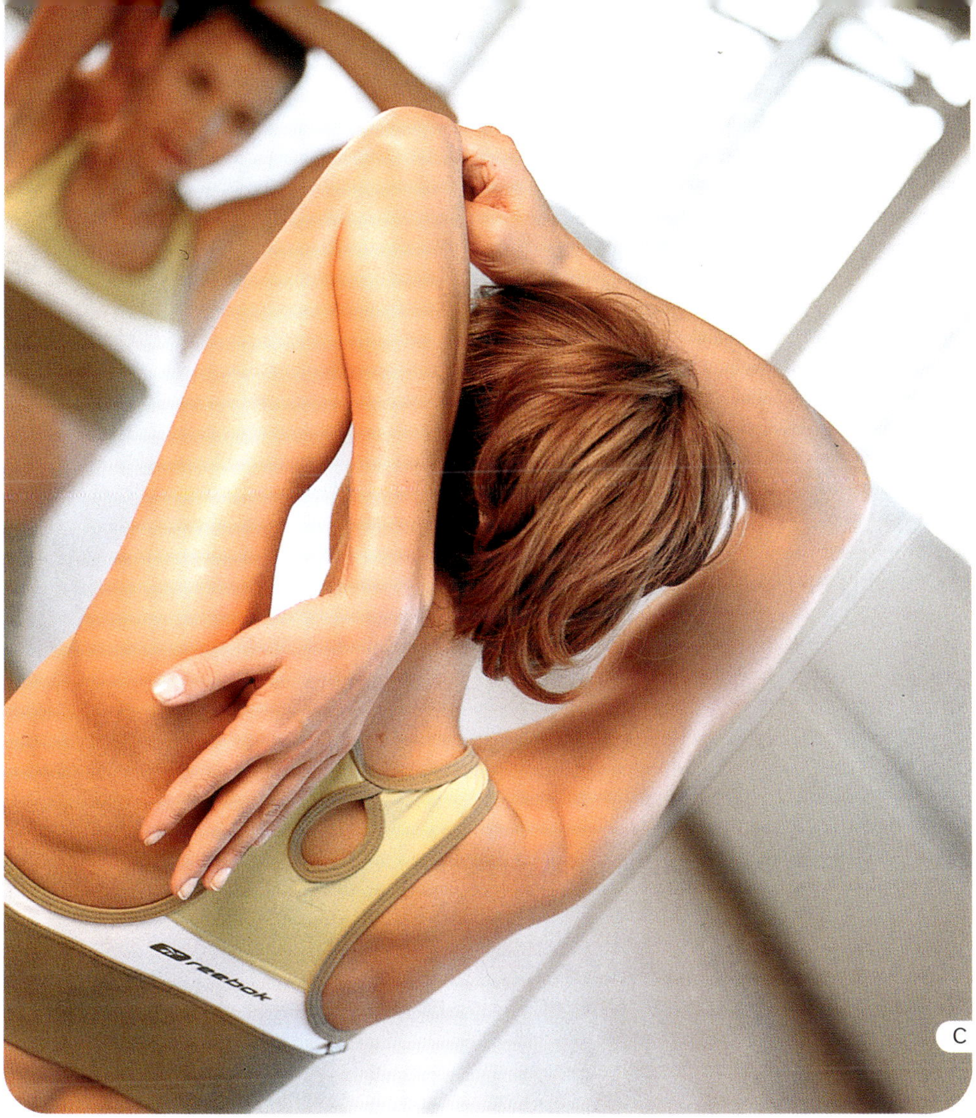
c

Trizepsdehnung im Sitzen
Schnell mal zwischendurch

Die Startposition: Man sitzt auf einem Stuhl und stabilisiert sich – Doppelkinn, Schulterblätter unten. Der Bauch ist wie immer nach innen gezogen.

Und so wird's gemacht:

1 Man streckt den linken Arm nach oben und beugt ihn, bis die Fingerspitzen das linke Schulterblatt berühren. Der Ellbogen zeigt zur Decke.

2 Jetzt mit der rechten Hand gegen die Rückseite des linken Oberarms drücken, damit die Finger der linken Hand über das Schulterblatt weiter abwärts „krabbeln" können.

3 Etwa 30 Sekunden halten, dann den Arm wechseln. Die Dehnung sollte auf der Rückseite des Oberarms deutlich spürbar sein.

Natürlich kann man diese Dehnung auch im Stehen ausführen: Beine schulterbreit und genauso stabilisiert wie im Sitzen.

Wie oft?
- Je nach Verspannung drei- bis viermal pro Woche

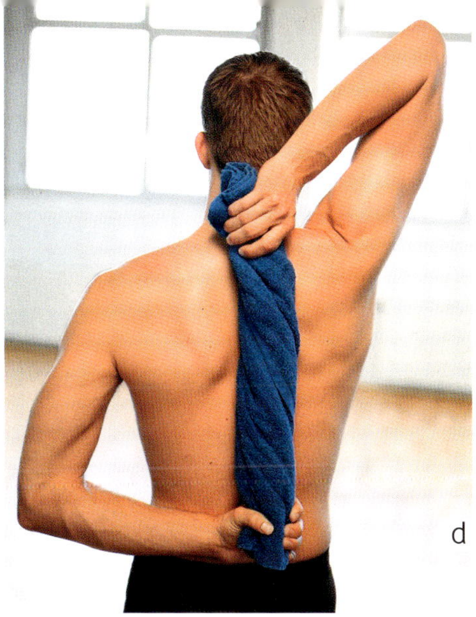
d

Trizepsdehnung mit Tuch
Superangenehm!

Die Übung besser erst mal im Sitzen machen, weil man da seine Haltung besser unter Kontrolle hat.

1 Zuerst stabilisieren: Kinn zurück und Bauchnabel tief nach innen ziehen. Dann ein zusammengedrehtes Handtuch der Länge nach in die rechte Hand nehmen.

2 Den Arm beugen, Ellbogen zur Decke (→ Trizepsdehnung im Sitzen). Die linke Hand hinter den Rücken nehmen und mit ihr das andere Ende des Handtuchs fassen.

3 Jetzt zieht man den rechten Arm mit Hilfe des Handtuchs nach unten, bis man die Dehnung spürt. 30 Sekunden lang halten.

Wie oft?
- Je nach Verspannung zwei- bis viermal pro Woche mit 2-3 Wiederholungen à 30 Sekunden

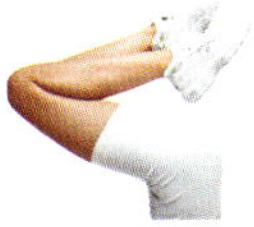

Tipp
Wichtig: Beim Ziehen des Tuches nicht ins Hohlkreuz fallen! Stabilisieren!

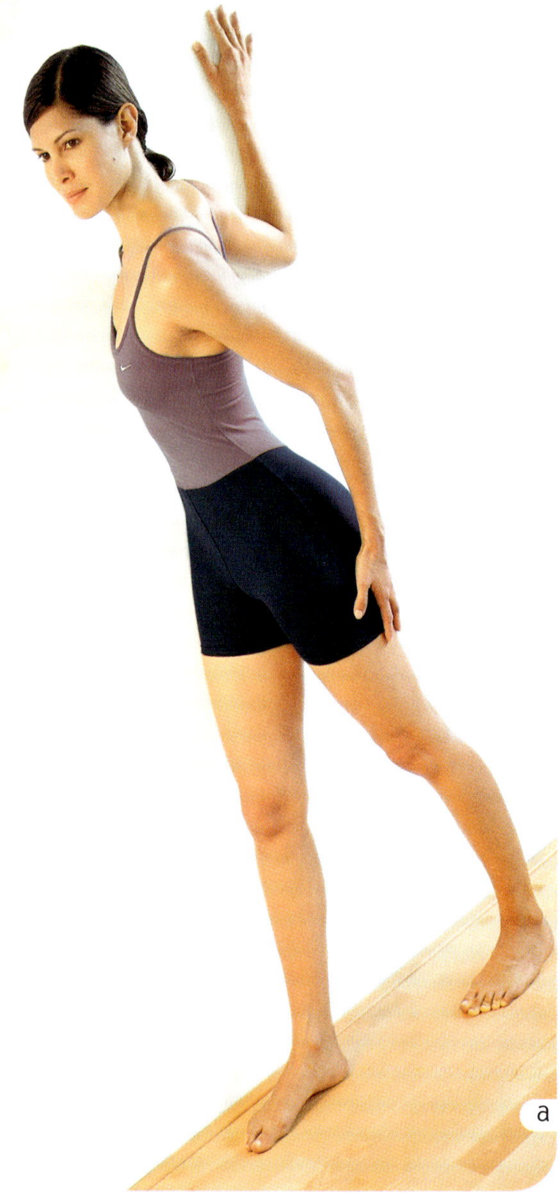

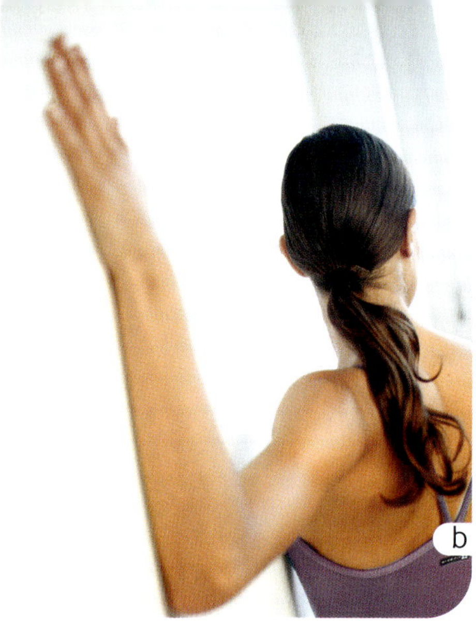

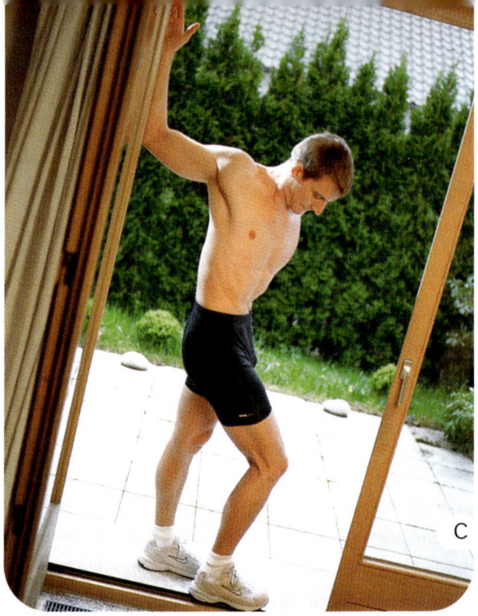

Genießen, wie man täglich lockerer wird

Brustdehnung

Wirkt befreiend!

Variante mit einem Arm:
Die Startposition: Mit der rechten Seite parallel zur Wand stehen, Fußspitzen nach vorne.

Und so wird's gemacht:

1 Man macht mit dem rechten Bein einen kleinen Ausfallschritt nach vorne. Rechte Hand hinter dem Körper an die Wand legen. Doppelkinn, Bauch tief nach innen ziehen. Jetzt schalten wir das Bodylistening ein: Mit dem Arm an der Wand entlang fahren und sich die Position suchen, die einen die Dehnung richtig spüren lässt. Etwa den Arm im 90-Grad-Winkel beugen. Oder ihn weiter nach oben oder unten bringen.

2 Wenn man spürt, wie es im großen Brustmuskel zieht, den Oberkörper von der Wand weg nach links drehen. Gleichzeitig die rechte Schulter in Richtung Wand ziehen. Die Position 30 Sekunden halten. Danach ausschütteln und die Seite wechseln.

Wie oft?

- Bei starker Verspannung mehrmals am Tag 2-3 Wiederholungen

Brustdehnung

Eines der meist benutzten Kraftgeräte in jedem Fitnesscenter ist...? – Exakt, die Butterflymaschine. Mit ihr trainiert man die Brustmuskulatur. Und das wird fast jedem Einsteiger am Beginn seines Trainingsprogramms geraten. Dabei ist der Brustmuskel bei den meisten Leuten ohnehin verkürzt! Vor der Stärkung wäre also erst eine intensive Dehnung angesagt. Darum empfehlen wir die folgenden Übungen, die man fast überall mal schnell zwischendurch machen kann. Wichtig: mit der einarmigen Dehnung anfangen! So findet man raus, welche Seite die kürzere ist. Dieses Ungleichgewicht lässt sich – schneller als man denkt – beseitigen.

Warum's so gut tut:

- Nach kurzer Zeit kann ich meine Arme deutlich weiter nach hinten bringen.
- Der ganze Brustbereich wird besser durchblutet.
- Ich fühle mich offener – irgendwie befreit!

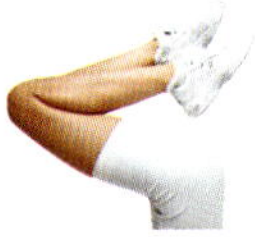

Tipp

Immer mit der stärker verkürzten Seite anfangen und enden.

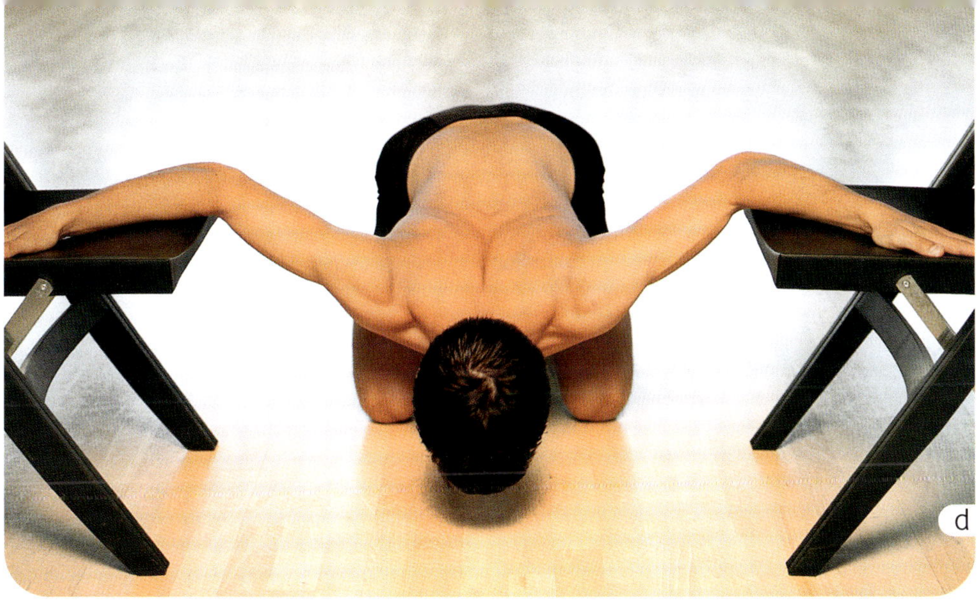

d

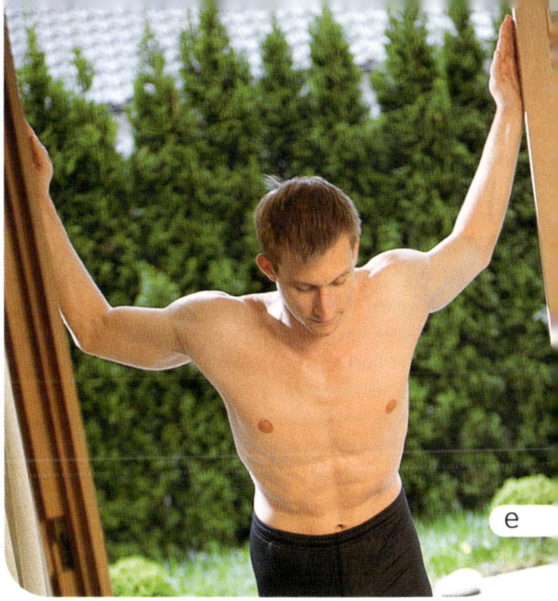

e

Variation am Türrahmen:
Die Startposition: Wie vorhin – nur stehe ich jetzt statt an der Wand in einem Türrahmen. Wie immer Doppelkinn und Bauch innen. Schulter der gedehnten Seite checken – sie darf nicht nach oben gezogen werden.

Und so wird's gemacht:

1 Ausfallschritt mit dem rechten Fuß vorne. Sich mit der rechten Hand – Daumen nach oben – am Türrahmen festhalten.

2 Mit mehr oder weniger ausgestrecktem Arm wie oben dehnen.

Wie oft?

- Bei starker Verspannung mehrmals am Tag 2-3 Wiederholungen

Variante zwischen zwei Stühlen:
Die Startposition: Man kniet auf einer Matte zwischen zwei gleich hohen Stühlen. Genau wie bei einer Maschine muss man jetzt die Entfernung der Stühle „einstellen". Dazu die Unterarme auf die Sitzflächen der Stühle legen. Manche werden die Arme am liebsten in einem 90-Grad-Winkel halten, weil sie in dieser Position am meisten spüren. Andere strecken die lieber die Arme lang aus. Die optimale Position muss jeder selbst herausfinden.

Und so wird's gemacht:

1 Stabilisieren: leichtes Doppelkinn, Schultern nach unten und Bauch nach innen ziehen. Oberkörper nach vorne senken.
Der Kopf bleibt trotzdem weiterhin in der Doppelkinnposition!

2 Sobald man das Ziehen in der Brustplatte spürt, den Kopf locker fallen lassen. Die Position 30 Sekunden lang halten.

3 Mit ein bisschen mehr Druck kann man die Seite, die stärker verkürzt ist, intensiver oder länger dehnen. Man muss dazu einfach nur die Schulter der zu dehnenden Seite nach unten drücken.

Wie oft?

- So oft man zwei Stühle zur Verfügung hat! Oder dreimal wöchentlich 2-3 Wiederholungen.

Variation in der Tür:
Die Startposition: Diese Übung ist im Prinzip keine andere als die zwischen zwei Stühlen – nur im Stehen und ohne Stühle. Ich stelle mich im Ausfallschritt in einen Türrahmen und lege die Handflächen dagegen.

Und so wird's gemacht:

1 Mit Doppelkinn und eingezogenem Bauch lehne ich mich mit dem Oberkörper nach vorne. Auch hier muss ich meine Arme ganz individuell platzieren, um die optimale Dehnposition zu finden.

2 Das Gewicht meines Oberkörpers dient als Widerstand, der die Dehnung verstärkt.

3 Sobald ich die Dehnung spüre, senke ich den Kopf und entspanne mich. Das bewirkt eine zusätzliche Dehnung des Nackens. Die Position 30 Sekunden halten.

Wie oft?

- So oft es geht. Vor allem, wenn die Brustmuskulatur stark verkürzt ist. Türrahmen gibt es schließlich fast überall!

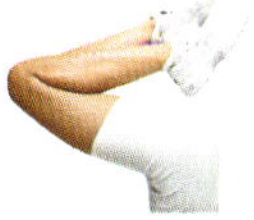

Tipp

Gerade bei dieser Übung ist es wichtig, sich ausreichend Zeit für die optimale Armhaltung zu nehmen. Entspannt nach vorne lehnen.

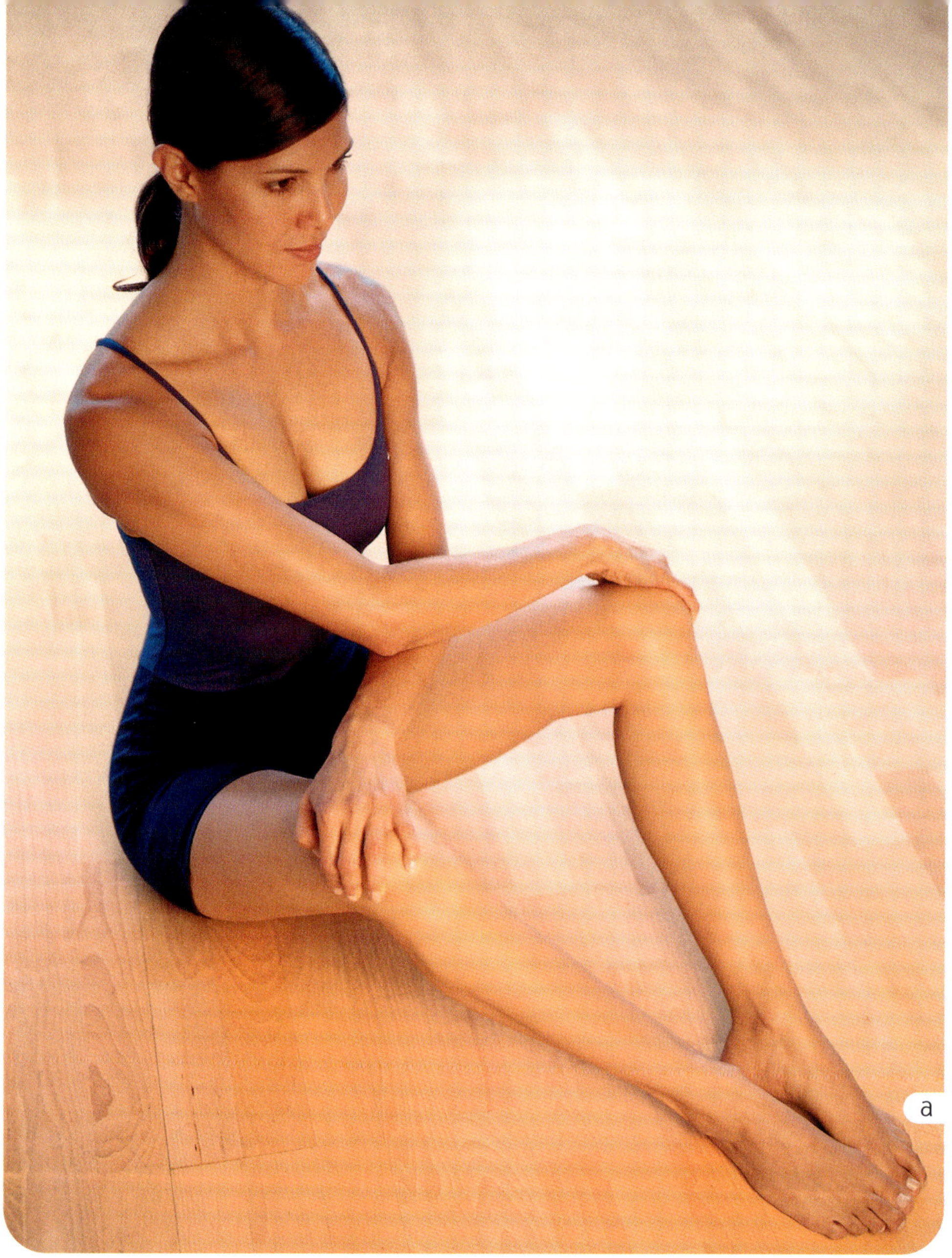

Für ganz relaxte Schultern

Beidarmige Dehnung im Sitzen

Lockert die Schultermitte

Die Startposition: Ich sitze auf dem Boden. Die Beine sind hüftbreit auseinander. Ober- und Unterschenkel bilden einen 90-Grad-Winkel, Knie hüftbreit auseinander, Füße zusammen. Die Arme sind gekreuzt: Die rechte Handfläche liegt auf der Außenseite des linken Oberschenkels, die linke Handfläche auf der des rechten.

Und so wird's gemacht:

1 Doppelkinn, Schulterblätter nach unten drücken, Bauchnabel wie immer tief innen halten.

2 Langsam die Beine öffnen, also die Knie nach außen führen. Dabei die Hände fest an die Oberschenkel pressen. Die Finger müssen dabei wirklich fest an den Oberschenkelaußenseiten liegen, weil sonst keine Dehnung erfolgt! Auch hier ist die individuell richtige Position der Hände entscheidend.

3 Ich spüre ein angenehmes Ziehen oben und hinten im Schulterbereich. Vielleicht auch im Nacken und im oberen Rücken. In dieser Dehnung bleibe ich für 30 Sekunden.

4 Nun wird die Handstellung gewechselt. Das heißt, wenn vorher der rechte Arm über dem linken lag, kommt jetzt der linke nach oben. Dehnung wiederholen.

Wie oft?

- Mehrmals täglich

Schulterdehnung

Kaum jemand denkt daran, die Schulterpartie gesondert zu dehnen. Dabei sind die so enorm weit verbreiteten Nackenverspannungen und Schmerzen im mittleren Rückenbereich oft das Resultat von Verkrampfungen und Verkürzungen in der Schulterregion. Viele Leute haben an dieser Stelle auch Narbengewebe von alten Verletzungen. Das Schultergelenk ist nämlich ein überaus sensibler Körperteil und neigt dazu, leicht auszukugeln. Hier gilt wieder: Was wir starken wollen, müssen wir auch dehnen!

Warum's so gut tut:

- So lösen sich die Verspannungen in meinem Nacken!
- Es zieht wie bei einer intensiven Massage bis unters Schulterblatt.
- Die Dehnungen vergrößern den Bewegungsradius meines Schultergelenks.

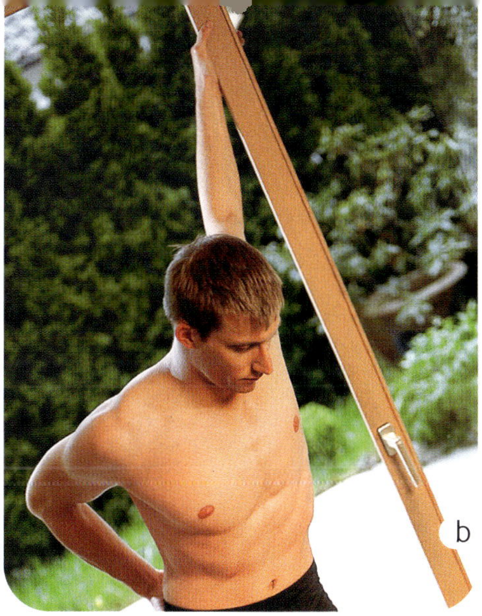

b

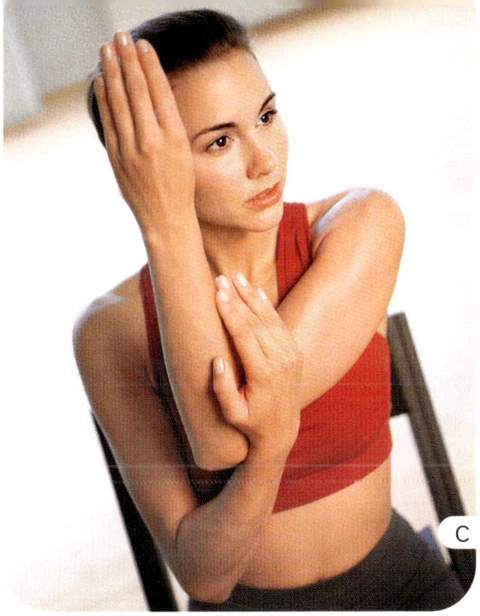

c

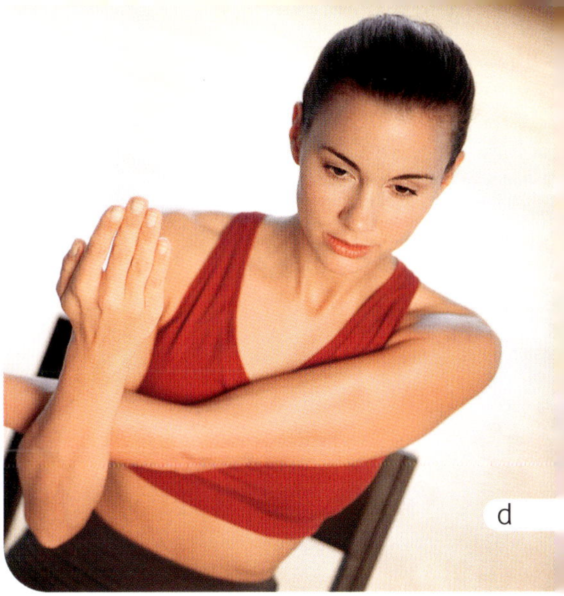

d

Einarmige Dehnung im Türrahmen

Hören, was die Schulter sagt

Diese Übung funktioniert genauso wie die Brustdehnung auf ⇢ Seite 124, nur muss man jetzt das Ziehen im vorderen Schulterbereich spüren.

Die Startposition: mit dem linken Fuß einen Ausfallschritt nach vorne. Den linken Arm nach hinten oben ausstrecken und den Türrahmen so fassen, dass der Daumen nach oben zeigt. Der Arm ist gestreckt.

Und so wird's gemacht:

1 Jetzt geht's wieder ans Bodylistening: Wir suchen uns die Armposition, die die vorderen Schultermuskeln richtig dehnt.

2 Wenn man spürt, dass es zieht, den Oberkörper nach rechts, etwas von der Tür weg drehen. Gleichzeitig versuchen, die linke Schulter in Richtung Tür zu drücken.

3 In dieser Position die Dehnung 30 Sekunden halten. Danach ausschütteln und die Seiten wechseln.

4 Die Schulter der gedehnten Seite darf sich nicht nach oben verziehen! Auf permanente Stabilisation achten: Doppelkinn, Bauch ganz fest nach innen und vor allem die Schultern nach unten ziehen.

Wie oft?

- Bei Verspannungen mehrmals täglich

Dehnung mit Arm vor dem Körper

Wirkt bis unters Schulterblatt!

Die Startposition: Man streckt den linken Arm ungefähr in Brusthöhe vor dem Körper aus. Mit dem rechten Unterarm umfasst man den linken Oberarm. Dabei wird der linke Arm an den Körper herangezogen.

Und so wird's gemacht:

1 Den linken Unterarm so beugen, dass er mit dem Oberarm einen 90-Grad-Winkel bildet. Die linke Hand bleibt locker.

2 Jetzt das linke Schulterblatt nach unten ziehen und den linken Arm gleichzeitig mit dem rechten an den Körper drücken.

3 Augen schließen und genau erspüren, wo es richtig zieht. Im hinteren Schulterbereich, am Oberarm und vielleicht im Nacken?

4 Die Dehnung 30 Sekunden halten, dann die Arme wechseln.

Variationen:

- Für eine noch stärkere Dehnung: linken Arm ausstrecken und den Unterarm umfassen. So hat man einen längeren Hebel, der den Dehneffekt logischerweise steigert. Wenn man bei der Dehnung des linken Arms den Kopf nach rechts neigt, wird zugleich die linke Seite des Nackens wohltuend gestreckt!

Wie oft?

- Dreimal pro Woche 3 Wiederholungen

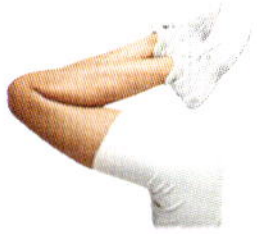

Tipp

Man kann den zu dehnenden Arm nach Belieben höher oder tiefer halten. Wichtig ist, mit Hilfe des Bodylistening herauszufinden, in welcher Position es am meisten zieht.

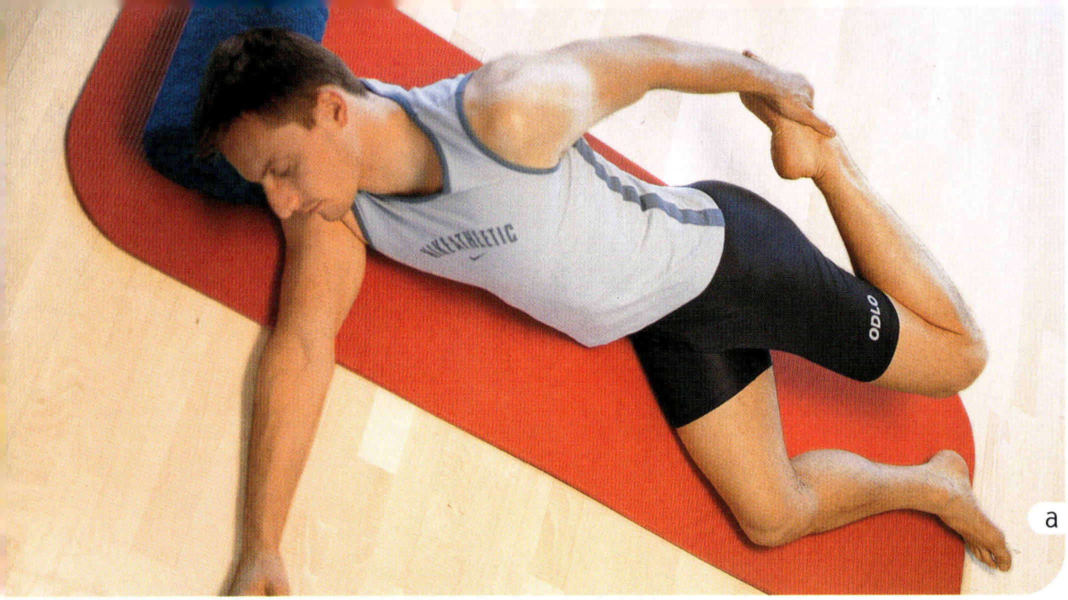

a

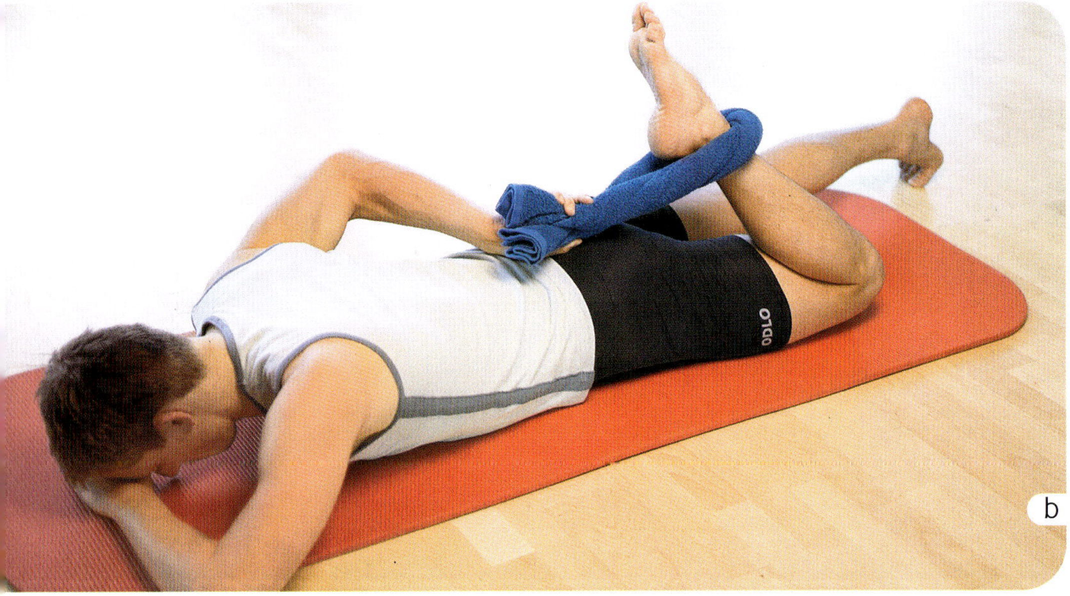

b

Quad-Dehnung in der Seitenlage

Ganz bequem und trotzdem effektiv

Die Startposition: Wir liegen auf der rechten Seite. Mit dem Kopf entspannt auf einem zusammengefalteten Handtuch. Wem das bequemer ist, der kann auch den rechten Arm unter den Kopf legen. Beide Beine liegen übereinander und sind leicht angewinkelt. Wichtig: genau auf der Seite liegen, damit man bei der Ausführung weder nach vorne noch nach hinten kippt.

Und so wird's gemacht:

1 Zuerst das obere Bein an die Brust führen. Die linke Hand umfasst das Fußgelenk und zieht es in Richtung Gesäß. Der Fuß bleibt dabei völlig locker.

2 Den linken Arm leicht beugen, die linke Schulter nach vorne schieben.

3 Nun den Bauchnabel einziehen, die Hüften nach vorne schieben und die Pomuskeln anspannen. Dabei das Spielbein, wenn möglich, noch weiter nach hinten ziehen.

4 Augen kurz schließen und die Dehnung 30 Sekunden halten. Genau erspüren, welche Muskeln arbeiten.

Wie oft?
- 2 x pro Bein nach jedem Training oder zwei- bis dreimal pro Woche

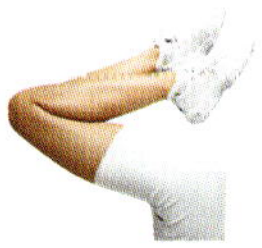

Tipp

Die Beine parallel halten. Das heißt, das Spielbein nicht abspreizen! Zwischendurch immer wieder die Position des Beckens und des Armes checken und wenn nötig korrigieren.

Eine Wohltat für die Oberschenkel

Jeder Sportler weiß, dass er die vorderen Oberschenkelmuskeln (Quadrizeps oder kurz: Quads) nach Belastung dehnen muss. Trotzdem dehnen viele Leute diese wichtigen Muskeln auf falsche Weise. Das führt manchmal zu chronischen Beschwerden in den Knien. Wir haben deshalb zwei Übungen im Liegen ausgesucht, die wirklich zur Sache gehen. Die Dehnübung im Stand ist ein Klassiker, aber leider besonders fehleranfällig. Korrekt ausgeführt zeigt sie die gewünschte Wirkung. Und das wissen die Oberschenkel beispielsweise nach einer anstrengenden Runde Spinning (Indoor-Radfahren → Seiten 162 - 163) sicherlich zu schätzen!

Warum's so gut tut:
- Bringt vordere und hintere Oberschenkelmuskulatur (wieder) ins Gleichgewicht.
- So bleiben die Muskeln um mein Kniegelenk elastisch und schützen mich vor Verletzungen!
- Weil sie die Durchblutung fördert, ist die Quads-Dehnung ein prima Anti-Cellulitis-Training!

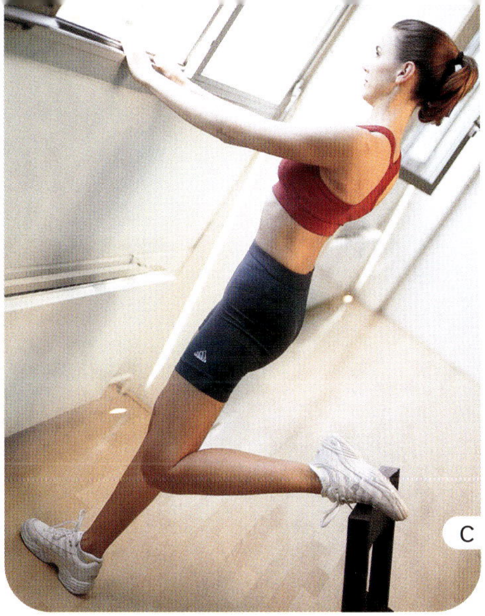

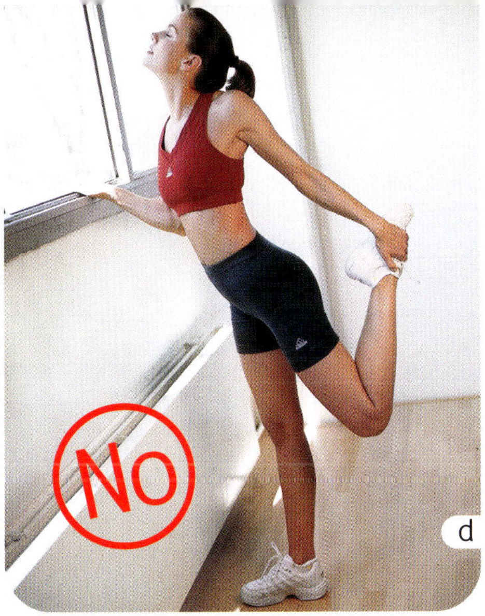

Quad-Dehnung in der Bauchlage
Mit Mehrfachwirkung!

Diese Dehnung ist besonders effektiv, da sie nicht nur die Quads dehnt. In den gleichen Genuss kommen auch die vorderen Schultermuskeln und ein Teil des Brustmuskels. Außerdem werden auch noch die hinteren Schultermuskeln trainiert.

Die Startposition: Für diese Übung braucht man einen langen Schal oder ein Badetuch. Auf dem Boden sitzend Schal oder Badetuch zu einer langen Rolle zusammendrehen. Dann legt man den Schal oder das Tuch über das linke Schienbein und kreuzt beide Enden. Die werden dann zusammen in der rechten Hand gehalten. Mit dem Tuch in der Hand auf den Bauch drehen.

Und so wird's gemacht:

1 Den linken Unterschenkel in Richtung Gesäß beugen. Die gekreuzten Enden der Tücher nun in die rechte Hand nehmen. Die Handflächen zeigen zur Decke und die Ellbogen nach außen oder, wenn's geht, zur Decke. Stirn auf die linke Hand oder auf den Boden ablegen, Schulterblätter nach unten und Bauch nach innen ziehen.

2 Jetzt zieht man die Enden des Schals oder Handtuchs in Richtung Kopf. Dabei den Bauchnabel ganz fest nach innen „saugen", damit kein Hohlkreuz entsteht.

3 Augen schließen. Bodylistening: Wo zieht's am meisten?

4 Dehnung 30 Sekunden halten, danach Beinwechsel.

Variation:
- Die Enden des Schals oder Handtuchs mit beiden Händen halten und in Richtung Kopf auseinander ziehen.

Wie oft?
- Dreimal pro Woche 2-3 Wiederholungen 2 x pro Bein
- nach jedem Training
- zwei- bis dreimal pro Woche

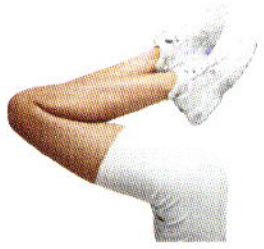

Tipp
Beide Hüftknochen und die Stirn bleiben während der Dehnung immer am Boden! Den Bauch die ganze Übung hindurch kräftig nach innen ziehen, damit sich kein Hohlkreuz bildet.

Quad-Dehnung im Stand
Ein echter Klassiker

Die Startposition: Man steht mit den Beinen hüftbreit. Ein Bein wird nach hinten gestreckt und so angewinkelt, dass man den Fußrücken auf einem Stuhl ablegen kann. Die Höhe des Stuhls sollte sich nach der individuellen Beweglichkeit richten. Die Hände halten sich leicht an einer Wand oder einem Geländer fest, damit man nicht durch Gleichgewichtsprobleme abgelenkt ist. Wir wollen jetzt schließlich nicht die Balance trainieren, sondern uns auf die Dehnung konzentrieren.

Und so wird's gemacht:

1 Doppelkinn, die Schulterblätter nach unten und innen, Bauchnabel tief innen, Gesäß zusammenziehen.

2 Die Hüftknochen nach vorne kippen, als würden sie in diese Richtung gezogen. Wenn man mehr Dehnung braucht, kann man einen höheren Stuhl benutzen.

3 Dehnung halten und merken, wo es am meisten zieht.

Wie oft?
- ⇢ Quad-Dehnung in der Seitenlage

No Controll-Tipp
Der klassische Fehler bei dieser Dehnübung ist eine falsche Haltung. Deshalb: Standbein nicht überstrecken, Hüfte gerade lassen. Außerdem dem Rücken und Nacken nicht überstrecken, indem man den Oberkörper zu weit nach vorne neigt und den Kopf vorstreckt.

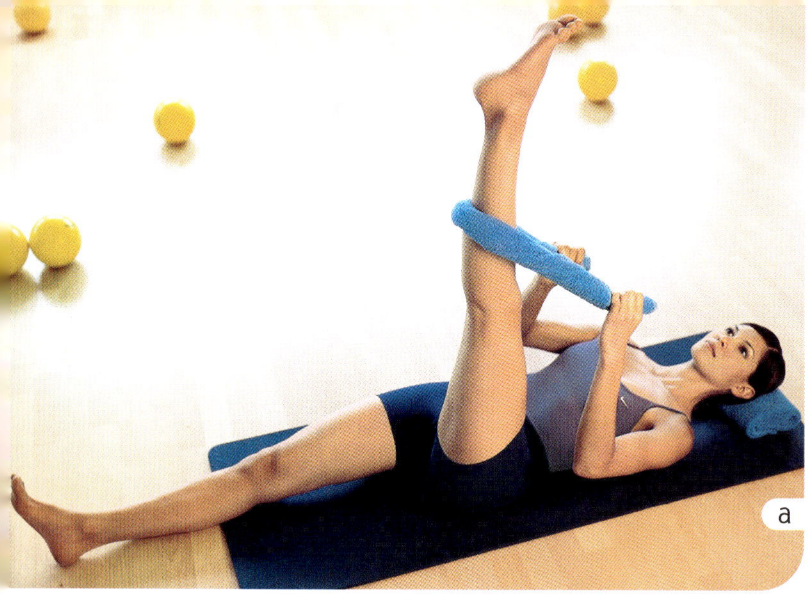

a

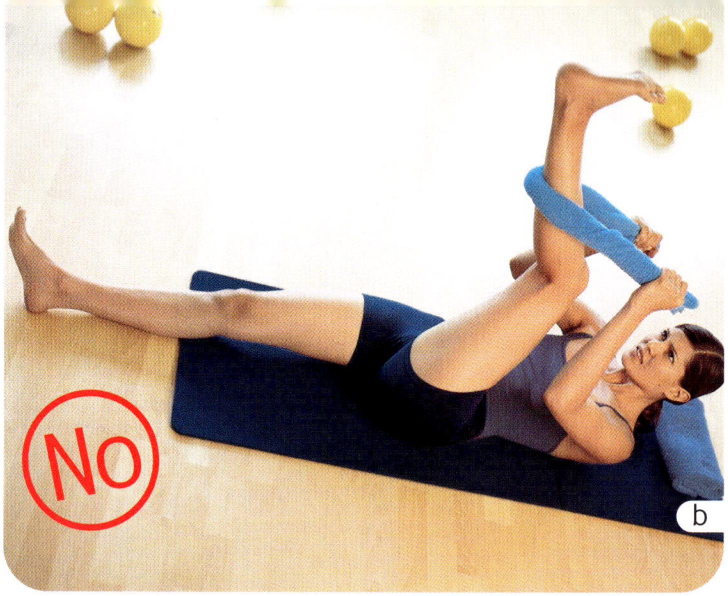

b

Glatte, straffe Oberschenkel

Ischios-Dehnung mit Tuch

... bis es in der Kniekehle ziept!

Die Startposition: Man liegt mit einem zusammengefalteten Tuch oder einem kleinen Kissen unter dem Kopf auf dem Rücken. Beide Beine sind ausgestreckt. Als Hilfsmittel hat man ein zusammengerolltes Handtuch oder einen Schal griffbereit.

Und so wird's gemacht:

1 Doppelkinn, Schulterblätter unten und innen, Bauch ganz tief innen. Dann ein Bein anwinkeln und in Richtung Brust bringen.

2 Das Handtuch über die Rückseite des linken Unterschenkels legen und die Enden mit den Händen fassen.

3 Jetzt das Spielbein in eine Höhe bringen, in der es ganz ausgestreckt werden kann.

4 Das Knie muss wirklich ganz flach sein! Der Kopf bleibt dabei entspannt auf dem Kissen. Die Dehnung ist richtig, wenn man ein Ziehen in der Kniekehle spürt.

4 Position 30 Sekunden halten, dann das andere Bein dehnen.

Wie oft?

- Dreimal in der Woche mit 3 Wiederholungen pro Bein

No Control-Tipp

Was man keinesfalls tun sollte: Kopf heben, eines oder beide Beine anwinkeln. Den Bauchnabel unbedingt tief nach innen in Richtung Rücken ziehen, damit man kein Hohlkreuz macht!

Ischios-Dehnung

Die folgenden Dehnungen sind Klassiker, die leider umso häufiger falsch ausgeführt oder gar unterrichtet werden. Seit ein paar Jahren setzt sich aber zum Glück die Einsicht durch, dass auch die hinteren Oberschenkelmuskeln nur flexibler werden können, wenn man sie in vollem Umfang dehnt. Das ist nur logisch. Wenn man mit ständig gebeugten Knien sitzt, verkürzen sich die Muskeln in der Kniekehle.
Deshalb wird hier richtig gedehnt! Vor allem im Stand. Die Dehnung verläuft über das Gesäß und wird verstärkt vom geraden Rücken und einem ausgestreckten Bein. Am Boden funktioniert es ähnlich, ist aber wesentlich leichter auszuführen. Wichtige Körperteile sind hier durch Boden und Kissen bereits stabilisiert.

Warum's so gut tut:

- Meine Rückenschmerzen sind weg!
- Bringt hintere und vordere Oberschenkelmuskeln ins Gleichgewicht.
- Ich kann mein Bein ganz ausstrecken und mich langsam zum Spagat vorarbeiten!

Ischios-Dehnung im Stand

Für alle, die viel sitzen

Die Startposition: Man steht mit schulterbreiten Beinen. Den linken Fuß eine Fußlänge vor dem rechten auf die Ferse stellen. Handflächen mit den Fingerspitzen nach außen auf die Oberschenkel. Body-Check: Leichtes Doppelkinn, Schulterblätter unten und innen, Bauchnabel fest eingezogen.

Und so wird's gemacht:

1 Das rechte Bein ganz ausstrecken, Fuß bleibt aber locker.

2 Das Standbein ist stabil, aber weder stark gebeugt noch durchgestreckt.

3 In stabilisierter Haltung schiebt man jetzt das Gesäß nach hinten. Der Oberkörper bleibt vorerst aufrecht. Das Gewicht in die hintere Ferse verlagern.

4 Das Standbein etwas mehr beugen.

5 Man sollte schon ein deutliches Ziehen in der rechten Kniekehle verspüren.

6 Jetzt den Oberkörper etwas nach vorne neigen, dabei das Gesäß weiter nach hinten schieben. Die Sitzbeine in Richtung Decke bringen. (Es hilft, ausnahmsweise ein Hohlkreuz zu machen!)

7 Das rechte Bein bleibt die ganze Zeit über gestreckt! Dehnung 30 Sekunden halten, dann die Beine wechseln.

Variation:
- Das Spielbein auf eine Stufe stellen.

Wie oft?
- Mehrmals täglich zwischendurch aber immer nur 1 x pro Seite!

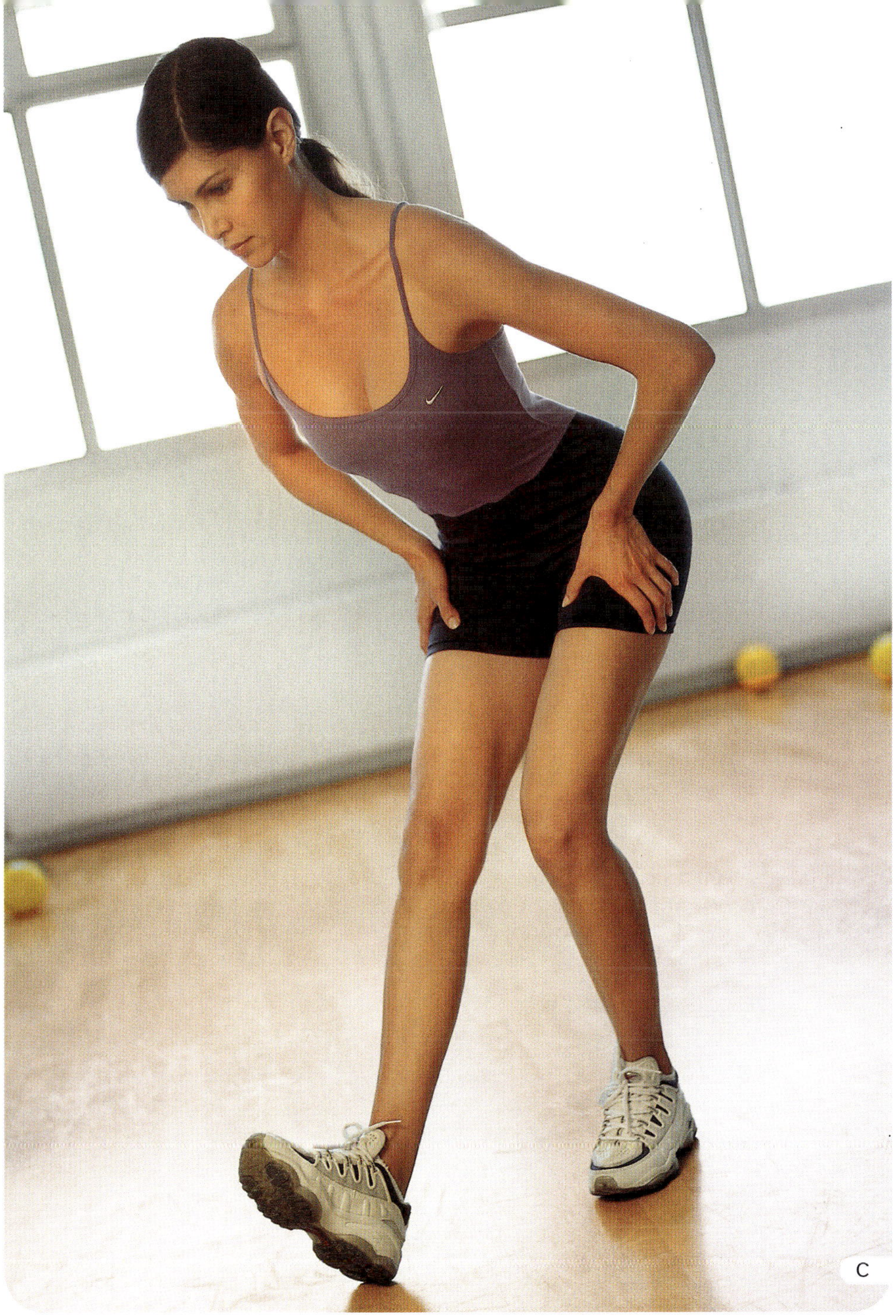

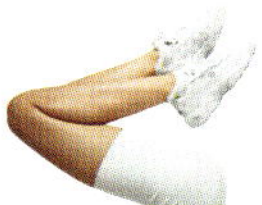

Tipp

Man kann diese Übung auch sehr gut auf einer Treppe ausführen. Während man mit dem Po zurückweicht, lässt sich mit der Hand am Geländer etwas Gegendruck erzeugen. Das gibt der Dehnung mehr Spannung.

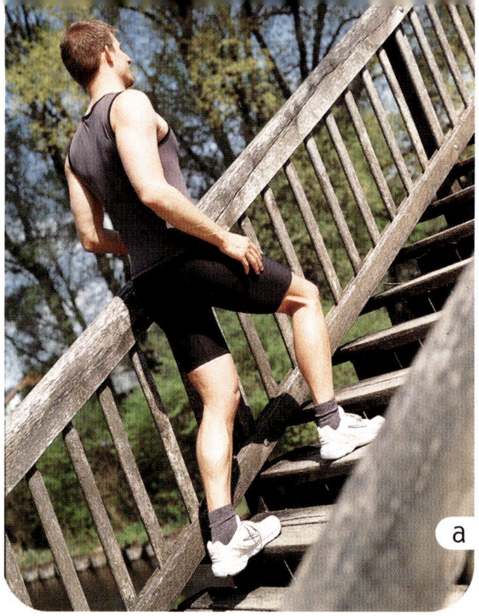

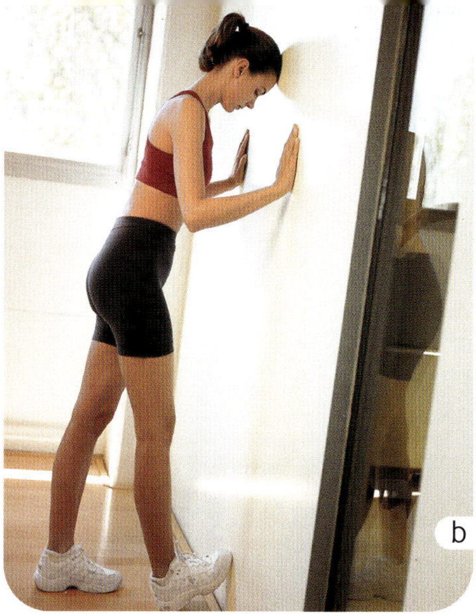

Sexy Waden, aufregend schöne Beine

Wadendehnung auf der Treppe

Geht überall, wo's Treppen gibt!

Die Startposition: Man stellt sich auf eine Treppe und hält sich am Geländer fest. Das Standbeln ist leicht gebeugt. Den Fußballen des arbeitenden Beines auf die Kante einer Stufe stellen.

Und so wird's gemacht:

1 Erst mal alles stabilisieren – Kinn, Schulterblätter und Bauch! Das Spielbein ist dabei ganz gestreckt.

2 Jetzt das ganze Gewicht in die Ferse des Spielbeins verlagern und die Ferse nach unten drücken. Der Oberkörper neigt sich dabei ganz leicht schräg nach vorne.

3 Position halten und dann die Schollenmuskulatur dehnen, indem man das Knie des Spielbeins beugt. Jetzt sollte man das Ziehen weiter unten in der Wade spüren.

4 Dehnung halten und dann Spiel- und Standbein wechseln.

Wie oft?

- Mehrmals täglich
- Am Anfang jeweils 10 Sekunden mit 3-5 Wiederholungen
- Später jeweils 30 Sekunden mit 2-3 Wiederholungen

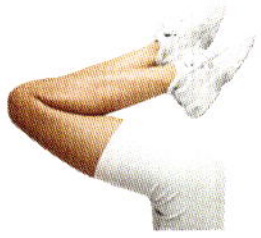

Tipp

Falls die Wadenmuskulatur verhärtet ist: Wie wär's mit einer Massage, bevor man mit den Dehnungen anfängt?

Wadendehnung an der Wand

Schnell mal zwischendurch

Die Startposition: mit dem Gesicht zur Wand stehen, ungefahr eine Fußlange Abstand. Einen kleinen Schritt machen und den rechten Fuß schräg gegen die Wand stellen. Die Ferse bleibt am Boden und die Zehenballen drücken gegen die Wand.
Die Entfernung zur Wand muss man selbst bestimmen, um die bestmögliche Dehnung zu erreichen.

Und so wird's gemacht:

1 Alles stabilisieren: Kinn, Schulterblätter und Bauch. Jetzt mit den Händen an der Wand abstützen und den ganzen Körper in die Wand hineinlehnen.

2 Die Entfernung ist richtig, wenn man ein kräftiges Ziehen in der Wade spürt. Um die Dehnung zu verstärken, kann man die Ferse des hinteren Beines heben.

Wadendehnung

Etwas zu stramme Waden? Das mag angeboren sein. Oder bei Frauen daran liegen, dass sie zu oft hohe Stöckelschuhe tragen. Denn dann sind die Wadenmuskeln den ganzen Tag lang angespannt! Erste Maßnahme: auch mal flache Schuhe anziehen. Vorschlag zwei: Dehnung! Denn egal, ob wir sitzen oder stehen, die Waden stehen immer unter Spannung.

Warum's so gut tut:

- Die Wadendehnungen mit gebeugtem Knie schützen die Achillessehne und machen sie flexibler – damit man länger und gesünder laufen kann!
- Die Waden werden besser durchblutet.
- Hilft auch gegen Knieprobleme und gibt mehr Sprungkraft!
- Und damit die Schienbeinmuskulatur nicht zu kurz kommt, gibt es auch für sie eine wohltuende Dehnungsübung auf diesen Seiten.

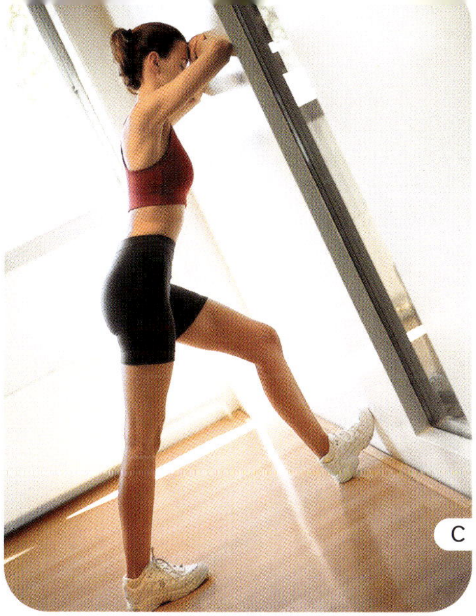

c

Wadendehnung mit Ausfallschritt

Dehnt beide Teile der Wadenmuskulatur gleichzeitig

Die Startposition: ⇢ Dehnung an der Wand

Und so wird's gemacht:

1 ⇢ Dehnung an der Wand

2 Nun mit einem Bein einen so großen Ausfallschritt nach hinten machen, dass die Ferse gerade noch auf den Boden kommt.

3 Das Bein ist ganz ausgestreckt. Beide Fußspitzen zeigen nach vorne.

4 Dehnung halten und dann das Bein wechseln.

Wie oft?

- Möglichst oft – Wände gibt's ja schließlich fast überall!
- 2-3 Wiederholungen à 30 Sekunden

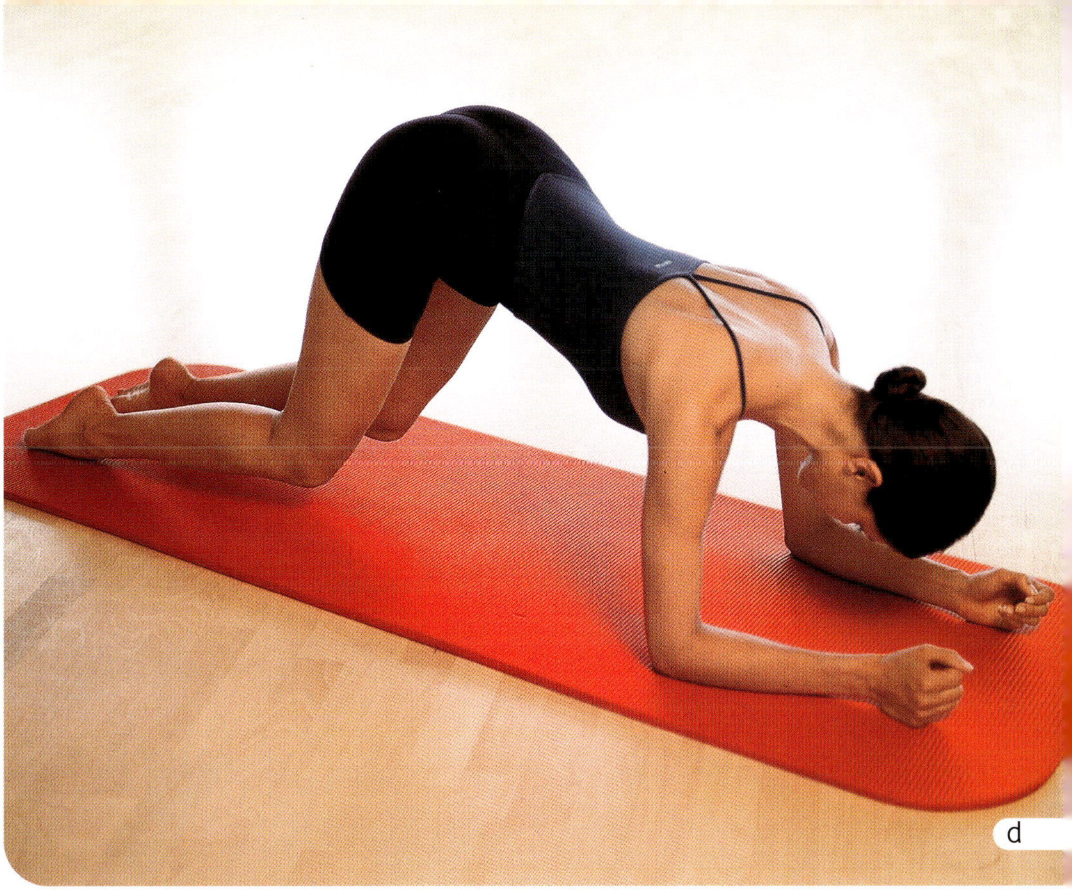

d

Unterschenkeldehnung im Vierfüßlerstand

Könnte meine Lieblingsübung werden!

Die Startposition: in den Vierfüßlerstand kommen. Fußrücken liegen am Boden.

Und so wird's gemacht:

1 Doppelkinn machen, Schulterblätter nach unten und innen ziehen, Bauch ganz tief innen halten.

2 Nun die Knie vom Boden heben und das Gewicht auf die Fußrücken verlagern. Dabei spürt man ein deutliches Ziehen in den vorderen Schienbeinmuskeln und die stabilisierenden Muskeln in Bauch und Rücken.

Wie oft?

- Jedes Mal nach einer Walking-Runde 3-4 Wiederholungen à 20 Sekunden

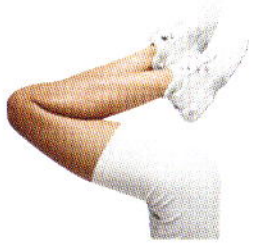

Tipp

Wenn man Übergewicht hat, sollte man zuerst einmal ausprobieren, ob einem diese Dehnung angenehm ist. – Wenn nicht, weglassen!

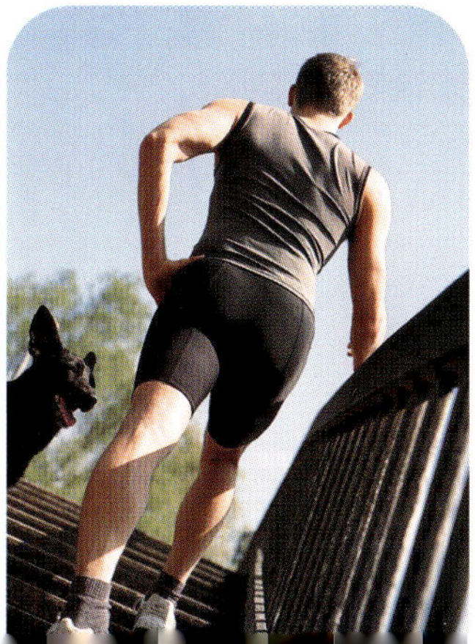

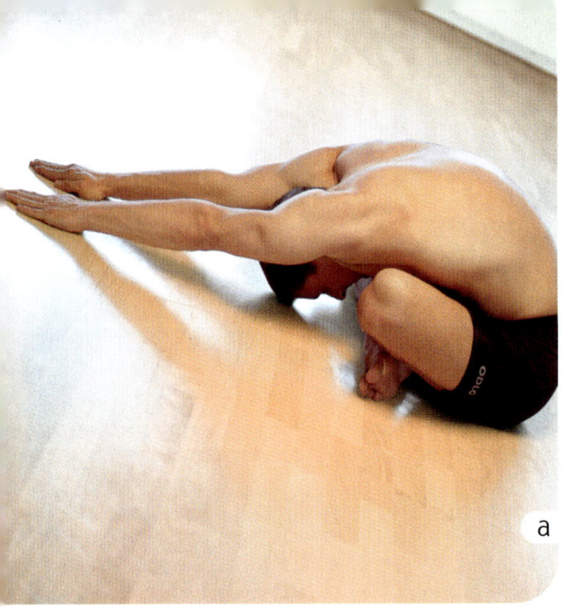

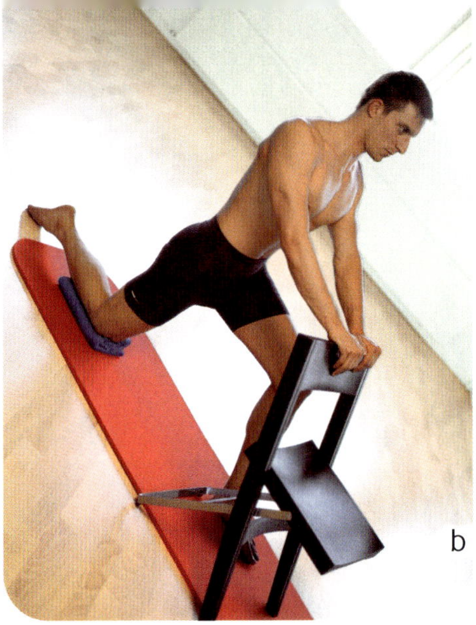

Hüften mit Schwung!

Hüfte und Po im Schneidersitz dehnen

Braucht viel Übung!

Die Startposition: Wir lassen uns im Schneidersitz am Boden nieder und merken uns, welches Bein jetzt oben liegt.

Und so wird's gemacht:

1 Den Oberkörper nach vorne beugen. Dabei stützen wir uns mit den Händen vor uns am Boden ab.

2 Der Kopf fällt locker in Richtung Brust. Schulterblätter leicht nach unten ziehen. Bauchnabel nach innen.

3 Jetzt machen die Fingerspitzen „Walking" am Boden und holen die Arme weiter nach vorne. Der Oberkörper wird dabei noch näher zum Boden gebracht.
Beide Pobacken bleiben fest am Boden, und zwar die ganze Zeit über wie „festgeklebt"! Den Nacken locker lassen.

4 Wenn die Arme nicht mehr weiter nach vorne kommen, Position 30 Sekunden lang halten und die Dehnung genießen. Augen schließen. Fühlen, wo es am meisten zieht.

5 Langsam Wirbel für Wirbel wieder hoch kommen.

6 Im Schneidersitz das andere Bein nach oben nehmen und die Übung wiederholen.

Variation:
- Wenn die Arme nicht mehr weiter nach vorne kommen: die Fingerspitzen zur Seite „spazieren" lassen. Arme und Rumpf drehen sich dabei leicht mit.

Wie oft?
- So oft man mag, aber mindestens dreimal pro Woche je 3 Wiederholungen.

Hüftbeugerdehnung im Ausfallschritt

Überall, wo's Stühle gibt

Diese Dehnung nützt nicht nur den Hüftbeugern, sondern ist auch gut für die vorderen Oberschenkelmuskeln.

Die Startposition: Man kniet am Boden, das linke Bein vorne in einem Winkel von 90 bis 180 Grad (auf keinen Fall kleiner!). Wenn man empfindliche Knie hat, eine zweite Matte oder ein zusammengefaltetes Handtuch unterlegen. Das rechte Bein weit zurücknehmen. Das Knie ist hinter der Hüfte. Fußrücken flach am Boden. Kopf und Rumpf stabilisieren: Doppelkinn, Schultern unten und innen und Bauchnabel tief eingezogen. Der Oberkörper bleibt ganz aufrecht. Am besten an etwas festhalten, einem Stuhl beispielsweise, damit man sich ganz auf die Dehnung konzentrieren kann.

Po und Hüfte dehnen

Eigentlich ist der Po kein Muskel, der besonders zu Verkürzungen neigt. Vor allem wenn man bedenkt, wie viel wir sitzen und in welcher Position sich das Gesäß dabei befindet. Die Muskeln werden da schon ausreichend gedehnt, möchte man meinen. Trotzdem – man spürt schon bei der ersten Dehnung, wie gut das tut! Die Pomuskeln leisten nämlich eine Menge. Auch viel statische Arbeit: Sie geben uns im Stehen Halt.

Und die Hüfte? Die Muskeln rund um das Hüftgelenk sind fast ausnahmslos bei uns allen verkürzt. Und, ganz offen gesagt, viele Bauch/Beine/Po-Übungen verbessern das nicht unbedingt, weil hier oft leider viel falsch gemacht wird. Da ist die Dehnung im Ausfallschritt eine echte Wohltat! Noch was: Besonders wenn man (Step-) Aerobic macht oder damit anfangen will, ist es ratsam, die Hüftmuskeln außen (die Abduktoren) zu dehnen.

Warum's so gut tut:
- Ich fühle mich angenehm gedehnt. Fast, als würde ich ein Stück wachsen!
- Man merkt, wie die Hüften bei entsprechender Dehnung flexibler werden.
- Das Bindegewebe an den Hüften wird glatter.

Und so wird's gemacht:

1 Man schiebt die Hüfte vor und zieht gleichzeitig die Pobacken zusammen.

2 Ebenfalls gleichzeitig drückt man den linken Fußrücken und Unterschenkel gegen den Boden. 6 Sekunden halten und dabei etwas Bodylistening betreiben: Ist ein kräftiges Ziehen im Hüftbeuger spürbar?

3 Kurz entspannen. Dann das vordere Bein etwas starker beugen und tiefer in die Dehnung hineingehen. 30 Sekunden halten. Den Bauch dabei richtig fest nach innen ziehen. Es ist extrem wichtig, dass er die ganze Zeit über innen gehalten wird. Das hilft, die Dehnung zu verstärken, und schützt den Rücken.

4 Dreimal wiederholen und dann das Bein wechseln.

Wie oft?
- Ist man sehr verkürzt: dreimal täglich
- Ansonsten zwei- bis dreimal pro Woche

Abduktoren-Dehnung

Weniger easy, als man denkt

Die Startposition: Wir liegen auf dem Rücken, Kissen oder zusammengefaltetes Handtuch unter dem Kopf. Die Knie sind angewinkelt, unsere Beine überkreuzt. Rechtes Bein oben. Bauchnabel eingezogen. Die Arme liegen entspannt am Boden.

Und so wird's gemacht:

1 Die überkreuzten Beine langsam nach rechts drehen.

2 Das linke Bein etwas mehr strecken. Das rechte Bein drückt den linken Unterschenkel in Richtung Boden.

3 Beide Schulterblätter bleiben am Boden, und man spürt ein kräftiges Ziehen im Hüftmuskel. Dehnung 30 Sekunden halten.

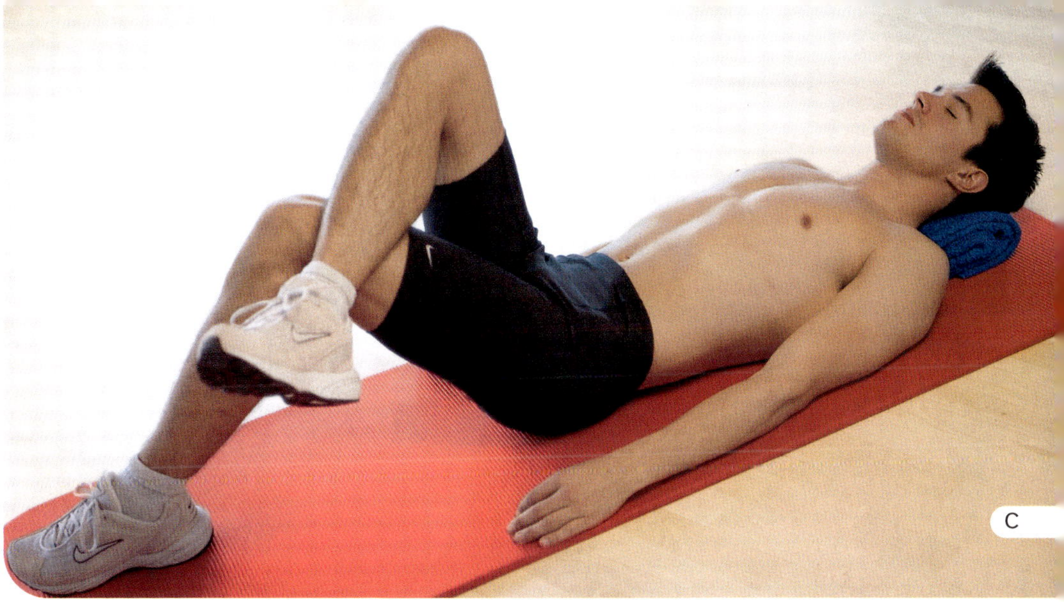

c

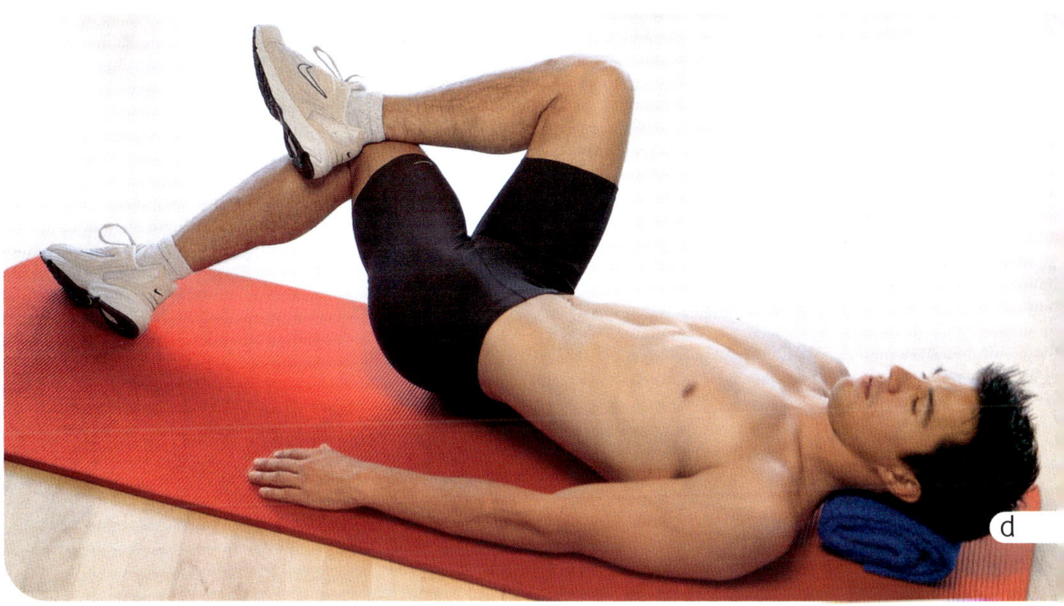

d

Dann die Beine umgekehrt überkreuzen und nach links dehnen.

(Unser Model Markus hat übrigens – wie man in Bild d sieht – mit einer erheblich verkürzten Hüftmuskulatur zu kämpfen. Das muss aber nicht so bleiben, sondern ist ein Grund mehr für regelmäßige Dehnung!)

Wie oft?
- je nach Verkürzung. Wir empfehlen dreimal pro Woche.

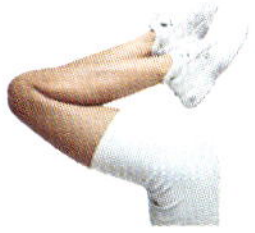

Tipp

Wenn man Schwierigkeiten mit dem unteren Rücken hat, ist die Universaldehnung von → Seite 136 eher zu empfehlen.

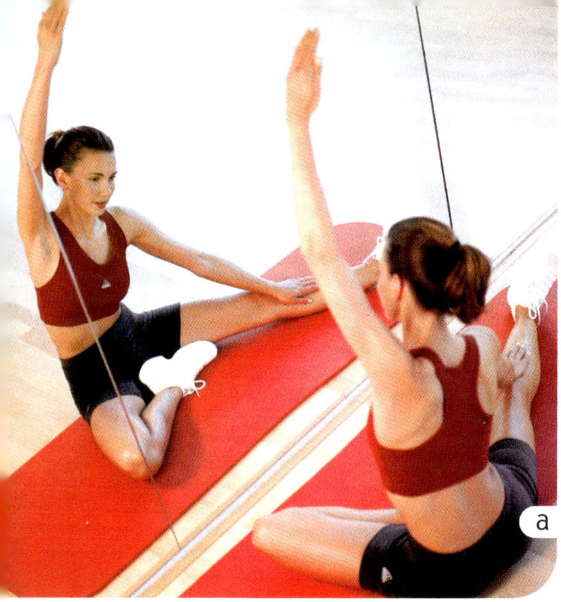

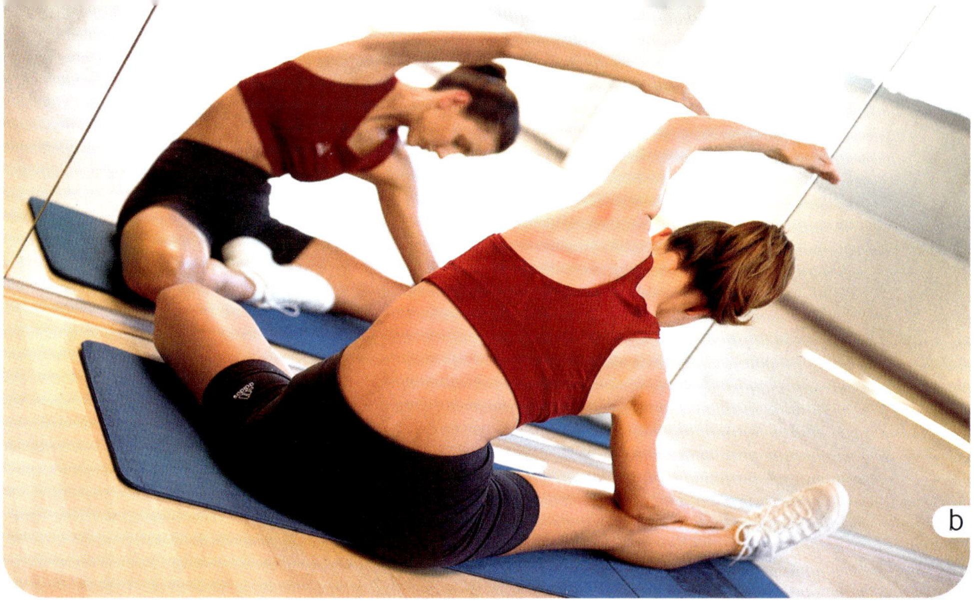

Beweglich nach allen Seiten

Universal-dehnung am Boden

Der Verspannungs-Killer

Die Startposition: am Boden im Schneidersitz. Rechtes Bein seitlich so ausstrecken, dass das Knie zur Decke zeigt und mit dem Fuß eine Linie bildet. Rechte Hand auf den Unterschenkel legen (je mehr Dehnkraft, desto weiter unten). Den linken Arm über den Kopf ausstrecken, Fingerspitzen zur Decke.

Und so wird's gemacht:

1 Als Erstes stabilisieren: Doppelkinn, Schulterblätter nach unten (wo sie für den Rest der Übung bleiben!), Bauchnabel tief innen.

a

2 Linken Arm und den Rumpf langsam in Richtung rechtes Bein beugen. Arm ganz lang machen, bis die Handfläche parallel zum Boden ist.

3 Der Ellbogen des rechten Armes wird gebeugt und auf oder innen neben das rechte Knie gelegt.

4 Bodylistening aktivieren! Nur so weit zur Seite beugen, bis man ein deutliches, noch besser: kräftiges Ziehen verspürt. Es darf aber nicht weh tun, und man muss sich ohne Schwierigkeiten wieder aufrichten können!

5 Dehnung 30 Sekunden halten und dann die Seite wechseln.

b

Variation:

- Wenn man sehr beweglich ist, kann man den rechten Unterarm mit der Handfläche nach oben auf den Boden legen oder auch den Fuß damit halten. Um die Dehnung zu variieren, die Position der anderen Hand ändern: z.B. Handfläche vom Körper wegdrehen, den Daumen nach unten oder den Arm ein Stück nach hinten nehmen.

Wie oft?

- Je nach Verspannung täglich oder dreimal pro Woche 3 Wiederholungen

Universaldehnung

Die folgenden Dehnungen haben einen großen Vorzug: Sie sprechen viele Muskeln auf einmal an. Wer genau hinhört – Stichwort Bodylistening! – wird merken, dass unsere gedehnten Muskeln dabei auch laut und deutlich mit uns sprechen. Lat-Muskeln, seitliche und hintere Bauchmuskeln, der obere Teil der Hüftmuskeln, innere und hintere Oberschenkelmuskulatur werden hier ganz schön hart rangenommen. Deshalb empfehlen wir diese Übungen gerne Leuten, die kaum Zeit oder Lust haben, sich richtig zu dehnen. Der häufigste Kommentar danach: „Ich hab gar nicht gewusst, wie viele Muskeln ich in meinem Körper habe – bei diesen Dehnungen spüre ich sie alle!"

Warum's so gut tut:

- Ich fühle mich nach diesen Dehnungen rundum fit und entspannt!
- Da ist für jeden was dabei – im Liegen, Sitzen oder mit Ball.
- Tolles Kurzprogramm für Dehn-Muffel!

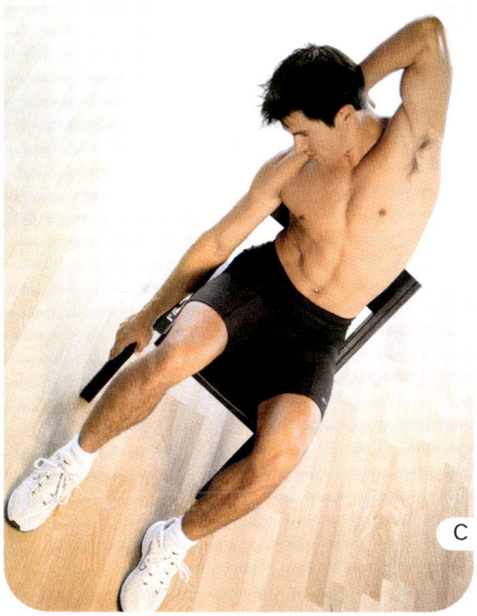
c

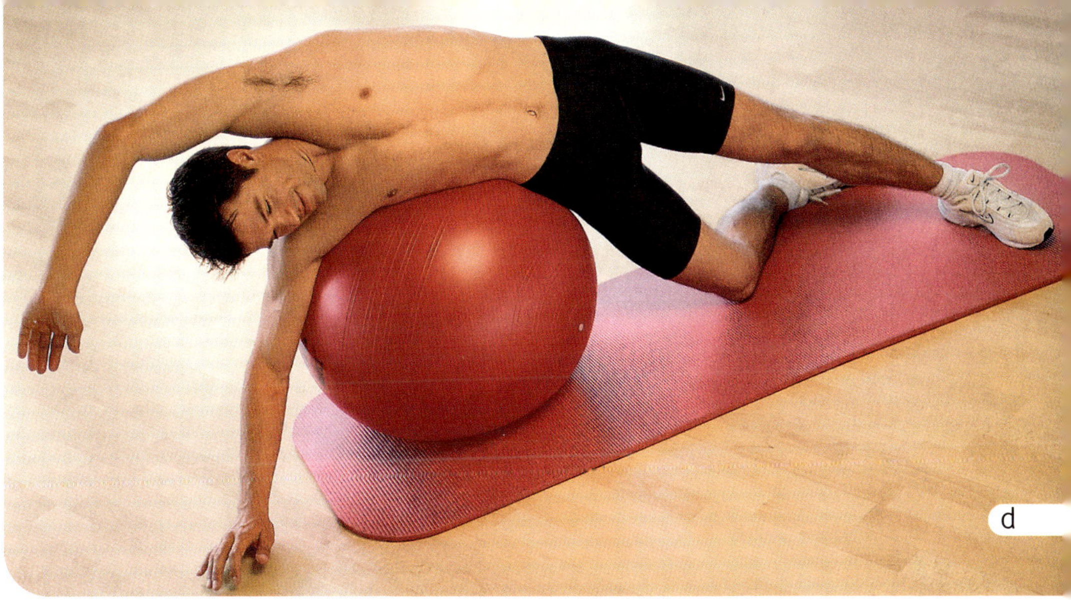
d

Universaldehnung auf einem Stuhl

Platz nehmen zum Dehnen!

Die Startposition: Ich setze mich so auf einen Stuhl, dass meine Füße flach am Boden stehen. Meine Beine bilden einen rechten Winkel. Meine Haltung ist stabil: Doppelkinn, Schulterblätter unten, Bauch innen. Mein linker Ellbogen zeigt zur Decke, die Fingerspitzen berühren die rechte Schulter. Meine rechte Hand umfasst entweder das vordere rechte Stuhlbein oder den rechten Unterschenkel. Man muss erst die ideale Position auf dem Stuhl finden, um die gewünschte Wirkung zu erzielen. Als Alternative kann man sich im Stuhl so weit zurücksetzen, bis der Po an die Lehne stößt. Die Beine in diesem Fall stärker spreizen.

Und so wird's gemacht:

1 Linker Arm und der Rumpf beugen sich langsam nach rechts. Beide Pobacken bleiben wie festgeklebt auf dem Stuhl.

2 Die rechte Hand gleitet das Stuhlbein oder den Unterschenkel hinunter. Jetzt den Bauchnabel noch tiefer einziehen.

3 Achtung: Nur so weit hinüberbeugen, dass die Füße flach am Boden und die Pobacken am Stuhl bleiben! Es sollte genauso ziehen wie bei der ⇢ Universaldehnung am Boden.

Wie oft?

- Bei Bedarf täglich oder dreimal die Woche, je 3 Wiederholungen à 30 Sekunden

Universaldehnung mit Ball

Eine runde Sache!

Bevor man diese Übung macht, sollte man sich mit dem Fitball angefreundet haben. Mein Körper muss trotz der rollenden Unterlage eine stabile Position einnehmen können. Der Umfang des Balls sollte bequem und gerade bei dieser Übung nicht zu groß sein! Es gibt drei Punkte, an denen ich mich bei dieser Übung abstütze: die haltende Hand, der Unterschenkel des auf dem Boden liegenden Beines und die Fußinnenkante des ausgestreckten Beines.

Die Startposition: Man kniet neben dem Ball und umfasst ihn mit dem rechten Arm. Jetzt kommen die Beine zur Stabilisierung ins Spiel: den rechten Unterschenkel so anwinkeln, dass man sich besser an den Ball lehnen kann. Oberschenkel und Gesäß sind vom Boden gelöst. Das linke Bein wird seitlich ausgestreckt, das Knie zeigt jedoch nach vorne. Die Fußinnenkante stützt das ausgestreckte Bein ab. Das Körpergewicht ist zwischen dem haltenden rechten Arm, dem rechten Oberschenkel und der linken Fußkante verteilt. Der linke Arm ist nach oben ausgestreckt. Der untere Arm bleibt während der gesamten Übung gestreckt!

Und so wird's gemacht:

1 Zunächst die Stabilisation: Doppelkinn, Schulterblätter runter und Bauchnabel einziehen. Wichtig, damit man nicht kippt!

2 Langsam den linken Arm nach rechts in Richtung Ball führen. Der Körper hebt sich dadurch fast von selbst leicht nach oben. Je weiter der ausgestreckte Arm herüberkommt, desto weiter legen sich Oberkörper und rechter Arm über den Ball.

3 Der Kopf neigt sich entspannt ebenfalls nach rechts. So wird auch die linke Seite des Nackens gedehnt. Man spürt ein Ziehen vom linken Lat-Muskel bis zur linken Hüfte. Dehnung 30 Sekunden halten. In die Startposition zurück und nochmals dieselbe Seite dehnen.

Wie oft?

- Drei- bis viermal pro Woche oder auch öfter
- 3 x hintereinander dieselbe Seite, dann wechseln

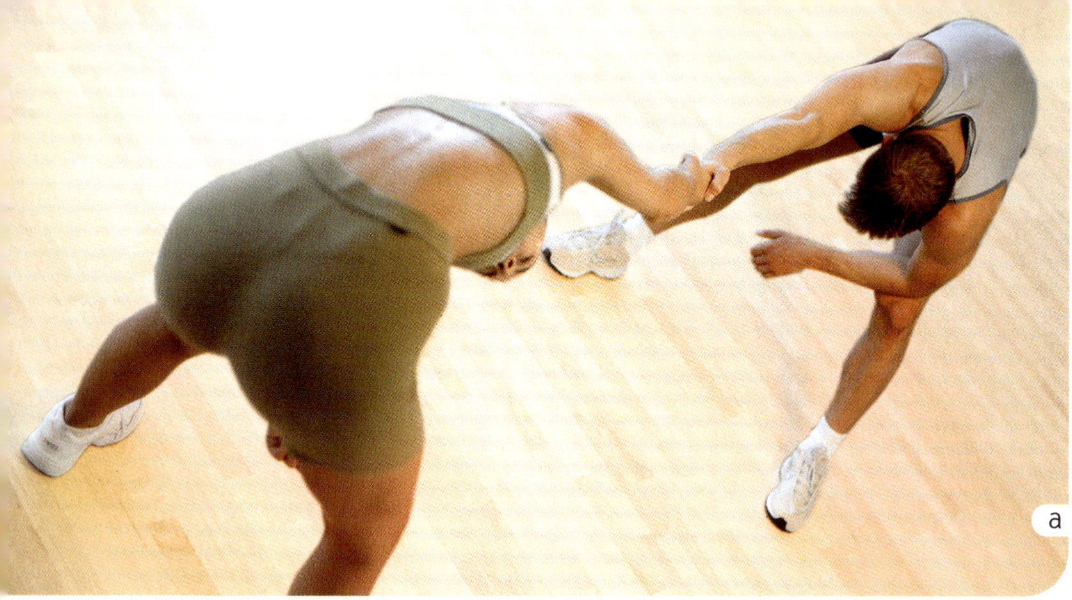

a

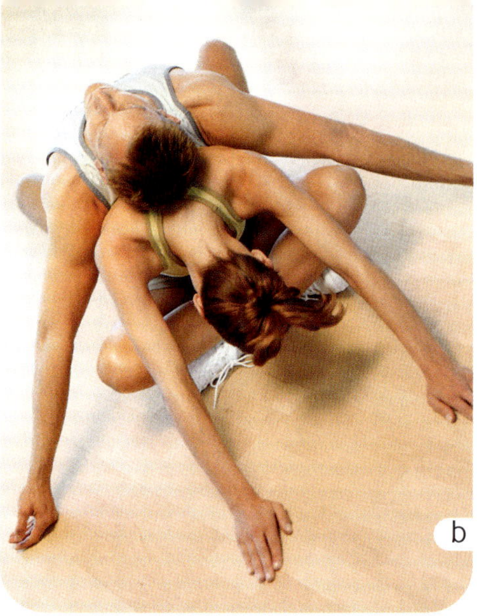

b

Zu zweit macht's doppelt Spaß!

Tauziehen

Die perfekte Lat-Dehnung

Die Startposition: Markus und Sandra stehen einander gegenüber und halten sich an der rechten Hand. Dann gehen sie jeder ein paar Schritte zurück, bis ihre Arme fast gestreckt sind, und beugen ihre Oberkörper so weit nach vorne, bis sie sich parallel zum Boden befinden. Die Beine sind bei jedem mehr als schulterbreit auseinander. Beide stabilisieren sich: Doppelkinn, Bauchnabel innen, Schultern und Schulterblätter locker. Der Rücken ist bei beiden Partnern lang gestreckt, weil das Gesäß nach hinten gezogen ist.

Und so wird's gemacht:

1 Gewicht auf die Fersen verlagern. Mit ausgestreckten Armen langsam und gleichmäßig voneinander wegziehen. Den Po dabei immer weiter nach hinten führen.

2 Beide Partner sollten ein angenehmes Ziehen in den Lat-Muskeln spüren. Jetzt 30 Sekunden halten und die ganze Übung dreimal wiederholen.

3 Danach die Hände wechseln und wieder dreimal wiederholen.

Wie oft?

- Wer Lust dazu hat täglich, ansonsten 3 x wöchentlich

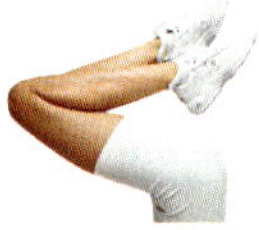

Tipp

Die Arme beider Partner müssen absolut gestreckt sein. Manchmal beugt man, aus Angst zu fallen, die Arme. Das verhindert die Dehnung. Auch wenn ein Partner viel größer und stärker ist als der andere, findet man durch Vertrauen und Abstimmung schließlich ins Gleichgewicht.

Partnerdehnung

Wie wär's mal mit einer neuen Form der Kommunikation in der Beziehung? Eine der schönsten Arten, zueinander zu finden, ist Berührung. Beim gegenseitigen Dehnen lernt man den eigenen Körper und den des Partners besser kennen. Und noch was: Wer fit ist, hat auch mehr Sexappeal! Ein weiterer Pluspunkt der Partnerdehnung: Zu zweit motiviert sich's leichter!
Tipp: Man kann auch als Personal Trainer fungieren und zunächst seinen Partner dehnen. Dann werden die Rollen getauscht und der andere bekommt sein ganz persönliches „VIP-Training“!

Warum's so gut tut:

- Zu zweit macht's einfach mehr Spaß!
- Wenn ich passiv gedehnt werde, kann ich mich auf meine Muskeln konzentrieren.
- Mein Partner motiviert mich!

Rücken an Rücken im Schneidersitz

Für Anlehnungsbedürftige

Die Startposition: Beide sitzen Rücken an Rücken im Schneidersitz auf dem Boden. Tipp: Wenn ein Partner sehr viel größer als der andere ist, mit dem Kopf aufpassen. Kann man ihn nicht bequem ablegen, ein kleines Kissen zwischen Rücken und Hinterkopf stecken oder Doppelkinnhaltung.

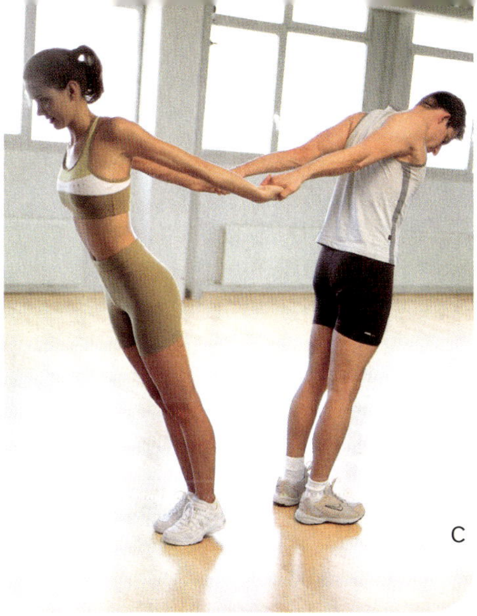

c

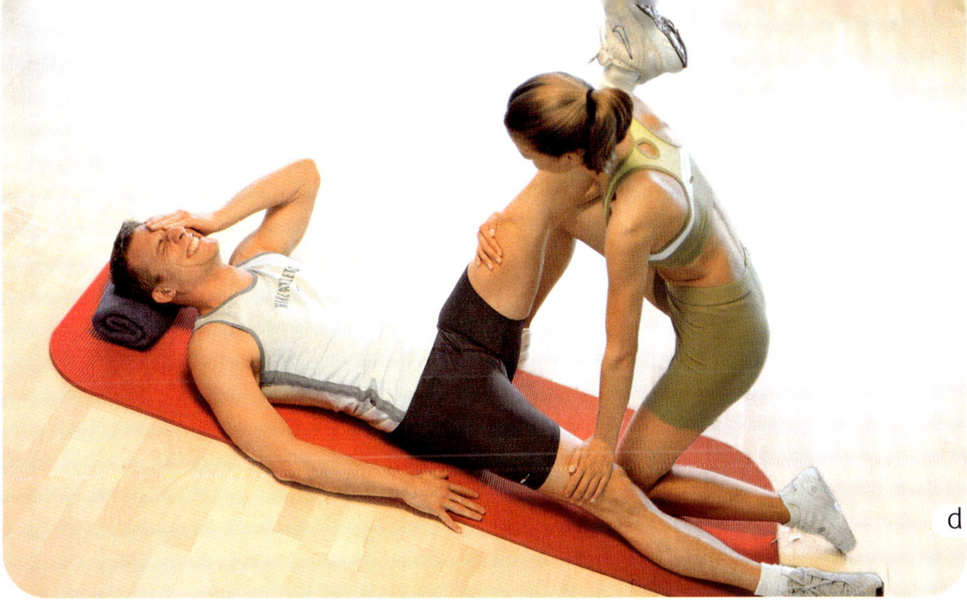

d

Und so wird's gemacht:

1 Sandra beugt sich nach vorne und streckt die Arme mit den Handflächen nach unten am Boden aus.

2 Markus lehnt sich zurück – und an Sandras Rücken. Er öffnet die Arme und lässt sie entspannt fallen. Seine Handflächen zeigen nach oben.

3 Das Gewicht auf Sandras Rücken verstärkt die Dehnung in ihrem Gesäß. Sandra muss nur darauf achten, dass ihre beiden Pobacken am Boden bleiben.

4 Die Position, die Markus einnimmt, erlaubt ihm, seine Brustmuskeln optimal zu dehnen. Er muss die richtige Armstellung finden, damit das Ziehen wirklich im großen Brustmuskel stattfindet. Vielleicht ein bisschen höher oder tiefer. Kopf und Nacken sollten entspannt sein, aber nicht zu weit nach hinten fallen.

5 Position halten und dann die Dehnung umgekehrt ausführen.

Wie oft?

- 2-3 x wiederholen, 10-15 Sekunden halten, später 20-30 Sekunden
- Zwei- bis dreimal wöchentlich

Im Stehen

Tut Schulter und Bizeps gut

Die Startposition: Sandra und Markus stehen Rücken an Rücken, mit etwa einem Schritt Abstand, und halten sich an den Händen. Die Arme sind seitlich ausgestreckt.

Und so wird's gemacht:

1 Beide stabilisieren sich: Doppelkinn, Schulterblätter nach unten, Bauch nach innen. Dann verlagern sie das Gewicht auf die Fußballen und lehnen sich mit dem gesamten Körper nach vorne – also voneinander weg. Ihre Körper bilden ein „V".

2 Beide sollten ein angenehmes Ziehen auf den Vorderseiten ihrer Schultern und im Bizeps spüren.

Wie oft?

- 1-3 x wiederholen, zuerst 10-15 Sekunden halten, später 20-30 Sekunden
- Ein- bis zweimal wöchentlich

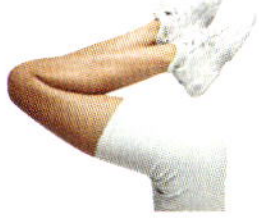

Tipp

Nicht zu schnell nach vorne lehnen! Die Zugkraft muss gut aufeinander abgestimmt sein.

Auf dem Rücken

Ich dehn dich, du dehnst mich

Die Startposition: Markus liegt rücklings am Boden, sein Hinterkopf auf einem zusammengefalteten Tuch, beide Beine sind ausgestreckt. Sandra kniet neben ihm.

Und so wird's gemacht:

1 Markus legt sein linkes Bein auf Sandras rechte Schulter. Wenn das zu hoch ist, rutscht sie einfach noch ein Stück zurück.

2 Ihre eine Hand liegt auf seinem Oberschenkel, oberhalb des Knies, die andere auf Markus' am Boden ausgestrecktem Bein. Markus muss seine Beine während der Dehnung gestreckt halten. Sandra hilft ihm mit ihren Händen dabei.

3 Sie bewegt ihren Oberkörper langsam nach vorne, um sein Bein höher zu bringen. Er sagt, wann sein Dehnlimit erreicht ist – in dieser Position hält Sandra dann sein Bein 30 Sekunden lang. Dann ist sein rechtes Bein dran. Anschließend tauschen die Partner ihre Rollen.

Wie oft?

- 3 x mit jedem Bein. Immer mit dem schwächeren Bein beginnen
- Am besten täglich!

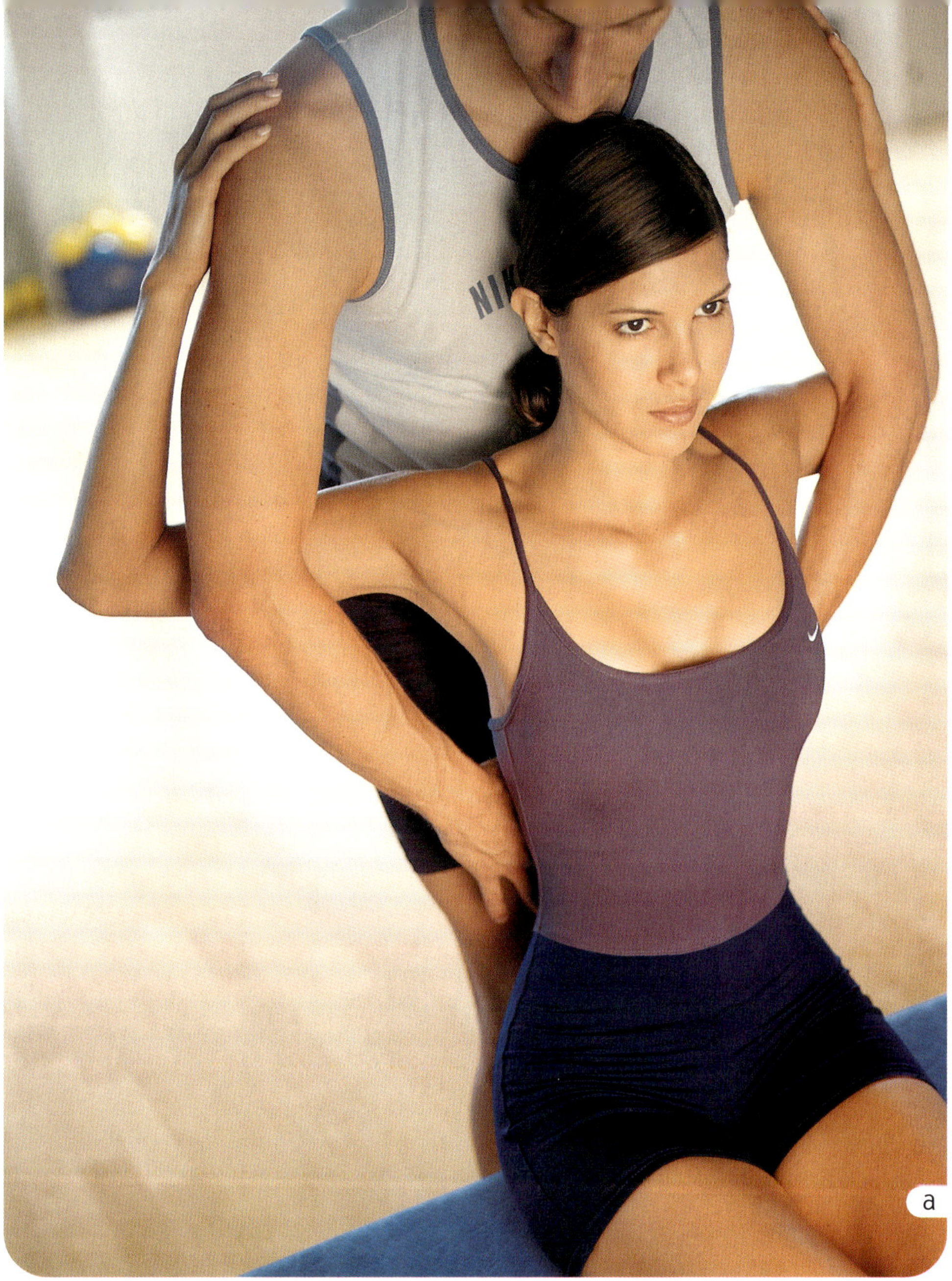

Brustdehnung mit Partner

Andrea lässt dehnen

Der Erfolg dieser Übung ist von zwei Komponenten abhängig: zum einen von der feinfühligen und technisch richtigen Ausführung des aktiven Partners (also desjenigen, der den anderen dehnt, in unserem Falle Markus). Und zum anderen davon, wie der passive Partner sitzt (der zu dehnende Partner, hier Andrea)! Ist nämlich ein Partner sehr groß und der andere sehr klein, muss man wirklich aufpassen, wie hoch oder niedrig der Stuhl, die Bank oder der Hocker ist, auf dem der zu dehnende Partner sitzt.
Also unbedingt einige Positionen ausprobieren! Tipp: Man kann sich auch umgekehrt auf einen Hocker oder Stuhl setzen. Und zwar mit der Brust in Richtung Lehne und dem Po an der Stuhlkante. Die Beine zeigen im 90- bis 180-Grad-Winkel gegrätscht nach vorne. Die Füße stehen flach am Boden.

Und so wird's gemacht:

Die Startposition: Der aktive Partner, Markus, steht hinter dem passiven Partner, Andrea. Andrea streckt ihre Arme nach oben, beugt die Unterarme nach hinten und legt ihre Hände auf Markus' Schultern.

a

1 Markus führt jetzt seine Arme durch die gebeugten Arme von Andrea hindurch, so dass seine Arme gegen ihre Oberarme drücken. Dann schiebt er seine Handrücken hinter ihren Rücken.

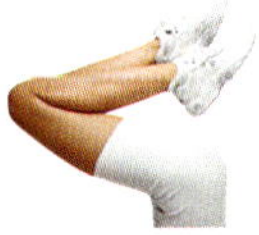

Tipp

Bevor der aktive Partner anfängt zu dehnen, sollte er mit dem passiven Partner die Armhöhe testen. Fühlt der passive Partner die Dehnung wirklich in den Brustmuskeln und NICHT im vorderen Schulterbereich?

Noch mehr Beweglichkeit für zwei

Diese Übungen sind die VIP-Dehnungen. Der eine Partner spielt Personal Trainer, der andere kann sich verwöhnen lassen. Mit etwas Erfahrung und Geduld kann man mit diesen Übungen viel mehr Beweglichkeit erreichen. Die Dehnungen auf dieser Doppelseite wurden mit großer Sorgfalt ausgesucht, weil gerade diese Körperteile besonders zur Verkürzung neigen.

Warum's so gut tut:

- Die Brustdehnung ist die perfekte Ergänzung der Korsettübung (⟶ Seite 56). Die „öffnet" die Brustmuskulatur und gibt mir ein Gefühl von Kraft.
- Gesäßdehnung mit Partner tut gut – alleine kann ich diese Dehnung nicht so effektiv ausführen.

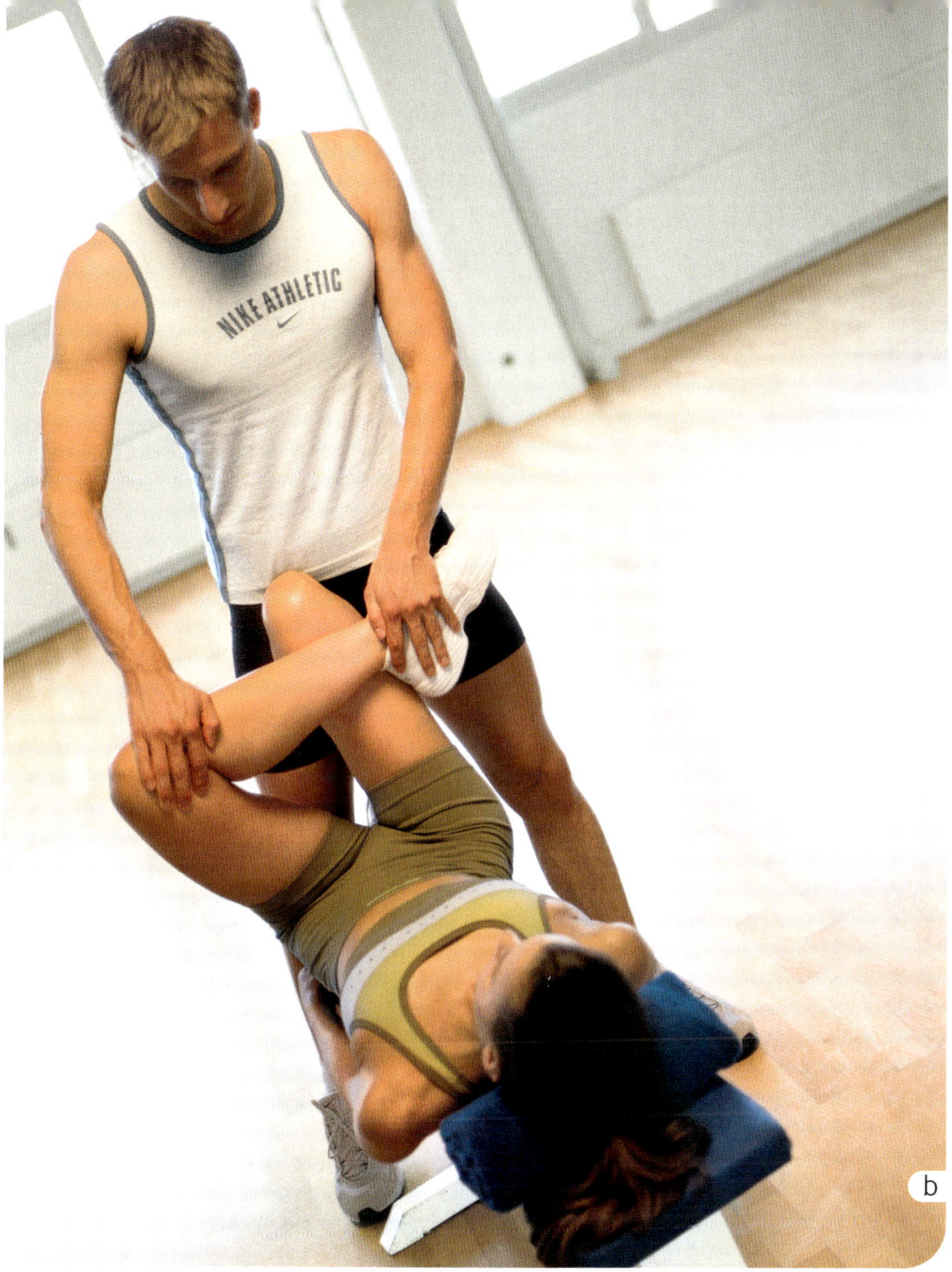

2 Markus drückt mit seinen Oberarmen Andreas Oberarme vorsichtig nach hinten. Wenn der passive Partner – hier Andrea – sehr stark oder sehr verkürzt ist, sollte der aktive Partner seine Handrücken schon bei Ausführung von Punkt 1 gegen den Rücken drücken.

3 Der passive Partner zieht den Bauch nach innen, neigt den Kopf entspannt nach vorne und atmet bei der Dehnung aus.

Wie oft?

- Dreimal pro Woche bis täglich
- 3 Wiederholungen à 30 Sekunden

Gesäßdehnung auf der Bank

Sandra findet's toll, Markus auch

Die Startposition: Der passive Partner – hier Sandra – liegt rücklings auf einer Bank. Der Kopf liegt auf einem zusammengefalteten Tuch, das Gesäß genau auf der Bankkante. Die Beine sind angewinkelt und an den Körper herangezogen. Der aktive Partner – Markus – steht am Fußende der Bank.

1 Sandra legt jetzt zuerst ein Bein über den Oberschenkel des anderen Beins (in der Abb.: links über rechts), und zwar so, dass der Fußknöchel eine Handbreit vom Knie entfernt ist. Das linke Knie zeigt nach außen.

2 Langsam und vorsichtig drückt Markus beide Beine von Sandra herunter in Richtung Brust. Sandras Hüften bleiben dabei stabil. Sie dürfen sich auf keinen Fall drehen!

3 Sandra zieht den Bauchnabel kräftig nach innen und schiebt die Schulterblätter nach unten. Ihr unterer Rücken rundet sich.

4 Dehnung halten. Dann Beine wechseln.

Wie oft?

- Dreimal pro Woche
- 2-3 Wiederholungen, abwechselnd jeweils 30 Sekunden

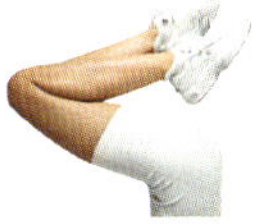

Tipp

Wie alle Dehnungen sollte auch diese sehr langsam und sorgfältig ausgeführt werden. Wer passiv gedehnt wird, muss seinem Partner ständig Feedback geben: Wo zieht es? Fühlt es sich (noch) gut an? Der passive Partner sollte auch darauf achten, dass seine Hüften immer gerade bleiben!

Special: Everyday-Fitness

Die aktiven 10

Fit bleiben im Alltag? Sein tolles Körpergefühl behalten? Ganz einfach, wenn man ein bisschen Fantasie entwickelt und jede Gelegenheit nutzt. Zum Beispiel ein paar der folgenden zehn. Oder auch gleich alle. Umso schneller geht's voran mit der Fitness!

1 Bewegung fällt ins Gewicht

Für alle, die erst mal fragen: „Was bringt's?" Die Antwort lautet: richtig viel! Sich auch im Alltag konsequent möglichst viel zu bewegen, fällt definitiv ins Gewicht. Die gute Nachricht für alle, die auf ihre Form(en) achten: Wer Tag für Tag für viele kleine Aktivitäten sorgt, der kann im Jahr bis zu fünf Kilo loswerden.

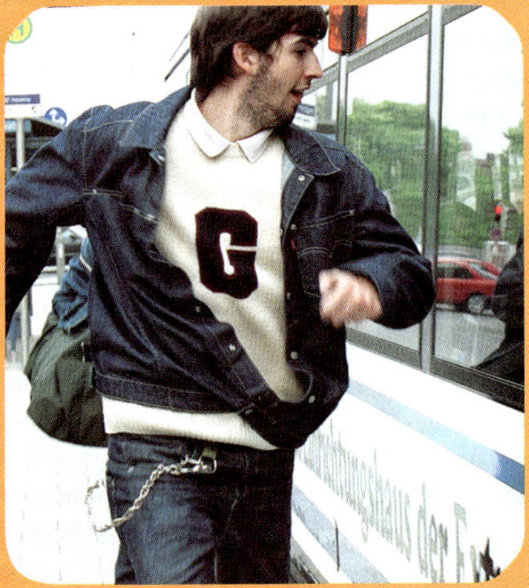

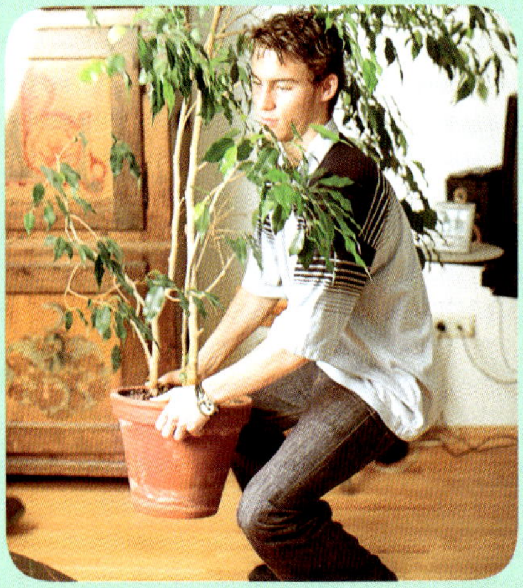

2 Erhebendes

Leben heißt heben. Jeden Tag. Gut für die Muskeln, schlecht für den Rücken. Wenn man's verkehrt macht, jedenfalls. Richtig heben kann man aber lernen: Der Rücken bleibt gerade. Immer. Die Arbeit machen die Beine, vor allem die Oberschenkel. Und: Keine Angst vor Nähe!
Je dichter man mit dem Körper an der Last dran ist, umso besser.

3 Büro-Stretching

An einem toten Punkt angelangt? Fühlt sich der Kopf an, als wäre Watte drin, obwohl man so dringend auf die zündende Idee wartet? Die Soforthilfe: vom Schreibtisch wegdrehen und aus dem Fenster in die Ferne blicken (gut für die Augen!). Genüsslich die Arme nach oben strecken. Erst den einen, dann den anderen. Fünfmal. Dabei die Stabilisation nicht vergessen: Doppelkinn und so (→ Seiten 12 - 13, 104 - 105).

4 Kommunikation

Handy, Fax, E-Mail: Unsere Kommunikationsmöglichkeiten sind grenzenlos. Aber muss man der Mitarbeiterin im Zimmer nebenan eine E-Mail schicken? Man könnte auch rübergehen. Genauso wie zu dem Kollegen im zweiten Stock. Um dort keinen Schock auszulösen, kann man sich ja ankündigen – o.k., wenn's sein muss auch per E-Mail. Oder man geht mal in der Mittagspause zusammen um den Block. Kommunikation in Bewegung sozusagen.

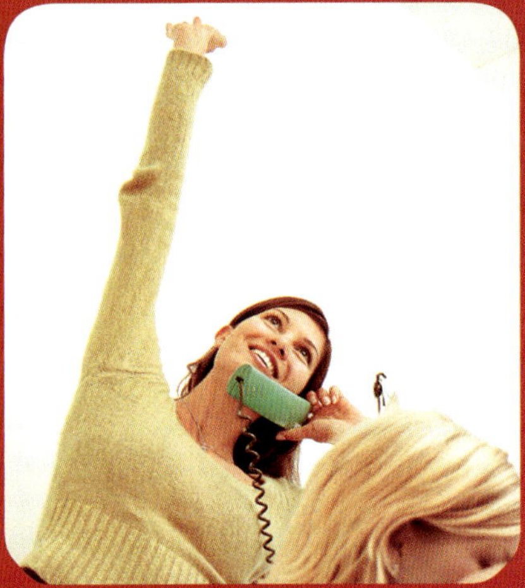

5 Do it standing

Telefonieren ist einfach. Denkste. Ein schwieriges Telefonat zu meistern, ist eine Kunst. Und im Stehen dient's sogar der Fitness! Und mit Hilfe der Hände. Gesten sieht der andere zwar nicht, aber er hört sie raus. Also: Wenn's Telefon klingelt, grundsätzlich erst mal aufstehen. Erst nach dem Telefonat wieder hinsetzen. Und zwar langsam und bewusst. Nicht in den Stuhl plumpsen. Und beim nächsten Klingeln: Auf geht's!

6 Zu Fuß!

Viele Fahrten mit dem Auto sind kürzer als zwei Kilometer. Sagt die Statistik. Wetten, dass man viele dieser Strecken auch zu Fuß bewältigen könnte? Kleinere Einkäufe oder der Gang zum Briefkasten lassen sich prima zu Fuß erledigen. Manche Menschen gehen sogar zur Fuß zur Arbeit. Bis zu vier Kilometer sind drin. Und meine schicken Schuhe? Die nehm ich mit und zieh sie einfach später an.

7 Doggy Race

Ob die Sonne lacht, es in Strömen regnet oder weiße Flocken schneit: Der Hund muss raus. Gut für Herrchens/Frauchens Gesundheit: Waldi oder Rex bringen Bewegung ins Leben. Und das mehrmals am Tag. Wer keinen Hund hat, kann sich bei Nachbarn, Freunden oder im nächsten Tierheim einen leihen. Denn merke: Schon bei drei Kilometern pro Tag sinkt das Risiko für eine Herz-Kreislauf-Erkrankung deutlich!

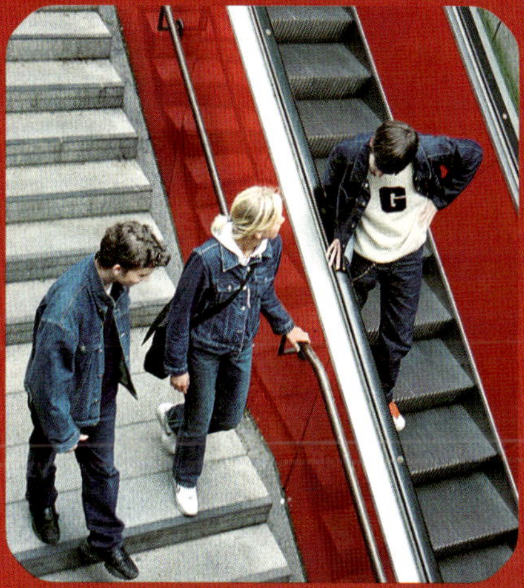

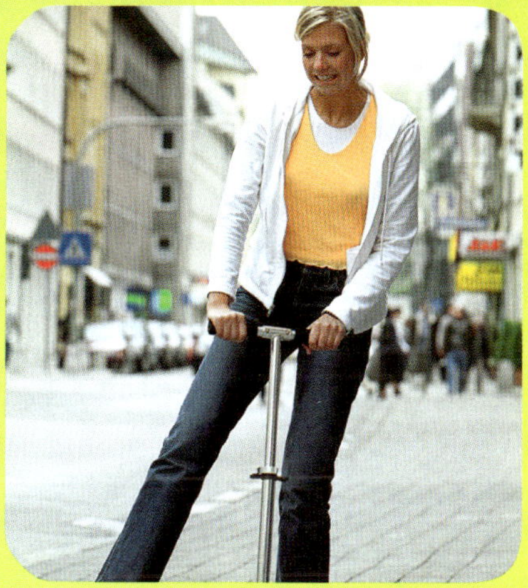

8 Auf der Stelle treten

Total schlapp? Frustriert? Das Mini-Bewegungsprogramm hilft. Platz dafür ist in der kleinsten Hütte. Dauert nur drei Minuten: Zuerst eine Minute auf der Stelle treten. Dabei die Arme kräftig mitschwingen. Zu Beginn der zweiten Minute das Tempo steigern. Gegen Ende der zweiten Minute 15 bis 30 Sekunden lang richtig durchstarten. Die dritte Minute langsam auslaufen lassen.

9 Abenteuer Treppenhaus

Komisch: Zur Rushhour muss man sich in vielen U-Bahnstationen an den Rolltreppen sogar anstellen. Oder im Bürohaus auf den Lift warten. Schluss mit dem Herdentrieb! Wahre Individualisten nehmen die Treppen. Kein Anstellen, kein Warten. Und Platz zum Walzertanzen (falls einem danach ist).
Fazit: Die machen den Weg frei. Und nebenbei noch fit.

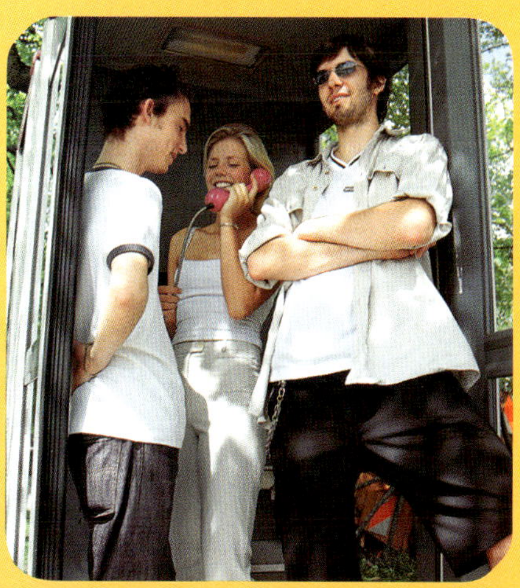

10 Sich lang machen

Immer alles griffbereit zu haben, zeugt von perfekter Organisation. Oder einem Ordnungsfimmel. Deponiere ich gewisse Dinge außerhalb meiner Reichweite, muss ich eines tun, um dranzukommen: mich lang machen oder aufstehen. Ist natürlich nicht sinnvoll für Dinge, die ich laufend brauche. Aber ab und zu mal seine „comfort Zone“ zu verlassen, ist sehr sinnvoll – weil's fit hält!

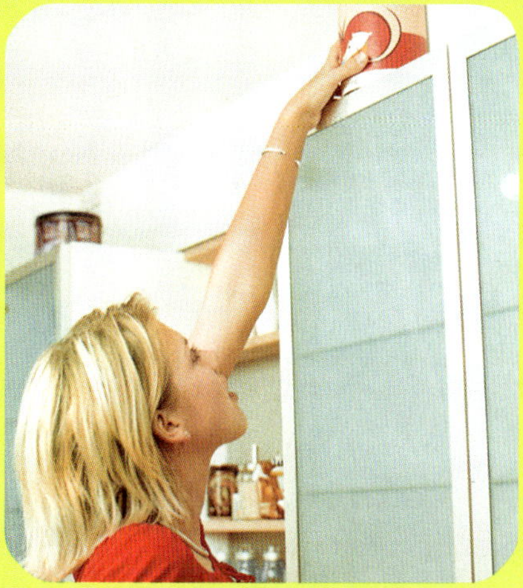

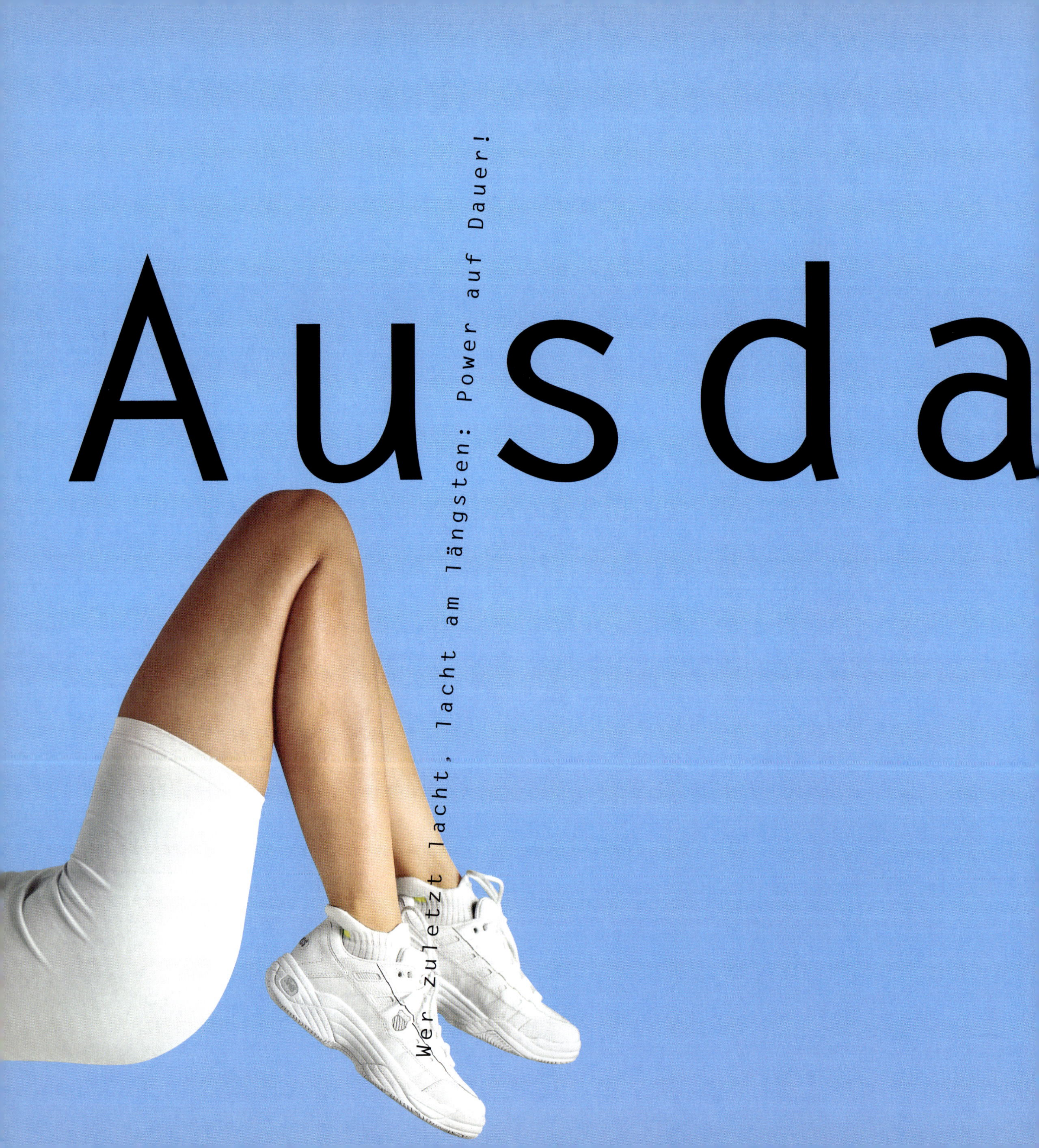
Ausda
Wer zuletzt lacht, lacht am längsten: Power auf Dauer!

uer

Es gab da mal so eine Werbung: Lauter süße Spielzeughasen trommelten munter vor sich hin. Bis einer nach dem anderen aufgab, weil ihm die Power fehlte. Nur einer, der trommelte und trommelte und trommelte ...

Weil er die richtige Batterie hatte! Die ihn noch mit genug Energie versorgte, als alle anderen schon aufgegeben hatten. Eben ein Hase mit Ausdauer.

Wir sind zwar keine Spielzeughasen, und wir brauchen auch keine Batterie. Aber manchmal reden auch wir davon, dass wir „unseren Akku wieder aufladen“ müssen. Und es gibt keine bessere Methode dafür als Sport. Am allerbesten ist Ausdauersport.

Und: Wer beim Joggen, Walken, Schwimmen oder Radeln länger durchhält, der ist auch im Alltag besser drauf. Der lacht auch dann noch, wenn es allen anderen schon vergangen ist. Ausdauersport ist echtes Gute-Laune-Training!

Und genau das machen wir jetzt. Tun was für unsere Stimmung – und natürlich für unseren Körper.

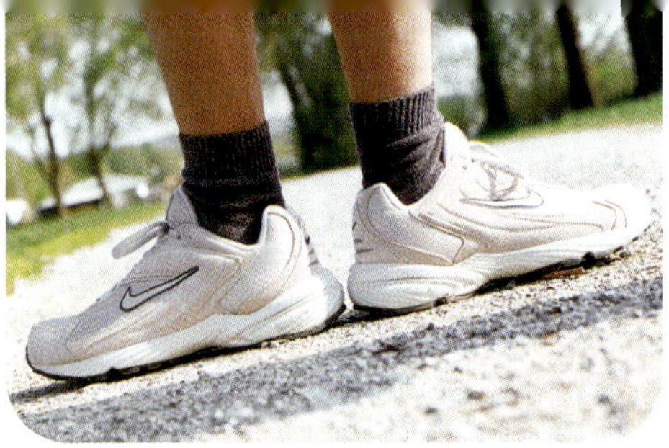

Zeigt her eure Füße

Tipps für den Schuhkauf

Wir haben unseren eigenen Kopf. Und wir haben unsere eigenen Füße. Nur: Wenn man bedenkt, dass sie uns in unserem Leben im Durchschnitt 160 000 Kilometer (!) weit tragen, widmen wir ihnen doch recht wenig Aufmerksamkeit. Deshalb soll die nächste Viertelstunde allein unseren Gehwerkzeugen gehören – als kleiner Ausgleich für diese Ungerechtigkeit. Beginnen wir damit, sie nass zu machen. Mit den nassen Füßen hinterlassen wir dann sichtbare Spuren. Auf einem Löschblatt zum Beispiel oder auf steinernen Fliesen. Wie sieht der Fußabdruck aus?

Ein „normaler" Fuß. Gerüchten zufolge soll er noch ab und zu vorkommen. Seine schmale Taille verdankt er dem Längsgewölbe zwischen Ferse und Zehenballen. Auf dem Abdruck nicht sichtbar, aber trotzdem da, ist auch das Quergewölbe zwischen großem und kleinem Zeh. Ein gesunder Fuß hat wegen der Gewölbe gute Dämpfungseigenschaften und lässt sich mühelos abrollen. An Sportschuhe stellt er keine allzu großen Anforderungen. Stabil sollte der Schuh aber schon sein.

Ein Senkfuß. Sein flaches Längsgewölbe beschert ihm eine breitere Taille. Weil der Fuß nicht so stabil ist, neigt der Innenknöchel bei Belastung dazu, nach innen zu knicken. Also praktisch bei jedem Schritt. Die dauernde Kippbewegung (Fachbegriff: Überpronation) macht den Sprunggelenken schwer zu schaffen. Gute Sportschuhe fangen diese Bewegung durch eine „Pronationsstütze" ab – eine Art Keil, eine Zwischensohle, die auf der Fuß-Innenseite Ferse und Mittelfuß unterstützt. Auch hilfreich: eine stabile Fersenkappe.

Lust auf einen kleinen Streit?

Ulrich

Vorfußlaufen? Das einzig Wahre!

Vorfußlaufen ist die natürlichste Technik der Welt. Was tun wir denn ganz automatisch, wenn wir barfuß gehen? Richtig, auf das Vorfußlaufen umschalten und damit die körpereigenen Stoßdämpfer nutzen. Denn dabei prallt die Ferse nicht bei jedem Schritt so hart auf den Untergrund, dass man an einen Elefanten denken muss. Im Gegenteil: Der Vorfuß fängt den Druck sanft auf und leitet ihn auf die Wadenmuskeln um. Und die wiederum sind kräftig genug, ihn abzufedern. Auf diese Weise entlastet man die Wirbelsäule, schont die Knie und beugt einer Fehlbelastung der Sprunggelenke vor. Ganz zu schweigen von der elegant-federnden Lauftechnik, die das Vorfußlaufen einem ermöglicht. Flink wie ein Wiesel. Der Weg in den Läuferhimmel führt für mich über das Vorfußlaufen.

Übrigens: Es gibt noch einen Weg dazwischen! Wer etwas über das richtige Laufen erfahren will: ⟶ Seite 154.

Gisela

Vorfußlaufen? Ich krieg die Krise!

Wenn ich das schon höre: Vorfußlaufen. Das ist doch nur was für Weltklasse-Läufer. Oder für Naturtalente. Alle anderen laufen am besten so, wie Mutter Natur das für den Menschen vorgesehen hat: Sie setzen die Ferse zuerst auf. Schließlich sind wir weder Gazellen noch Katzen. Von wegen locker – leichtes Dahinschweben auf dem Vorfuß. Das Einzige, was man sich dabei einhandelt, sind Muskelverspannungen und Spreizfüße. Und wenn ich an gewichtigere Läufer denke: Wie sollen die das denn anstellen? So viel Kraft in der Wade hat doch kein Mensch! Denn die Wadenmuskulatur muss diesen merkwürdigen Laufstil ausbaden. Damit hat sie eine ganze Menge Arbeit. Und überhaupt: Wie sieht denn das aus? Ein Vorfußläufer erinnert mich immer an eine verzweifelte Ballerina, die gerne auf den Zehenspitzen tanzen würde, es aber nicht schafft.

Ein Plattfuß. Auffälligstes Merkmal: Der Fußabdruck hat keine Taille. Der Grund: Das Längsgewölbe hat schlapp gemacht. Damit fehlt dem Fuß ein wichtiger Stoßdämpfer. Das kann Beschwerden verursachen, muss es aber nicht. Im Prinzip entstehen hier ähnliche Probleme wie beim Senkfuß. Deshalb braucht auch der Plattfuß einen Schuh mit Pronationsstütze und stabiler Fersenkappe. Wer Beschwerden hat, sollte mit seinem Orthopäden über Einlagen reden. Und beim Schuhkauf natürlich darauf achten, dass Einlagen und Schuhe auch zusammenpassen.

Ein Hohlfuß. Der Fußabdruck ist geteilter Meinung: hier die Ferse, dort der Vorfuß. Hohes Gewölbe, klasse Dämpfung? Sollte man meinen, ist aber nicht so. Denn das Gewölbe ist zu steif, um ausreichend federn zu können. Der Schuh muss die Dämpfung übernehmen. Damit der hohe Fußrücken Platz hat, sollte er außerdem über dem Rist hoch geschnitten sein. Weiteres Problem: Weil ihn seine Besitzer oft betont über die Außenkante abrollen, ist er nicht gerade umwerfend stabil. In unebenem Gelände kann der Außenknöchel nach außen knicken. Die Bewegung heißt Supination, Verletzung nicht ausgeschlossen (Supinationstrauma). Eine härtere Zwischensohle vorne und außen beugt vor. Am besten vor dem Schuhkauf mal zum Orthopäden!

Water World

Wir wär's mit Schwimmen als Ausdauersportart? Unser Interviewpartner Markus jedenfalls, deutscher Meister im Freistil, fährt – schwimmt – voll drauf ab.

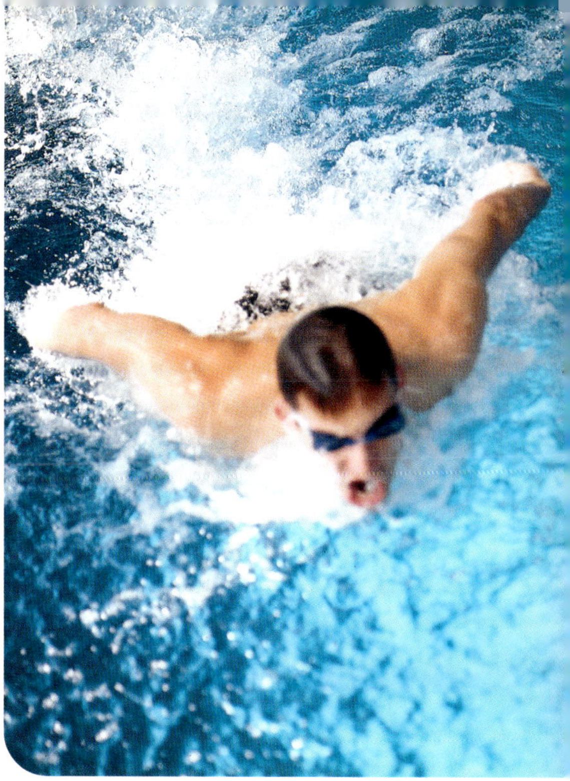

Schwimmen ist Volkssport. Praktisch jeder kann es, zu wenige tun es, meint der Münchner Wettkampfschwimmer Markus Bierig. Seine Spezialität: Freistil. Zusammen mit drei Kollegen wurde er im Mai 2001 Deutscher Meister über 4 x 100 Meter. Er setzt sich dafür ein, dass es auch für Breitensportler mehr Angebote gibt, unter fachlicher Anleitung zu schwimmen. Wir sprachen mit ihm über seinen Lieblingssport.

Warum ist gerade Schwimmen so empfehlenswert?
„Weil jeder im Wasser Spaß haben kann. Es gibt dafür so viele Möglichkeiten: Schwimmen, Aqua-Fitness oder Spielen. Und weil es für Sehnen, Bänder, Muskulatur und Gelenke viel schonender ist als beispielsweise Laufen. Laufen belastet die Bandscheiben, Schwimmen entlastet sie. Im Wasser reduziert sich das Körpergewicht um 90 Prozent! Schwimmen wird sogar von Orthopäden empfohlen, weil es so gut für den Rücken ist. Schwimmen ist eine Sportart, die man bis ins hohe Alter betreiben kann. Außerdem gibt's fast überall Möglichkeiten zum Schwimmen: im See, im Meer oder im Hallenbad."

Was ist wichtig, wenn ich Schwimmen als Ausdauersportart wähle?
„Schwimmen fördert die Ausdauer nur dann, wenn man es richtig macht. Man muss intensiv und lange genug trainieren. Das kann man nur, wenn man einen oder mehrere Schwimmstile einigermaßen beherrscht. Am besten, man lernt sie unter fachgerechter Anleitung. Es hilft einem ungemein weiter, wenn man jemanden hat, der mal sagt: Du ziehst verkehrt. Oder: Du machst dieses oder jenes falsch.
Leider gibt es da viel zu wenig Angebote. Ich finde, das sollte man ändern. Denn der Bedarf wäre da: Leute mit Rückenproblemen, Leute, die was für eine gute Figur tun wollen, Hobby-Triathleten, um nur einige Beispiele zu nennen. Sie alle könnten doch wunderbar lernen, wie man richtig schwimmt.

Mein Tipp: einen Verein suchen, in dem man auch als Freizeitsportler unter Anleitung trainieren kann. Und ich brauche dazu ein Hallenbad, das wirklich noch ein Becken mit Bahnen hat, die sich fürs sportliche Schwimmen eignen."

Tour de Force:
Fahrradkurier in München

Kaum schaut man hin, schon sind sie wieder weg. Fahrradkuriere flitzen durch den dicksten Verkehr. Wir mussten ganz schön schnell sein, um einen zu erwischen. Fahrradkurier Werner von der Münchner Firma TransPedal hat uns erzählt, worauf es ankommt.

Welche Fähigkeiten braucht ein Fahrradkurier? Das Wichtigste ist Ausdauer, damit man über einen langen Zeitraum fahren kann. Ohne Ausdauer geht gar nichts. Und Ortskenntnis. Sonst lohnt sich das Ganze nicht. Denn die Fahrradkuriere sind selbstständig. Je besser man sich auskennt, umso besser kann man seine Fahrten koordinieren und umso größer sind die Verdienstchancen.

Ausdauer – kriegt man die, oder sollte man die mitbringen? Ich habe die schon in den Job mitgebracht, aber man kriegt sie automatisch. Man sitzt ja acht bis zehn Stunden pro Tag im Sattel. Nach drei Wochen hat sich die Muskulatur dran gewöhnt und der Hintern auch. Aber die erste Zeit ist hart, da hatte ich sogar Muskelkrämpfe.

Machen Sie sonst noch Sport oder reicht Ihnen das? Das reicht mir total. Am Wochenende gehe ich vielleicht noch ein bisschen laufen.

Ist der Verkehr nicht höllisch, gerade in einer Großstadt? Doch. Aber das ist eigentlich genau das, was mir so viel Spaß macht: abzuschätzen, wo ich noch vorbeifahren oder mich durchschlängeln kann.

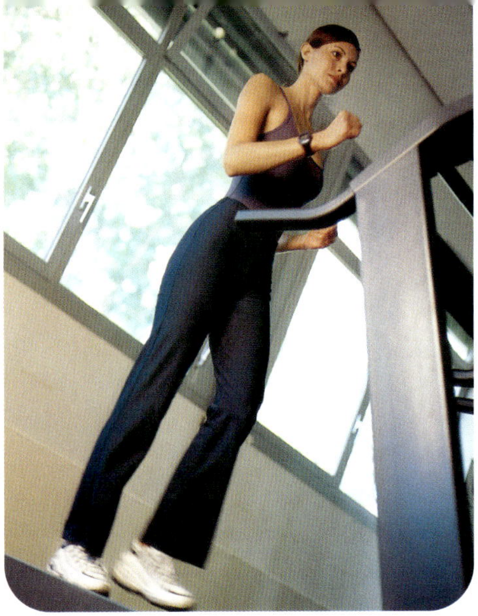 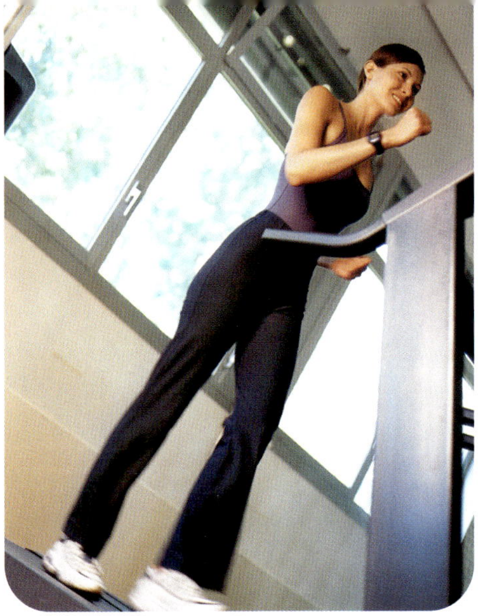 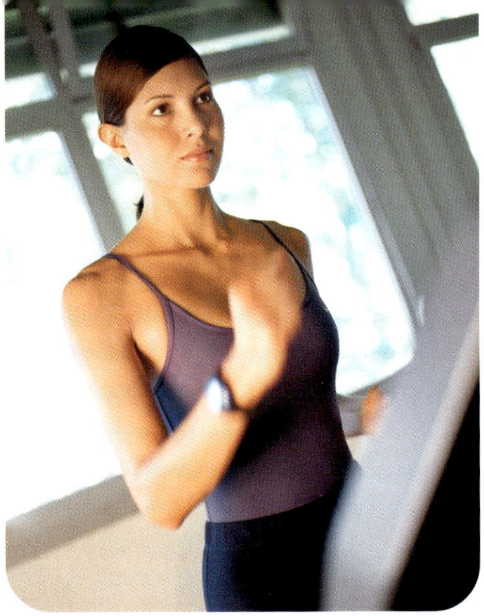

Der sanfte Weg zur Fitness

Indoor-Walking
Kann jeder! Tut jedem gut!

Walken kann jeder, der zwei funktionstüchtige Beine besitzt. Allerdings walken die meisten nicht besonders schwungvoll oder fitnessorientiert – aber richtige Walking-Techniken zu erlernen, ist nicht schwer. Und: Es bringt unheimlich viel für den ganzen Körper – von Superausdauer bis zu einer besseren, selbstbewussten Haltung.

Walking-Test
Bevor man aufs Laufband steigt, sollte man erst einmal einen Walking-Test machen: Um die richtige Schrittlänge herauszufinden, einfach ganz normal gehen. Bodylistening (⇢ Seiten 8 - 9) ist hier notwendig, um zu registrieren, wie man sich beim normalen lockeren Walking fühlt. Dabei merke ich mir, wie groß meine Schritte sind und wie meine Beine sich bewegen.

Als Nächstes die natürlichen Armbewegungen checken: Normalerweise schwingen die Arme gegengleich, d.h., der rechte Arm kommt gleichzeitig mit dem linken Fuß nach vorne und umgekehrt. Nicht wie ein Kamel laufen (das bewegt immer die Beine einer Körperseite gleichzeitig)! Und die Arme auch nicht wie Frankenstein baumeln lassen! Witzigerweise kommen wir mit der Koordination eher durcheinander, wenn wir uns bewusst darauf konzentrieren. Aber das ist nur eine Frage der Gewöhnung.

Walking – macht Spaß!

Viele meinen, sie müssten laufen, um abzunehmen. Viele meinen, Sie müssten bis zur Erschöpfung Sport treiben, um abzunehmen oder fit zu werden. Wir sagen: Unsinn! Wir empfehlen Walking! Das Wort kommt aus dem Englischen. Und „to walk“ heißt „gehen“. Mit speziellen Techniken ist daraus eine effektive Form des Fitnesstrainings für den Ausdauerbereich geworden. Die Amerikaner mussten Walking erst erfinden, weil dort fast kein Mensch mehr „geht“. Praktisch alle Wege werden mit dem Auto erledigt. Die Entfernungen sind weit und oft existiert gar kein Gehsteig. So entstand für jene, die nicht joggen oder laufen konnten oder wollten, der neue Trendsport Walking.
In Europa, besonders dort, wo es Berge gibt, hat Wandern Tradition. Auch zu Fuß zu gehen, ist hier noch üblich. Für Erledigungen und Einkäufe, in Form von abendlichen Spaziergängen und Wandertouren am Wochenende. Daher hat es etwas länger gedauert, bis Walking in Europa im wahrsten Sinne des Wortes Fuß gefasst hat.

Warum's so gut tut:
- Stoß- und Stauchbelastungen sind spürbar geringer als beim Laufen.
- Man kann es ganz unauffällig überall tun!
- Atemtechniken lassen sich dabei gezielt trainieren.
- Mit richtiger Armtechnik arbeitet der Rücken automatisch mit und sorgt für die gute Haltung.
- Walking macht einen knackigen Po!
- Im Studio kann ich unabhängig vom Wetter oder der Jahreszeit walken.

Und so wird's gemacht:

Schritt- und Beintechnik

1 Zuerst ganz normal gehen. Als Erstes setzt man die Ferse bewusst auf und rollt mit dem ganzen Fuß über den Ballen bis zu den Zehen ab. Zum Schluss drückt man den Fuß von der Erde ab, als müsste man sich leicht abstoßen, um zum nächsten Schritt zu gelangen. Die Beine bleiben locker – genau wie beim alltäglichen Gehen.

2 Die Füße müssen genau nach vorne zeigen, in Laufrichtung. Nicht wie bei Charlie Chaplin nach außen oder auch nach innen. Die Beine sind nah beieinander. Am besten stellt man sich vor, man würde auf einer schmalen Linie, etwa auf einer Straßenmarkierung, gehen.

Armtechnik und -haltung

1 Ober- und Unterarme bilden ungefähr einen 60-Grad-Winkel. Die Hände sind zu lockeren Fäusten geballt. Handrücken zeigen zur Seite. Ganz wichtig: den Unterarm immer stabil halten! Er soll nicht nach unten schwingen.

2 Die Arme nah am Körper halten. Die Ellbogen bewusst nach hinten ziehen. Dabei spüre ich, wie der mittlere Rücken und ein Teil des Lat-Muskels mitarbeiten. Die Handgelenke bilden mit den Unterarmen eine Linie.

Körperhaltung

1 Leichtes Doppelkinn, Schulterblätter nach unten und innen gezogen und natürlich der Bauchnabel eingezogen – jaa, ganz tief nach innen! Diese Haltung während des Walkens immer wieder checken.

2 Die Hüftknochen zeigen die ganze Zeit über nach vorne. Man darf den Körper nicht verdrehen, weder unten im Hüft- noch oben im Brustbereich.

Atmung

1 Ganz natürlich atmen, nicht gezwungen. Und auch nicht zählen.

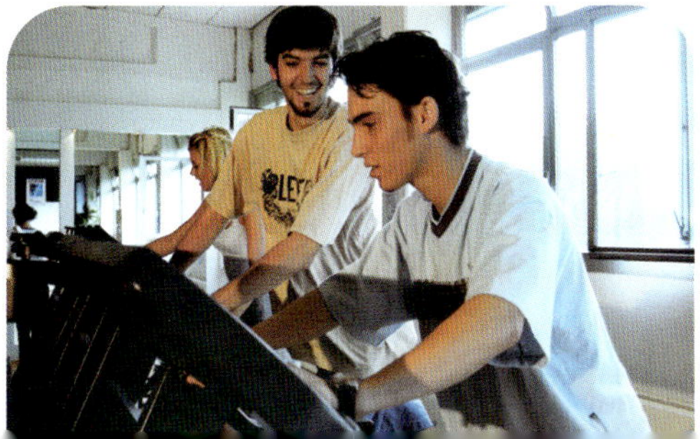

2 Am Anfang ein Tempo anschlagen, bei dem man das Atmen richtig genießen kann. Die Luft durch den Körper ziehen. Einfach den Brustkorb weit öffnen und dabei den Rücken zusammengezogen lassen. Durch Mund oder Nase ausatmen, um die verbrauchte Luft aus dem Körper zu lassen.

Wenn man später die Intensität steigert, atmet man nicht mehr ganz so tief. In jedem Fall sollte man aber zu einem individuellen und bequemen Rhythmus finden.

Walking auf dem Laufband

Der „rollende Gehsteig": perfektes Ganzkörper-Workout

Durch die Möglichkeit, am Laufband im Fitness-Studio bis zu 16 Prozent Steigung einzustellen, kann man Oberschenkel und Gesäß besonders effektiv trainieren. Ganz leicht lässt sich die Intensität steigern, ohne dass ich deshalb schneller gehen muss. Das ist gerade am Anfang wichtig, damit man sich erst mal die richtige Technik aneignen kann. Fast alle guten Laufbänder haben Programme wie „Hügel", „Zufall" (unregelmäßige Steigungen und flache Strecken) und spezielle Fettverbrennungsprogramme. Ich kann meine Herzfrequenz durch genaue Geschwindigkeits- und/oder Steigungseinstellungen viel leichter steuern. Und es gibt die Wahl zwischen fertigen Programmen (im Laufband eingespeichert – ein Knopfdruck genügt) oder individuellerem Training (→ Seiten 150 - 151).Durch die Einbeziehung der Arme und die nötige Stabilisation trainiere ich nicht nur meine Beine, sondern auch meinen Oberkörper.

Und so wird's gemacht:

1 Walkingtechnik immer zuerst auf dem Boden üben.

2 Dann stellt man sich auf die Lauffläche und hält sich an den Griffen fest.

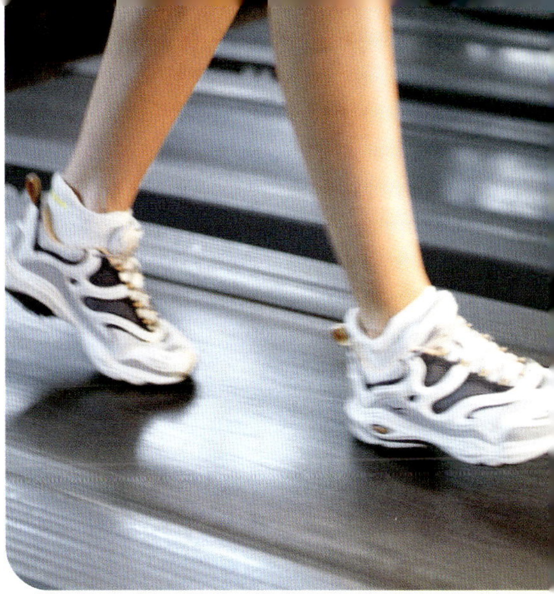

3 Auf „Start" drücken und die Geschwindigkeit ganz langsam steigern. Mit 3 km/h beginnen. Das ist sehr langsam, aber man muss sich ja erst mal an den rollenden Untergrund gewöhnen und gleichzeitig an die Walkingtechnik denken.

4 Tempo langsam auf 4,8 km/h steigern. Das ist normales Spaziergangstempo.

5 Bodycheck: Doppelkinn, Schulterblätter tief und zusammen, Bauch innen. Die Fersen ganz bewusst aufsetzen und über den Ballen bis zu den Fußspitzen abrollen.

6 Jetzt nehme ich eine Hand von den Griffen. Wie fühlt sich das an? Sobald ich sicher bin, nehme ich auch die andere Hand weg. Die Hände zunächst fallen lassen. Leicht und natürlich mitschwingen.

7 Sobald man sich damit sicher fühlt, die Arme beugen und in einem 60-Grad-Winkel halten.

8 Das Tempo bei Bedarf langsam erhöhen. Erst auf 5 km/h, dann auf 5,5 km/h und so weiter.

9 Das Tempo hängt von der Herzfrequenz ab. Deswegen ist es wichtig, dass man eine Pulsuhr trägt (→ Seiten 28 - 29). In fast allen Studios bekommt man zumindest einen Brustgurt.

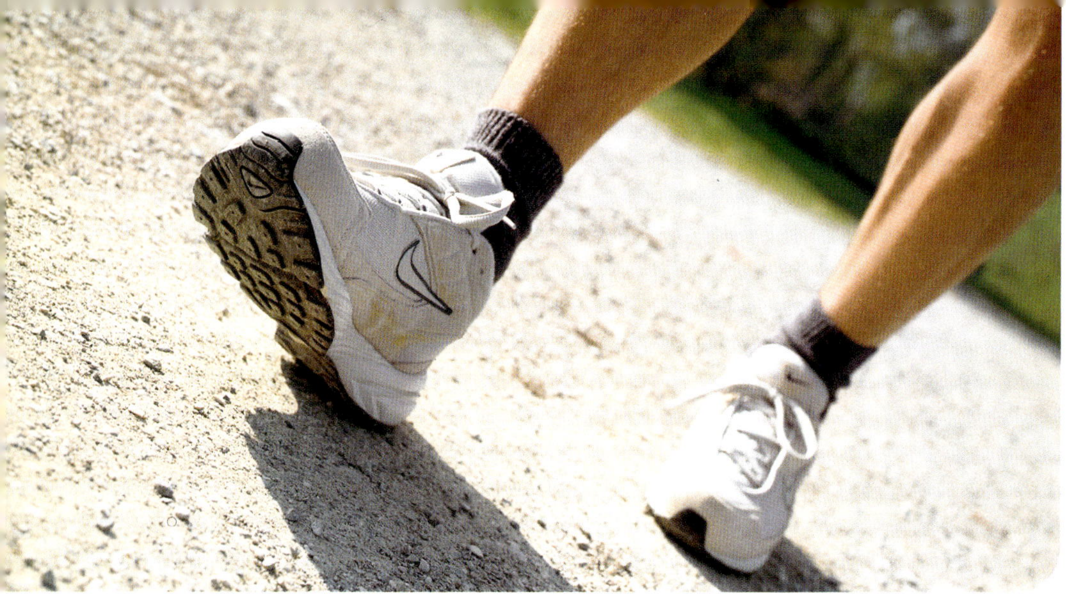

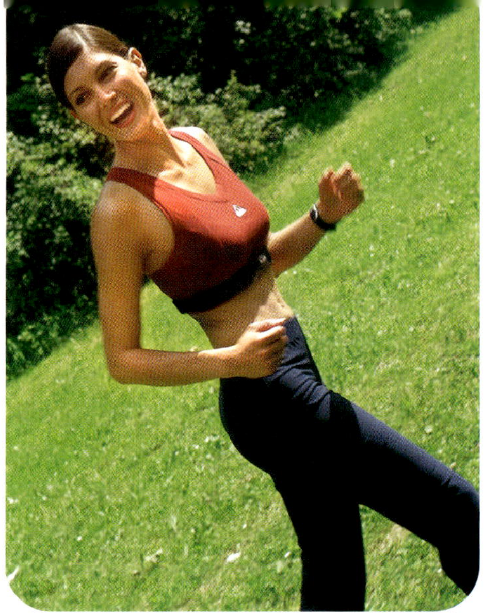

Gehen und genießen

Outdoor-Walking

Die Walkingtechniken haben wir bereits auf den ⇢ Seiten 148 - 149 kennen gelernt. Walking sollte man, so oft es geht, in seinen normalen Tagesablauf einbauen. Wer fürchtet, dadurch aufzufallen, muss dabei ja nicht unbedingt die Arme anwinkeln, sondern lässt sie normal, aber etwas gezielter schwingen.

Täglich 10 Minuten

- Für Frühaufsteher: Morgens 10 Minuten um den Block gehen. Oder zum Brötchenholen. Es funktioniert auch, wenn man mit dem Auto zur Arbeit fährt. Einfach parken und losgehen. Oder öffentliche Verkehrsmittel benutzen und den Weg dorthin als Walkingstrecke nutzen.
- In der Mittagspause: 10 Minuten vor oder nach dem Mittagessen.
- Am Abend: Bevor man nach Hause kommt. Oder zum Abschalten vor dem Schlafengehen.

Entschuldigungen gelten nicht! Wo es einen Gehsteig gibt, da kann man auch gehen! Wenn man diese zehn Minuten in den Tagesablauf eingebaut hat, wird das Pensum leicht gesteigert.

15-20 Minuten pro Tag

- 10 Minuten wie gehabt, plus weitere 10 Minuten bei anderer Gelegenheit. Auch kurze Wege summieren sich!
- Jede Gelegenheit nutzen, um längere Wege zu walken.
- Wenn der Terminplan nicht mehr Zeit hergibt, steigern wir das Tempo, damit mehr Energie in kürzerer Zeit umgesetzt wird.
- Ob lange oder kurze Wege – immer an die richtige Technik denken. Nur so ist dauerhafte Fitness garantiert!

Walking-Programm für 12 Wochen

Die Walkingstrecke sollte gut gewählt sein. Wenn möglich, durch einen Park oder sonstiges Gelände führen, wo man wirklich frische Luft atmen kann. Im Flachen anfangen. Hier kann ich die Technik besser trainieren und meine Herzfrequenz leichter steuern.

Wie oft?

- Mindestens zwei- bis dreimal wöchentlich

Warm-up:

Ganz locker zum Start/Ziel-Ort kommen. Dabei Schultern kreisen, Arme locker schwingen, Füße bewusst abrollen. Empfehlenswert sind die Rückendehnung auf ⇢ Seiten 118 - 119 und die Wadendehnung auf ⇢ Seiten 132 - 133. Nur jeweils 10 Sekunden halten. Insgesamt genügen 5-10 Minuten, die auf das Gesamtworkout angerechnet werden.

Die Intensität kann man der Tabelle auf ⇢ Seite 28 entnehmen. Am besten arbeitet man mit einer Own-Zone-Uhr (⇢ Seiten 28 - 29). Wenn man keine Uhr hat, sollte man in den ersten sechs Wochen immer in der Lage sein, beim Walken ganz normal zu sprechen.

1. Woche
15-20 Minuten gehen in flachem Gelände
2. Woche
18-23 Minuten gehen in flachem Gelände
3. Woche
20-25 Minuten gehen in flachem Gelände
4. Woche
23-28 Minuten gehen in flachem Gelände

Dann sollte man in der Lage sein, dieselbe Strecke in kürzerer Zeit zurückzulegen. Wenn man die Entfernung in Kilometern kennt, kann man ausrechnen, wie weit man in wie viel Zeit mit welcher Herzfrequenz kommt. Je nach eigener Zielsetzung so weiterwalken oder sich steigern. Wenn die Herzfrequenz zu hoch ist oder man sich noch nicht so fit fühlt, lieber das Programm für die 1.-4. Woche noch länger beibehalten.

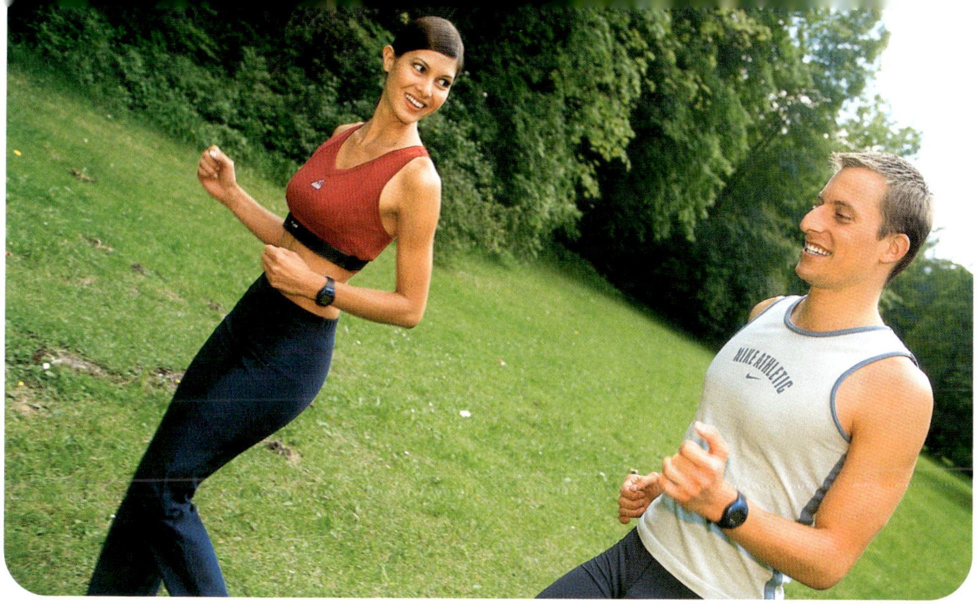

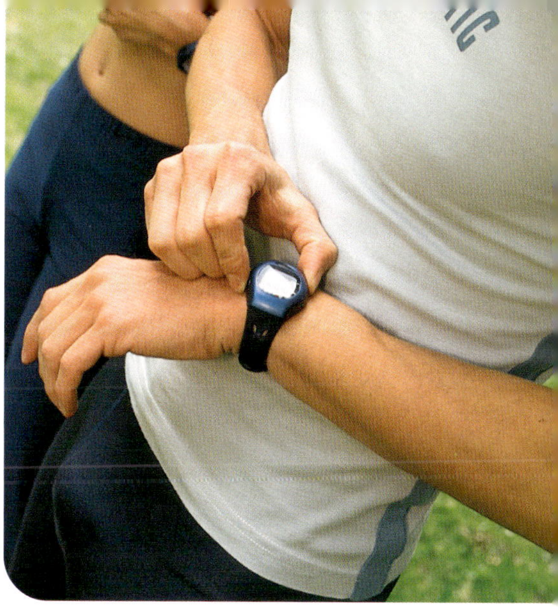

5. Woche
25-30 Minuten gehen in flachem Gelände

6.-8. Woche
25-30 Minuten gehen, 10 Minuten Warm-up, 5 Minuten walken, dann 1 Minute in zügigem Tempo, sodass die Herzfrequenz um 10-20 Schläge steigt. Danach 3 Minuten in normalem Tempo. In dieser Zeit sollte sich der Puls wieder um 10-20 Schläge senken. Ist das nicht der Fall, mit dem nächsten Intervall warten, bis der Puls sich gesenkt hat. Noch mal 1 Minute zügiges, 3 Minuten normales Tempo. Diese Intervalle 2-3 x wiederholen. Abschließend mindesten 5 Minuten Cool-down, so dass sich in den letzten 3 Minuten die Herzfrequenz kontinuierlich senkt. Intervalltage und normale Walkingtage abwechseln. Je nach Laune und Kondition. Langsam die 1 Minute in raschem Tempo auf 2, dann 3 Minuten steigern. Dazwischen immer normales Walking, bis der Puls sich normalisiert hat. „Aktive Regeneration" heißt das!

9.-12. Woche
Ein Gelände aussuchen, das Steigungen bietet. Es müssen nicht gerade Berge sein, aber es ist gut, wenn man mindestens in einem Teil des Workouts einen kleinen Hügel zu bewältigen hat. Idealerweise in der Mitte der Trainingszeit. In diesen Wochen sollte man auch das Walking pro Woche um 2-3 Minuten steigern, damit man auf ca. 40 Minuten Training kommt.

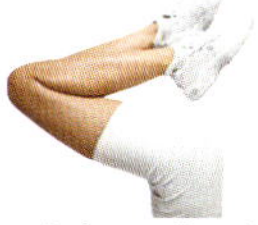

Tipps

Die Beine sollten wirklich locker bleiben. Nicht zu gebeugt und nicht steif oder durchgedrückt. Nicht stampfen oder marschieren. Läufer, die Walking betreiben, neigen zum Springen oder Federn. Ein Fuß bleibt immer am Boden. Je höher das Tempo, desto kleiner die Schritte. Die Arme immer im 60-Grad-Winkel halten. Den Unterarm zu strecken oder zu beugen, verringert nur das Tempo und bringt keine besonderen Vorteile für den Rücken. Gewichte in der Hand machen nichts als Probleme im Schultergelenk. Das baut weder Muskeln auf, noch verbrennen dadurch mehr Kalorien. Wer unbedingt mehr Gewicht möchte, sollte eine Weste mit Gewichten tragen. Keine Beinmanschetten benutzen! Auch wer lieber draußen als drinnen walkt, sollte zur Kontrolle hin und wieder aufs Laufband. Eine Pulsuhr (⇢ Seiten 28 - 29) ist unbedingt zu empfehlen.

Cool-down:
Einfach langsamer walken, bis der Puls sich normalisiert hat. Nach dem Walking sollten unbedingt Rücken, Waden, Schienbeinmuskel (Tibialis), Quadrizeps, Ischios und Gesäß gedehnt werden. Am besten nach einer Dusche und vor allem in Ruhe. Jeweils 20-30 Sekunden halten! Natürlich kann man das auch unmittelbar nach dem Walking machen, aber effektiver ist es, wenn die Muskeln etwas zur Ruhe gekommen sind. Der Grund: In den Muskeln hat sich Milchsäure gebildet. Diese sollte abgebaut sein, bevor man sportlich wieder was macht. Es kommt aber auch darauf an, wie sehr man sich verausgabt hat. Bei großer Anstrengung – warten. Bei geringerer kann man gleich nach dem Walking dehnen.

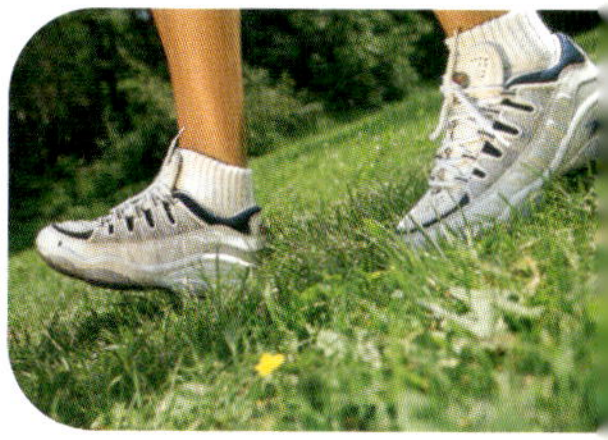

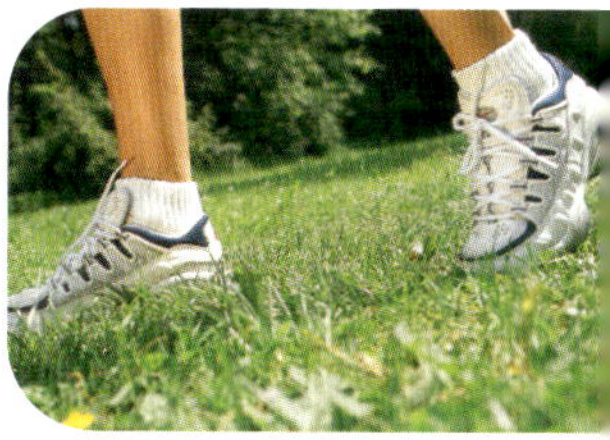

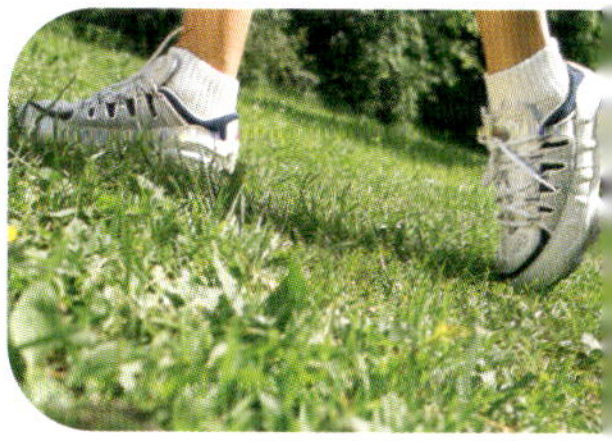

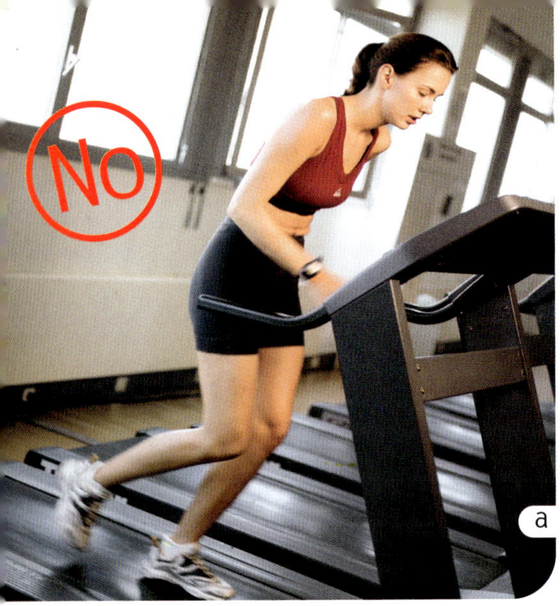

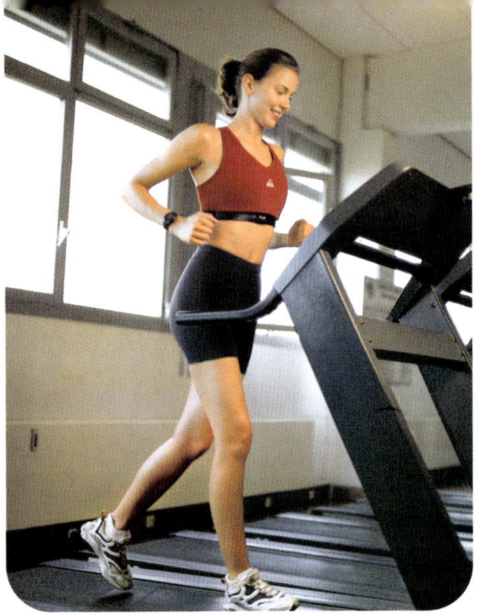

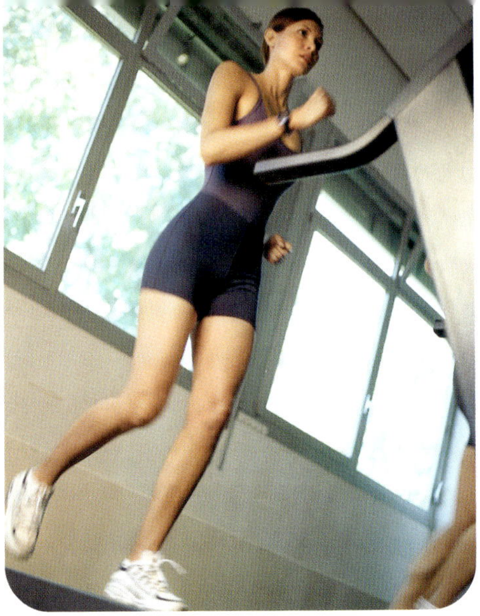

Schritt für Schritt superfit

Indoor-Laufen

Macht fit – und Spaß!

Wie fange ich an? In einem Wort: langsam. Wie beim Walking sollte man ein Herzfrequenzmessgerät tragen. Hat man keine Pulsuhr, läuft man nach dem Motto: „Laufen, ohne zu schnaufen“. Mit der richtigen Fuß-, Bein- und Atemtechnik sowie in der korrekten Haltung.

Die Technik ist das das A und O! Ein guter Läufer sieht aus, als würde er schweben. So soll auch unser Laufstil werden. Die Laufbewegung flüssig und rund. Die Arme bleiben wie beim Walking in einem 60- bis 90-Grad-Winkel. Sie pendeln genau wie beim normalen Gehen gegengleich zu den Beinen. Die Hände sind leicht geöffnet oder bilden eine lockere Faust. Auf keinen Fall sollte man sie zu einer festen Faust ballen! Und der Kopf wackelt nicht hin und her wie bei einem Huhn, sondern wird durch die Doppelkinnhaltung stabilisiert. Die Schulterblätter sind nach unten und der Bauchnabel ist fest nach innen gezogen. So schützt man sich gegen die Wucht des Aufpralls. Der Körper sollte nicht verkrampft, sondern stabilisiert, d.h. leicht gehalten werden.

Laufen – Run for Fun

Laufen ist weltweit der populärste Gesundheits- und Ausdauersport. Allein in Deutschland gibt es gut eindreiviertel Millionen aktive Läufer. Und täglich werden es mehr!

Was ist der Unterschied zwischen Walking und Laufen?
Laufen ist wie Schweben, schnelles Walking dagegen harte Muskelarbeit. Eingefleischte Läufer werden selten Walking-Fans. Aber umgekehrt gibt es auch viele Leute, die Laufen als Qual empfinden und lieber walken oder einen anderen Ausdauersport betreiben. Laufen ist tatsächlich nicht für jeden geeignet. Menschen mit Gelenkproblemen und Wirbelsäulenbeschwerden sollten Walking, Radfahren, Schwimmen oder einem beliebigen Cardiogerat den Vorzug geben. Nur bedingt geeignet ist Joggen auch für Übergewichtige, Leute mit schwachem Bindegewebe und Krampfadern. Denn beim Laufen erreichen die Stoß- und Aufprallbelastungen das Zwei- bis Dreifache des Körpergewichts.

Warum's so gut tut:

- Man kann es fast überall und zu fast jeder Zeit betreiben.
- Wenn ich Stress habe, brauche ich nur zu laufen, und ich fühle mich danach wohl und glücklich.
- Gut für Herz, Kreislauf, Atmung und Stoffwechsel.
- Laufen hilft mir, mein Gewicht zu halten.

No Control-Tipp

Leider sehen viele Läufer aus wie auf dem → Foto oben links: Rundrücken, Kopf nach vorne, hängende Arme und Unterarme, die ohne besondere Anspannung gestreckt und gebeugt werden.
Viele Anfänger machen den Fehler, mit langen, unökonomischen Schritten zu laufen. Entweder heben sie die Knie zu hoch und fallen mit dem Körper leicht nach hinten, oder sie lehnen sich von der Taille ab viel zu weit nach vorne (→ Foto). Solche Läufer schweben nicht, sondern erinnern eher an

Kängurus oder Hasen. Ihr Laufstil ist durch ein starkes Heben und Senken des Körperschwerpunktes gekennzeichnet. Besonders beim Landen müssen hier große Kräfte aufgefangen werden.

Die richtige Fußtechnik

Bevor wir zur Fußtechnik kommen, noch ein kleines Experiment: Schuhe ausziehen und auch die Socken. Jetzt einfach locker herumlaufen. Ein bisschen Bodylistening ist angesagt: Wo lande ich? Auf den Ballen, mit dem ganzen Fuß? Oder zuerst auf den Fersen? Die meisten werden merken, dass man bei kleineren Schritten mit den Ballen zuerst aufsetzt. Ballen- oder Vorfußlauf ist der bevorzugte Laufstil von Sprintern, aber auch von weltberühmten Mittelstreckenläufern aus Kenia. Über längere Strecken ist diese Technik jedoch für die meisten Läufer zu kraftraubend. Sehr häufig treten dann Probleme oder Verletzungen der Achillessehnen, Waden und Knie auf. Der Kontakt mit dem Boden ist beim Vorfußlauf sehr kurz, dafür sind die pro Zeiteinheit aufzubringenden Kräfte extrem hoch.

Viele Einsteiger fangen mit dem Ballenlauf an, da sie mit kleineren und langsameren Schritten laufen. Nach wenigen Trainingseinheiten steigert man die Geschwindigkeit, und die Schritte werden länger. Fast automatisch ändert sich dann auch der Laufstil. Die meisten wechseln dann zum Fersenlauf. Dieser Stil ähnelt der Walking-Technik. Der Nachteil: Wenn man mit gestrecktem Bein auf der Ferse landet, kann es zu Überlastungsschäden kommen.

Wenn ich testhalber nochmal ein paar längere Laufschritte barfuß mache, was merke ich dann? Setze ich den ganzen Fuß ab und tippe nur ganz kurz mit der Ferse auf? Wenn ja, habe ich gerade den so genannten Mittelfußlauf praktiziert. Das ist ein genialer Kompromiss für Freizeitläufer und Jogger. Hier wird die ganze Sohlenfläche fast gleichzeitig aufgesetzt. Man tippt mit der

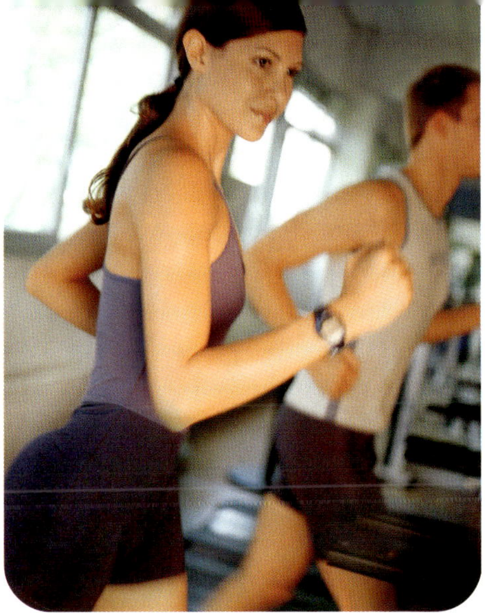

Ferse auf, rollt ein bisschen an der Außenseite des Fußes entlang und über den Ballen ab. Aber das alles passiert fast gleichzeitig! Es bedarf einer gewissen Übung, ist jedoch eine herrliche Art zu laufen. Auch ganz wichtig: lautloser Bodenkontakt, d.h. sehr leises Auftreten.

Die drei Bewegungsphasen:

1 Aufsetzen: am häufigsten am äußeren Fersenrand. Jemand, der hinter einem läuft, kann das besser erkennen.

2 Stützphase: Das Gewicht steht senkrecht über der Fußmitte. Ein leichtes, ganz natürliches Einknicken (Pronation) verteilt die Belastung auf eine größere Fläche. Bei leichten X-Beinen, einem Senk-Spreiz-Fuß oder sehr elastischen Bändern knickt man oft zu stark. In so einem Fall sind spezielle Sporteinlagen zu empfehlen.

3 Abstoß: Hier entsteht der entscheidende Impuls für die Vorwärtsbewegung, und zwar über das Abdrücken im Großzehenbereich.

Richtig atmen

Natürlich und unbewusst sollte die Atmung beim Laufen sein. Einsteiger können sich an folgendem Schema orientieren: 3 Schritte einatmen, 3 Schritte aus, 3 Schritte ein usw. Die Nasenatmung ist eher zu empfehlen als Nase-Mund oder nur Mund, da die Nase die Luft besser anfeuchtet, säubert und erwärmt.

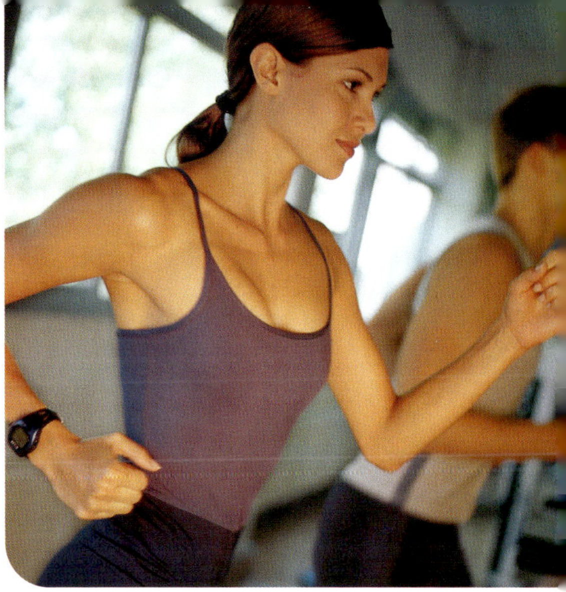

Im Winter ist das besonders wichtig! Wenn man schneller läuft, bezieht man allerdings zwangsläufig die Mundatmung mit ein. Schwerpunkt im Atemzyklus sollte das Ausatmen sein, um einen optimalen Sauerstoffaustausch zu gewährleisten.

Rauf aufs Laufband!

Bevor wir mit dem Laufen anfangen, machen wir's wie die Babys. Damals sind wir auch nicht aus dem Krabbeln sofort losgerannt, sondern erst mal mehr oder weniger flott gegangen. Also: zuerst gehen, genauer gesagt walken. (Mehr dazu auf → Seiten 148 - 149.) Selbst viele Leistungssportler walken vor dem Laufen immer 6 Minuten. Muskeln, Sehnen und Bändern brauchen etwa so lang, bevor sie warm, gut durchblutet und elastisch sind. Tut man das nicht, ist es ein bisschen wie beim russischen Roulette. – Nur eine Frage der Zeit, bis man sich eine Verletzung zuzieht.
Nach dem Walking als Warm-up sollte man auf dem Laufband eine Geschwindigkeit von ca. 5 km/h bis 5,5 km/h erreicht haben. Zum Laufen selbst ist ein Tempo ab etwa 6,5 km/h empfehlenswert. Wem das zu schnell ist, der sollte – vorläufig – beim Walking bleiben.

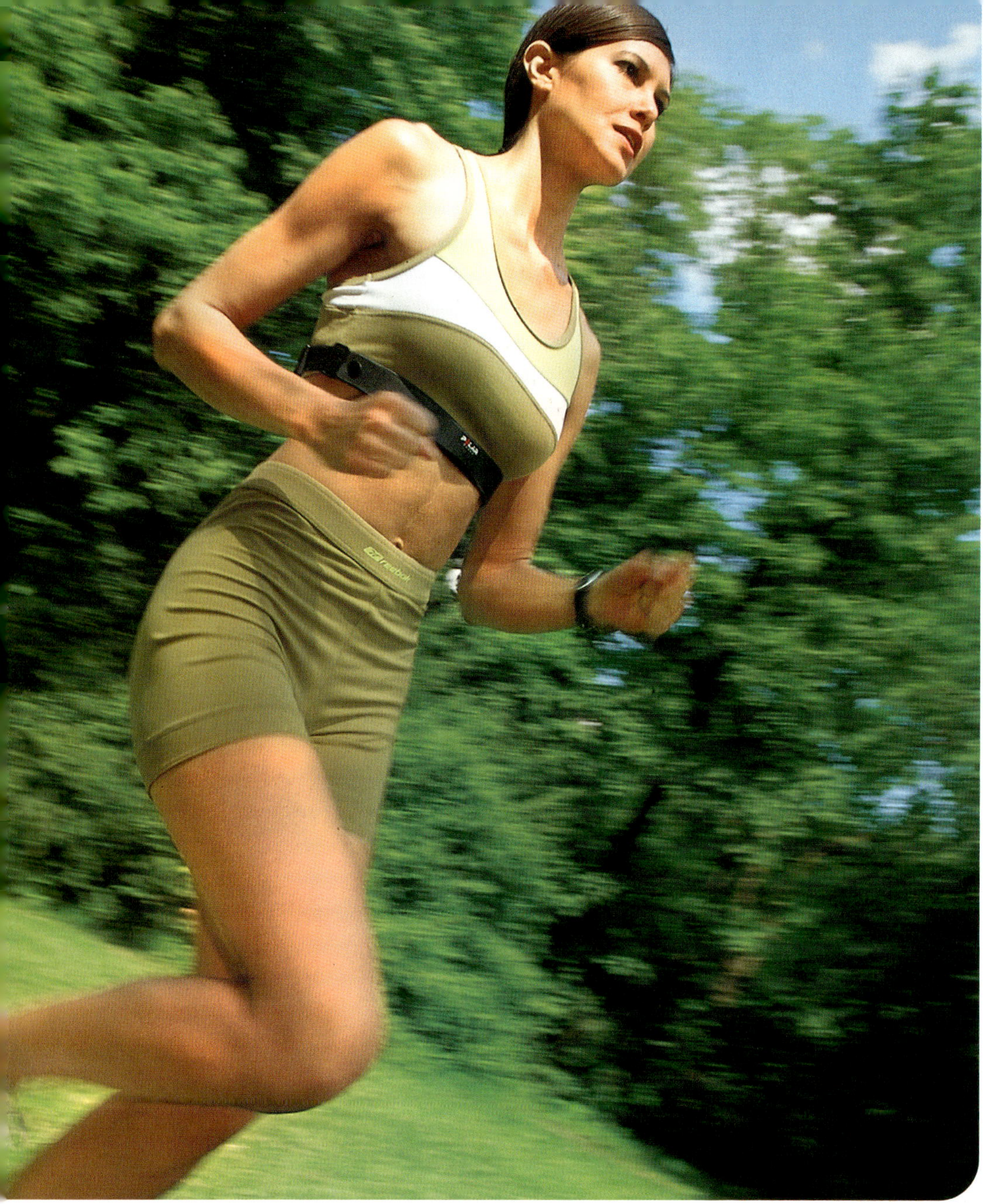

Mühelos dahinfliegen

Outdoor-Laufen

Die meisten Läufer sind Outdoor-Menschen. Sie sind Läufer aus Leidenschaft, weil Laufen etwas Freies an sich hat. Man ist eins mit der Natur, man fliegt wie der Wind.

Die richtige Ausrüstung

Richtig wichtig, wenn's gesund sein soll!

Schuhe

Ausgelatschte Schuhe, modische Turnschuhe oder Aerobicschuhe sind allesamt nicht fürs Laufen geeignet. Die Investition in richtige Laufschuhe kann man nicht hoch genug bewerten. Unser Körper ist schließlich unbezahlbar. Und die Füße, die den Körper tragen, brauchen Unterstützung. Hier ein paar Extra-Tipps für den Schuhkauf:

- Schuhe abends oder gleich nach einer Trainingseinheit kaufen. Die Füße sind dann leicht angeschwollen. So riskiert man nicht, ein zu enges, zu kleines Paar zu erstehen.
- Zum Schuhkauf in ein gutes Fachgeschäft gehen. Fragen, ob einer der Verkäufer vielleicht selbst passionierter Läufer ist, und sich von ihm beraten lassen.
- Nicht nach Marken gucken, sondern nach den individuellen Bedürfnissen. Viel wichtiger als ein Label sind: das eigene Gewicht und außerdem, wie, wo, wie oft, wie lang und wie schnell man läuft.
- Verschiedene Marken anprobieren – und zwar mit Laufsocken! Jede Marke hat eine andere Passform. Styling oder Preis sollten nicht den Ausschlag geben.
- Zur Sicherheit sollten die Schuhe Reflektoren haben!
- Die Leisten müssen zum Fuß passen.
- Die Zehen brauchen einen Daumen breit Platz.

Outdoor-Laufen

Für das Outdoor-Laufen gelten die selben Lauftechniken wie fürs Indoor-Laufen (⇢ Seiten 152 - 153). Allerdings sind natürlich draußen die Bedingungen nicht immer so optimal wie im Fitness Center: Die Laufbänder sind gefedert, Straßen nicht. Wer eine schlechte Technik hat, nicht leise und federleicht aufsetzt, sondern mit heftigem Aufprall, der mutet seinem Körper eine Erschütterung mit dem Zwei- bis Dreifachen des Körpergewichts zu. Die Technik also bitte zu Herzen nehmen, ob in- oder outdoor.

Warum's so gut tut:

- Zum Ausdauer-Training kommt die mentale Entspannung hinzu: Der Aufenthalt in frischer Luft und freier Natur bedeutet auch eine Auszeit vom Alltag.

- Ein guter Laufschuh sollte ca. 1 000 Kilometer halten. Nach ca. 500 Kilometern sind bis zu ein Drittel der Dämpfungseigenschaften weg. Also rechtzeitig neue kaufen! Oder zwischen zwei Paaren abwechseln.

Pulsuhr

Herzfrequenzmessgeräte wie z.B. eine Own-Zone-Uhr (⇢ Seiten 26 - 29) am Handgelenk sind ein absolutes Must und selbst den so genannten Durchläufern (Läufern mit viel Erfahrung) unbedingt zu empfehlen! So ein Gerät ist einfach genauer als das eigene Gefühl und führt schneller zum Ziel, das man sich selbst gesteckt hat.

Welcher Lauftyp bin ich?

Der Neuläufer

Für Einsteiger empfiehlt es sich, zuerst mit Walking anzufangen. Mindestens vier bis sechs Wochen walken nach dem Programm auf ⇢ Seite 151 sollte, wer ...

- ... in der Vergangenheit keinen oder wenig Sport getrieben hat,
- ... unter Rücken- oder Kniebeschwerden leidet,
- ... stark übergewichtig ist (BMI über 28),
- ... oder ein schwaches Bindegewebe oder eine schwache Blase hat.

Nach dieser Vorbereitung kann man mit unserem ⇢ 12-Wochen-Programm für Neuläufer beginnen.

Der Laufpausierer

Wer früher schon mal gelaufen ist, erwartet vielleicht, dort wieder einzusteigen, wo er aufgehört hat. Die meisten Pausierer fangen zu schnell und zu intensiv an, und dann ist der Misserfolg vorprogrammiert. Das passiert selbst ehemaligen Spitzensportlern! Der Körper braucht Zeit, alles wieder hervorzuholen. Je länger die Pause war, desto mehr Geduld und Zeit braucht man, um wieder auf das alte Leistungsniveau zu kommen. Der Laufpausierer ist darum mit dem 12-Wochen-Programm genauso gut beraten wie ein Einsteiger. Wenn er merkt, dass Herzfrequenz und Technik sich gut entwickeln, kann er sich ja schneller steigern.

12-Wochen-Programm für Neuläufer

Wie oft:
- Mindestens zwei- bis dreimal pro Woche

Intensität:
- Mit Pulsuhr abstimmen

Warm-up:
- 6 Minuten Walking

1. - 2. Woche
3 x 1 Minute laufen – dazwischen immer 3 Minuten Walking
3. - 4. Woche
4 x 1 Minute laufen – dazwischen immer 3 Minuten Walking
5. Woche
4 x 2 Minuten laufen – dazwischen immer 3 Minuten Walking
6. Woche
5 x 2 Minuten laufen – dazwischen immer 2 Minuten Walking
Von jetzt ab kann man entweder noch länger in diesem Rhythmus laufen oder sich steigern.
7. Woche
5 x 3 Minuten – dazwischen immer 2 Minuten Walking
8. Woche
6 x 3 Minuten – dazwischen immer 2 Minuten Walking
9. Woche
6 x 3 Minuten – dazwischen immer 2 Minuten Walking
10.-11. Woche
2 x 6 Minuten – dazwischen immer 3 Minuten Walking
12. Woche
2 x 12 Minuten – dazwischen 6 Minuten Walking

Cool-down
Einfach langsamer walken, bis der Puls sich normalisiert hat. Danach unbedingt Rücken, Waden, Schienbeinmuskel (Tibialis), Quadrizeps, Ischios und Gesäß dehnen, in Ruhe und am besten nach einer Dusche. Jede Dehnung mindestens 20-30 Sekunden halten! Natürlich kann man auch unmittelbar nach dem Walking dehnen. Effektiver ist es aber, nachdem die Muskeln schon zur Ruhe gekommen sind.

Der Durchläufer

Die Läufer dieser Kategorie sind schon halbe Profis. Leider schenken sie unserer Erfahrung nach oft ihrer Technik zu wenig Beachtung! Es kann nie schaden, seinen Laufstil genau unter die Lupe zu nehmen.

Und später mal ein Marathon?

Man läuft, weil ein Tag ohne Laufen wie ein Tag ohne Sonnenschein ist. Aber man braucht auch Reize und Ziele. Wie wär es denn mit einem Marathon als Ziel? Man könnte z.B. mit einem Halbmarathon anfangen, quasi zur Probe.

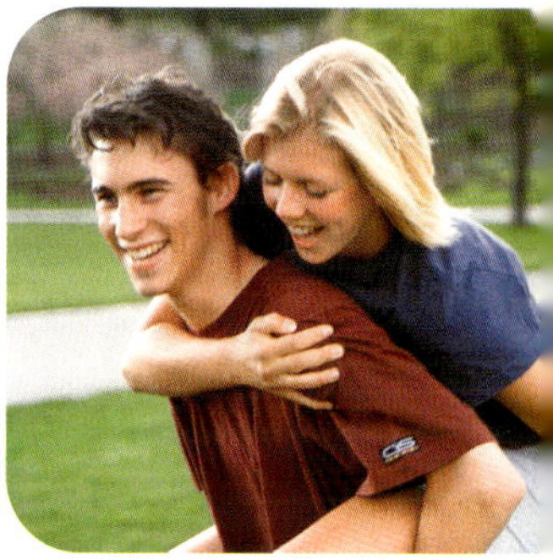

Bevor man sich gleich zum ersten Marathon anmeldet, beginnt man mindestens sechs Monate vorher, regelmäßig zu laufen und die entsprechenden Workouts zu trainieren.

Wie gesagt, Technik und eine vernünftige Vorbereitung sind das A und O. Hier unsere Basic-Tipps:

- Einen speziellen Ratgeber zum Thema Marathon lesen.
- Besuch einer Laufschule oder eines Camps, z.B. bei Club Robinson.
- Wer sich's leisten kann, sucht sich einen auf Marathon spezialisierten Personal Trainer.
- Muskeltraining und Dehnungen für den ganzen Körper sind unentbehrlich. Körperpartien, die besondere Aufmerksamkeit verdienen: unterer Rücken, Hüfte, Oberschenkel, Waden und Schienbein.

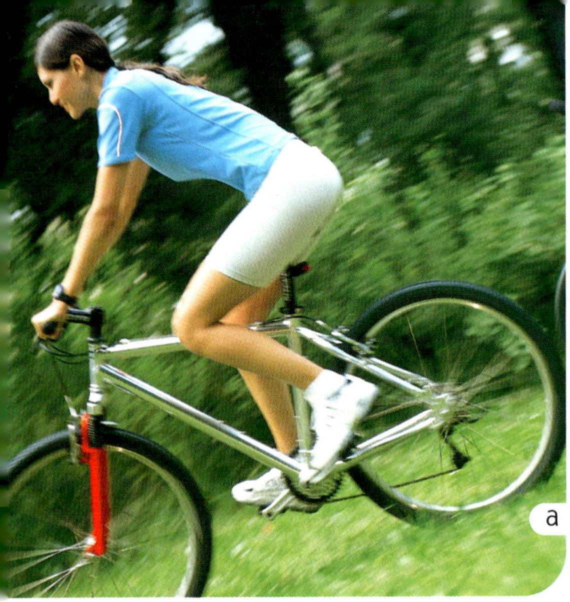

a

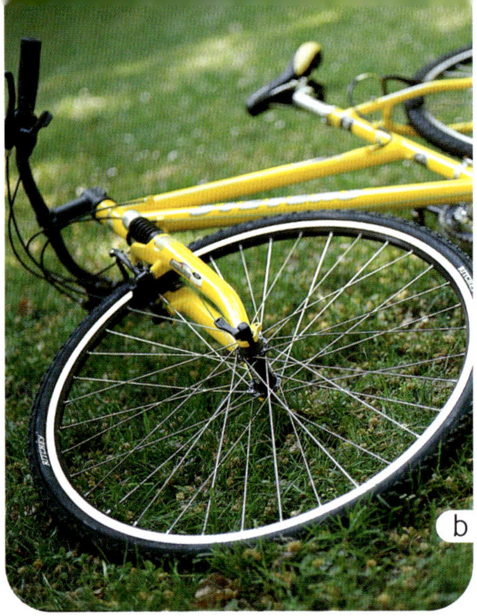

b

c

Ich strampel mich frei!

Outdoor-Radfahren

Ein Klassiker für Freiheitsdurstige!

Ich kenne nur wenig Leute, die noch nie in ihrem Leben Rad gefahren sind. Fast jeder hat es im Kindesalter gelernt. Die meisten erinnern sich nicht mal mehr genau daran, wie. Radfahren ist was für jeden!
Radfahren ist der perfekte Einstieg in ein Herzkreislauf- bzw. Fettverbrennungs-Programm. Gerade für Leute, die Übergewicht und/oder Gelenkprobleme haben. Denn der Sattel trägt unser Gewicht – sofern wir schon das passende Rad haben.

Kleine Fahrrad-Typologie

Diese drei Fahrrad-Typen gibt es:
Das Rennrad ist leicht, schnell und besonders für asphaltierte Straßen geeignet. Kopfsteinpflaster und Bordsteinkanten sind die natürlichen Feinde dieses Radtyps. Die schmalen und harten Reifen sorgen dann für unruhige Fahrt. Wer lange und gerade Strecken bevorzugt, ist mit einem Rennrad gut beraten.

a

Das Mountainbike hat dickere Reifen und ist auch mit Federungen (nur vorne oder auch hinten) zu haben. Obwohl es fürs Gelände- und Bergfahren gedacht ist, wird es oft auch in der Stadt verwendet. Rennrad wie Mountainbike haben tiefe Lenker. Für den Nacken ist das nicht allzu angenehm. Wenn man hauptsächlich in Wald und Gebirge fahren möchte, ist es eine gute Wahl.
Das Trekkingrad ist ein guter Kompromiss, weil es viel Fahrkomfort bietet: Der Lenker höher, der Sattel breiter, oft keine lästige Stange zwischen Lenker und Sattel. Außerdem sitzt man viel gerader. Man kann es in der Stadt, aber auch auf Feld- und Waldwegen fahren. Wer einen Kompromiss sucht oder Rundrücken oder Nackenverspannung fürchtet, sattelt sich am besten ein Trekkingrad.

b

Radfahren – Fitness, die jeder kann

Warum's so gut tut:
- Ausflüge in die Natur und gleichzeitig Fett verbrennen!
- Radfahren ist familienfreundlich..
- Probleme mit Knie oder Sprunggelenk fallen auf dem Rad nicht ins Gewicht.
- Radfahren fördert Konzentration, Koordination und Gleichgewichtssinn!

Einstellungen

c

Die Rahmengröße des Rades muss zum eigenen Körperbau passen. Der Sattel sollte waagrecht sein. Wenn er sich nach vorne neigt, rutscht man immer ab. Steht er schräg nach hinten, tut's weh!
Die Sattelhöhe wird so eingestellt: Man setzt sich auf den Sattel und drückt das Pedal ganz nach unten. Nun setzt man die Ferse auf das Pedal. Das Kniegelenk muss leicht gebeugt sein (→ Bild c). Außerdem sollten im Sitzen die Fußspitzen den Boden leicht berühren können. So ist rundes, kraftvolles Treten mit beiden Beinen möglich.
Die Lenkerhöhe ist abhängig vom Fahrradtyp. Bei Renn- und Mountainbike ist der Lenker auf Sattelhöhe. Beim Trekkingrad ist der Lenker höher, so dass man aufrecht sitzen kann.

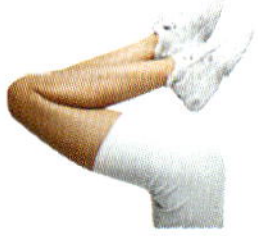

Tipp

Viele Radfahrer plagen sich mit einem falsch eingestellten Sattel. Entweder haben die Füße keinen Bodenkontakt, oder sie liegen flach am Boden; man sitzt also zu hoch oder zu niedrig. Zu

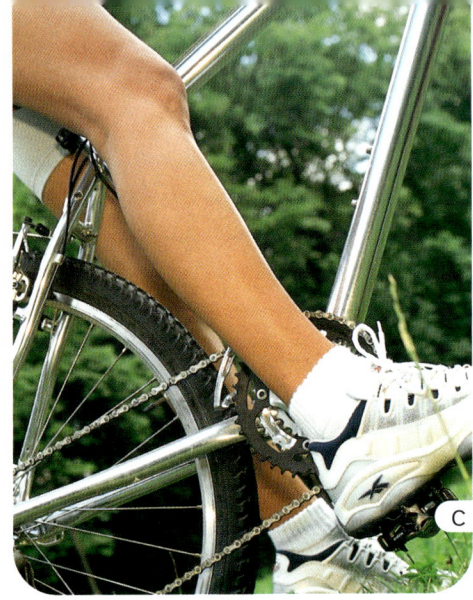

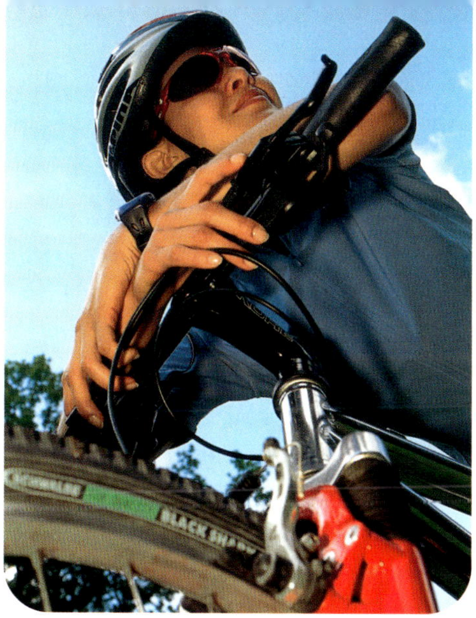

hoch heißt: Man wackelt mit den Hüften hin und her – Rückenprobleme können die Folge sein. Sitzt man zu niedrig, radelt man uneffektiv und schadet den Knien.

Auf Haltung achten

Auf Moutainbike und Rennrad muss man öfter ein Doppelkinn machen, um Verspannungen zu lösen. Man sollte dabei ein richtiges Ziehen im Nacken spüren. Die Schulterblätter werden leicht nach unten in Richtung Gesäß gezogen. Der Bauch wird von innen gehalten. Die Ellbogen müssen nach innen und unten gebeugt sein.

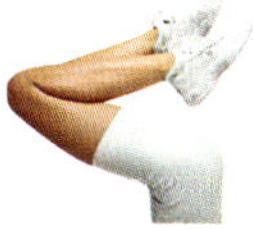

Tipp

Extreme Rundrücken, hochgezogene Schultern und auswärts gerichtete Ellbogen sieht man zwar oft. Trotzdem ist so eine Haltung natürlich falsch und führt zu Verspannungen und Rückenbeschwerden.

Treten und schalten

Der Tretzyklus wird in vier Phasen unterteilt: Schub-, Druck-, Gleit- und Zugphase. Die Druckphase ist für den Vortrieb verantwortlich. Die Gleit-, Schub- und Zugphasen müssen bewusst ausgeführt werden, um den gewünschten runden Tritt ohne Ecken und Kanten zu erreichen. Wer das nicht bewusst trainiert, strampelt oft abgehackt. Das Schalten ist mit den neuen Systemen besonders einfach. Um den Tretrhythmus möglichst wenig zu stören und das Tempo zu halten, sollte man rechtzeitig schalten, besonders wenn man in etwas steilerem Gelände unterwegs ist. Beim Schalten wird nur der Druck auf das Pedal leicht reduziert, der Tretrhythmus aber nicht unterbrochen.

Sicherheit

Ein exakt sitzender Radhelm ist absolut notwendig. Und nützt übrigens nur, wenn man ihn auch aufsetzt und nicht nur am Lenker baumeln hat. Gepolsterte Radlerhosen können gerade auf längeren Strecken die Rettung für ein geplagtes Hinterteil sein. Eine Bikerbrille ist nicht nur gut gegen die Sonne und deren UVA-Strahlen, sondern schützt auch vor Insekten, Zugluft und kleineren Steinen. Außerdem sieht sie super aus!

Fahr mich fit!

Um durchs Radfahren wirklich fit zu werden, muss man mehr tun, als nur zum Supermarkt und zurück zu radeln. Das folgende Programm ist für alle gedacht, die noch nie ein längeres und gezieltes Training mit einem Fahrrad gemacht haben. Noch ein Tipp für alle, die dazu tendieren, mehr Muskelmasse in den Beinen und an den Hüften aufzubauen: lieber mit weniger Widerstand – d.h. in einem niedrigeren Gang – fahren.

12-Wochen-Radfahrprogramm

Wie oft?

- mindestens zwei- bis dreimal pro Woche

Intensität:

- Im Own-Zone-Bereich fahren (oder zwischen 65 - 85 % der max. Herzfrequenz)
- Fahrtroute: wenn möglich bis zur 10. Woche in flachem Gelände

1. - 2. Woche:
25 Minuten im unteren Trainings-Puls fahren (65 %), die letzten 5 Minuten Cool-down

3. - 4. Woche:
30 Minuten. Nach 10 Minuten mit 65 % 10 Minuten mit 70 % und dann 5 Minuten mit 65 % bis zum Cool-down

5. - 6. Woche:
30 Minuten. Nach 10 Minuten mit 70 %, 5 Minuten mit 75 % und dann 10 Minuten mit 65 % bis zum Cool-down

7. - 9.Woche:
30 Minuten. Nach 5 Minuten mit 70 %, 10 Minuten auf 75 % und dann 10 Minuten 70 % bis zum Cool-down

10. - 12. Woche:
30 Minuten (evtl. eine Tour mit einem kleinen Hügel). Wie 7.-9. Woche, aber möglichst in der Mitte der Tour den Hügel hinauf (bis 85 %) – nicht länger als 5 Minuten. In den letzten 5 Minuten den Puls immer unter 65 % bringen.

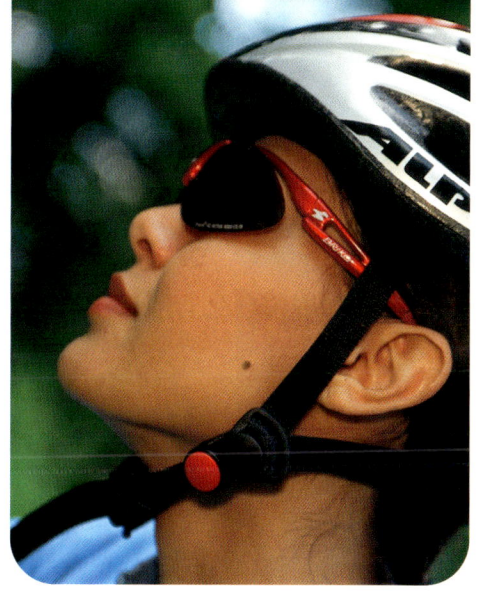

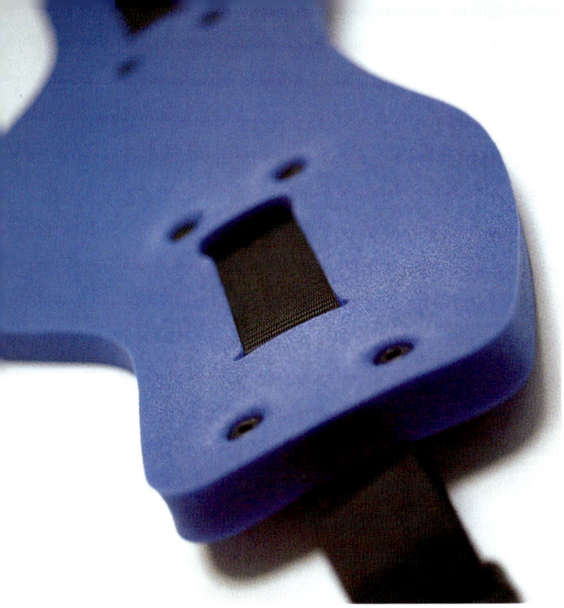

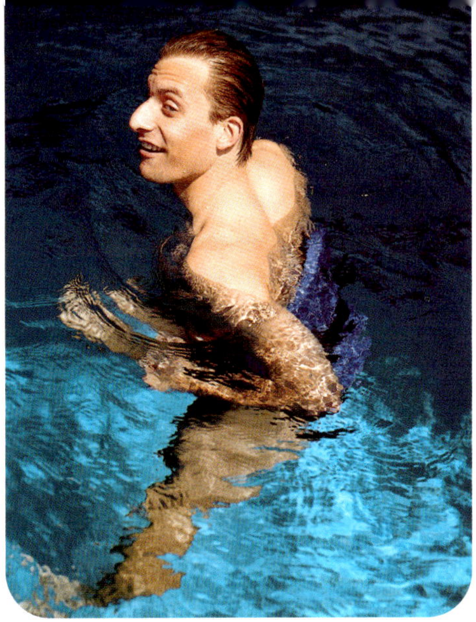

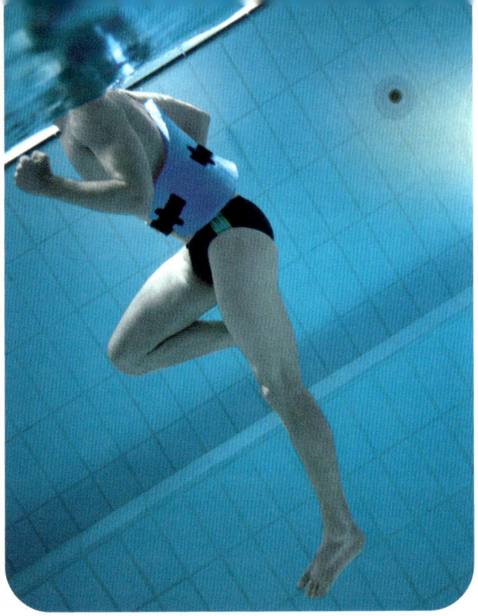

Ein neuer Trend und so gesund!

Waterrunning im flachen Wasser

Klappt garantiert auf Anhieb!

Die Grundtechnik des Aquajoggings: Hier läuft man tatsächlich auf den Ballen! Die Fersen werden nur leicht gesenkt. Die Beugung im Kniegelenk und im Fuß ist gering. Es wird nicht vollkommen abgerollt, wie beim normalen Walking oder beim Laufen. Ein Fuß bleibt ständig in Kontakt mit dem Boden. Wenn man sich ein bisschen ans Aquajogging gewöhnt hat, kann man langsam zur so genannten Sporttechnik übergehen. Dabei werden die Fersen vollständig abgesenkt, so dass der gesamte Fuß den Boden berührt. In der Abstoßphase wird das Bein stark gebeugt. Die Knie werden ungefähr in einem 45-Grad-Winkel hochgezogen. So kommt man weiter aus dem Wasser heraus als bei der Grundtechnik. Für die Arme gibt es ebenfalls zwei Techniken: die Jogging-Armbewegung und die Schöpfarm-Bewegung. Sie kommen je nach Körpergröße, Beweglichkeit des Schultergürtels und Wassertiefe zum Einsatz.

Die Jogging-Armbewegung ähnelt der beim Walking oder Laufen. Die Unterarme sind in einem Winkel von 60 bis 90 Grad gebeugt und werden nah am Körper gehalten. In voller Bewegung pendeln sie nach hinten und wieder nach vorne.

Die Schöpf-Armbewegung ähnelt der beim Kraulschwimmen: Die Arme werden über

Aquajogging

Wie so viele Fitness-Trends kommt auch Aqua-Jogging aus den USA. Glenn McWaters, ein Leichtathletiktrainer der US-Marines, hat es zur Rehabilitation nach einer Fußverletzung entwickelt. Spitzensportler wie Dieter Baumann oder Steffi Graf haben schon so trainiert.

Um das Laufen im Wasser zu ermöglichen, erfand McWaters die sogenannte Wet Vest („nasse Weste"), eine Art Schwimmgurt. Wassertreten ist an sich ja nichts Neues, Aquajogging hat jedoch mehr zu bieten. Das Laufen im Wasser ist ideal für Übergewichtige, für Leute mit Gelenkproblemen und vor allem für Nichtschwimmer oder Leute, die zwar Schwimmen gelernt, aber keinen Spaß daran haben. Beim Aquajogging ermöglicht der Wasserdruck ein optimales Gefäßtraining und unterstützt den Rückstrom des Blutes in den Venen. Dies führt dazu, dass das Schlagvolumen des Herzens steigt und gleichzeitig die Herzfrequenz sinkt. Der Puls ist im Wasser pro Minute etwa 10 bis 20 Schläge niedriger.

Warum's so gut tut:

- Man lernt es schnell und braucht dank der Weste keine Angst im Wasser zu haben.
- Es wirkt nicht anstrengend, ist aber trotzdem effektiv!
- Meine Beine sind glatter – das Wasser wirkt wie eine Massage.
- Ich kann gleichzeitig mein Herz Kreislauf-System und meine muskuläre Ausdauer trainieren.
- Laufen ohne Aufprall. So werden Bänder, Sehnen und Gelenke geschont.
- Das Wasser wirkt so beruhigend! Da fällt der Stress von einem ab.

Es gibt zwei Formen von Aquajogging. Beim Waterrunning läuft man in hüft- bzw. brusttiefem Wasser. Die Füße berühren dabei noch den Boden. Beim Suspended Deep Water Running schwebt man mit Hilfe des Aqua-Gurtes im Wasser, ohne den Boden zu berühren.

Wasser nach vorne gebracht, tauchen ein und ziehen durchs Wasser nach hinten. Die Handflächen sind dabei nach hinten gerichtet. Das hilft einem auch gut, das Gleichgewicht zu halten und die Laufbewegung auszubalancieren.

Aquajogging im Tiefen

Völlig schwerelos

Diese Form des Aquajoggings bietet ein fast schwereloses Herz-Kreislauf-Training. Durch den Auftrieb des Wassers reduziert sich das Körpergewicht um 90 Prozent! Die Gelenkbelastung ist minimal. Wer übergewichtig ist, Gelenkprobleme oder Krampfadern hat, für den ist so ein wirksames Herz-Kreislauf-Training optimal.
Die Armbewegungen sind die gleichen wie beim Waterrunning. Aber es gibt verschiedene Lauftechniken: kleine Schritte, große Schritte, Kniehebeläufe (Knie hoch zur Brust) sowie Anfersen (Fersen an den Po). Etwas schwieriger und gewöhnungsbedürftig ist die Körperhaltung im Wasser und auch das Tragen von Gurt oder Weste. Durch die Schwerelosigkeit verlagert sich nämlich der Körperschwerpunkt. Zuerst muss man sich auf übliche Weise stabilisieren. Also: Schulterblätter nach unten, Bauchnabel tief nach innen ziehen. Gewöhnen muss man sich auch an die gegengleiche Arm- und Beinbewegung. Im Wasser ist die ja nicht selbstverständlich. Hat man das aber erst mal drin, sind die nächsten Schritte relativ einfach.

Man schwimmt wie ein Korken im Wasser herum. Da kann es passieren, dass man zunächst kaum vorwärts kommt. Oder nach hinten fällt. Oder sich zu weit nach vorne neigt. – Alles eine Frage der Balance. Und der Geduld natürlich. Die Arme sind eine große Hilfe. Wichtig: gleichmäßige Bewegungen. Untergehen kann man schließlich nicht! Mit verschiedenen Handhaltungen kann man den Wasserwiderstand so dosieren, dass Arm- und Schultermuskeln effizient trainiert werden.

Tipp

Nicht zu aufrecht stehen und die Knie nicht zu weit hochziehen. Sonst kippt man leicht nach hinten – was den gleichmäßigen Bewegungsablauf natürlich stört. Wenn man sich allerdings zu weit nach vorne lehnt, wird der frontale Wasserwiderstand geringer und damit auch die Effektivität. Keinesfalls den Kopf vorrecken. Sonst fällt der untere Rücken automatisch in ein extremes Hohlkreuz. Der ganze Nacken und der untere Rückenbereich würden dadurch angespannt. Gegenmaßnahme: Doppelkinn.

Pulsuhr nutzen

Weniger ist mehr!

Im flachen wie im tiefen Wasser kann und sollte man ein Herzfrequenzmessgerät tragen. Wie schon erwähnt, ist der Puls im nassen Element pro Minute 10 bis 20 Schläge niedriger. Das muss man beim Training berücksichtigen! Also nicht denken: Oh, ich muss härter arbeiten. Das ist ja gerade das Schöne am Aquajogging: Es erscheint einem so sanft und harmlos, ist aber ein echter Kalorienkiller.

Aquajogging-Programm

Der Kalorienkiller!

Unbedingt mit Pulsuhr trainieren! Im Tiefen wie im Flachen eine Bahn zur Probe joggen. Auf der Stelle treten, bis der Puls um 10 oder 20 Schläge sinkt. Wie viel Zeit hat man gebraucht? Bitte merken, weil wir später gegen die Zeit trainieren möchten. Natürlich mit dem richtigen Puls.

Jetzt die Bahn zurückjoggen. Wieder Puls checken. Auf der Stelle laufen. Zeit merken. Kann sein, dass man am Anfang nur eine Bahn hin und zurück schafft. Macht überhaupt nichts! Wir versuchen, die Strecke pro Trainingseinheit um eine Bahn zu verlängern. Bis man irgendwann 20 Minuten am Stück schafft!

Wie oft?

- zwei- bis dreimal pro Woche

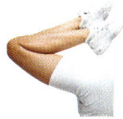

Tipp

Es gibt Kurse in öffentlichen Bädern – einfach nachfragen. Auch manche Fitness-Studios bieten es an. Wer sich traut, allein in einem öffentlichen Bad seine Bahnen zu joggen, bekommt von uns ein Sonderlob!

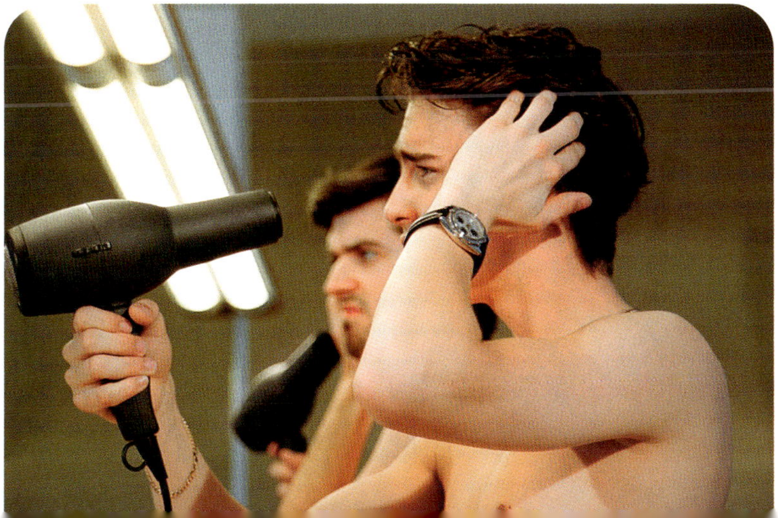

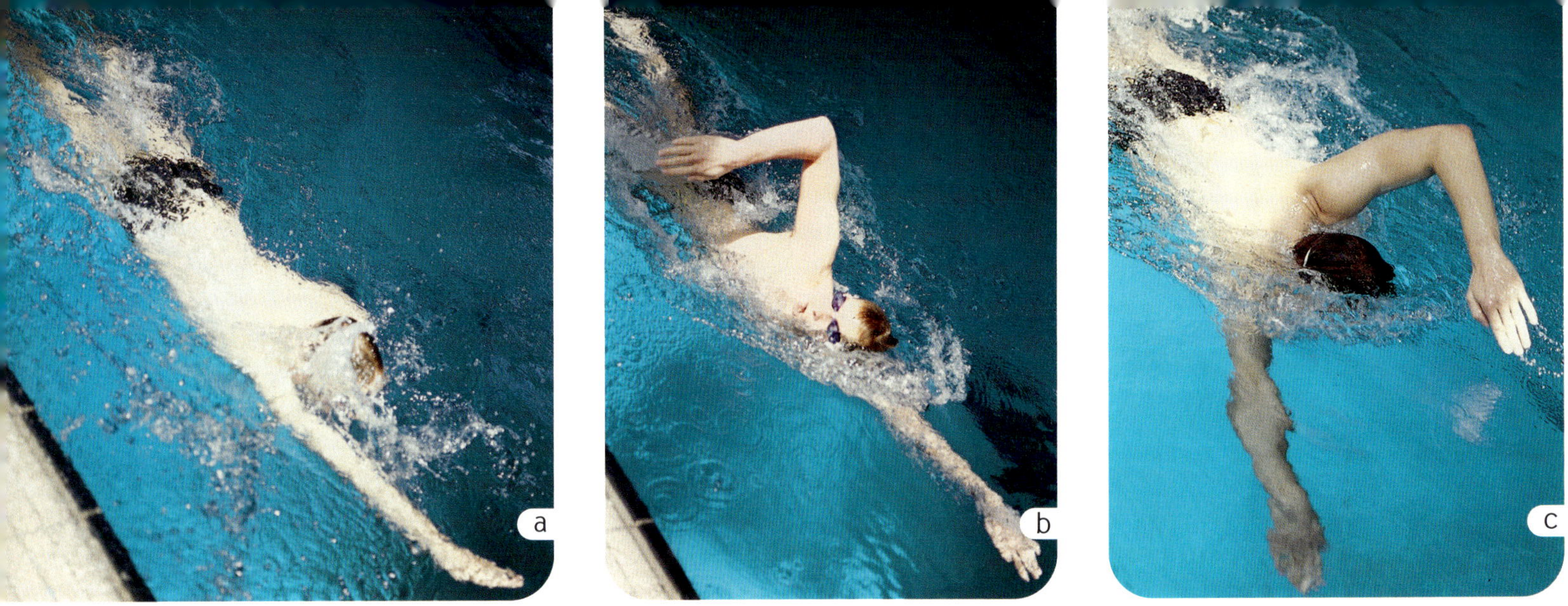

Wie ein Fisch im Wasser

Intervall-schwimmen

Der ideale Einstieg – und die Pausen sind auch schon drin!

Dauerschwimmen ist schwer, deswegen beginnen wir ganz allmählich und steigern die Schwimmzeit langsam (⇢ 12-Wochen-Programm rechts). Es gibt Leute, die beim Walking und Laufen einigermaßen fit sind, aber nicht mehr als eine halbe Bahn kraulen können. Schwimmen ist eben anstrengend. Bevor man überhaupt Bahnen schwimmen kann, muss man verschiedene Schwimmarten beherrschen. Wir verwenden hier bewusst die Mehrzahl, denn es sollten mehr als eine sein – mindestens zwei! Schwimmen erfordert sehr viel Kraft im Schultergürtelbereich. Deswegen ist es gesünder und leichter, die unterschiedlichen Arm- und Beinbewegungen der verschiedenen Schwimmstile abzuwechseln.

Schwimmen – gesünder geht's kaum

Vom physiologischen Standpunkt aus ist Schwimmen eine der gesündesten und vollkommensten Sportarten für Herz und Kreislauf sowie für die Muskulatur. Die Kälte des Wassers und der Wasserdruck fördern die Durchblutung. So wird der Pulsschlag reduziert, und man erholt sich nach der Belastung schneller.
Anders als Aquajogging (⇢ Seiten 158 - 159) muss man Schwimmen systematisch lernen. Die verschiedenen Schwimmtechniken sind in diesem Kapitel nur angerissen. Sie sollen eher als Motivation dienen.

Konkret anleiten lässt man sich am besten von einem guten Schwimmlehrer. In Einzelstunden oder einem Gruppenkurs. So kann man die verschiedenen Schwimmstile am effektivsten lernen.

Warum's so gut tut:

- Es entlastet Bänder, Sehnen und Knochen!
- Schwimmen härtet ab und schützt so gegen Erkältungskrankheiten.
- Auch wenn ich im Wasser hart trainiere, fühle ich mich nachher absolut stressfrei.
- Schwimmen macht eine tolle Figur!

Kraulen

So schwimmt man am schnellsten

Das Kraulen in Bauchlage (⇢ Abb. a - c) ist schwerer als Brustschwimmen, aber zusammen mit Rückenschwimmen die optimale Wahl. Wer krault, schwimmt ökonomisch. Richtig ausgeführt, ermöglicht mir das klassische Kraulen den effektivsten Einsatz meiner Kräfte. Ich kann damit kurze wie lange Strecken schnell überwinden.
Der Rumpf liegt flach ausgestreckt im Wasser und führt leichte Rollbewegungen aus. Der Kopf schwimmt mit Blick nach unten auf der Wasseroberfläche, zum Luftholen dreht er sich zur Seite. Atme ich – für Anfänger ist das einfacher – bei jedem zweiten Armzug, dann ist das immer dieselbe Seite. Atme ich bei jedem dritten Armzug, wechselt die Seite.

Die Arme funktionieren wie ein Propeller. Mit langen Schaufelbewegungen treiben sie das Wasser unter dem Körper vorbei. Dabei ist der Ellbogen der höchste Punkt. Vorne taucht als Erstes die Hand wieder ins Wasser ein. Der Arm ist dabei fast ganz gestreckt und verlängert die Körperachse. Die Beine bewegen sich scherenartig. Übrigens: vor dem Losschwimmen Lockerungsübungen für die Schultern nicht vergessen!

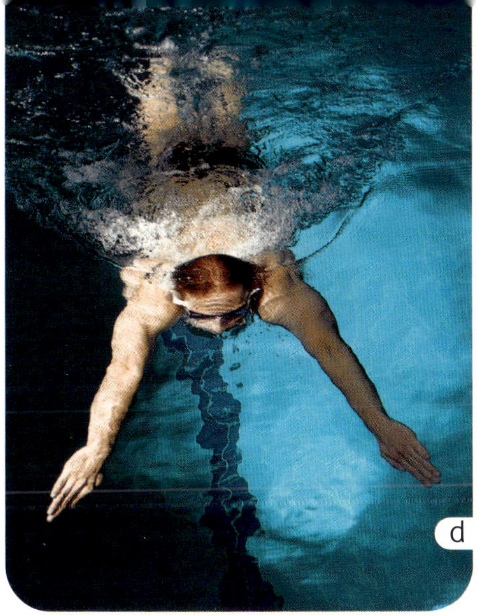

d

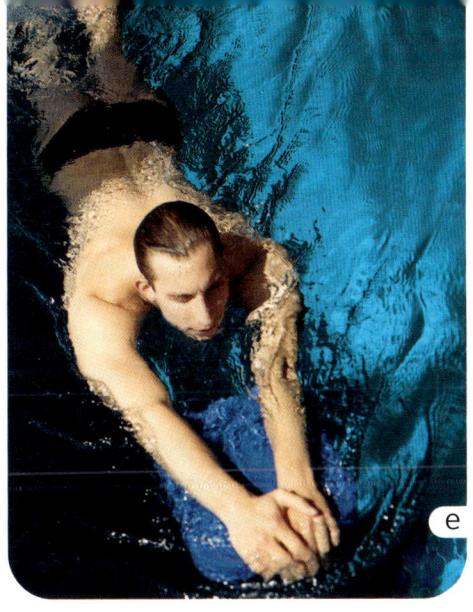

e

Brustschwimmen

Kann praktisch jeder

Brustschwimmen (⇢ Bild d) ist die populärste Form des Schwimmens. Und auch einer der ältesten Schwimmstile: 1904 wurde er ins Programm der Olympischen Spiele aufgenommen. Brustschwimmen ist am leichtesten zu lernen und erfordert keine besondere Atemtechnik. Noch ein Vorteil: Man kann sehen, wohin man schwimmt. Sogar ein Gespräch mit einem Mitschwimmer ist möglich.

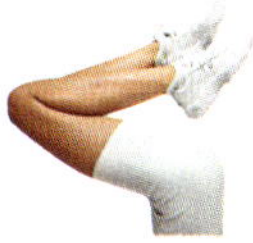

Tipp

Immer eine möglichst flache Schwimmlage anstreben (auch wenn der Kopf dabei nass wird)! Denn die meisten Hobbyschwimmer halten beim Brustschwimmen den Kopf die ganze Zeit aus dem Wasser und belasten damit den Nackenbereich.
Wer Knieprobleme hat, die sich durchs Brustschwimmen verschlimmern, sollte öfter mal mit Kraulen und Rückenschwimmen abwechseln.

Auf dem Rücken oder mit Brett

So geht's auch!

Rückenschwimmen ist besonders in der Kraultechnik zu empfehlen. Dies ist die sportlichste Variante des Rückenschwimmens. Sie ermöglicht unbehindertes Atmen und entspannt den Nacken sowie die gesamte Wirbelsäule.
Nichtschwimmer und alle, die die Beintechniken gesondert trainieren möchten, greifen zum Brett (⇢ Bild e). Solche Schwimmhilfen kann man in fast jedem Schwimmbad ausleihen.

12-Wochen-Schwimmprogramm

Optimal für Einsteiger

Wer mit dem Schwimmen beginnt, für den ist es in der Regel ein Problem, überhaupt so lange schwimmen zu können, dass aus dem Schwimmen ein Ausdauertraining wird. Erstes Ziel des hier beschriebenen Schwimmprogramms ist es daher, 20-30 Minuten am Stück zu schwimmen.

1. Woche 2 x 5 Minuten schwimmen, dazwischen 1 Minute Pause am Beckenrand. Dauer: 11 Minuten
2. - 3. Woche 2 x 6 Minuten schwimmen, dazwischen 1 Minute Pause. Dauer: 13 Minuten
4. - 5. Woche 3 x 6 Minuten schwimmen, dazwischen je 1 Minute Pause. Dauer: 20 Minuten
6. - 7. Woche 2 x 10 Minuten schwimmen, dazwischen 2 Minuten Pause. Dauer: 22 Minuten
8. - 9. Woche 2 x 12 Minuten schwimmen, dazwischen 1 Minute Pause. Dauer: 25 Minuten
10. Woche 2 x 15 Minuten schwimmen, dazwischen 2 Minuten Pause. Dauer: 32 Minuten
11. Woche 1 x 20 Minuten kontinuierlich schwimmen.
ab der 12. Woche 1 x 20 Minuten kontinuierlich schwimmen und pro Einheit die Schwimmzeit um eine Minute verlängern. Auf 30 Minuten oder mehr.

Wie oft?
- mindestens zwei- bis dreimal pro Woche

Intensität:
- Zunächst die Intensität so wählen, dass man die Schwimmzeit auch durchhält.
- Mit Pulsuhr: Im Wasser ist die Herzfrequenz niedriger, unter Belastung etwa 20 Schläge pro Minute. Faustformel für die Obergrenze der Herzfrequenz: 160 minus Lebensalter. Falls man eine entsprechende Uhr hat: In der Own-Zone der Pulsuhr bleiben.

Schwimmstil:
- abwechseln, z. B. eine Bahn Brust, eine Bahn Kraul, eine Bahn Rücken

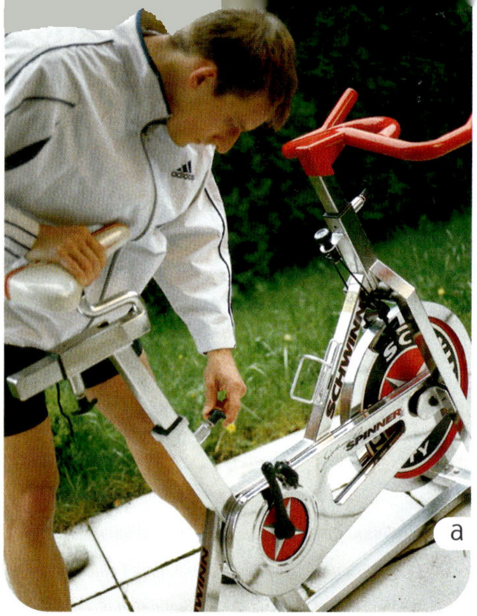

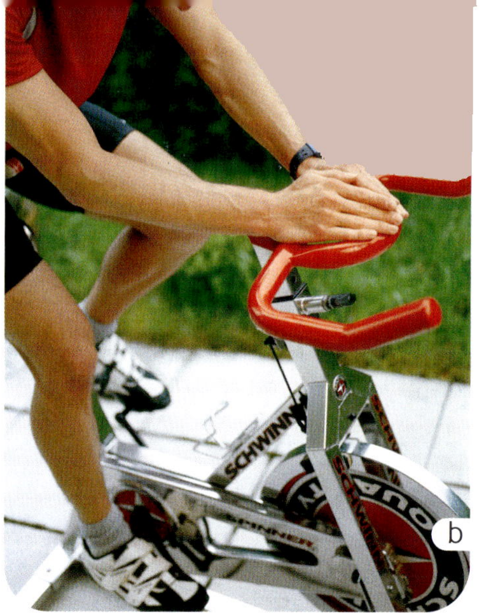

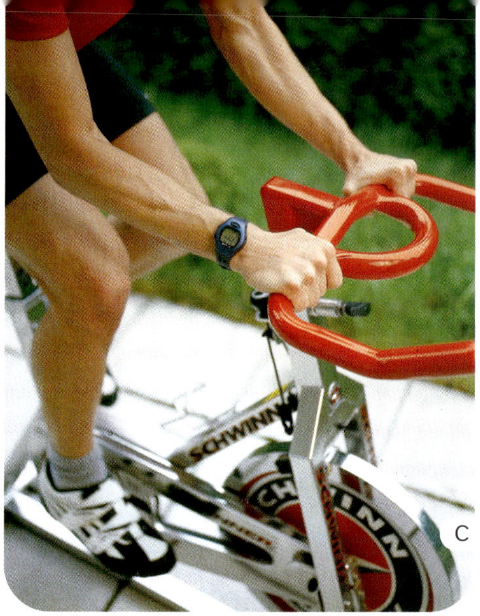

Kraft spüren, Energie tanken

Indoor-Cycling

Indoor-Cycling, auch „Spinning“ genannt, gibt es bereits seit zehn Jahren. Heute gehört es mit zu den beliebtesten Ausdauer-Trainings. Weil es optimal für die Ausdauer ist – und weil's einfach Spaß macht, sich im Studio bei guter Musik zu verausgaben.

Welches Rad ist das richtige?

Ergometer oder Indoor-Cycle?

Grundsätzlich empfiehlt es sich aber, zuerst einen Kurs zu besuchen. Wenn dann das Training sitzt, ist Spinning die perfekte Sportart für zu Hause. Wer sich zu dieser Sportart entschlossen hat, muss zwischen Ergometer und Indoor Cycle unterscheiden. Das Fahrradergometer ist das populärste Herz-Kreislauf-Trainingsgerät auf dem Markt. Diese Räder erzeugen ihren Strom selbst, d.h., sie können ohne Kabel oder Steckdose überall betrieben werden. Es gibt zwei verschiedene Typen: das Sitzergometer, das dem normalen Fahrrad ähnelt, und das Liegeergometer, bei dem im Liegen gestrampelt wird. Das Indoor-Cycle funktioniert über einen Riemen- oder Kettenantrieb, der ein schweres Schwungrad mit Starrlauf (d.h., es kann nicht wie bei einem herkömmlichen Fahrrad gebremst werden) in Gang bringt. Seit ein paar Jahren gibt es aber auch Indoor-Cycles mit Fußbremsen. Der Widerstand des Schwungrads wird über eine fein dosierbare Feststellbremse am Rad verändert. So kann jeder sein Leistungsniveau einstellen.

Power-Radfahren

Entwickelt wurde dieses Ausdauertraining auf speziellen stationären Fahrrädern von „Johnny G“. Der gebürtige Südafrikaner hat durch seine verrückte Rad-Tour quer durch die USA in weniger als vier Tagen Berühmtheit erlangt. Um diese Leistung vorzubereiten, entwickelte er ein Trainingsprogramm, das auf exakten und abwechslungsreichen Radfahrtechniken und mentalem Training basiert. Seit ca. 1996 gibt es Indoor-Cycling auch in Europa. In Deutschland verfügt heute schon fast jeder Club über eine Reihe von Cycles.

Warum's so gut tut:

- Ich muss nicht auf den Straßenverkehr achten und kann mit geschlossenen Augen fahren.
- Die Herzfrequenz lässt sich beim Power-Radeln fantastisch steuern!
- Es macht einfach Spaß, sich bei guter Musik zu verausgaben.

Mentale Tricks

Fantasiereisen machen!

Johnny G. (⟶ „Power-Radfahren“) arbeitet mit Visualisierung. Der Kurs findet in einem kleinen Studio statt, aber wenn es losgeht und die Musik spielt, versetzt er seine Kursteilnehmer nach Griechenland. Zur Blues-Musik stellt man sich vor, wie man den Berg herauffährt. Wie die Sonne scheint. Man spürt sogar die Wärme! Dann geht's steil den Berg hinab. Plötzlich ist der Rhythmus schnell. Jetzt fährt man auf einer langen, geraden Straße in flachem Gelände. Links das Meer, rechts Wald. Während man noch seinen Erinnerungen an den letzten Griechenlandurlaub nachhängt, wird die Musik plötzlich langsamer und die Zeit ist um. Der Trainer beginnt mit dem Cool-down.

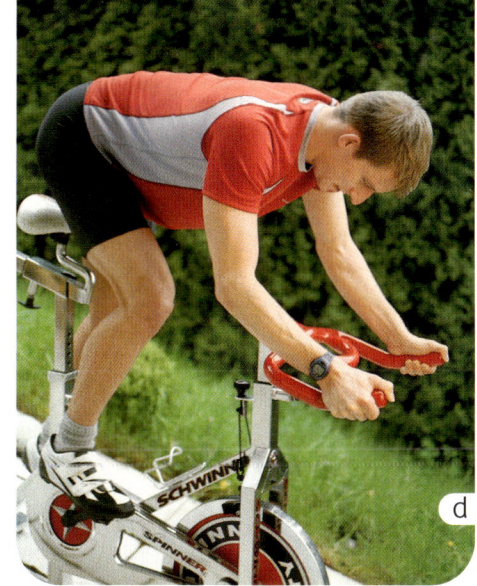

d

Für Komfort sorgen

Alles Einstellungssache

Auch beim Spinning sind Komfort und Ergonomie wichtig. Dafür muss das Rad möglichst genau auf den Fahrer eingestellt sein. Stimmt die Sattelposition? Sind die Pedale nicht zu nah oder zu weit entfernt? Ist der Lenker in der richtigen Höhe? Im Zweifel einen Trainer um Hilfe bitten.
Der Sattel muss waagrecht sein. Die Höhe ist von der Beinlänge und der Fußposition auf dem Pedal abhängig. Man stellt eine Ferse auf das Pedal. Ist das Bein leicht gebeugt, stimmt die Sattelhöhe.
Als Nächstes ist die Entfernung zwischen Sattel und Lenker dran. Dazu drücken die Füße so auf die Pedale, dass beide den gleichen Abstand zum Boden haben. Im Idealfall bildet das vordere Bein ungefähr einen 90-Grad-Winkel und das Knie steht über der Ferse. Ist das Knie zu weit vorne, muss man den Sattel weiter nach hinten schieben.
Für Einsteiger sollte der Lenker ruhig etwas höher eingestellt sein – ist besser für den Nacken. Der Kurs ist in jedem Fall anstrengend genug, da braucht man keine zusätzlichen Erschwernisse. Außerdem muss man zunächst verstärkt auf die Technik achten. Wenn da der Nacken schmerzt oder sich verspannt, ist der Spaß vorbei.

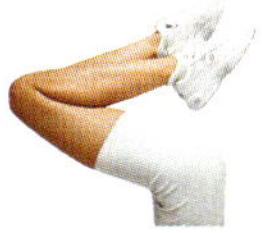

Tipp
Aufschreiben oder merken, wie Sattel und Lenkrad eingestellt sind. Das spart Zeit beim nächsten Training.

Die richtige Haltung

Für Flachland- und Bergfahrt

Voraussetzung für jedes Gelände ist die übliche Stabilisation: Schulterblätter nach unten, Bauchnabel nach innen, Doppelkinn (beim Radfahren besonders wichtig)! Zwangsläufig rundet sich dabei der obere Rücken. Während des Trainings muss man natürlich den Kopf öfter mal heben, um den Trainer anzuschauen. Danach aber immer wieder zurück in die Doppelkinnhaltung!

Beim Indoor-Cycling oder Spinning gibt es grundsätzlich zwei Geländetypen: Flachland und Berge. Der Eindruck von Flachland entsteht durch geringen bis gar keinen Widerstand. Erhöht sich die Anstrengung, entspricht das einer Bergfahrt. Jede Geländesimulation kann man im Sitzen oder im Stehen bewältigen. Die Kombination dieser Geländetypen und Grundhaltungen ergibt verschiedene Spinning-Techniken, die jeweils eine realistische Radfahrsituation auf der Straße simulieren.
Fahren im Sitzen, auch Flach- oder Flatfahren genannt, ist die Grundtechnik des Spinning-Programms. Auf dieser Haltung basieren alle anderen. Längere Zeit im Sitzen zu fahren, fördert Ausdauer, Kraft und Willensstärke. Im Sitzen kann man alle Arten des Trainings absolvieren, von Tempofahrten bis hin zu intensivem Bergfahren. Nur die Handposition ändert sich (dazu gleich mehr).
Bergfahren im Stehen (⇢ Bild d) ist eine fortgeschrittene Technik. Der Widerstand muss stark genug sein, damit man die ideale Geschwindigkeit – 60 - 70 Umdrehungen pro Minute – nicht überschreitet. Diese langsame und anstrengende Bewegung sollte man allmählich trainieren, um eine verfrühte Belastung der Achillessehnen, der Knie- und Hüftgelenke sowie des unteren Rückens zu vermeiden. Das Gewicht verlagert sich hauptsächlich auf die Füße. Der Rücken ist lang gezogen.
Auf den Händen bzw. auf dem Lenker lastet nur sehr wenig Gewicht. Sonst würde zu wenig Druck auf die Pedale kommen. Das könnte zu einem Verlust der Tretkontrolle, zum Abrutschen vom Lenker oder von den Pedalen führen.

Die Handhaltung

Wichtig für Konzentration und Stabilität

Nun sitze ich bequem auf dem perfekt eingestellten Indoor-Cycle. Vor dem Losstrampeln muss ich noch die jeweils passende Handposition wählen.

In flachem Gelände
Die Hände wie beim Beten aneinander legen. Die Fingerspitzen berühren sich, die Daumen sind entweder parallel oder gekreuzt. Die Handkanten liegen auf dem Lenker (⇢ Bild b). Die Ellbogen sind gebeugt und nach innen gezogen, die Unterarme waagrecht zum Boden.

Bergfahren im Sitzen
Zum Bergfahren im Sitzen, aber auch beim Running (Fahren im Stehen), Jumping (abwechselnd Sitzen und Stehen) und Sprinting (extrem schnelles Treten): Die Finger greifen um das Lenkrad. Wichtig: Auch die Daumen liegen oben! Diese Position erlaubt eine aufrechte Sitzposition, die die Atmung nicht einschränkt. Gerade im Stehen bietet sie mehr Sicherheit. Die Ellbogen sind gebeugt und nach innen gezogen, die Unterarme waagerecht zum Boden.

Bergfahren im Stehen
Beim Bergfahren im Stehen umschließen die Hände locker die Lenkerenden. Die Daumen liegen oben. Die Handflächen zeigen nach innen. Die Ellbogen sind gebeugt und nach innen gezogen, die Unterarme waagrecht zum Boden.

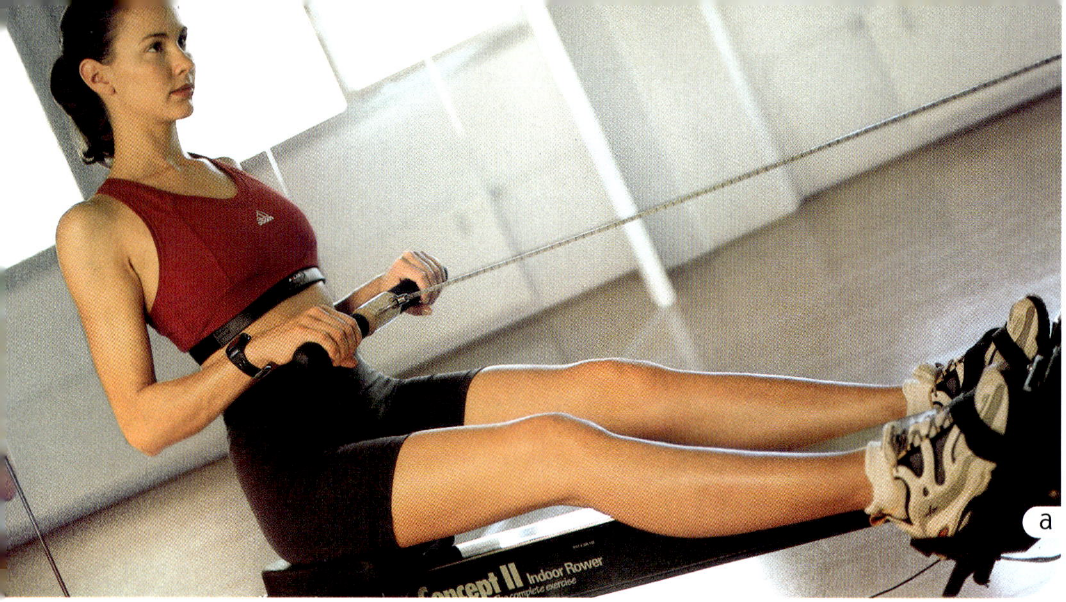

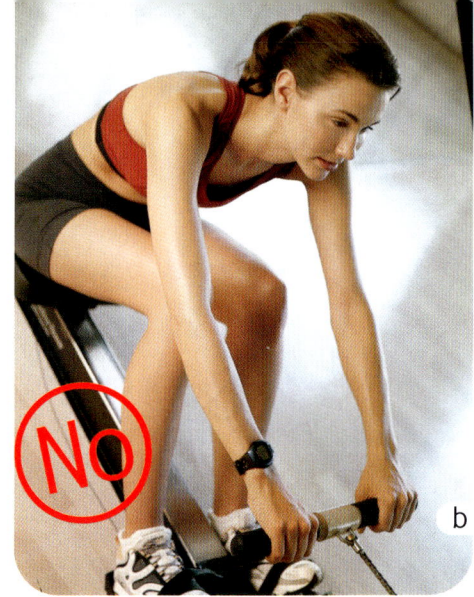

Alle wollen ans Ruder!

Indoor-Rudern

Super Herzkreislauf-Training!

Das Indoor-Rudern, auch „Concept-Rudern" genannt, trainiert fast jeden Muskel in Ober- und Unterkörper und ist – wenn man's richtig macht (⇢ Kasten) – ein hervorragendes Herz-Kreislauf-Training. Wer nicht ins Studio gehen will, kauft sich ein zusammenklappbares Gerät, das man bequem auch zu Hause oder im Büro unterbringen kann.

Rudermaschine

Und so sieht die Maschine aus: Oben ist ein Sitz auf Rollen angebracht. Achtung: niemals ein Tuch auf den Sitz legen oder mit einem langen T-Shirt trainieren! Der Stoff kann sich unter den Sitzrollen verklemmen. Die so genannten Stemmbretter – zwei große durchlöcherte Gummisohlen – dienen als Fußhalter und lassen sich nach oben und unten verschieben. Wenn ich z.B. längere Beine habe, muss ich die Bretter also weiter nach unten stellen. Wenn diese Einstellung stimmt, fixiere ich meine Füße mit einem Fußriemen. Der Griff für die Hände liegt in einem Griffhalter. Nach dem Training kommt der Griff immer (!) zurück in den Halter. Die Verbindung vom Griff zum Widerstand wird durch eine Kette hergestellt, die bis zur so genannten Luftklappe läuft. Der Widerstand wird mit Hilfe des seitlich am Schwungrad angebrachten Luftklappenhebels auf einen Wert zwischen 1 (niedrig) und 10 (hoch) eingestellt.
Man kann diese komplexe Bewegung am besten lernen, indem man sie zunächst für Ober- und Unterkörper getrennt trainiert. Dann kombiniert man beide miteinander.

a

Das macht der Unterkörper:
1 Man setzt sich auf dem Sitz etwas nach hinten. Die Füße auf die Stemmbretter stellen und leicht nach vorne rollen. Die Unterschenkel sollen fast senkrecht stehen. Wenn die Fersen zu hoch kommen und die Beine regelrecht zusammengepresst werden, muss man die Stemmbretter entsprechend nach oben oder unten verstellen.

Concept-Rudern

Ein Boot zu rudern, ist gar nicht so einfach. Davon kann sich jeder auf dem nächsten See mit Bootsverleih überzeugen. Und mit dem Rudergerät im Studio oder einem Ruder-Hometrainer ist es auch nicht anders, denn die Bewegungsabläufe beim Rudern erfordern einfach viel Technik-Know-how und Koordination. Bei falschem Training ist die Gefahr nicht gering, dass man sich Rückenprobleme anrudert.
Abhilfe schafft eine Trainingsmethode, die man als Fitnessrudern bezeichnen kann. Sehr zu empfehlen ist dafür das Concept-Rudergerät, das von Profiruderern entwickelt wurde. Es ist einfach zu bedienen und kommt dem Outdoor-Rudern am nächsten. Beherrscht man die Rudermaschine mit der richtigen Technik, ist Indoor-Rudern ein wirklich empfehlenswertes Training.

Warum's so gut tut:

- Arme, Beine und Rücken werden gleichzeitig trainiert.
- Das ideale Rudergerät ist schmal, lang und aufklappbar. Passt sogar neben meinen Schreibtisch – perfekt für ein kurzes Training zwischendurch!
- Schon 5 Minuten Rudern bringen meinen ganzen Körper auf Trab!

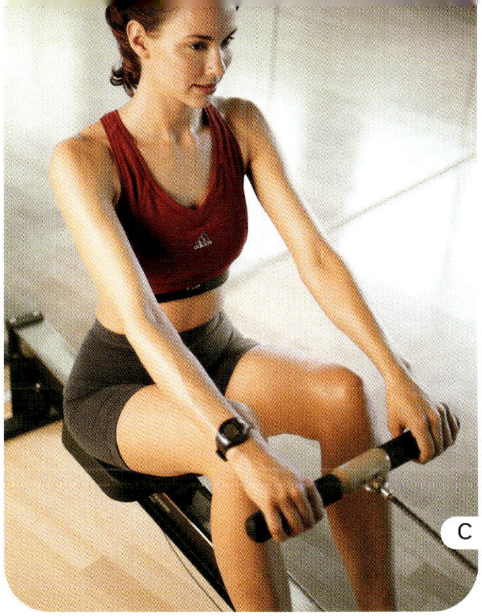

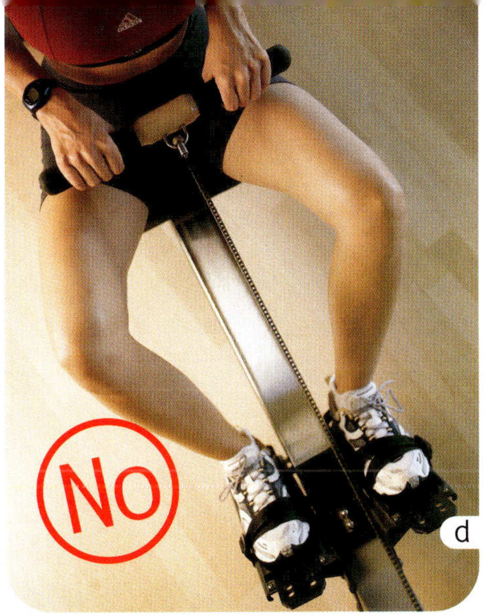

2 Stabilisation wie gehabt: Doppelkinn, Schulterblätter nach unten und innen, Bauch fest nach innen ziehen. (Das betrifft zwar eigentlich den Oberkörper, ist aber Voraussetzung für den korrekten Bewegungsablauf der Beine.)

3 In der stabilisierten Position nach vorne gleiten. Man zieht mit den Füßen, bis sich die Knie beugen. Die Knie bleiben dabei auf einer Linie mit den Füßen (→ Bild c). Die Beine werden zwar gestreckt, aber die Knie nicht vollständig durchgedrückt.

No Control-Tipp

Leider rudern viele in einer schrecklichen Haltung: Beim Ziehen machen sie einen Rundrücken, die Ellbogen zeigen nach außen (→ Bild b), die Knie sind nach außen (→ Bild d) oder zu X-Beinen nach innen gedreht. Unbedingt auch hier die bekannten Stabilisationsregeln einhalten – Doppelkinn, Schultern runter, Bauch nach innen!

Das macht der Oberkörper:

1 Man sitzt so weit hinten, dass die Arme gestreckt sind. Unterarm, Handgelenk und Hand bilden eine Line. Die Handgelenke bleiben während des gesamten Trainings so. Jetzt nimmt man den Griff in beide Hände. Niemals einhändig rudern!

2 Man zieht zuerst die Schulterblätter noch tiefer in Richtung Gesäß, bis man die Bewegung der Lat-Muskeln spürt. Erst dann die Arme an den Körper heranziehen.

3 Wenn die Arme wieder gestreckt werden, hält man die Schulterblätter zusammen. Kurz bevor die Lat-Muskeln nach unten und die Arme nach hinten gezogen werden, lockert man die Schulterblätter ein wenig.

Und so wird's gemacht:

Anfangs exakt und konzentriert rudern. Das Tempo spielt keine Rolle! Den Griff während des Ruderns niemals loslassen! Auf keinen Fall die Kette verdrehen.

1 Den Griff in die Hände nehmen. Mit den Füßen schieben. Dabei den Rücken in der Stabilisation halten. Wenn der Griff auf Höhe der Knie ist, werden die Lat-Muskeln nach unten gezogen und die Ellbogen nach hinten geführt. Die Schultern die ganze Zeit unten und den Kopf ruhig halten.

2 Arme langsam wieder ausstrecken, Schulterblätter zusammenhalten und mit den Beinen wieder nach vorne gleiten. Auch dabei bleibt der Rücken gerade.

Basic Trainings-Programm

Damit ich meine Herzfrequenz kontrollieren kann, arbeite ich mit einem Brustgurt und schnalle meine Pulsuhr um den Holzteil des Griffes. Am Anfang wird aber weniger der Puls als die Technik im Vordergrund stehen. Der Bewegungsablauf muss erst einmal flüssig und rhythmisch werden.
Fitnessrudern unterscheidet sich vom normalen Rudern, weil man wirklich bewusst mit dem Lat-Muskel arbeitet. Der Rücken wird am Anfang nicht nach hinten geneigt. Das mache ich erst, wenn die Muskeln synchron zur Ruderbewegung arbeiten.
Übrigens: Die Einstellung des Widerstands ist KEIN Maßstab für meine Fitness oder die Intensität des Trainings. Dadurch wird lediglich die Geschwindigkeit des Schwungrades beeinflusst, ähnlich wie bei der Gangschaltung am Fahrrad.

Stufe 1: Ruderzeit 1 Min., Pausenzeit 30 Sek. Trainingsinhalt: 5 Wiederholungen. Bei jedem Training um 1 Wiederholung steigern, bis 8 erreicht sind. Dann zur nächsten Stufe wechseln. Trainingsdauer: 5-8 Min.
Stufe 2: Ruderzeit 2 Min., Pausenzeit 30 Sek., Trainingsinhalt: wie Stufe 1. Trainingsdauer: 10-16 Min.
Stufe 3: Ruderzeit 3 Min., Pausenzeit 30 Sek., Trainingsinhalt: wie Stufe 1. Trainingsdauer: 15-24 Min.
Stufe 4: Ruderzeit 4 Min., Pausenzeit 30-60 Sek., Trainingsinhalt: 4 Wiederholungen. Bei jedem Training um 1 Wiederholung steigern, bis 7 erreicht sind. Dann zur nächsten Stufe wechseln. Trainingsdauer: 16-28 Min.
Stufe 5: Ruderzeit 5 Min., Pausenzeit 30-60 Sek., Trainingsinhalt: wie Stufe 4. Trainingsdauer: 20-35 Min.
Stufe 6: Ruderzeit 20-30 Min. ohne Pause. Trainingsinhalt: Man beginnt mit 20 Min. und steigert jedes Training um 2 Min., bis man 30 Min. schafft.

Wie oft:
- zwei- bis dreimal pro Woche

Intensität:
- Bis 75% der max. Herzfrequenz

Register von A - Z

Impressum

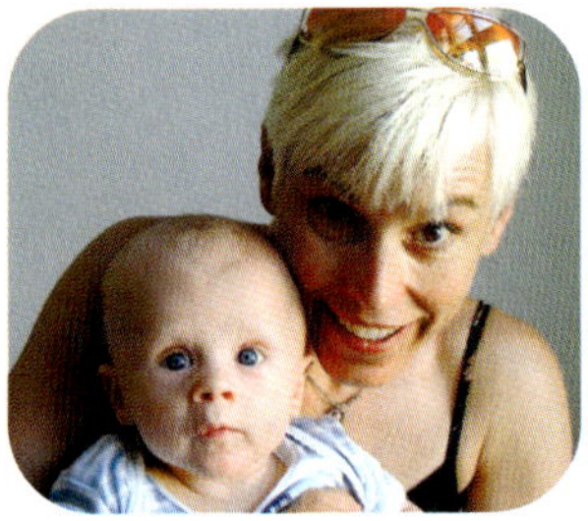

Jennifer Wade

... alias „Fitness-Queen Deutschlands“. Ihre Ausbildung erhielt sie in New York unter Ballettmeister George Balanchine. Seit 1986 ist sie aktive Personal Trainerin und seit 1989 Ausbilderin in Aerobic und Fitness. Für jeden, der Lust auf ein neues Körpergefühl hat, führt sie Fitness-Seminare durch. 1996 konzipierte sie ein Ausbildungsprogramm für angehende Personal Fitness-Trainer „QPT®“ (Qualified Personal Trainer), das sie seither bundesweit leitet. Sie ist außerdem Autorin von mehreren Fitness-Büchern, berät Zeitschriften wie „Vogue“, „GQ“ oder „Wellfit“ und Unternehmen wie „Club Robinson“ oder „Polar“. Sie ist bekannt aus einer tm3-Fitness-Reihe oder der RTL2-Serie „bigdiet“. Während der Arbeit an Basic Fitness ist sie übrigens stolze Oma von Luke geworden. (www.jenniferwade.de)

Dr. med. Gudrun Starringer

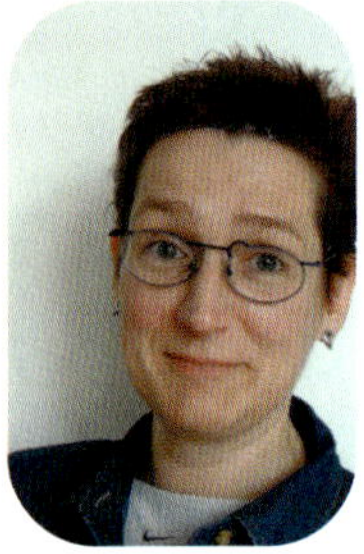

ist Ernährungsmedizinerin, Fitness-Trainerin und Medizinjournalistin. In ihrer Praxis macht sie Beratungen rund um die Themen Bewegung, Ernährung und Entspannung. Wie man sich vernünftig ernährt und gesundheitsbewusst Sport treibt, gehört auch zu ihren Schwerpunktthemen als Journalistin. Auch in der Praxis interessiert sie sich für Fitness: Sie hat eine Vorliebe für Kampfsport, Action-Filme und Kickboard-Fahren. – Nach vielen medizinischen Beiträgen für Zeitschriften oder Internet wollte sie immer schon mal ein Buch schreiben. Sie dachte zwar eher an einen Krimi – wegen der Action – aber dann erwies sich die Arbeit für Basic Fitness auch als ganz schöne Action. Und der Krimi ist nur aufgeschoben, nicht aufgehoben.

Sybille Engels

hat das Konzept von Basic Fitness für Gräfe und Unzer entwickelt, das Team fürs Buch zusammengestellt und das Buch von Anfang an bis zur Drucklegung betreut. Sie hat ein Verlagsbüro in München, in dem sie sich zusammen mit Partner ⟶ Thomas Jankovic auf moderne Ratgeber spezialisiert und auch schon andere Basics der Serie herausgegeben hat (se@engels-online.com).

Henriette Zeltner

hat für Basic Fitness das Lektorat gemacht. Das hieß in diesem Fall; nicht nur etwa alles lesen, sondern auch alles nachturnen! Am liebsten hält sie sich aber nachwie vor mit Outdoor-Cycling in Begleitung von Hund Lupo fit. Während ihres Studiums der Publizistik in Wien und München arbeitete sie als freie Mitarbeiterin und Übersetzerin für verschiedene Verlage. Im Anschluss an ein Volontariat war sie als Lektorin im Deutschen Taschenbuch Verlag tätig. Seit 1996 ist sie als Lektorin, Übersetzerin und Autorin selbstständig.

Thomas Jankovic

ist Art Director und Grafik-Designer in München. Er hat zusammen mit Partnerin ⟶ Sybille Engels den Basic-Look erfunden und jetzt auch Basic Fitness gestaltet. Für Basic Fitness hat er außerdem gemeinsam mit ⟶ Ezio Geneletti auch die People-Motive fotografiert.

Ezio Geneletti

Fotograf in München, bekannt für Still-Fotografie für Unternehmen wie Siemens und Zimbo oder Zeitschriften wie Playboy.

Roberto Simoni

ist Fotograf und war schon bei drei Basic-Büchern mit dabei; er hat u.a. sämtliche Übungen fotografiert.

Gisela Rüger

ist Malerin und Illustratorin in München und hat die Pictogramme gezeichnet – die Mini-Muskelmänner im Kapitel „Power“.

Die Models:

Für die Übungen: **Markus Bierig** (Deutscher Meister im Freistil-Schwimmen). **Markus Lubos** ist Profi-Model und Fitness-Fan. **Sandra Gößmann** (übrigens gehören die Titel-Beine ihr) und **Andrea Borges** sind ebenfalls Profi-Models (Andrea macht Fitness und Yoga).
Die People-Motive: **Alexandra Hubloher**, **Philipp Westermair**, **Axel Kammermaier**.

Carola Ettmüller

hat schon bei Basic Gardening mitgearbeitet, inzwischen Sohn Emil bekommen und jetzt für Basic Fitness akribisch und immer gut gelaunt die DTP gemacht.

Bettina Schubarth

promovierte Doktorin der Linguistik, hat die Schlussredaktion übernommen.

Hinweis:

Die Techniken, Methoden und Übungen in diesem Buch stellen die Überzeugungen der Autorinnen dar. Sie wurden sowohl von Jennifer Wade mit ihrer langjährigen Erfahrung als Personal Trainer als auch von Dr. Gudrun Starringer gründlich recherchiert und von einem Lektoren-Team mit größter Sorgfalt überprüft. Dennoch können sie ärztlichen Rat nicht ersetzen und dem Leser die Verantwortung für sein Tun nicht abnehmen. Aus diesem Grund können weder der Verlag noch das Verlagsbüro oder das Autorenteam eine Gewährleistung, Garantie oder Haftung für Angaben in diesem Buch geben. Dies gilt für alle eventuellen Nachteile oder sonstigen Folgen, die sich aus der praktischen Anwendung der Hinweise in diesem Buch ergeben mögen.

Dankeschön an:

... das Fitness-Studio „AJ's“ in München dafür, dass wir in dem angenehmen, großzügigen Studio fotografieren konnten; aus dem gleichen Grund geht unser Dank auch an das Münchner Geschäft „Fitness-World“ für Trainingsgeräte. An Ute Haas für Rat und Tat. An die unentbehrliche Gabi Knobloch.

Bildnachweis:

Thomas Jankovic/Ezio Geneletti: alle People-Motive auf S. 2-3, S. 6-7, S. 8-9, S. 11, S. 14-15, S. 16-17, S. 19, Trizepse S. 24-25, alle People-Motive S. 26-27, S. 28, S. 31, S. 32-33, S. 41, S. 42-43, S. 44-45, Magazinseite S. 52-53, Theke S. 59, S. Muskeln fühlen 70-71, Nacken massieren S. 74, Outdoor-Liegestütz S. 83, In der Dusche S. 93; „Food Special“: vor dem Eisschrank, S. 114; „Everyday Fitness Special S. 142-143; „Beine“ S. 102; „Auf Kreisel“ S. 102; „Tanz im Bad S. 103“; „Balance im Grünen“, S. 107; „Lachen“ S. 111.

Roberto Simoni: Titel-Motiv, alle Übungs-Motive, Know-how- und Practicing-Aufmacher, „Die fitten 17“, „15 gute Ideen zum Fit-Bleiben“; „Food Special“: Müsli, Tomaten, Wassergläser, Salat, Frischkäse, Obstsäfte; Jennifer Wade S.10, Übungsmotive S. 13, Dehnung S. 18, Mudskeln S. 20-23, Jennifer Wade S. 24, Pulsuhr S. 29 , Waage S. 33, S. 115

Redaktion: Sybille Engels, Ilona Daiker
Lektorat: Henriette Zeltner
Gestaltung und Layout: Sybille Engels, Thomas Jankovic
Herstellung: Maike Harmeier
Satz: Carola Ettmüller
Repro: Repro Ludwig, Zell am See
Druck und Bindung: Druckhaus Kaufmann, Lahr

ISBN: 3-7742-3228-8

Auflage	4.	3.	2.	1.
Jahr	2004	03	02	01

Ihr Gräfe und Unzer Verlag
Redaktion Gesundheit
Postfach 860325
81630 München
Fax: 089/41981-113
e-mail: leserservice@graefe-und-unzer.de